安徽省高等学校"十二五"省级规划教材
(供临床医学住院医师规范化培训使用)

放射影像诊断学

FANGSHE YINGXIANG ZHENDUANXUE

主　编　陈方满

副主编　陈基明　陈方宏

编　委（按姓氏笔画排序）

丁　标　王　强　王银华　方少兵　朱向明　向军益
齐晨晖　杜　芳　李怀斌　汪国祥　张锡龙　陈方宏
陈方满　陈基明　胡大成　侯书法　俞咏梅　徐　艳
黄　鹤　黄新宇　焦旭东　童九翠　翟　建　戴　馨

中国科学技术大学出版社

内容简介

本书是根据临床住院医师培训需要和要求,在临床医学本科教材《医学影像学》第七版的基础上,作者从临床实际工作出发,以多年的工作经验,参考国内外有关最新资料撰写而成的。全书分总论、胸部、腹部、骨骼及中枢系统五个部分共十二章。总论以基本知识为主,介绍普通X线、CT、MRI的成像原理、检查技术、图像特点、临床应用及诊断原则。其他每章分两节,包括检查方法和常见病的诊断,每种疾病插入1~2幅典型图片,可加深读者对疾病的理解和认识;在疾病的诊断与鉴别诊断之后,增加了比较影像学内容。附录中的专业名词解释、常用词汇以及各类诊断报告书写格式的中英文对照,可供临床医师在日常工作中查询参考。

本书主要供临床住院医师及全科医学培训使用,同时也可供临床医师、实习生、进修生及非影像专业研究生临床实际工作参考使用。

图书在版编目(CIP)数据

放射影像诊断学/陈方满主编. —合肥:中国科学技术大学出版社,2015.3(2018.2重印)
ISBN 978-7-312-03611-8

Ⅰ. 放⋯　Ⅱ. 陈⋯　Ⅲ. 影像诊断　Ⅳ. R445

中国版本图书馆CIP数据核字(2015)第033602号

出版	中国科学技术大学出版社
	安徽省合肥市金寨路96号,230026
	http://press.ustc.edu.cn
	https://zgkxjsdxcbs.tmall.com
印刷	安徽国文彩印有限公司
发行	中国科学技术大学出版社
经销	全国新华书店
开本	787 mm×1092 mm　1/16
印张	27.5
插页	4
字数	686千
版次	2015年3月第1版
印次	2018年2月第2次印刷
定价	60.00元

前　言

2013年12月国家七部委联合颁布《关于建立住院医师规范化制度的指导意见》后，2014年8月国家卫计委下发了三个有关配套文件，并同时发出通知要求2014年在全国首批认定450家培训基地，承担5万多名医学本科毕业生的培训。随着我国医学教育事业的改革和发展，临床医学生"5＋3"培养模式不断向前推进和展开，越来越多的医学本科生毕业后进入住院医师培训阶段。"医学影像学"是每一位医学生的必修课，由于当今医学影像设备的快速发展和影像技术的不断提高，医学影像技能对于能否成为合格的临床医师至关重要。根据卫生部有关住院医师培训精神，医学影像学分为放射医学、超声医学和核医学，其中放射医学包括普通放射、CT、MRI和介入放射学。作者在从事影像诊断临床和教学实践工作中，得到了2007年安徽省教育厅省级教学课题"临床住院医师影像技能规范化培训的研究"的资助。为提高临床住院医师培训学员影像技能的教学水平，作者组织影像诊断专业人员，历经三年时间，编写了《放射影像诊断学》这本专业教科书，本书的出版得益于2013年安徽省教育厅振兴计划"临床住院医师医学影像技能规范化培训的研究成果推广与应用"，同时《放射影像诊断学》被列为安徽省高等学校"十二五"省级规划教材。

全书内容包括总论、胸部、腹部、骨骼、中枢神经系统。总论主要涉及放射医学影像的基础理论、基本知识和基本技能。系统章节主要介绍检查技术，常见疾病的临床病理特点、影像表现、影像诊断与鉴别诊断。

本教材编写突破了传统的观念，以全新的方式和风格写作，既不同于本科五年制教材，也不同于医学影像专著，比较影像学让读者知道对该疾病如何选择影像检查，这也是临床医师在工作中经常遇到的实际问题。书中出现的大量典型图片均是作者本人在临床实际工作中所收集的，附录内容丰富、信息量大，可供临床医师作为资料查询应用，所有这些均体现了"三基""五性"的教材编写原则。

参加本书编写的人员均是具有硕士研究生以上学历或副主任医师以上职称的影像专业人员，虽然不是"名扬四海"的大家，但都是来自临床一线的专业骨干。每个章节均由主任医师负责编审，陈方满负责第一、二、四、五、六章；俞咏梅负责第三章；陈方宏负责第七、八、十一章；陈基明负责第九、十章；翟建负责第十二章；朱向明负责附录。

本书在编写过程中，得到皖南医学院教务处领导的亲切指导、弋矶山医院教育处领导的重视和弋矶山医院住院医师培训基地老师的帮助，在此表示衷心感谢！同时感谢弋矶山医院医学影像中心袁权主管技师和周运锋博士在图片整理上做的大量工作。由于作者水平有限，本书难免会存在不足之处，希望广大师生及同行提出宝贵的意见。

陈方满
2014年8月

目 录

前言 ……………………………………………………………………………………（ⅰ）

第一章 总论 ………………………………………………………………………………（1）

第一节 医学影像学的发展 ……………………………………………………………（1）
  一、X 线的发现和放射诊断学的形成 ………………………………………………（1）
  二、影像诊断学的建立 ………………………………………………………………（1）
  三、介入放射学的兴起 ………………………………………………………………（1）
  四、医学影像学的形成 ………………………………………………………………（2）

第二节 X 线成像 ………………………………………………………………………（2）
  一、普通 X 线成像 ……………………………………………………………………（2）
  二、X 线的特性 ………………………………………………………………………（3）
  三、X 线成像基本原理 ………………………………………………………………（3）
  四、数字 X 线成像 ……………………………………………………………………（4）
  五、数字减影血管造影 ………………………………………………………………（4）
  六、X 线检查技术 ……………………………………………………………………（4）
  七、X 线检查的安全与防护 …………………………………………………………（5）

第三节 计算机体层成像 ………………………………………………………………（6）
  一、CT 成像基本原理与设备 ………………………………………………………（6）
  二、CT 检查技术 ……………………………………………………………………（7）
  三、CT 检查的安全与防护 …………………………………………………………（9）

第四节 磁共振成像 ……………………………………………………………………（9）
  一、MRI 的基本原理与设备 …………………………………………………………（9）
  二、MRI 检查技术 ……………………………………………………………………（10）
  三、MRI 检查的安全与防护 …………………………………………………………（13）

第五节 不同成像技术及检查方法的应用价值 ………………………………………（13）
  一、比较影像学 ………………………………………………………………………（13）
  二、不同成像技术和方法的综合应用及其价值 ……………………………………（14）
  三、检查方法的选择原则 ……………………………………………………………（15）

第六节 影像检查的临床应用 …………………………………………………………（15）
  一、X 线检查的临床应用 ……………………………………………………………（15）
  二、CT 检查的临床应用 ……………………………………………………………（17）
  三、MRI 检查的临床应用 ……………………………………………………………（20）

第七节 影像图像的解读 ………………………………………………………………（22）

一、影像图像特点 …………………………………… (22)
　　二、读片方法 ……………………………………… (23)
　　三、读片内容 ……………………………………… (23)
　第八节　影像诊断步骤及原则 ………………………… (24)
　　一、影像诊断步骤 …………………………………… (24)
　　二、影像诊断原则 …………………………………… (25)
　　三、影像诊断结果 …………………………………… (26)
　第九节　影像诊断报告的内容及其价值 ……………… (26)
　　一、影像诊断报告的内容 …………………………… (26)
　　二、影像诊断报告的价值 …………………………… (27)
　第十节　影像检查申请单的内容及重要性 …………… (27)
　　一、影像检查申请单的内容 ………………………… (27)
　　二、影像检查申请单的重要性 ……………………… (28)

第二章　呼吸系统 ……………………………………… (29)
　第一节　影像检查技术 ………………………………… (29)
　　一、X线检查 ………………………………………… (29)
　　二、CT检查 ………………………………………… (29)
　　三、MRI检查 ………………………………………… (31)
　第二节　常见疾病 ……………………………………… (32)
　　一、支气管扩张 ……………………………………… (32)
　　二、呼吸道异物 ……………………………………… (33)
　　三、肺隔离症 ………………………………………… (34)
　　四、肺动静脉瘘 ……………………………………… (36)
　　五、肺炎 ……………………………………………… (37)
　　六、肺脓肿 …………………………………………… (43)
　　七、肺结核 …………………………………………… (44)
　　八、肺真菌病 ………………………………………… (50)
　　九、结节病 …………………………………………… (51)
　　十、矽肺 ……………………………………………… (53)
　　十一、肺部良性肿瘤 ………………………………… (54)
　　十二、肺部恶性肿瘤 ………………………………… (55)
　　十三、胸膜病变 ……………………………………… (62)
　　十四、纵隔肿瘤和肿瘤样病变 ……………………… (67)
　　十五、膈肌病变 ……………………………………… (74)

第三章　循环系统 ……………………………………… (77)
　第一节　影像检查技术 ………………………………… (77)
　　一、X线检查 ………………………………………… (77)
　　二、CT检查 ………………………………………… (77)

三、MRI 检查 ……………………………………………………………………… (77)
 第二节 常见疾病 ……………………………………………………………………… (78)
  一、风湿性心脏病 ……………………………………………………………………… (78)
  二、冠状动脉硬化性心脏病 …………………………………………………………… (81)
  三、肺源性心脏病 ……………………………………………………………………… (83)
  四、高血压性心脏病 …………………………………………………………………… (84)
  五、心包炎 ……………………………………………………………………………… (85)
  六、先天性心脏病 ……………………………………………………………………… (87)
  七、心肌病 ……………………………………………………………………………… (91)
  八、肺动脉栓塞 ………………………………………………………………………… (94)
  九、主动脉瘤 …………………………………………………………………………… (96)
  十、主动脉夹层 ………………………………………………………………………… (98)
  十一、下肢动脉粥样硬化 ……………………………………………………………… (100)
  十二、下肢深静脉血栓 ………………………………………………………………… (102)

第四章 乳腺 ………………………………………………………………………………… (104)
 第一节 影像检查技术 ………………………………………………………………… (104)
  一、X 线检查 …………………………………………………………………………… (104)
  二、CT 检查 …………………………………………………………………………… (104)
  三、MRI 检查 ………………………………………………………………………… (105)
 第二节 常见疾病 ……………………………………………………………………… (106)
  一、乳腺感染性疾病 …………………………………………………………………… (106)
  二、乳腺增生 …………………………………………………………………………… (108)
  三、乳腺纤维腺瘤 ……………………………………………………………………… (110)
  四、乳腺大导管乳头状瘤 ……………………………………………………………… (113)
  五、乳腺叶状肿瘤 ……………………………………………………………………… (114)
  六、乳腺癌 ……………………………………………………………………………… (115)

第五章 急腹症 ……………………………………………………………………………… (121)
 第一节 影像检查技术 ………………………………………………………………… (121)
  一、X 线检查 …………………………………………………………………………… (121)
  二、CT 检查 …………………………………………………………………………… (122)
 第二节 常见疾病 ……………………………………………………………………… (123)
  一、胃肠道穿孔 ………………………………………………………………………… (123)
  二、肠梗阻 ……………………………………………………………………………… (124)
  三、腹部外伤 …………………………………………………………………………… (131)

第六章 食管与胃肠道 ……………………………………………………………………… (135)
 第一节 影像检查技术 ………………………………………………………………… (135)
  一、X 线检查 …………………………………………………………………………… (135)
  二、CT 检查 …………………………………………………………………………… (138)

三、MRI 检查 ………………………………………………………… (139)
　第二节　常见疾病 ……………………………………………………… (139)
　　一、腐蚀性食管炎 ……………………………………………………… (139)
　　二、食管平滑肌瘤 ……………………………………………………… (140)
　　三、食管癌 ……………………………………………………………… (141)
　　四、食管静脉曲张 ……………………………………………………… (143)
　　五、贲门失弛缓症 ……………………………………………………… (144)
　　六、食管裂孔疝 ………………………………………………………… (145)
　　七、胃溃疡 ……………………………………………………………… (146)
　　八、胃癌 ………………………………………………………………… (148)
　　九、胃肠道间质瘤 ……………………………………………………… (151)
　　十、胃扭转 ……………………………………………………………… (151)
　　十一、十二指肠溃疡 …………………………………………………… (153)
　　十二、肠系膜上动脉压迫综合征 ……………………………………… (154)
　　十三、十二指肠癌 ……………………………………………………… (155)
　　十四、小肠克罗恩病 …………………………………………………… (156)
　　十五、溃疡性结肠炎 …………………………………………………… (157)
　　十六、肠结核 …………………………………………………………… (158)
　　十七、大肠癌 …………………………………………………………… (160)
　　十八、结肠息肉及息肉综合征 ………………………………………… (161)
　　十九、先天性巨结肠 …………………………………………………… (163)

第七章　肝、胆、胰、脾 ………………………………………………… (165)
　第一节　影像检查技术 ………………………………………………… (165)
　　一、X 线检查 …………………………………………………………… (165)
　　二、CT 检查 …………………………………………………………… (166)
　　三、MRI 检查 ………………………………………………………… (166)
　第二节　常见疾病 ……………………………………………………… (168)
　　一、肝脓肿 ……………………………………………………………… (168)
　　二、肝海绵状血管瘤 …………………………………………………… (170)
　　三、原发性肝癌 ………………………………………………………… (172)
　　四、肝转移性瘤 ………………………………………………………… (174)
　　五、肝棘球蚴病 ………………………………………………………… (176)
　　六、肝囊肿 ……………………………………………………………… (177)
　　七、肝硬化 ……………………………………………………………… (178)
　　八、脂肪肝 ……………………………………………………………… (179)
　　九、胆石症与胆囊炎 …………………………………………………… (180)
　　十、胆囊癌 ……………………………………………………………… (182)
　　十一、胆管癌 …………………………………………………………… (183)
　　十二、胰腺炎 …………………………………………………………… (185)

十三、胰腺癌 (186)
十四、脾肿瘤 (188)
十五、脾脓肿 (190)
十六、脾梗死 (191)

第八章 泌尿与生殖系统 (193)
第一节 影像检查技术 (193)
一、X线检查 (193)
二、CT检查 (195)
三、MRI检查 (195)
第二节 常见疾病 (196)
一、泌尿系结石 (196)
二、肾癌 (199)
三、肾盂癌 (200)
四、肾囊肿及多囊肾 (202)
五、肾血管平滑肌脂肪瘤 (203)
六、肾与输尿管先天变异 (206)
七、膀胱癌 (210)
八、肾上腺肿瘤 (211)
九、卵巢囊肿 (218)
十、卵巢肿瘤 (219)
十一、子宫肌瘤 (222)
十二、子宫癌 (223)
十三、良性前列腺增生 (225)
十四、前列腺癌 (227)

第九章 骨与软组织 (229)
第一节 影像检查技术 (229)
一、X线检查 (229)
二、CT检查 (230)
三、MRI检查 (230)
第二节 骨常见疾病 (232)
一、骨骼创伤 (232)
二、化脓性骨髓炎 (246)
三、骨结核 (249)
四、成人股骨头缺血坏死 (253)
五、维生素D缺乏佝偻病 (255)
六、甲状旁腺功能亢进 (256)
七、骨瘤 (258)
八、骨样骨瘤 (260)

九、骨软骨瘤 …………………………………………………………………………………… (262)
　　十、软骨瘤 ……………………………………………………………………………………… (264)
　　十一、软骨母细胞瘤 …………………………………………………………………………… (266)
　　十二、纤维性骨皮质缺损 ……………………………………………………………………… (267)
　　十三、骨化性纤维瘤 …………………………………………………………………………… (268)
　　十四、骨巨细胞瘤 ……………………………………………………………………………… (270)
　　十五、骨肉瘤 …………………………………………………………………………………… (272)
　　十六、软骨肉瘤 ………………………………………………………………………………… (274)
　　十七、尤文肉瘤 ………………………………………………………………………………… (277)
　　十八、骨髓瘤 …………………………………………………………………………………… (278)
　　十九、转移性骨肿瘤 …………………………………………………………………………… (280)
　　二十、骨囊肿 …………………………………………………………………………………… (282)
　　二十一、骨纤维异常增殖症 …………………………………………………………………… (284)
　　二十二、骨嗜酸性肉芽肿 ……………………………………………………………………… (287)
　第三节　软组织常见疾病 ………………………………………………………………………… (289)
　　一、软组织损伤 ………………………………………………………………………………… (289)
　　二、软组织炎症 ………………………………………………………………………………… (291)
　　三、软组织肿瘤 ………………………………………………………………………………… (295)

第十章　关节 …………………………………………………………………………………… (301)

　第一节　影像检查技术 …………………………………………………………………………… (301)
　　一、X线检查 …………………………………………………………………………………… (301)
　　二、CT检查 …………………………………………………………………………………… (301)
　　三、MRI检查 …………………………………………………………………………………… (302)
　第二节　常见疾病 ………………………………………………………………………………… (303)
　　一、关节外伤 …………………………………………………………………………………… (303)
　　二、化脓性关节炎 ……………………………………………………………………………… (305)
　　三、关节结核 …………………………………………………………………………………… (307)
　　四、退行性骨关节病 …………………………………………………………………………… (309)
　　五、类风湿性关节炎 …………………………………………………………………………… (311)
　　六、强直性脊柱炎 ……………………………………………………………………………… (312)
　　七、痛风 ………………………………………………………………………………………… (314)

第十一章　中枢神经系统 ………………………………………………………………………… (317)

　第一节　影像检查技术 …………………………………………………………………………… (317)
　　一、X线检查 …………………………………………………………………………………… (317)
　　二、CT检查 …………………………………………………………………………………… (318)
　　三、MRI检查 …………………………………………………………………………………… (321)
　第二节　常见疾病 ………………………………………………………………………………… (323)
　　一、脑外伤 ……………………………………………………………………………………… (323)

二、脑肿瘤 ……………………………………………………………………………… (329)
三、脑血管疾病 …………………………………………………………………………… (341)
四、颅内感染 ……………………………………………………………………………… (349)
五、脱髓鞘疾病 …………………………………………………………………………… (351)
六、先天性畸形 …………………………………………………………………………… (353)
七、椎管内肿瘤 …………………………………………………………………………… (355)
八、脊髓损伤 ……………………………………………………………………………… (357)
九、脊髓空洞症 …………………………………………………………………………… (359)
十、椎管内血管畸形 ……………………………………………………………………… (360)

第十二章 头颈部 …………………………………………………………………………… (362)

第一节 影像检查技术 …………………………………………………………………… (362)
一、X 线检查 ……………………………………………………………………………… (362)
二、CT 检查 ………………………………………………………………………………… (363)
三、MRI 检查 ……………………………………………………………………………… (365)

第二节 常见疾病 ………………………………………………………………………… (366)
一、眼部炎性假瘤 ………………………………………………………………………… (366)
二、视网膜母细胞瘤 ……………………………………………………………………… (368)
三、泪腺良性混合瘤 ……………………………………………………………………… (370)
四、视神经胶质瘤 ………………………………………………………………………… (371)
五、中耳乳突炎 …………………………………………………………………………… (373)
六、鼻窦恶性肿瘤 ………………………………………………………………………… (375)
七、咽部脓肿 ……………………………………………………………………………… (376)
八、鼻咽血管纤维瘤 ……………………………………………………………………… (377)
九、鼻咽癌 ………………………………………………………………………………… (379)
十、喉癌 …………………………………………………………………………………… (380)
十一、造釉细胞瘤 ………………………………………………………………………… (382)
十二、腮腺肿瘤 …………………………………………………………………………… (384)
十三、甲状腺肿瘤 ………………………………………………………………………… (385)

附录一 影像专业名词及综合征 …………………………………………………………… (388)

附录二 常用影像术语及缩写英中文对照 ……………………………………………… (398)

附录三 影像诊断报告英中文对照 ………………………………………………………… (418)

参考文献 ……………………………………………………………………………………… (426)

彩图 …………………………………………………………………………………………… (427)

第一章 总 论

第一节 医学影像学的发展

一、X线的发现和放射诊断学的形成

1895年德国物理学家Wilhelm Conrad Röntgen在一次作阴极射线研究的实验中，偶然发现一种能穿透人体的射线，当时对其性质不明，故人们称其为X线或叫伦琴射线。此后不久，X线即被用于对人体的检查、疾病诊断，由此产生了放射诊断学（diagnostic radiology）。

二、影像诊断学的建立

20世纪40年代，超声成像（ultrasonography，USG）开始应用于医学，由于对人体无损伤性，在当今医学上应用较广泛。随着计算机技术的发展，1969年Hounsfield设计了X线计算机体层成像（X-ray computed tomography，简称X-ray CT或CT），70年代用于医学，CT的密度分辨力明显优于普通X线图像。此后又相继出现发射体层成像（emission computed tomography，ECT），包括单光子发射计算机体层显像（single photon emission computed tomography，SPECT）和正电子发射体层显像（positron emission tomography，PET）以及与CT融合在一起的PET-CT诊断技术。而常规X线成像又发展为计算机X线成像（computed radiography，CR）、数字X线成像（digital radiography，DR）以及数字减影血管造影（digital subtraction angiography，DSA），这些成像技术的发展，在原有的放射诊断的基础上形成了包括X线诊断、超声诊断、CT诊断、MRI诊断以及核医学影像诊断学。

三、介入放射学的兴起

介入放射学（interventional radiology，IVR）是在影像系统的监视下，利用特制的器材，对人体的疾病进行微创诊断和治疗的一门学科。早在20世纪70年代就已经兴起，80～90年代迅速发展，现已涉及各临床学科多种疾病的诊断和治疗。

四、医学影像学的形成

近年来,由于影像诊断设备的发展和检查技术的不断创新,影像诊断不仅从形态变化进行疾病诊断,而且可以根据功能与代谢变化进行诊断。反映组织的细胞水平和分子水平变化的分子影像学也日新月异,现代成像技术极大地丰富了影像诊断学的内容,无论是广度还是深度都达到了一个新的境界。随着介入放射学工作的广泛开展和深入,该学科已发展成融诊断与治疗为一体的学科——医学影像学。

医学影像学作为二级学科涉及面广,整体性强,发展迅速,是一门独立而成熟的学科。根据国家七部委2014年2月在上海召开有关规范住院医师培养与准入制度的精神,医学影像学包括三部分:① 放射医学影像,是主要部分,包括传统的X线诊断、CT、MRI和介入,分为五个学科组:胸部、腹部、骨肌系统、中枢神经系统和介入性放射学;② 超声医学影像,包括B型超声、超声心动图、介入超声;③ 核医学影像,包括单光子发射计算机断层(SPECT)、正电子发射计算机断层(PET)和介入核医学。本书的内容主要涉及放射医学影像诊断部分。

纵观医学影像学的发展,尤其是近20年的发展,随着数字化时代的来临,一些高性能成像设备、新的检查方法、新型对比剂以及各种后处理软件的推出,使这个学科的诊断和治疗水平又跃上了一个新的台阶,从而促使从事影像专业的人员不断地追求和学习新的知识,同时受益于高质量诊断水平的临床医师和患者也是推动这个学科发展的动力。

第二节 X 线 成 像

一、普通X线成像

(一) X线的产生

X线是一种具有很高的能量,肉眼看不见,但能穿透不同物质,能使荧光物质发光的射线。它的产生需要具备两个条件:一是高速运行的电子流;二是这种电子流突然受阻,此时产生了巨大能量,其中99%以上转换为热能,仅1%以下转换为X线。

(二) X线发生装置

1. X线管:真空二极管,阴极是灯丝,阳极是钨靶。
2. 变压器:有降压变压器和升压变压器。通常低电压在12 V以下,高电压在40~150 kV之间。
3. 操纵台:主要调节电压、电流和曝光时间。包括电压、电流、时间的调节旋钮和开关等。

二、X线的特性

X线是一种波长很短的电子波,其范围是 0.0006～50 nm。通常所用的 X 线波长范围为 0.008～0.031 nm(相当于 40～150 kV),肉眼看不见。在电磁辐射谱中,居 γ 射线和紫外线之间。具有以下特性:

(一) 穿透性

X线能穿透一般可见光不能穿透的物质,并在穿透过程中受到一定程度的吸收而衰减。它的穿透力与 X 线管电压成正比,与被穿透物质的密度和厚度成反比。这种穿透性是 X 线成像的基础。

(二) 荧光效应

X线能激发荧光物质(如硫化锌镉和钨酸钙等)产生肉眼可见的荧光,这种荧光效应是进行透视的基础。

(三) 摄影效应

X线能使胶片中的银离子(Ag^+)还原成金属银(Ag)并沉淀于胶片的胶膜中,使胶片呈黑色,而未感光的部分银离子被冲洗掉而呈白色。这种效应也是 X 线成像的基础。

(四) 电离效应

利用电离效应可测量空气电离程度并计算出 X 线的量,具有放射防护学意义;X 线射入人体,可引起生物学方面的改变,即电离生物效应,这是放射治疗的基础。所以,电离效应具有放射防护学和放射治疗学意义。

三、X线成像基本原理

(一) X 线影像形成需具备的条件

1. 具有一定的穿透能力,能穿透人体的组织结构。
2. 被穿透的物质存在密度和厚度的差异。
3. 穿透人体后差别剩余 X 线需经过显像过程,如 X 线胶片等。

因此,当 X 线穿透人体后,因人体存在密度和厚度的差异产生不同程度的吸收,从而在荧光屏或胶片上产生不同灰度的对比影像。

(二) 人体组织结构的分类

由于人体各部位存在密度和厚度的差异,所以 X 线穿透时可产生差别剩余 X 线。根据组织结构密度的高低,分为三类:

1. 高密度组织结构,如骨和钙化。
2. 中等密度组织结构,如软组织和液体。
3. 低密度组织结构,如脂肪和气体。

组织结构病变时,因改变了原有的密度和厚度等,X 线胶片灰度对比发生变化,显示病变异常影像。

四、数字X线成像

数字X线成像(digital radiography, DR)是将X线摄影装置或透视装置同电子计算机相结合,使形成的X线模拟信息经模数转换(analog to digit, A/D)为数字信息,而得到数字化图像的成像技术。从而改变了传统X线成像对X线的信息采集、显示、存储和传送等方式。

DR依信息介质等结构不同分为计算机X线成像(computed radiography, CR)、数字X线荧光成像(digital fluorography, DF)和平板探测器(flat panel detectors)数字X线成像,后者的图像质量高,成像时间短。

数字图像质量优于传统X线图像,具有强大的后处理功能。影像对比可调节,摄影条件宽容度大,X线量较少,可由光盘或磁盘等存储,并可输入图像存档与传输系统(picture archiving and communication system, PACS)中。

数字化图像与传统X线图像使用上相同,但数字化图像能更好地显示头颈部复杂部位解剖结构,对骨结构及软组织显示更为清楚,可定量分析矿物盐含量,对肺结节检出效率高,并可显示纵隔心影后、膈下及肋骨重叠部位病变,消化道造影时对胃小区、微小病变及肠黏膜皱襞显示更清晰。

五、数字减影血管造影

DSA(digital subtraction angiography)是利用计算机处理数字化的影像信息,消除骨骼和软组织影,使血管及其病变显示清晰的成像技术。分动脉DSA(intra-arterial DSA, IADSA)和静脉DSA(intra-venous DSA, IVDSA),目前主要应用IADSA技术。DSA由于其优点,已代替一般血管造影,在心血管检查及介入技术方面十分重要。

DSA减影方法有时间减影法(temporal subtraction method)、能量减影法(energy subtraction method)和混合减影法(hybrid subtraction method)等,目前普遍应用时间减影法。

六、X线检查技术

(一) 普通检查

1. 荧光透视(fluoroscopy),简称透视。优点:可任意转动患者体位,了解器官的动态变化,费用低,结论快。缺点:影像质量差,密度或厚度较大的部位和较小的病变显示不清,无客观记录。目前一般不单独使用。

2. X线摄影(radiography),其照片称为平片(plain film)。主要用于胸部和骨骼系统,特别是数字化摄影,具有高清晰度、低辐射量的优点,成为影像诊断的基本和主要的检查方法。

(二) 特殊检查

1. 软X线摄影:检查软组织,特别是乳房检查,钼靶X线摄影成为乳腺的主要影像检查方法。

2. X线减影技术：采用CR或DR减影功能，可获得局部某种组织结构（如骨或软组织等）的图像，从而提高对疾病诊断的能力。

3. 体层摄影（tomography）：由于CT的广泛应用而被其替代。

（三）造影检查

1. 造影剂：分为高密度造影剂和低密度造影剂两大类。高密度造影剂有钡剂和碘剂。钡剂，用作胃肠道的检查，医用硫酸钡加水配制，根据检查方法不同和检查部位不同而配制不同的浓度。碘剂，分有机碘和无机碘制剂两类。有机碘分为离子型和非离子型：离子型应用最多的有泛影葡胺（urografin）；非离子型具有低毒性、低黏度、低渗透性的特点，主要用于血管造影、泌尿系统及胆道系统的造影等。无机碘制剂具有吸收缓慢的特点，如40%碘化油，用于子宫输卵管造影，还可作为血管栓塞剂在介入治疗中应用。低密度造影剂常用的有空气、氧气和二氧化碳，临床上以空气应用最为方便，用于消化道的检查。

2. 造影方法：有直接引入和间接引入两种。前者包括：口服法，如GI；灌注法，如钡剂灌肠；穿刺注入法等。后者包括：吸收性，如口服胆囊造影，现已少用；排泄性，如IVU。

检查前准备及造影反应的处理。根据检查部位和方法的不同，要求患者作相应的准备。医护人员要了解患者的病史，有无过敏史和造影禁忌证；应用含碘制剂需作过敏试验，用30% 1ml碘制剂静脉注射或滴眼，观察患者有无胸闷、呕吐等现象，根据反应程度不同而采用不同的处理方法。目前，主张可以不用做碘过敏试验。

七、X线检查的安全与防护

（一）X线检查的安全

X线具有电离生物效应，超过国家卫生标准制定的允许剂量可造成对周围环境的污染和人体的损害。所以，任何一台X光机在安装后、使用前都必须通过当地有关辐射防护机构进行检测，合格后方可使用，以确保候诊患者、设备操作人员以及周围人群的安全。申请及检查的医务人员要严格掌握适应证和禁忌证，避免不必要的照射，孕妇和小儿应该避免接受X线检查，特别是早孕妇女。

（二）X线检查的防护

由于对疾病诊断的需要，患者接受X线在所难免，但也应尽量减少接受剂量，重视和加强防护，主要防护措施有以下三方面：

1. 屏蔽防护：用高密度物质，如含铅的防护用具，包括围裙、围脖、眼镜、三角裤等，遮挡对射线敏感的器官和非检查部位。

2. 距离防护：利用X线剂量与距离的平方成反比的原理，尽可能扩大检查室的空间，以减少散射线的二次照射。

3. 时间防护：每次检查尽量缩短曝光时间，如对胸部检查，应采用胸部摄片，而不用胸部透视，科学合理地掌握复查时间，尽可能避免不必要的重复检查。

第三节　计算机体层成像

一、CT 成像基本原理与设备

（一）CT 成像基本原理
CT 成像基本原理是以 X 线束环绕人体某部位具有一定厚度的层面进行扫描，透过该层面的 X 线部分被吸收，X 线强度因而衰减，穿透人体后未被吸收的 X 线被探测器接收，由光电转换器转变为电信号，再经模/数转换器转为数字输入计算机进行处理，重建成图像。CT 成像可归纳为以下三个步骤：

1. 数据采集：X 线穿透人体，被人体吸收而衰减。探测器采集衰减后的 X 线信号，经模/数转换器转变为数字信号，送入计算机。

2. 重建图像：计算机将数据加以校正处理，构成数字矩阵，再通过数模转换，用不同等级灰度的像素构建 CT 图像。

3. 图像储存及显示：由于是数字图像，可以用磁带、光盘、硬盘形式储存，也可以用荧光屏、胶片显示。

（二）CT 成像设备
1. 主要有三个组成部分

（1）扫描部分：X 线球管、探测器、扫描机架、检查床。

（2）计算机系统。

（3）图像显示和存储系统。

2. 设备发展与类型

（1）常规 CT：X 线管与高压发生器之间、探测器与计算机数据采集系统之间是通过电缆连接的。为避免电缆缠绕，X 线管与探测器每绕患者旋转扫描一周，必须反向回转复位，才能进行下一周扫描，故完成全部扫描时间长。普通扫描层厚 5～10 mm，层距 5～10 mm。为避免漏扫，层厚和层距基本相同。因呼吸运动，仍易漏扫或重复扫描。

（2）螺旋 CT（spiral CT，SCT）：SCT 是目前广泛应用的 CT，它与常规 CT 扫描不同，SCT 扫描时，检查床以匀速进入 CT 机架，同时 X 线球管连续旋转式曝光，这样采集的扫描数据分布在一个连续的螺旋形空间内，所以 SCT 扫描也称容积 CT 扫描（volume CT scaning）。螺旋的意思为扫描过程中围绕患者 X 线束的轨迹呈螺旋状。由于得到这一区域的信息，可以组成任意平面或方向的重建，如矢状、冠状等，得到真正的三维图像，诊断价值有很大提高。

（3）双源 CT：是同 CT 设备内配置两个 X 线球管和两组探测器的 MSCT，从而扫描速度更快，图像更清晰，功能更强大。

（4）能谱 CT：是一种具有能谱成像功能的 MSCT，对提高图像质量、小病灶的检出及定性诊断具有重要价值。

(三) CT 相关知识的基本概念

1. 体素(voxel)和像素(pixel)

(1) 体素:CT 图像实际上是人体某一部位有一定厚度(如 1 mm、10 mm)的体层图像。将成像的体层分成数个体积相同的立方体,这些小单元称为"体素"。体素是三维概念。

(2) 像素:计算机获得穿过每个体素的 X 线衰减(吸收)系数,此吸收系数反映各个体素的组织密度,多个吸收系数排列成矩阵,构成相应层面组织吸收系数的数字矩阵,再转换为黑白不同的灰阶小方块单元(称为像素),CT 图像就是由许多按矩阵排列的小单元构成的,这些组成图像的小单元称为像素,像素多少用矩阵来表示,像素是二维概念,实际是体素的成像表现。每个像素对应一个体素,像素矩阵构成相应层面解剖或病变图像。像素越小,越能分辨图像的细节,即图像分辨力越高。

2. 矩阵(matrix)

是一个数学概念,它表示一个横成行、纵成列的数字阵列。当图像面积为一固定值时,像素尺寸越小,组成的 CT 图像矩阵越大,图像清晰度越高。

3. 空间分辨力(spatial resolution)

指分辨组织几何形态的能力。常用每厘米内的线对数或者用可辨别最小物体的直径(mm)来表示。CT 图像的空间分辨力不如普通 X 线图像。

4. 密度分辨力(density resolution)

指分辨组织密度差别的能力。CT 图像的密度分辨力较普通 X 线图像高 10~20 倍。

5. 时间分辨力(temporal resolution)

指扫描一周所需要的时间。时间分辨力越高,器官运动的影响就越小。

6. CT 值

表示单位体积对 X 线的吸收系数,将吸收系数换算成 CT 值,作为表达组织密度的统一单位。单位为亨氏单位(Hounsfield Unit,HU)。规定水的 CT 值为 0 HU,CT 值最高的为骨皮质(1000 HU),最低的为空气(-1000 HU)。人体其他组织的 CT 值介于两者之间。组织 CT 值的变化可作为诊断病变的参考。

7. 伪影(artifact)

指在被扫描物体中并不存在而图像中却显示出来的各种不同类型的影像。主要包括运动伪影、高密度伪影和机器故障伪影等。

8. 部分容积效应(partial volume effect)

在同一扫描层面内含有两种以上不同密度的物质时,其所测 CT 值是它们的平均值,因而不能如实反映其中任何一种物质的 CT 值,这种现象为部分容积效应或称部分容积现象。

二、CT 检查技术

(一) 平扫检查

平扫(plain scan,PS)是指不用对比剂(不包括胃肠道对比剂)的扫描。

(二) 对比增强检查

对比增强(contrast enhancement,CE)检查指血管内注射对比剂后的扫描。其目的是提高病变组织同正常组织的密度差,根据注射对比剂后扫描方法的不同,可分为普通增强扫描、动态增强扫描及延迟增强扫描或多期增强扫描等。

(三) CT能谱检查

与常规CT相比,能谱CT提供了多种定量分析方法与多参数成像为基础的综合检查模式,如物质分离技术、单能量图像、能谱曲线等。临床应用主要涉及头颈部、胸部、腹部、盆部以及骨和关节等方面疾病的诊断和鉴别诊断。

(四) CT图像后处理技术

在工作站上应用计算机软件和对螺旋扫描所获得的容积数据进行后处理,重建出二维或直观三维立体图像。

1. 二维重建技术

(1) 多平面重建(multiplanar reconstruction,MPR):在横断面图像上按需要任意画直线,计算机将一系列横断层重组,获得该直线横断面的二维重建图像,包括冠状面、矢状面和任意角度斜状面图像。可较好地显示组织器官内复杂解剖关系,有利于准确定位。

(2) 曲面重建(curved planar reconstruction,CPR):在容积数据与横断面图像的基础上沿感兴趣器官或结构的走向划一条曲线,计算机将计算出指定曲面的所有像素的CT值,并以二维图像形式显示出来。CPR将扭曲重叠的血管、支气管等结构伸展拉直显示在同一平面上,较好地显示其全貌,是MPR的延伸和发展,如冠脉CTA、牙齿曲面重建等。

2. 三维重建技术

(1) 最大强度投影(maximum intensity projection,MIP):通过计算机处理,对被观察的CT扫描体积进行数学线束透视投影,每一线束所遇密度值高于所选阈值的像素或密度最高的像素,被投影在与线束垂直的平面上,并可从任意投影方向进行观察。常用于显示具有相对高密度组织的结构,如增强后的血管、明显强化的软组织等。密度差异小时,效果差。

(2) 最小强度投影(minimum intensity projection,MinIP):将每一线束所遇密度值低于所选阈值的像素或密度最低的像素,投影到与线束垂直的平面上。主要用于气道的显示。

(3) 平均密度投影(average intensity projection,AIP):将每一线束所遇密度平均值像素投影到与线束垂直的平面上。因组织密度分辨力较低,应用少。

(4) 表面遮盖显示(surface shaded display,SSD):通过计算被观察物体的表面所有相关像素的最高和最低CT值,保留所选CT阈值范围内像素的影像,超出限定CT阈值的像素被透明处理,重组成具有三维效果的二维图像。

(5) 容积再现(volume redering,VR):利用螺旋扫描获得的全部容积数据,根据每个体素的CT值及其表面特征,使成像容积内所有体素被赋予不同颜色和不同的透明度。

(6) CT仿真内镜(CT virtual endoscopy,CTVE):利用计算机软件功能,将螺旋CT容积扫描获得的图像数据进行后处理,重建出空间器官内表面的直观立体图像,类似纤维内镜所见。用于观察气管、支气管、大肠、胃、鼻腔、鼻咽、喉、膀胱和主动脉等。

(五) 特殊检查

1. 高分辨力CT

高分辨力CT(high resolution CT,HRCT)具有极好的空间分辨力,对显示小病灶及病灶的细微变化优于常规CT扫描,可作为独立的检查方法,但多为常规CT检查的一种补充,一般是在常规CT的基础上对感兴趣区作进一步检查或用于小器官或小病变的检查,如肺间质性疾病、肺部弥漫性与结节性病变、垂体微腺瘤、内耳等。

2. CT血管造影(CT angiography,CTA)

CTA指静脉注射对比剂后,在循环血中及靶血管内对比剂浓度达到最高峰的时间内,进行SCT扫描,经计算机最终重建呈靶血管数字化的立体影像。常采用MIP、SSD和VR重建。CTA是一种微创性血管造影术,可清楚地显示较大动脉的主干和分支的形态,清晰地显示动脉与肿瘤的关系,从不同角度观察动脉瘤的形态、大小、位置、蒂部和血栓等情况。

CTA具有操作方便、效果好、创伤小等优点,16层以上的多层螺旋CT就能完成此项检查。

3. CT灌注成像

CT灌注成像(CT perfusion imaging,CTPI)是在常规CT增强扫描的基础上,结合快速扫描技术和先进的计算机图像后处理技术,分析脏器局部血流量的动态变化并以图像形式显示的一种成像方法。

CTPI能反映组织的血管化程度及血流灌注情况,提供常规CT增强扫描不能获得的血流动力学信息,反映的是生理功能的变化,属于功能成像范畴。早期主要用于脑的灌注,用来诊断常规扫描无法显示的超早期脑梗死以及帮助脑脓肿的鉴别诊断,近年来开始用于心、肝、肾和胰腺等器官,取得了较好的效果。

三、CT检查的安全与防护

随着CT检查临床应用越来越多,对患者造成的辐射损伤也越来越大。就同一部位的检查而言,CT远比普通X线造成的辐射大得多;不同组织器官对射线损伤的敏感性不同,如生殖腺、甲状腺及眼球等器官容易受到损伤;儿童的组织器官对放射损伤的敏感性要比成人高10倍。所以,在进行CT检查时,必须考虑到这些因素。

面对临床检查与辐射损伤之间的矛盾,应该权衡利弊,力争作到诊断效果最大化、损伤最小化,实际工作中,在遵循辐射防护的三项基本原则与措施(见X线检查防护)的同时,还应该在确保诊断效果的前提下,努力减少辐射剂量,具体操作如下:扫描前应明确目的,使扫描区域集中在感兴趣区,减少不必要的扫描范围;改变扫描条件,使用低剂量扫描,尤其对儿童;减少不必要的重复扫描,尤其在增强动态扫描中,应尽量减少无明显诊断价值的重复扫描;胸部常见病的复诊,尽可能应用胸部平片检查。

第四节　磁共振成像

一、MRI的基本原理与设备

(一) 基本原理

磁共振(magnetic resonance,MR)是一种核物理现象。它是利用射频脉冲对置于磁场中含有自旋不为零的原子核进行激励,射频脉冲停止后,原子核进行弛豫,在其弛豫过程中用感应线圈采集信号,按一定的数学方法重建形成数字图像。但其成像过程非常复杂。就其弛豫过程又可分为纵向弛豫和横向弛豫两个相对独立的过程。

1. 纵向弛豫时间:纵向磁化矢量由零恢复到原来最大值的63%所需的时间,简称 T_1。人体各组织的 T_1 值在 300~2000 ms 之间。

2. 横向弛豫时间:横向磁化矢量由最大值衰减到最大值的37%所需的时间,简称 T_2。人体各组织的 T_2 值在 30~150 ms 之间。

(二) 成像的设备

磁共振设备主要由主磁体、梯度系统、射频系统、计算机系统及其他辅助设备等构成。

1. 主磁体用于产生主磁场,常用的有超导型和永磁型。磁体的性能主要参数有磁场强度、磁场均匀性和磁场稳定性等。磁场强度即场强,单位为特斯拉(Tesla,T),目前一般把磁场强度低于 0.5 T 以下的磁共振仪称为低场机,0.5~1.0 T 的称为中场机,1.0~2.0 T 的称为高场机(代表机型为 1.5 T),大于 2.0 T 的称为超高场机(代表机型为 3.0 T)。

2. 梯度系统主要由 X、Y、Z 三组梯度线圈组成,产生梯度磁场,进行磁共振信号的空间定位编码。主要性能指标有梯度场强和梯度切换率等。

3. 射频系统包括射频发生器、射频放大器和射频线圈等。射频线圈又可分为发射线圈和接收线圈。发射线圈发射射频脉冲激励人体组织内氢质子发生共振,接收线圈接收人体内氢质子发出的磁共振信号。

4. 计算机系统控制着磁共振仪的射频脉冲激发、信号采集、数据运算和图像显示等功能。

二、MRI 检查技术

(一) 磁共振的加权成像

人体各种组织的质子密度、T_1 值和 T_2 值是不同的,其产生的磁共振信号强弱也是不同的。要辨别这些组织之间的差别,就必须重点突出这方面特性。所谓加权就是突出重点的意思,也就是重点突出组织某方面特性的意思。常用的加权成像有 T_1 加权像(T_1WI)、T_2 加权像(T_2WI)、质子密度加权像(PdWI);相对常用的有扩散加权成像(DWI)、灌注加权成像(PWI)、磁敏感加权成像(SWI)等。

(二) 磁共振检查的脉冲序列

1. 自旋回波脉冲序列(SE 脉冲序列)

(1) TR 与 TE:TR(激发时间或重复时间)是两个激励脉冲间的间隔时间。TR 的长短决定着能否显示出组织间 T_1 的差别,使用短 TR 能显示出组织间 T_1 信号强度的差别。TE (回波时间)是 90°脉冲与产生回波之间的时间。TE 的长短决定着能否显示出组织间 T_2 的差别,使用长 TE 能显示出组织间 T_2 信号强度的差别。选择不同的 TR 和 TE 可分别获得 T_1 加权像(T_1WI)、T_2 加权像(T_2WI)和质子密度加权像(PdWI)。TR、TE 与加权像的关系见表 1-4-1。

表 1-4-1　TR、TE 与加权像的关系

加权成像	TR(ms)	TE(ms)
T_1WI	短≤500	短≤30
T_2WI	长≥2000	长≥60
PdWI	长≥2000	短≤30

（2）T_1 加权像（T_1WI）：主要反映人体各组织中氢质子纵向弛豫时间的差别。显示解剖结构较好。

（3）T_2 加权像（T_2WI）：主要反映人体各组织中氢质子横向弛豫时间的差别。显示病变较好。

（4）质子密度加权像（PdWI）：主要反映人体各组织中水含量的差别。它采用长 TR 和短 TE 来减少组织的 T_1 和 T_2 信号强度，而突出质子信号，质子越多，信号越强。

SE 脉冲序列又分为常规 SE 序列和 FSE 脉冲序列。SE 序列是磁共振扫描最基本、最常用的脉冲序列。其特点是在 90°射频脉冲激励后，利用 180°聚焦脉冲产生一个自旋回波信号。主要特点是图像质量高、用途广，适用于 T_1WI。T_1WI 主要显示组织的解剖结构，同时也是增强扫描的常规序列。FSE 脉冲序列的特点是在 90°射频脉冲激励后，利用多个 180°聚焦脉冲来产生多个自旋回波信号。主要特点是扫描速度相对较快，适用于 T_2WI。T_2WI 对水肿和液体敏感，而病变组织绝大多数含有较多水分，在 T_2WI 上显示为高信号，因而易于显示。

2. 反转恢复序列（IR 脉冲序列）

其特点是在 90°射频脉冲激励前，施加一个 180°反转预脉冲。从 180°反转预脉冲开始至 90°脉冲开始的时间称反转时间（TI）。

（1）T_1 FLAIR：设定 TI 为 700~750 ms，主要用于增加脑灰白质之间的 T_1 对比，对儿童的髓鞘发育研究也有较高的应用价值。

（2）FLAIR（自由水抑制像）：设定 TI 为 1500~2500 ms，主要用于抑制人体组织中的自由水（如脑脊液等），使其在 T_2WI 和 PdWI 所呈现的高信号成为低信号，而病变组织中的水为结合水不被抑制，仍为高信号，更加充分暴露病灶。主要用于脑、脊髓等部位。

（3）STIR（脂肪抑制像）：设定 TI 为 100~200 ms，主要将高信号的脂肪组织抑制，使其成为低信号。应用范围非常广，人体所有部位均可使用，尤其是软组织及骨关节系统应用更佳。

3. 梯度回波序列（GRE 脉冲序列）

其特点是用一个小于 90°的小角度射频脉冲进行激励，再用读出梯度场切换来产生回波。主要用于屏气下腹部单层面快速扫描、动态增强扫描、血管成像、关节病变等检查。

4. 回波平面成像（EPI）

是目前成像速度最快的 MRI 检查技术，主要用于脑功能性成像（如扩散成像、灌注成像），心脏成像，介入 MRI 等。

（三）MRI 对比剂的应用

对比增强检查是通过给予对比剂改变弛豫时间即 T_1 值与 T_2 值，以提高正常组织与病变组织间对比的检查技术。常用的对比剂是二乙稀三胺五乙酸钆，简称 Gd-DTPA。

1. 原理：对比剂为顺磁性物质，其本身不显示 MR 信号，主要缩短周围质子 T_1 弛豫时间，使信号增高。

2. 特点：分布全身各器官中，无特殊靶器官，停留在细胞外间隙，不通过完整血脑屏障，在器官中的浓度与该器官血供丰富程度成正比。其中 90% 以原形从尿中排出体外。Gd-DTPA 很少引起不良反应，一般占 1%～5%。主要为胃肠道刺激症状和皮肤黏膜反应，一般无需处理。

3. 方法：经静脉注入，用量为 0.1 mmol/kg，少数可用到 0.2 mmol/kg。

4. 应用：用于全身各部位的器官组织，也用于 MRA 及灌注成像等。有助于小病变的检出，脑膜病变的诊断。

（四）MR 血管造影检查技术

1. 普通 MRA：是利用血液的流动效应使血管内腔成像的技术，无需对比剂。有两种基本方法：① 时间飞跃法（TOF 法）；② 相位对比法（PC 法）。两种方法均可通过 2D 或 3D 采集方式，首先获得源图像，经 MIP 重建而得到一幅完整的血管影像。

2. 增强 MRA：需经静脉注入 Gd-DTPA，对于小血管的显示优于普通 MRA。

3. 临床应用：能较好地显示头、颈、胸、腹以及四肢的大血管。增强 MRA 能使一些小血管显示清楚。

（五）MR 电影成像技术

指运用快速成像序列，使运动器官快速成像，借以评价运动器官的运动功能，对心脏大血管等检查非常有用。

（六）MR 水成像技术

采用很长 TR，很长 TE，获得重 T_2WI，使静态或缓慢流动的液体呈高信号，合用脂肪抑制技术，使背景的其他组织呈低信号而形成良好对比。经 MIP 图像重建，使含水器官组织单独显影的技术。

1. 优点：① 为无创性技术，无需插管等；② 安全，不用对比剂，不存在对比剂副反应；③ 可获得多层面多方位图像；④ 适应证广，不适于作 ERCP、排泄性尿路造影，逆行肾盂造影等患者均可用此方法。

2. 临床应用：MR 胰胆管成像（MRCP），MR 尿路成像（MRU），MR 脊髓成像（MRM），MR 内耳迷路成像，MR 涎腺成像和 MR 输卵管成像等。

（七）功能性 MRI 成像（fMRI）

1. 扩散加权成像（diffsion weighted imaging，DWI）：

此技术可反映活体组织中水分子的布朗运动情况。主要用于超急性期缺血性脑梗死的定位、定性诊断，在缺血性脑梗死早期，没有形态变化，MRI 常规扫描为阴性，但 DWI 可发现异常变化，病变组织呈明显高信号。也可用于脑部其他病变及脑外组织器官病变的诊断及鉴别诊断。

2. 灌注加权成像（perfusion weighted imaging，PWI）：

主要反映组织的微循环状况。是静脉注射高浓度 Gd-DTPA 进行 MRI 的动态成像，借以评价毛细血管床的状态与功能。主要用于肿瘤和心、脑缺血性病变的诊断。

3. 脑皮质功能定位：应用血氧浓度依赖（BOLD）技术显示刺激诱发的脑局部灌注增加。用于视觉、听觉和运动区域的定位以及各种重要脑功能的精确定位，是人脑认知研究中最先进、最有希望的方法之一。

(八) 磁共振波谱分析(MRS)

是以波谱形式显示某些疾病代谢产物含量的一种技术。是物理和化学分析方面的研究,为目前唯一无损伤检测活体器官和组织代谢、生化、化合物定量分析的技术。主要应用于脑组织代谢、变性疾病、肿瘤定性、前列腺增生和前列腺癌鉴别,冠状动脉狭窄与心肌缺血程度的判断等。

三、MRI 检查的安全与防护

由于 MRI 设备会产生强磁场,为安全起见,检查时应该注意以下方面。

1. 禁忌证:
(1) 患者装有心脏起搏器。
(2) 患者体内带有金属性(铁磁性)手术夹、支架、假体和假关节以及与磁共振设备不相容的铁磁性物体及医疗器械。
(3) 怀孕三个月以内。
(4) 患有幽闭恐惧症。
(5) 肾功能不全患者,禁用含钆对比剂。

2. 患者、家属和医护人员进入 MRI 检查室时,严禁携带任何如金属发夹、硬币、别针等铁磁性物体,以免影响图像质量和导致人身伤害。

第五节　不同成像技术及检查方法的应用价值

一、比较影像学

对于不同系统和部位,各种成像技术的适应范围和诊断效果存在很大的差异。由于成像技术的原理和图像特点不同,而且各个系统和解剖部位的组织类型亦不相同,因此在影像学检查时,应有针对性地选用显示疾病效果好、诊断价值高的检查技术。因此,对于某一疾病的检查,当确定所用成像技术后,进一步选用检查方法对于疾病的检出及其诊断同样具有非常重要的意义。

(一) 胸部

由于具有良好的自然对比,X 线平片是首选和最基本的检查方法,CT 图像密度分辨力高于 X 线平片,已成为呼吸系统疾病诊断的主要手段。而对于常见的孤立性肺结节,应选用高分辨力 CT 检查,以显示结节内部、边缘及周围肺组织的细节,以利于肺结节的诊断。软组织摄影目前主要应用钼靶进行乳腺检查。

(二) 腹部

由于缺乏良好的自然对比,胃肠道检查仍以 X 线钡剂造影为首选和主要的检查技术;急腹症中疑肠梗阻或消化道穿孔,宜选用立位腹部平片;实质性脏器损伤或病变应选用超声、CT 或 MRI 检查。

(三) 骨骼与肌肉系统

X 线检查迄今仍为骨肌系统的首选方法,对先天性骨关节发育畸形及变异、骨关节发育障碍多可作出诊断。四肢骨外伤、骨关节感染、良性骨肿瘤和肿瘤样病变、全身性骨疾病等 X 线表现特征明确。对临床和 X 线诊断有疑难时可选用 CT 作进一步检查;对软组织病变和解剖复杂部位的骨骼如颅底、脊柱时可首选 CT 检查。MRI 对骨髓病变包括感染、缺血、创伤及肿瘤等敏感;可直接显示滑膜、纤维软骨(半月板、椎间盘等)、肌腱、韧带(交叉韧带)的异常;显示隐匿性骨折较 CT 敏感;MRI 动态增强可鉴别骨与软组织良恶性病变。MRA 可观察四肢血管。

(四) 中枢神经系统

X 线检查的应用价值有限,目前广泛应用的是 CT 和 MRI 检查。如疑为急性脑出血,应选用 CT 检查;疑为急性脑梗死,需选用 CT 或 MRI 检查,但在超急性脑梗死时,宜选用 MRI。

二、不同成像技术和方法的综合应用及其价值

不同的成像技术和检查方法在诊断中都有各自的优势与不足,对具体某一疾病,可能用一种检查就可明确诊断,例如四肢外伤骨折,X 线检查多能可以作出诊断。有些疾病可能是一种检查不能发现病变,而另一种检查则可确诊,例如肺的小结节性病变,胸部 X 线片未能发现,而 CT 检查则能检出并可诊断。有些病变需要综合几种成像手段与检查方法才能明确诊断,因此,需要掌握不同的成像手段在不同的疾病诊断中的作用与限度,以便能适当地选择一种或综合应用几种成像手段和检查方法明确诊断。

影像学检查时,不同成像技术综合应用十分重要,目的是为了更早地发现病变,显示病变的特点,明确病变的范围,提高病变的诊断准确率和正确评估病变的分期,以利于临床制定合理、有效的治疗方案,这种综合应用既包括 X 线、超声、CT 及 MRI 等检查,也包括每一成像技术中不同检查方法的综合应用,例如,怀疑急性脑血管病的患者,通常首先行平扫 CT 检查,确定颅内有无急性出血,当发现急性出血时,根据出血的部位、特征以及相关的临床资料,有可能确诊为高血压性脑出血,疑为动脉瘤、脑血管畸形所导致的出血,此时须进一步行 DSA 或 CTA、MRA 检查;若 CT 检查未发现有急性颅内出血表现,则可能为超急性期脑梗死,在这种情况下还需进一步行 MRI 或 CT 灌注检查,其中 MRI 检查时除常规序列外,还应行对超急性期脑梗死敏感的 DWI 序列检查。又如,对于胃肠道的恶性肿瘤,X 线钡剂造影检查为首选和主要的成像技术,然而这种检查只能观察胃肠道内壁和腔内改变,无法显示肿瘤的壁外侵犯,更不能发现有没有周围和远隔淋巴结转移及肝转移等,这时通常需行超声、CT 或 MRI 检查,以进一步显示病变范围,有利于肿瘤的分期和治疗。选用某一种成像技术进行检查时,有时还要综合应用该成像技术中不同的检查方法,例如,对于前列腺癌的检查应首选 MRI 成像技术,除了常规的 T_1WI 和 T_2WI 检查外,常常需要作磁共振波谱(MRS)检查,MRS 能够准确指明肿瘤的范围,还能评估疗效。

三、检查方法的选择原则

患者就诊时，无论医生还是患者，都有一个共同的目标，就是如何更快更好地检查出疾病，明确诊断。然而在实际工作中，面对以上所述的众多影像检查，如何正确、全面地作出选择，有时很难，要求临床和影像诊断医师熟练掌握各种检查的适应证、禁忌证及优缺点。

循证医学提倡结合以下三个方面作出临床决策：最佳临床研究依据，临床专业知识技能，患者的选择（患者所关心和期望的）。

总体选择原则是有效、安全、简便、经济。

第六节　影像检查的临床应用

一、X 线检查的临床应用

X 线诊断是目前使用最多和最基本的影像学检查方法之一。胸部、骨肌系统及消化道仍主要或首选 X 线检查。阅片时，熟悉各种组织结构影像的正常及其变异以及基本病变的 X 线表现十分重要。只有认识正常及其变异 X 线表现，才能发现异常；只有认识基本病变的 X 线表现特征，才能合理解释影像表现的病理基础。

（一）呼吸系统

由于肺与纵隔及周围结构具有良好的自然对比，X 线检查仍为肺部疾病诊断的主要方法。X 线检查主要应用于健康普查、胸部疾病诊断及随访。通过胸部健康普查，可早期发现症状不明显的疾病，如肺癌、肺结核等。呼吸系统疾病种类很多，X 线检查多能发现病变，指明病变的部位、分布、数目、形态、大小、边缘和邻近器官关系，对多数胸部疾病可作出初步诊断或较明确诊断，对气胸及肋骨骨折等可作出明确诊断。随访复查可动态观察病变，判断其疗效，并可了解术后改变及术后复发情况。

X 线检查应用限度：由于 X 线检查是互相重叠的综合影像及其密度分辨力的限度，一些部位如心影后或后肋膈角的小病灶有可能漏诊。一些病变的细节不如 CT 显示优越。多难以显示纵隔内的病变及其结构。

（二）循环系统

1. 胸片：常规摄站立后前位片，由于心脏的四个心腔和大血管投影后前位片彼此重叠，常需加摄右前斜位（吞钡）、左前斜位或左侧位（吞钡）片观察。可初步观察心脏形态，估计各房室大小，观察评价肺血改变，并间接反映心功能情况，简单先天性心脏病如房间隔缺损等结合超声可作出诊断，可观察后天心脏病异常改变。但 X 线检查对各房室大小准确判定及复杂心血管畸形诊断有一定限度。

2. DSA：适用心脏大血管的检查。对心内解剖异常、主动脉夹层、主动脉瘤、主动脉缩窄或主动脉发育异常等显示清楚。对冠状动脉显示最佳，可显示冠状动脉狭窄或闭塞等异常改变。

(三) 乳腺

乳腺的各种影像学检查方法中,以钼靶 X 线摄影及超声检查为主,X 线摄影为首选方法,两者结合检查最佳。X 线摄影主要用于乳腺疾病普查、诊断,可早期发现、早期诊断乳腺癌。X 线摄影对乳腺内微小钙化检出很高,明显优于其他影像学检查方法。乳头溢液者可作乳腺导管造影检查。

X 线摄影的局限性:对致密性乳腺,乳腺术后或成形术后发生的乳腺癌一般有 5%~15%的假阴性,良性肿瘤或小癌灶可被遮盖而漏诊或误诊。对良恶性病变鉴别有时困难。

(四) 消化系统

主要用于胃肠道病变及急腹症。食管与胃肠道疾病首选气钡双重对比造影检查。气钡双重对比造影可显示食管与胃肠道位置、轮廓、腔道大小、内腔及黏膜病变情况,对器质性病变可显示病变部位、分布、数目、形态、大小、边缘、病变与正常区的分界、病变与邻近器官关系。因此,对起源于黏膜的病变,如溃疡、炎症、良恶性肿瘤;起源于黏膜下的病变,如食管胃底静脉曲张、间质性良恶性肿瘤;以器官形态结构改变为主的病变,如疝、套叠、慢性不全性扭转、憩室等;受腔外病变影响发生的改变;以功能改变为主的病变,如吞咽困难、失弛缓、反流及反流性损害等食管与胃肠道疾病,双重对比造影均可作出明确诊断及鉴别。急腹症如肠梗阻、胃肠穿孔等适用于腹部 X 线平片检查。血管造影用于胃肠道出血的检查和介入治疗。

X 线检查限度:对一些早期或很小的病变可漏诊。对食管与胃肠道肿瘤的腔壁受浸润程度、病变与邻近器官组织关系和远隔脏器的转移情况价值不大。

(五) 泌尿与生殖系统

包括腹部平片、静脉尿路造影、逆行尿路造影。腹部平片仅用于显示泌尿系阳性结石。静脉尿路造影为泌尿系病变常用检查方法,主要用于观察泌尿系先天发育异常,肾盂、肾盏及输尿管解剖形态改变,明确先天发育异常所致肾、输尿管数目、位置、形态和大小异常等。可显示泌尿系梗阻所致肾盂积水、输尿管扩张性改变,证实尿路结石部位,了解有无阴性结石。可显示泌尿系结核所致肾盂、肾盏破坏及输尿管、膀胱异常改变。可显示尿路上皮及肾实质肿瘤产生的充盈缺损及肾盂、肾盏变形、破坏等。逆行尿路造影为静脉尿路造影补充。

X 线检查限度:局限于肾实质内病变的发现及定性困难。

(六) 骨骼与软组织

骨与周围软组织之间,骨皮质与骨松质之间对比鲜明,骨关节大多数疾病 X 线平片是首选、基本的检查方法。X 线片尤其 DR 片对比度、清晰度及空间分辨力较高,能清楚显示骨、关节结构。

1. 先天性骨关节发育畸形及变异、骨关节发育障碍多可作出诊断。
2. 骨、关节外伤时可清晰显示骨折线、骨折片、骨折愈合时骨痂形成情况。
3. 骨关节感染,包括结核、化脓性骨髓炎可清楚显示病理变化过程。
4. 良性骨肿瘤和肿瘤样病变可显示骨肿瘤的骨破坏、先期钙化带改变,显示肿瘤骨的分化程度和肿瘤软骨钙化的良恶性征象。
5. 对全身性骨疾病,如对遗传、营养、代谢、内分泌骨病的细微骨质改变有一定价值。

X 线平片限度:软组织对比差,难以区别肌肉、软骨、韧带、肌腱及液体等组织结构。头面骨、脊柱及骨盆等解剖结构复杂部位难以观察。不易发现一些骨关节疾病的早期改变。不能显示骨髓及软组织某些病变及其范围。

(七) 中枢神经系统及头颈部

由于CT及MRI的普遍应用,普通X线应用越来越少。

1. 平片可显示颅骨破坏、颅骨骨折、颅内钙化、副鼻窦、咽后壁软组织、电子耳蜗术后、眼眶异物定位、甲状腺肿块有无钙化及引起气管改变等。

2. 口腔全景摄片是用于显示牙齿及颌骨病变的首选检查方法,能一次完整显示全口牙及上下颌骨结构。

3. IADSA对显示颈段和颅内动脉均清楚,用于诊断动脉狭窄或闭塞、动脉瘤、血管发育异常。

二、CT检查的临床应用

CT检查由于其突出的优点即具有很高的密度分辨力,而易于检出病灶,特别是能够很早发现小病灶,因而广泛用于临床。尤其近年来,螺旋CT的应用以及多种后处理软件的开发,使得CT的应用领域在不断地扩大,其应用范围几乎涵盖了全身各个系统。

(一) 呼吸系统

1. 肺部:CT是肺部病变诊断的主要技术,结合HRCT和CT增强扫描可以对大部分病变进行定性诊断。肺炎、肺结核、外伤、支气管扩张、转移瘤以及肺尘埃沉着病等在胸片上不能肯定时,CT常可以确定诊断;CT血管造影是肺栓塞最佳确诊手段,尤其是16层及以上的多层螺旋CT;肺癌的诊断也主要依据CT检查,并可以进行术前较为准确的分期。

2. 胸膜:CT因其密度分辨力高,显示胸膜病变有独特优势,是目前胸膜病变最好的检查方法,平扫为主,尤其薄层扫描,MPR后处理重建对显示胸膜病灶有独特优势,对胸膜病变和其周围脏器病变的定位鉴别也有良好作用,增强CT对胸膜病变定性诊断有重要帮助。

3. 纵隔:CT对脂肪、钙化和水样密度敏感,有助于囊性和实性、良性和恶性肿瘤及肿瘤钙化的显示;有助于淋巴结的定位和分组。但CT空间分辨力较低,纵隔内血管和肿瘤、淋巴结的进一步区分需要注射碘对比剂方可显示。

螺旋CT扫描比普通CT扫描具有更为显著的优点。螺旋CT具有后处理成像的功能,可在任一位置进行回顾性重建,因此,可选病变中心成像,达到精确描绘病变形态、准确测量密度、免受容积效应影响的优点。对肺底横膈及附近病变,利用MPR可确定病变的部位及与胸膜的关系。应用SSD、最小密度投影和MPR可进行气道成像。对肺内孤立结节的诊断,通过SCT快速扫描,避免了呼吸伪影,故对瘤肺界面的观察更清晰。MPR对肿块分叶、毛刺、胸膜凹陷等征象显示得更精确,对肿块或空洞内结构显示得更细致,故对肺内的良恶性结节的鉴别诊断优于常规CT。

(二) 循环系统

常规CT对显示心包积液、增厚、钙化有一定帮助。日渐发展成熟的MSCT血管造影在主动脉和肺动脉等疾患中的应用基本可取代DSA,并初步满足冠心病的筛查。心脏冠状动脉成像及心脏功能评价:由于5 s完成心脏扫描,使得冠状动脉检查成功率接近100%,在冠状动脉血管病变的筛查、冠状动脉支架和搭桥血管评价等方面极具优势。MSCT可直接反映心内畸形、瓣膜病变及出血改变,适用于复杂的心血管畸形、一些后天性心脏病、大血管和周围血管病变、心包和心脏肿瘤等。

(三) 乳腺

CT 密度分辨力高,可清晰显示乳腺内的解剖结构,对观察致密型乳腺内的病灶、发现胸壁异常改变以及腋窝和内乳淋巴结肿大等要优于 X 线片。

限度:CT 平扫对鉴别囊、实性病变的准确性不及超声;CT 对微小针尖状钙化,特别是当钙化数目较少时,显示不及 X 线片;对良恶性病变的鉴别诊断也无特殊价值。此外,CT 检查的射线剂量比普通 X 线摄影大,检查费用高。因此,仅作为乳腺疾病的补充检查手段。

(四) 胃肠道

目前对胃肠道疾病的诊断,X 线检查仍是首选的影像检查技术,特别是腔内生长的病变。对于胃肠道壁及壁外生长的病变 X 线钡餐造影诊断价值有限。对于胃肠道的恶性肿瘤,在 X 线诊断基础上,CT 对于恶性肿瘤的临床分期、治疗方案和预后的估计,具有一定的临床价值。

CT 仿真结肠镜是近年来迅速发展的一门新的医学影像技术,是一种无创、快速、有效的结直肠病变的检查方法,能立即提供肠腔内变异、肠周围的情况以及整个腹部的状况;CT 扫描完毕后在工作站进行薄层重建,采用多种后处理方式获得各种二维和三维的图像,多方位、多角度观察肠壁、肠腔或肠外病变,形成全面的结肠影像,但不作为常规应用。

(五) 肝脏、胆系、胰腺和脾

1. CT 是肝脏疾病最主要的影像学检查方法。通过观察肝的大小、形态、边缘、密度的改变可作出病变的评价。CT 对占位性病变的定位诊断比较明确,结合对比增强多期扫描为占位性病变的诊断和鉴别诊断提供重要的依据。

2. CT 不是胆结石的诊断首选方法,但对肝外胆管结石的定位诊断与鉴别诊断具有重要价值。对于先天性胆管囊肿、胆管梗阻、胆管肿瘤,CT 检查也是一种非常有效的手段。

3. CT 的图像分辨力高、清晰度好,是腹部实质性脏器病变最重要、可靠的检查方法。对胰腺、脾脏占位性病变的定位诊断比较明确,结合对比增强多期扫描常可作出定性诊断。

(六) 泌尿系统

CT 检查是泌尿系统影像学检查最主要的方法,也是最常应用的方法之一,广泛用于泌尿系统疾病诊断。对于多数泌尿系统病变,包括肿瘤、结石、炎症、外伤和先天性畸形,CT 检查有很高的价值,不但能作出准确诊断,且能显示病变范围,因而有助于临床治疗。

近年来随着螺旋 CT 技术的快速发展,CT 尿路造影作为一种新的检查方法在泌尿系统疾病的应用价值上已得到认可。一次检查所获得的信息量大,整体解剖显示好,适应范围广,有助于整个泌尿系统疾病的诊断和鉴别诊断。CT 尿路造影多期动态轴位像结合多平面重建、曲面重建和容积显示等多种后处理直接显示泌尿系统病变的部位、范围、周围组织侵犯及与邻近组织关系。它同时克服了静脉肾盂造影、逆行造影、普通 CT 和 MRI 等的缺点,为临床明确病因提供了重要的参考价值,对临床治疗方案的选择具有积极的指导作用。

(七) 生殖系统

1. 在男性生殖系统中,CT 主要用于检查前列腺病变,此外还可用于评估睾丸恶性肿瘤的腹膜后淋巴结转移。在前列腺检查中,能明确显示前列腺增大,但对良性前列腺增生和早期前列腺癌的鉴别有一定限度。对于晚期前列腺癌,CT 能作出诊断并能较准确显示肿瘤侵犯范围及是否有骨骼、淋巴结等部位转移。

2. 在女性生殖系统中,CT检查具有较高的诊断价值,主要用于检查盆腔肿块,了解肿块与周围结构的关系,判断肿块的起源和性质;对于已确诊的恶性肿瘤,CT检查还可进一步显示病变范围以及有否转移,以利于肿瘤分期和治疗方案的选择;用于恶性肿瘤治疗后随诊,以观察判断病变疗效及有无复发等。

3. 不足之处:CT检查有辐射性损伤,在产科领域中属禁用,对于育龄期女性患者要慎用;对某些小病灶的显示还不够满意,例如不能清楚显示子宫内较小的肌瘤;定性诊断也有限度,甚至难以与盆腔其他肿瘤或非肿瘤性病变鉴别。

(八) 肾上腺

目前公认CT是肾上腺病变的最佳影像检查方法。

1. 优点在于:

(1) 易于发现肾上腺肿块、肾上腺增生和肾上腺萎缩。

(2) 能显示肾上腺病变的一些组织特征,如脂肪组织、液体、钙化等成分。有助于病变的定性诊断。

(3) 依据病变对肾上腺功能的影响与否进行分类,根据不同类型病变的CT表现,多数肾上腺病变经CT检查能够作出准确诊断。

2. 不足之处:

(1) 对于肾上腺区较大肿块,特别是右肾上腺区,CT检查有时难以判断肿块的起源。

(2) 对于某些非功能性肾上腺肿瘤,CT定性诊断有困难。

(九) 腹膜后间隙

CT检查时,窗技术使用合适时,可以清楚地显示腹膜后间隙及其筋膜,是腹膜后间隙病变检查的最佳成像技术。多层螺旋CT及重建技术可以三维立体地显示病变的空间位置和与邻近脏器的解剖关系。

(十) 骨骼肌肉系统

螺旋CT对于骨骼肌肉的检查也有明显的优越性。螺旋CT扫描速度快,检查时间短,特别适用于创伤和危重症者及难在较长时间内保持固定姿势的患者。MPR和三维显示在骨骼肌肉系统有独特的应用价值。对解剖结构较复杂的部位,如肩关节、脊柱、骨盆、腕关节和踝关节等,易于显示粉碎性骨折骨碎片及其移位情况,有利于手术治疗方案的制订。易于显示细微的骨破坏。对病变内部的结构显示优于X线平片。

CT在多数情况下能较好地显示软组织解剖结构,鉴别软组织感染及肿瘤,能分辨病变范围,通过测量CT值对脂肪、出血和钙化等定性,增强扫描了解肿块的强化程度和血供情况,有利于肿块定性诊断。

(十一) 中枢神经系统

CT检查对中枢神经系统疾病的诊断具有较高的价值,应用相当普遍。

1. 颅脑:CT对于骨及钙化显示效果好,用来显示外伤后的骨折,各种病变所致骨结构改变以及钙化最适用。另外,CT显示颅内出血、梗死、肿瘤、炎症、脱髓鞘疾病效果也很好。但由于后颅凹骨质伪影的干扰,在显示幕下病变、轻微炎症及脱髓鞘病变方面,CT价值有限。

2. 脊柱:CT对骨改变分辨力高于X线平片,但显示整体结构不如平片,对椎间盘显示准确,对椎管内肿瘤和脊髓损伤显示不如 MRI。

(十二) 五官及头颈部

1. 颅底:CT 检查时,高分辨技术应为常规检查方法,观察颅底骨质及孔道改变检查效果佳,发现软组织病变后行软组织算法重建,增强检查要选用常规 CT 技术。对于颅底病变的全面诊断,常有赖于 CT 和 MRI 检查的综合应用。

2. 眼及眼眶:CT 的应用拓宽了眼部病变的诊断范围,广泛用于眼眶外伤及异物定位、骨质改变、钙化及其他病变。能显示眼球和眼眶病变的大小、位置和结构,尤其骨质的细微变化。

3. 鼻部:CT 主要作用是显示病变范围和累及的结构、骨折。

4. 咽喉:CT 能清楚地显示咽喉部,病变的部位、范围和对病变定位以及病灶和邻近结构如血管、颅底骨、神经和淋巴结的关系,弥补了平片和造影对病变深部无法显示的缺陷。MSCT 三维重建显示解剖结构更加清楚。

5. 耳部:耳部结构细小复杂,而且大部分是骨结构或骨气混合结构,因此 HRCT 是耳部首选检查方法。

6. 口腔颌面部:CT 对牙齿及颌骨病变显示较为清楚,特别是专门的曲面体层摄影能一次完整显示全口牙及上、下颌骨。对于软组织病变,CT 能提供较多的诊断信息。

7. 颈部:CT 对确定颈部肿块部位、形态、大小和显示肿块侵犯范围及对肿块定性方面比较有优势。

三、MRI 检查的临床应用

(一) 呼吸系统

MRI 可多方位成像,对于鉴别肺内外病变、纵隔内外病变、膈上下病变,了解病变起源有很大帮助。由于纵隔内的脂肪组织、血管及气管具有良好的对比性,MRI 易于观察纵隔、肺门的肿块与邻近血管、气管的解剖关系,显示纵隔肿瘤的部位和侵犯范围。MRI 对鉴别纵隔肿块为血管性或非血管性、实性或囊性、侵袭性或非侵袭性很有价值。

(二) 循环系统

MRI 具有多方位多序列成像方法,对于心脏和大血管疾病的检查具有较高的诊断价值。可发现心肌梗死的瘢痕、室壁瘤和心腔内血栓;对于肥厚性心肌病及扩张性心肌病的诊断和鉴别诊断具有较大优势;不用对比剂即可显示真、假腔及病变范围和内膜破口;能较好地显示一些复杂的先天性心脏病;对心内及心旁肿块显示优于 CT;还可作心脏功能的评价和定量分析。

(三) 乳腺

MRI 对软组织分辨力较高,对发现乳腺病变较敏感。多方位成像对病变定位更准确,对乳腺高、深位病灶显示较好,对多中心、多灶性病变的检出以及对胸壁侵犯的观察和腋窝淋巴结的显示较敏感。可观察乳腺假体位置及其并发症。能鉴别乳腺囊、实性病变,对乳腺癌的诊断有重要价值,对病灶大小、形态、数目和位置的显示明显优于其他检查技术。但由于对钙化不敏感,诊断常需结合 X 线检查。

(四) 消化系统

MRI 对肝、胆、胰、脾、肾以及肾上腺病变的诊断价值较高。在恶性肿瘤的早期阶段,肿瘤对血管的侵犯以及肿瘤的分期方面具有明显优势。在胆道系统方面,MRCP 显示较清晰。

(五) 泌尿生殖系统

由于 MRI 具有较高的软组织分辨力和三维成像,能直观地显示卵巢、子宫、前列腺、精囊腺、膀胱等组织结构。畸胎瘤、子宫肌瘤、子宫内膜异位症、卵巢囊肿等病变在 MRI 上的信号较具特征性,定性及定位诊断准确率较高。在泌尿系统方面,MRU 成像技术更易于对病变的显示和作出诊断。

(六) 骨骼与肌肉系统

MRI 已成为关节、骨髓、肌肉、肌腱、韧带等病变的影像学检查主要手段之一。对于骨髓内病变,半月板损伤,关节软骨病变,滑膜病变,骨小梁骨折,肌腱、韧带断裂以及骨关节周围软组织病变具有重要的诊断价值。

(七) 中枢神经系统

MRI 是目前中枢神经系统方面最佳检查手段之一,包括脑和脊髓,是 MR 应用最早也是最为成熟的部位。主要体现在以下几方面:

1. 由于没有颅底骨骼伪影,MRI 对于脑干、幕下区、颅颈交界区、脑膜等病变的显示明显优于 CT。

2. 对于微小肿瘤,MRI 能多参数、多方位成像,对微小病变的显示更为敏感,如垂体微腺瘤、小听神经瘤、小脑膜瘤等。

3. MRI 对急性脑梗死、亚急性、慢性血肿诊断价值较高。尤其是超急性脑梗死在 DWI 上呈高信号。出血血肿在不同时期信号改变亦不相同。

4. 在脊髓外伤、脊髓炎、脊髓先天性异常、脊髓空洞症以及脊髓肿瘤等的诊断上优于其他检查,是脊髓病变首选或主要影像检查技术。

5. MRI 平扫+增强以及 MRA、MRV 对脑血管病变,如动脉瘤、动静脉畸形、海绵状血管瘤等的诊断具有较高的价值。

(八) 头颈部

MRI 的应用大大提高了眼、鼻窦、鼻咽腔、喉、耳以及颈部软组织病变的检出、定位、定量与定性能力,它能很好地显示病变内部以及病变与周围组织结构的关系。如对鼻咽癌放疗后评价有较高的价值:在放疗早期(3 个月内)黏膜肿胀、鼻窦炎等。后期(半年后)出现纤维化、瘢痕等萎缩征象。如果是纤维化,T_2WI 应为低信号;如果是肿瘤复发,T_2WI 应是高信号。增强扫描:纤维化无强化,肿瘤则轻、中度强化。

总之,由于 MRI 以射频脉冲作为成像的能量源,无电离辐射,因而对人体安全、无创。另外,MRI 对脑、脊髓和软组织分辨力极佳,无骨骼伪影的干扰,能很好地显示其他检查不易发现和观察的微小病变,但对钙化、急性出血、肺组织和皮质骨等显示没有 CT 敏感。

第七节 影像图像的解读

一、影像图像特点

(一) X 线图像的特点

1. X 线图像是灰阶图像,图像上的黑白灰度反映的是组织的密度。密度可分为低、中、高,它虽和组织结构密度概念不同,但两者具有一致性。

2. X 线图像是 X 线穿透身体某部位的总和投影,如正位胸片,包括胸部所有组织和结构。

3. X 线束呈锥形投照,所以,图像的中心部分有放大,边缘部分不仅有放大,还有原来的形状失真。

(二) CT 图像的特点

1. 与普通 X 线比较具有的优势:① 横断面成像,无重叠;② 容积数据可重建得到矢状、冠状及三维图像,且可以多角度观察,定位更准确;③ 密度分辨力高,并能进行密度测量。

2. 与 MRI 比较具有的优势:① 成像速度快,对危重患者能迅速检查;② 对骨骼和钙化显示较清晰;③ 对冠状动脉及病变的显示,CTA 优于 MRA;④ 可以检查带有心脏起搏器或体内带有铁磁性物质而不能行 MR 检查的患者;⑤ CT 检查价格相对低廉。

3. CT 检查的限度:① 空间分辨力不及普通 X 线;② 当病变密度与周围正常组织密度相近或相等时,难以发现;③ 由于部分容积效应和周围间隙现象的作用,一些微小病变 CT 扫描可能会遗漏,两种组织间密度差异较大时,小于扫描层厚的病变密度和边缘失真;④ 碘过敏患者不宜行 CT 增强扫描。

(三) MRI 图像的特点

MRI 图像同 CT 图像一样,也是数字化图像,是重建的灰阶图像,因此具有窗技术显示和能够进行各种图像后处理的特点。不过与 CT 不同的是,MRI 图像上的灰度并非表示组织和病变的密度,而是反映它们的弛豫时间长短,代表的是 MRI 信号强度。用高、低信号表示,除此以外,MR 还具有以下几方面特点:

1. 多参数成像:任何一个层面必须有 T_1WI 和 T_2WI 两个基本成像,在此基础上加扫相应序列成像,有助于显示正常组织与病变组织,有助于诊断及鉴别诊断。

2. 多方位成像:MRI 可获得横断面、冠状面、矢状面及任何方向断面的图像,使病变组织与周围器官组织之间的结构显示清楚,有利于病变的三维定位。

3. 流动效应:在 SE 序列中,由于血管内血液的快速流动,MR 接收不到信号,使流空的血管腔呈黑影,称为流空现象。当然,流动血液的信号还与流动方向、流动速度以及层流和湍流等有关。在某些状态下,流动的血液也可表现为明显高信号。

4. 人体正常组织及部分病理组织在 T_1WI 和 T_2WI 上的灰度分别如表 1-7-1、表 1-7-2 所示。

表 1-7-1　正常组织在 T_1WI 和 T_2WI 上的灰度

	脑白质	脑灰质	脑脊液	脂肪	骨髓质	纤维韧带	骨皮质	脑膜
T_1WI	白灰	灰	黑	白	白	稍黑	黑	黑
T_2WI	灰	白灰	白	白灰	灰	黑	黑	黑

表 1-7-2　病理组织在 T_1WI 和 T_2WI 上的灰度

	水肿囊液	脂肪	蛋白胆固醇	亚急性出血	甘油酸酯	钙化
T_1WI	黑	白	灰白	白	白	黑
T_2WI	白	灰白	白	灰白	黑	黑

二、读片方法

(一) 阅读影像图片前的注意要点

1. 对照申请单和图片核实患者姓名及检查号,防止"张冠李戴"。
2. 明确检查目的和所用的成像技术是否适于该疾病的检查与诊断。
3. 评价图像质量,观察位置是否正确,例如,腹部立位平片,应包括双侧膈肌顶部,以免遗漏膈下游离气体而导致消化道穿孔的漏诊;四肢长骨应包括周围的软组织和邻近的关节部分;图像应具有适当的投照条件和良好的对比度,如一张胸片,应清晰地显示肺纹理、纵隔、气管、肋骨及胸壁的软组织等,片内不应该有伪影等。

(二) 全面观察

对所得到的图像,包括所有体位、所有层面、所有检查方法和图像进行全面、系统的观察,不应有遗漏。例如,在阅读胸片时,应由外向内依次观察胸壁、肺、肺门、纵隔、心脏、横膈,自肺尖至肺底,自肺门到肺周,两侧逐一对比有顺序地进行观察。全面观察还包括对比观察:即对不同检查时间的图像、不同成像技术和检查方法的图像以及同一图像的对称部位进行两侧对比观察。对于胸部 CT 图片,首先认识肺窗、纵隔窗片,每张片重点观察的结构,逐层观察。对于 MRI 图片,应分清成像方位,是轴位、冠状位还是矢状位,是 T_1 加权像还是 T_2 加权像等。

(三) 重点分析

在全面观察过程中,发现异常表现,详细描述病变的部位、大小、形态、密度(信号)、边缘、周围情况等,是否强化以及强化的程度等。

三、读片内容

(一) 部位

一些病变有特定的发生部位或好发部位,如听神经瘤只发生在内耳道和桥小脑角区,肺结核好发于上叶尖后段和下叶背段,而骨肉瘤则好发于长骨干骺端,如颅内肿瘤,脑膜瘤多位置表浅,位于脑外,转移瘤易于发生在脑内皮、髓交界区,而胶质瘤常位于脑内较深的部位。

（二）数目与分布

原发性肿瘤多为单发，而转移性肿瘤常为多发，血行播散型肺结核多发而广泛分布，其中急性粟粒型肺结核，病灶两肺大小、密度、分布均匀。

（三）形状

大叶肺炎实变期，病变形状多与肺叶一致，而肺部恶性肿瘤多呈结节状、球状或分叶状。

（四）大小

对诊断有一定的参考价值，如骨样骨瘤直径常小于 1.5 cm，肺结核球直径多为 2~3 cm。在乳腺疾病中，触诊到肿块明显大于图片测量的大小，则往往提示恶性肿瘤。

（五）边缘

一般而言，良性肿瘤、慢性炎症或病变愈合期，边缘锐利；而在恶性肿瘤、急性炎症或病变进展阶段，边缘常模糊不清。

（六）密度

可反映病变内部的组织结构，在 X 线或 CT 图像上显示其组织密度，如高密度为骨骼与钙化，低密度为脂肪或气体，中等密度为软组织或液体。病变可以是局限性，也可以是弥漫性，例如骨质普遍密度减低，见于骨质疏松或软骨病；肺野密度普遍性减低，见于肺气肿等。

（七）信号

在 MRI 上，同一组织在不同的图像上显示不同的信号强度，例如含水囊肿在 T_1WI 上为均匀低信号，而在 T_2WI 上为均匀高信号，脂肪组织在 T_1WI 上为高信号，而在 T_2WI 上信号仍较高，钙化或骨骼在 T_1WI 及 T_2WI 上则均为低信号或无信号。

（八）邻近器官与结构的变化

邻近器官或结构可受病变压迫或侵蚀，例如肺门肿块，可引起相应肺叶阻塞性肺炎或阻塞性肺不张，靠近胸膜的病变可牵拉胸膜，恶性病变可直接侵犯邻近器官或组织。

（九）器官功能的改变

观察器官功能如心脏大血管的搏动、膈的呼吸运动和胃肠道蠕动的改变。

第八节 影像诊断步骤及原则

一、影像诊断步骤

（一）了解影像学检查的目的

诊断医师在认真阅读申请单简要病史的基础上，了解患者作影像检查的目的，不同患者的检查目的各不相同，有的为初诊检查，目的是进行疾病的诊断或排除某些疾病；有的是临床诊断较为明确，再作影像学检查目的是进一步证实，并确定病变的数目和范围，以利于治疗方案的选择；有的是治疗后复查，以观察治疗效果；有的是临床诊断不清，需要影像学检查提供帮助；还有的是为了进行健康体检。

（二）明确图像的成像技术和检查方法

由于检查的目的不同，选择的成像技术和检查方法、图像观察的重点内容以及诊断的要点也就有所不同。应该明确所分析的图像为哪一种成像技术和检查方法,确定图像的质量是否合乎要求,分析图像是否能够满足检查目的的需要,只有符合这些条件,才能够进一步观察分析,作出的诊断才具有较高的临床价值。

(三) 全面观察和细致分析

通过上述全面观察,辨认出异常表现,并确定病灶的部位、大小、形态和数目,根据病理变化进一步分析,分析这些异常表现反映的是不同疾病的病理及病理生理改变还是同一种疾病的变化过程,是原发还是继发的关系,找出主要的一面,有利于病变的定性诊断。还可以根据多种检查结合在一起,相辅相成,互相印证,以使诊断更为准确。

二、影像诊断原则

(一) 掌握正常影像表现

虽然解剖与正常影像表现是两个概念,但正常影像表现是直接建立在解剖基础之上的,如不了解解剖,就无从谈起掌握正常影像表现。当然,还要考虑年龄、性别和个体差异,结合成像原理和图像特点。另外,对解剖变异也是必须掌握的内容,否则就可能当成异常影像表现。

(二) 认识异常影像表现

异常影像表现是建立在病理解剖和病理生理基础之上的,只有把它们结合在一起,才能作到透过现象看本质,不要把重叠解剖结构误认为异常,如胸片上乳头阴影等。只有正确认识异常表现才能得出正确的影像诊断结果。另外,有一种异常影像,既不具备解剖基础,也不具备病理基础,而是一种伪影,如检查部位体表重叠物或设备原因造成的阴影,只有认识它才能避免一些误诊现象。

(三) 异常表现的分析归纳

在图像上,确定为异常表现后,要进行分析、归纳,明确它们所反映的病理变化和意义,患者进行影像检查时,可能仅应用一种成像技术中的某一种检查方法,也可能应用一种成像技术中的多种检查方法,还有可能应用多种成像技术中的不同检查方法,归纳就是将这些检查图像上所观察到的异常影像表现结合在一起,进一步对照和分析,评估它们所反映的病理变化及意义,以利于最后的诊断。

(四) 结合临床资料进行诊断

任何疾病的影像表现都建立在病理解剖或病理生理基础之上,并能产生相应的临床表现,所以,影像诊断必须与临床表现及病理结果相一致,无论是临床医生还是影像科医生,都要不断强化影像诊断必须结合临床的意识。

1. 一部分疾病具有特征性影像表现,诊断比较明确。

2. 大部分疾病缺乏典型影像表现,即存在"同病异影""异病同影"。所谓"同病异影""异病同影",就是说同一疾病在不同时期影像表现不一样,不同疾病具有相同的表现。例如,大叶性肺炎早期胸片无特殊表现,实变期可出现典型表现,应与肺不张鉴别,消散期应与浸润性肺结核鉴别。

3. 临床资料包括患者的年龄和性别、职业史和接触史、生长和生活居住地、家族史以及患者的症状、体征和主要相关实验室检查结果,所有这些对作出正确影像诊断至关重要,这是因为：① 对于不同年龄和性别，疾病发生的类型有所不同，例如发现肺门区肿块，儿童常考虑为淋巴结结核，而在老年人中央型肺癌的可能性大；② 职业史和接触史，是诊断职业病和某些疾病的主要依据，如诊断矽肺应具备粉尘接触史，诊断腐蚀性食管炎应有服用或误服强酸、强碱史；③ 生长和生活居住地，对地方病的诊断有重要价值，如包虫病多发生在西北牧区，而血吸虫病以沿长江一带多见；④ 家族史，对一些遗传性疾病的诊断尤为重要；⑤ 临床症状、体征和主要相关实验室检查结果，常常是进行影像诊断的主要参考依据，如在胸部平片上发现纵隔增宽，临床上有重症肌无力表现，胸腺瘤的诊断则可确立；如发现颅骨多发性破坏，结合尿液检查本-周氏蛋白阳性，则可诊断多发性骨髓瘤。结合临床要作到既不要牵强附会，也不要武断，通常以病理诊断为标准，但在某些骨肿瘤的诊断中，强调临床、影像和病理诊断相结合，单靠哪一种诊断都是不准确的。

基于以上原因，强调影像诊断必须结合临床。

三、影像诊断结果

影像诊断结果是根据异常表现归纳、分析，结合临床病史资料综合的结果，通常有以下四种结果。

1. 确定性诊断：一些疾病具有特异性影像表现，经过检查不但能发现病变，并且能作出准确的定位、定量和定性诊断，能提供对制订治疗计划与估计预后有意义的资料。

2. 否定性诊断：即经过检查，排除了临床所怀疑的病变，如临床怀疑胃溃疡，胃肠钡餐检查未见龛影。但有一些疾病可能影像学检查难以发现异常，如急性化脓性骨髓炎早期X线平片无异常发现，却不能否定疾病存在的可能性；某些疾病自发生至出现影像学异常表现需要一定的时间，如肠梗阻的影像学表现比临床症状晚3～6小时。因此，对于否定性诊断，要正确理解它的含义。

3. 符合性诊断：由于疾病存在着"异病同影"或影像表现不具有特征性，但所见异常影像表现符合临床诊断，如右上肺野出现片、条状不均匀阴影，临床提供大叶性肺炎病史，所以影像诊断的意见是符合大叶性肺炎（消散期）改变。

4. 可能性诊断：即经过影像检查，发现了一些异常表现，甚至能够确切显示病变的位置、范围和数目，但难以明确病变的性质，此时可提出几种诊断的可能性，在这种情况下，可以根据需要，建议其他影像检查、相关的临床或实验室检查，甚至影像学随诊、复查等。

第九节　影像诊断报告的内容及其价值

一、影像诊断报告的内容

（一）报告格式

尽管全国各家医院并未强调统一格式，但基本格式大致相同，包括一般项目、检查部位、检查技术和方法、影像所见、影像结论、报告医师签名和日期。

(二) 报告内容

1. 一般项目：包括姓名、性别、年龄、住院号(门诊号)、病区、床号、影像号等。
2. 检查部位：主要是指临床医师申请的检查，如胸部 DR 或胸部 CT 等。
3. 检查技术和方法：是指所检查部位的具体技术和方法，如胸部 CT(平扫＋增强)、头颅 MRI(T_1WI、T_2WI、FLAIR)等。
4. 影像所见：是报告的主要和核心部分。影像表现的描述直接反映报告者对异常表现的认识和诊断思维。
5. 影像结论：是根据影像表现，结合临床作出的诊断意见。
6. 报告医师签名：经具有执业资格的医师签名后，报告方为有效。
7. 报告日期：急诊报告日期要求具体到几时几分。

二、影像诊断报告的价值

影像诊断报告是患者病历内容的一部分，是临床医师诊断疾病和制订治疗方案的依据。一份高质量影像诊断报告，对临床诊断以及制订治疗方案具有重要的价值。不过作为诊断疾病的报告部分，对外不能单独作为医学证明之用。就报告本身而言，其结论可能有以下几种情况：① 明确的诊断；② 诊断不肯定，因为一部分疾病存在"同病异影"和"异病同影"现象，需要随访或进一步检查；③ 描述性报告，虽说有异常影像，但很难得出一种明确结论，可能这种表现不具有特征性，或者影像科医生无法知道病史的任何信息。所以，无论是临床医生还是患者，都应科学地理解影像诊断报告的含义。若床位主管医师发现影像诊断结果与现病史不符或有异议，应及时与报告医师沟通。

第十节　影像检查申请单的内容及重要性

一、影像检查申请单的内容

虽然影像检查申请单目前尚未纳入病历存档部分，但与报告一样，具有固定的格式和完整的内容。

(一) 一般项目

包括患者的姓名、性别、年龄、住院号(门诊号)、病区、床号、影像号等。这些是患者将要进行影像检查的基本原始资料，是患者到影像科从登记预约到取(发送)报告一站式服务多个环节都需要核对的内容。

(二) 临床简要病史

急诊检查需在病史中体现出来，同时标注"急诊"字样，以便患者进入快速检查通道。简要病史是申请单的核心部分，包括主要症状、体征、相关特殊检查结果以及重要的阴性体征。

如发现颅骨多发性破坏、转移瘤、多发性骨髓瘤、甲状旁腺功能亢进都有可能,如果临床上能提供相关病史或实验室检查结果,如尿本-周氏蛋白阳性,影像诊断结果就可能明确。不能只写"病史如前",更不能留下空白。有的过于简单,如"发热",而无发热的程度、有无伴随症状等等;又如"咯血",而无咯血的量、次数及有无咳嗽等等;对外伤的患者,申请了多个部位的骨骼检查,而病史中仅写"外伤"两字,没有写任何症状和体征;有的医院用电子病历,干脆把现病史统统粘贴过来,重点不突出,或默认以前住院的主诉,这些均不能有效表达申请检查的目的,结果给影像诊断带来了极大的困难。

(三)临床诊断与检查目的

临床的初步印象对选择有效检查至关重要,遵循合理检查原则,引导影像科医师达到正确诊断的目的。

(四)检查部位与检查方法

检查部位如头颅,方法是平扫+增强,检查部位与方法较多,各个医院开展的项目也多少不一,有的医院已在申请单上列出检查项目,但总是跟不上学科的发展和新技术的应用,这就需要临床医生和影像科医生不断沟通与交流。总之,检查部位填写应准确无误,无论是一个部位或多个部位或是多种体位,要避免患者重复检查或往返折腾。

(五)申请医师签名

没有医师签名的申请单等于无效申请单,签名不仅表明执业医师权限,也是一种责任,更重要的是便于影像科医生联系和随访。

(六)申请日期

申请单是有时效性的,急诊时效更短,如检查时间与申请时间间隔较长,其申请单中的病史就不够准确,无法作出正确的诊断结论。

二、影像检查申请单的重要性

影像检查申请单有别于医嘱单,它是临床主管床位医生和影像诊断医生对患者诊治的重要交流工具和信息来源,其提供的信息也是诊断依据的一部分,要求填写内容准确可靠,其一般项目包括姓名、性别、年龄、住院号等,是影像科检查、报告核对的原始资料部分,医师和患者应共同努力杜绝"张冠李戴"现象,以免日后发生不必要的纠纷。简要病史是申请单的核心部分,也是反映临床医生申请检查的目的和要求,主要症状和体征以及主要相关实验室检查结果,是影像诊断的依据,重要的阴性体征对鉴别诊断亦有重要价值。如果影像科医生不知道所做检查的目的,不了解病史,其诊断结果是不会正确的。

(陈方满 陈基明 陈方宏)

第二章 呼 吸 系 统

胸部由于两肺与周围的胸壁、纵隔及横膈对 X 线吸收的不同,存在着明显的密度差别,显示出良好的自然对比,从而为呼吸系统疾病的 X 线诊断创造了极为有利的条件。一张良好的胸部平片,能显示肺部的炎症、结核、肿瘤等疾病的病理变化。日常工作胸部平片作为健康体检、入院常规检查、疾病诊断及疗效评估等。随着计算机及微电子技术的飞速发展,多种成像技术相继应用于医学影像领域,如 CT、DSA、MRI、SPECT、PET 等,这些检查技术对提高胸部疾病影像诊断水平起到了决定性作用。

第一节 影像检查技术

一、X 线检查

(一)透视

透视是呼吸系统疾病最简单的检查方法。在透视下可以随意选择各种体位,从不同的角度观察与肋骨、纵隔及膈等结构重叠处的肺部病变,并可确定病变位于肺内或肺外;通过患者的呼吸运动可判断肋骨、膈及纵隔有无活动异常。但由于透视影像的空间分辨力及密度分辨力均较低,在显示胸部病变的形态、密度及范围等方面有限度,且不能保留影像资料,因而此种方法逐步被胸部摄片所代替。

(二)摄片

采用正位(图 2-1-1)与侧位(图 2-1-2)摄片以全面观察病变的部位及形态。一般立位正位胸片采用后前位投照,即前胸部靠胶片,嘱患者深吸气后曝光。对于卧床的患者采用前后位投照,即胸后壁靠胶片。侧位胸片病灶侧靠近胶片,摄左或右侧位片。另外,前弓位片显示正位片与第一前肋及锁骨重叠的病灶。目前 CR、DR 广泛用于胸部检查,其成像宽容度大,图像对比度、清晰度明显提高,并有多种后处理功能。

二、CT 检查

(一)平扫

CT 平扫是呼吸系统疾病最常用的检查方法。根据胸部平扫影像可以对多数呼吸系统疾病作出正确诊断。检查时患者取仰卧位,扫描范围从肺尖至膈角。扫描层厚为 5～10 mm

不等连续扫描。每一扫描层面均应让患者屏气,在常规扫描基础上有时需要增加薄层扫描。薄层扫描用于肺内的小病灶、支气管扩张、肺弥漫性病变等。薄层扫描的层厚可为 1.5～4 mm。对于肺内孤立的小病灶,薄层扫描的范围应包括全部病变。肺弥漫性病变的薄层扫描一般采用5～6个层面,即:① 右肺上叶支气管开口;② 气管分歧部;③ 右肺门中部;④ 右中叶支气管开口;⑤ 右下静脉干;⑥ 膈上 2 cm 处。也可采用具有代表性的 3 个层面:主动脉弓层面、气管分叉层面、膈上 2 cm 层面。

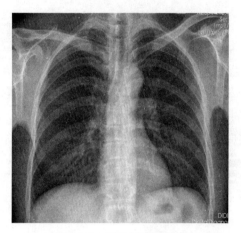
图 2-1-1　正常后前位胸片

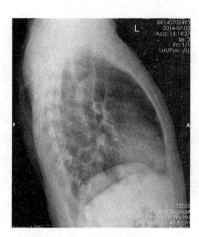
图 2-1-2　正常侧位胸片

CT 平扫需用肺窗(图 2-1-3)和纵隔窗(图 2-1-4)进行观察。肺窗的窗宽为 1000～2000 HU,窗位为－600～－800 HU,纵隔窗的窗宽为 400 HU,窗位为 30～50 HU。观察及分析胸壁骨质病变时应采用骨窗。骨窗的窗宽为 1000～2000 HU,窗位为 150～1000 HU。

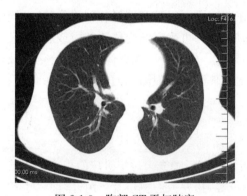
图 2-1-3　胸部 CT 平扫肺窗

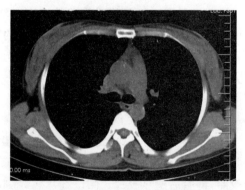
图 2-1-4　胸部 CT 平扫纵隔窗

(二) 高分辨 CT 扫描

高分辨力 CT(HRCT)扫描采用薄层、骨算法重建和缩小视野等技术,比普通 CT 提高了空间分辨力,增加了清晰度。层厚一般为 1.0～2.0 mm,HRCT 适用于肺内 2 cm 以下的病灶、支气管扩张及肺内弥漫性病变。其扫描范围同普通薄层扫描。

(三) 螺旋 CT

螺旋 CT 的一般扫描层厚为 7 mm,螺距(pitch)1.5,肺内小病变的显示及三维重建用 2～4 mm。和常规 CT 扫描相比较,螺旋 CT 具有患者在一次屏气状态下完成胸部扫描,避免了因呼吸不均匀而造成的病灶遗漏；增强扫描效果优于常规 CT 扫描，可在任何一个层面进行重组图像等优点。同时螺旋 CT 图像经过后处理可进行三维重组，三维 CT 血管重建可显示肺血管解剖形态（图 2-1-5、图 2-1-6），病灶的三维重建可全面观察病变的形态和与周围组织的关系。气管支气管的重建可观察其腔内外的病变形态。

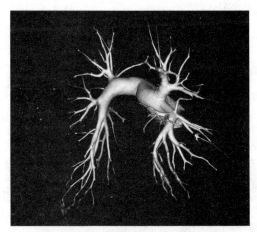 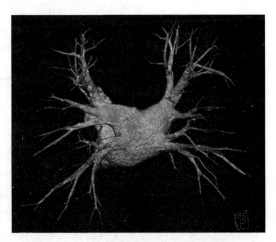

图 2-1-5　正常肺动脉 VRT 像（见彩图）　　　图 2-1-6　正常肺静脉 VRT 像（见彩图）

（四）CT 增强扫描

CT 增强扫描所用的对比剂浓度为 1 ml 约 350 mg 碘，一般用量 80～100 ml。经由肘静脉手推或高压注射器注入对比剂。增强扫描用于肺门及纵隔淋巴结与血管的鉴别；淋巴结的定性诊断，如结核性与肿瘤转移的区别；肺内结节病灶的鉴别诊断等。注射对比剂后在感兴趣层面上以秒为单位选择一定时间范围连续扫描称动态 CT 扫描。动态 CT 扫描可以在感兴趣层面上根据扫描时间和血管影像的密度变化区分主动脉、肺动脉和肺静脉充盈期，可用于血管病变的诊断。对于肺内的孤立结节病灶的鉴别诊断，可对中心层面动态扫描作出 CT 增强时间-密度曲线加以鉴别。

三、MRI 检查

呼吸系统 MRI 应用较少，主要观察肺门及纵隔的情况，呼吸系统的 MRI 检查一般采用自旋回波（SE）及快速自旋回波（FSE）序列。对于肺门及纵隔病变往往需加用梯度回波序列（TFE、FFE）以区别是否为血管病变。为减少呼吸运动的伪影，胸部 MRI 检查应当使用呼吸门控或屏气扫描。增强扫描用于肺血管病变的诊断和肺内结节等病变的鉴别诊断。

第二节 常见疾病

一、支气管扩张

支气管扩张(bronchiectasis)是局部支气管树的不可恢复性的扩大,并伴有支气管管壁的增厚,好发于支气管的 3~6 级分支。

【临床与病理要点】

1. 病理改变:多数支气管扩张为支气管反复感染的继发改变、支气管内分泌物淤积或因肺不张及肺内的严重纤维化病变牵拉而引起。少数为先天性支气管扩张,为支气管壁的软骨及平滑肌发育欠缺或薄弱。扩张的支气管内或其末梢分支内常有黏液潴留。

2. 分类

(1) 柱状扩张:扩张的支气管的内径宽度远端与近端相似。

(2) 静脉曲张型扩张:扩张的支气管的内径粗细不均,管壁有多个限局的收缩,形似静脉曲张。

(3) 囊状扩张:扩张的支气管末端呈囊状。

(4) 混合性扩张:上述改变的混合。

3. 临床表现:主要为咳嗽、咳痰,常有较多量的脓痰。咯血较常见,可有较多量的咯血。部分患者具有反复支气管感染的病史,或有引起肺内严重纤维化疾病的病史,如肺结核、胸膜炎、肺尘埃沉着症或肺间质纤维化等。少数患者有杵状指,听诊肺内可有啰音。

【影像学表现】

1. X 线表现

(1) 胸部 X 线平片:可表现正常,有时表现为肺纹理增粗,沿肺纹理可见两条平行的线状阴影,称为"轨道征"。囊状支气管扩张形成多发的囊状阴影,呈蜂窝状(图 2-2-1)。合并感染时囊内有含气液平面。

(2) 支气管造影:可显示支气管的柱状、静脉曲张状及囊状扩张的形态。具有肺内纤维化的病例支气管扩张发生在纤维化病变之内或其周围,支气管造影是诊断支气管扩张的金标准,目前一般较少应用。

2. CT 表现

HRCT 检查是诊断支气管扩张最常用的方法,其敏感性、特异性高,并可分型、确定扩张部位、范围及程度。

(1) 柱状支气管扩张:表现为支气管内腔增宽,

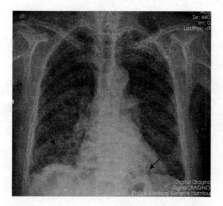

图 2-2-1 支气管扩张
胸部正位:两中下肺纹理增粗,见多发囊状影,呈蜂窝状(↑)

为环形或管状影,可有管壁增厚,当扩张的支气管与扫描平面平行时,可见扩张增厚的支气管呈两条平行的线状影,称为"轨道征"。当扩张的支气管与扫描层面垂直或斜行时,扩张的支气管与邻近伴行的支气管动脉形成"印戒征"。支气管内有黏液栓塞时呈柱状或结节状高密度影像。

(2)囊状支气管扩张:表现为多发的囊状影像,囊壁光滑,囊内可见气液平面(图 2-2-2)。支气管扩张周围的支气管血管束增粗、紊乱,可合并片状影,为继发的感染。病变邻近的支气管可扭曲、聚拢。病变部位的肺体积可缩小。

【诊断与鉴别诊断】

HRCT 具有特征性的表现,结合临床有咳嗽、咳痰及咯血病史,可作出正确的诊断。囊状型支气管扩张需与多发含气肺囊肿和肺气囊鉴别。

【比较影像学】

具有反复咯血及肺部感染的患者,若 X 线平片有两下肺纹理增多或囊状阴影,应当考虑到本病的可能,进一步行 HRCT 检查,可确定诊断。支气管造影一般不用。

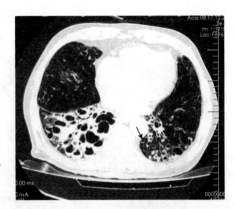

图 2-2-2 支气管扩张
CT 横断面(肺窗):两肺下叶见多发囊状影,右肺下叶呈葡萄串状改变,囊壁增厚,部分囊内见气液平面;左肺下叶见"印戒征"(↑)

二、呼吸道异物

气管、支气管异物多见于儿童。分为透 X 线和不透 X 线异物。常见的透 X 线异物如花生米、谷粒、瓜子;不透 X 线异物如义齿、金属制品等。较大异物可停留于喉及气管内,较小异物多进入支气管,支气管异物多发生在右侧支气管。

【临床与病理要点】

1. 病理改变:有气道的机械性阻塞和炎症。较大的异物可使支气管完全阻塞,引起阻塞性肺炎及肺不张。较小的异物引起呼气性活瓣性阻塞,即吸气时支气管增宽,气体可通过异物部位,呼气时气道变细,气体不易排出,发生阻塞性肺气肿。由于异物的刺激,支气管黏膜充血、水肿,长期病变引起纤维组织增生。有些植物性异物对支气管黏膜可有较大刺激性,引起的炎性改变较为严重。

2. 临床表现:异物进入气管内引起刺激性呛咳、呼吸困难、青紫、气喘等。

【影像学表现】

1. X 线表现

不透 X 线的异物如金属制品、义齿等在胸部 X 线片上可显示。正位及侧位投照有助于异物的准确定位。异物引起气管的呼气性活瓣性阻塞时,两肺发生阻塞性肺气肿,肺内含气量增多。支气管发生呼气性活瓣性阻塞时,在透视时或拍摄呼、吸气像的两张照片比较,呼气时纵隔向健侧移位,吸气时纵隔位置恢复正常。吸气时患侧肺野因通气减少,密度比健侧高。合并阻塞性肺炎时肺内有斑片或大片状阴影。肺不张引起相应的肺叶、肺段体积减小。

2. CT 表现

可发现 X 线平片不能显示密度较低的异物。多层螺旋 CT 三维重组和仿真支气管镜显示异物明显优于 X 线平片。

【诊断与鉴别诊断】

患者有异物吸入病史,典型的影像表现结合临床症状可确定诊断。气管异物需与食管异物鉴别,圆形不透 X 线异物,前者在正位呈"丨"形,在侧位呈圆形,在食管恰好相反,依此可鉴别(图 2-2-3)。

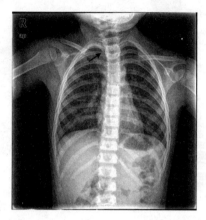 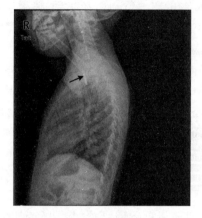

(a) 胸片正位显示食管上段异物呈圆形致密影(↑)　　(b) 胸片侧位显示异物影呈"丨"形(↑)

图 2-2-3　食管异物

【比较影像学】

X 线检查用于不透 X 线异物的诊断和定位。对于透 X 线的异物,X 线平片价值有限。CT 具有较高的密度分辨能力,有助于发现密度较低的异物。对于长期的阻塞性肺炎或肺不张的患者,CT 可用于排除支气管异物的诊断。

三、肺隔离症

肺隔离症(pulmonary sequestration)是指部分肺组织与正常肺分离,并且接收异常体循环供血的肺内病变,又称为支气管肺隔离症,分为肺叶外型和肺叶内型。

【临床与病理要点】

1. 病理改变

(1) 肺叶内型肺隔离症:病变与邻近正常肺组织为同一脏层胸膜所包裹,病变为大小不等的囊样结构,部分为实性肺组织块,与正常肺组织分界不清。一般不与正常支气管相通。供血动脉大多数来自降主动脉,少数来自腹主动脉及其分支。静脉回流多经肺静脉、少数经下腔静脉或奇静脉,病变位于两肺下叶后基底段,以左侧多见。

(2) 肺叶外型肺隔离症:为副肺叶或副肺段,被独立的脏层胸膜包裹。病变组织多为实性肺组织块,少数可为囊样改变,不容易引起感染。供血动脉来自腹主动脉,静脉回流经下腔静脉、门静脉、奇静脉或半奇静脉。病变多位于两肺下叶与膈面之间,偶见于膈下或纵隔内。

2. 临床表现:可见于各年龄段,以青年较多,无明显性别差异。多数患者无明显症状,在体检时偶然发现。合并感染时可有发热、咳嗽、咳痰、胸痛,部分患者可有痰中带血等症状。

【影像学表现】

1. X线表现

(1) 肺叶内型肺隔离症表现为下叶后基底段紧贴膈面团块状致密阴影,少数可呈三角形或多边形,边界一般较清晰,如合并感染并与支气管相通,则表现为单个或多个带液平的圆形阴影与肺囊肿相似。囊壁厚薄不等,周围有炎症阴影,大小可随病程演变而改变,感染时增大,炎症吸收后缩小,但不会完全消失。

(2) 肺叶外型肺隔离症常显示下叶后基底段区域软组织密度影,通常密度均匀。

2. CT表现

(1) 肺叶内型肺隔离症:表现为下叶基底部脊柱旁软组织密度影,密度不均匀,典型者呈蜂窝状改变,或多个大小不等的囊样透光区及囊状低密度影,囊内可见气液平面或液液平面,斑点状钙化少见。伴发感染时,病灶可呈脓肿样改变,边缘模糊不清,周围可伴有肺气肿改变。

(2) 肺叶外型肺隔离症:表现为边界清楚的软组织密度影,大多数病灶密度均匀,少数见多发小囊状低密度影。

(3) 增强显示叶内型及少数叶外型病灶不均匀强化,实性部分强化明显。

(4) MSCT动态增强可显示来自体循环的供血动脉。

(5) MSCT计算机重组技术能更直观显示供血动脉的起源及引流静脉情况(图2-2-4)。

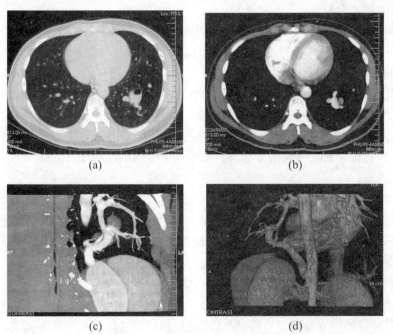

图2-2-4 肺隔离症(见彩图)

(a) 横断面肺窗;(b) 横断面增强纵隔窗;(c) MIP重组图像;(d) VR像:显示左肺下叶结节状影及周围增粗血管影,边缘清晰,增强扫描显示来自体循环(腹主动脉)的供血动脉及引流进入左下肺静脉

3. MRI 表现

病灶信号多数不均匀，病灶内囊性区域 T_1WI 上呈低信号，T_2WI 上呈高信号，实性区域 T_1WI 上呈中等信号，T_2WI 上呈稍高信号。有时可显示供血动脉及其起源。

【诊断与鉴别诊断】

本病好发于两肺下叶后基底段，左侧多见，位于脊柱旁沟，呈三角形或类圆形，其内可见囊性结构，边缘清晰，CT 增强实性部分可强化，可提示本病。如发现来自体循环的供血动脉可确诊。合并感染时须与肺脓肿鉴别，后者好发于上叶后段及下叶背段，多发囊状少见。肺隔离症有时形似下叶阻塞性不张，需加以鉴别，下叶不张的肺组织前缘平直或凹面向前外方的弧线状，无异常体循环供血。

【比较影像学】

X 线可以显示病变，但有时由于心影重叠而不易发现。CT 能发现病变及病灶内囊状影，MSCT 增强及重建技术能显示供血动脉及引流静脉，可确诊。MRI 能显示病灶信号特征及供血动脉，但不如 CT 直观。

四、肺动静脉瘘

肺动静脉瘘（pulmonary arterio-venous fistula）又称为肺动静脉畸形，是肺部动脉和静脉直接相通引起的动静脉短路，多为先天性，少数是由于胸部创伤所致。先天性患者中部分有家族性和遗传性毛细血管扩张症。

【临床与病理要点】

1. 病理改变：扩张的动脉经过菲薄囊壁的动脉瘤样囊腔直接与扩张的静脉相连。

（1）根据输入血管的来源可分为两种类型：① 肺动脉与肺静脉直接相通；② 体循环与肺循环直接相通。

（2）根据输入血管的数目分为两种类型：① 输入的动脉与输出静脉各一支；② 复杂型，输入动脉与输出静脉为多支。

2. 临床表现：大多数患者无症状，常偶然发现。病灶较大时可表现为活动后呼吸困难、心慌、气短、发绀、胸痛及红细胞增多症等。如病灶破裂则出现咯血。

【影像学表现】

1. X 线表现

表现为边缘清楚的结节或肿块影，常位于下叶，大多数为单发，少数为多发。多呈圆形或椭圆形，部分为分叶状，密度均匀。位于肺周围的病变有时可见输入及输出血管，肺门附近病变不易辨别。

2. CT 表现

表现为迂曲状、椭圆形或结节影，合并出血时病灶周围可见边缘模糊的磨玻璃影。显示结节影及与其相连的输入及输出血管，MSCT 薄层扫描后处理技术可显示病变的走行（图 2-2-5）。增强扫描显示动脉期迅速呈血管样强化，与相邻大血管同步，静脉期仍为高密度，与肺静脉及心腔呈等密度。

3. MRI 表现

可检出较大病灶，但由于空间分辨力比 CT 低，小的病灶容易漏诊，较大病灶存在流空效应,呈低信号,增强扫描有助于鉴别。

【诊断与鉴别诊断】

肺部结节影,有浅分叶,密度均匀,边界清楚,CT 增强可见供血动脉及引流静脉影,MRI 显示病灶有流空效应,可明确诊断。值得注意的是,如平扫误诊为其他实性结节,并且未增强扫描而行经皮肺穿刺活检时可造成肺大量出血。

【比较影像学】

较大病灶 X 线胸片可以显示,较小病灶显示困难,容易漏诊。CT 尤其是 MSCT 增强扫描可直接证实并诊断 X 线发现的病灶,而且可发现胸片漏诊的多发病灶,尤其是位于肺门周围或微小病灶,目前 DSA 造影已不作为诊断性检查方法,只用于介入治疗,MRI 只能显示较大病灶,通常不用于该病诊断。

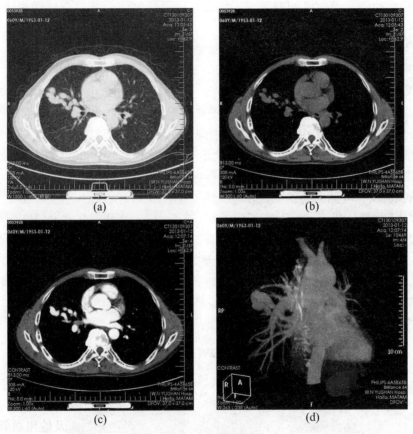

图 2-2-5　肺动静脉瘘

(a)、(b) CT 平扫;(c) 增强(动脉期);(d) MIP 重组图像:显示右肺中叶迂曲条状影,增强动脉期呈血管样强化,MIP 重组显示病变输入动脉为右肺下动脉,输出静脉为右肺下静脉

五、肺炎

肺炎根据发病的部位可分为实质性肺炎和间质性肺炎,实质性肺炎又可分为大叶性肺炎和小叶性肺炎。可由细菌、病毒、支原体、霉菌等病原引起,也可因过敏及理化因素引起。

本节主要介绍常见肺炎。

（一）大叶性肺炎（lobar pneumonia）

【临床与病理要点】

1. 病理改变：病原菌主要是肺炎双球菌，也可为金黄色葡萄球菌。典型改变可分为四期：①充血期：为病变的早期。病变的范围较为局限。肺泡壁毛细血管充血、扩张，肺泡内有炎性渗出。②红色肝变期：病变累及肺叶和肺段。肺泡腔实变，充满纤维蛋白及红细胞渗出物，使肺组织的剖面呈红色，质地如肝脏。③灰色肝变期：肺泡腔内大量白细胞代替红细胞，致使肺叶剖面呈灰色。④消散期：肺泡腔内炎性渗出物逐渐被吸收，病变范围缩小，肺泡腔内重新充气。

2. 临床表现：本病多发生于青壮年，起病急。主要表现为突然出现高热、寒战、咳嗽、胸痛、咳铁锈色痰等。严重者可缺氧，发生成人呼吸窘迫综合征。听诊呼吸音减低及湿啰音。

3. 实验室检查：血白细胞总数及中性白细胞计数明显增高。

【影像学表现】

1. X线表现

（1）充血期：病变的早期X线检查可为正常表现，或仅可见局限的肺纹理增强。比较明显的异常表现为肺内限局部性的磨玻璃密度阴影及边缘模糊的浅淡片状阴影。

（2）实变期：相当于病理上的红色及灰色肝变期，整个肺叶、肺叶大部分或肺段呈密度增高影，致密影的密度均匀一致，在大叶致密影内常可见含气支气管影，即"空气支气管征"。各个肺叶的实变由于叶间胸膜的限制，X线胸片上具有特征性表现。右上叶实变时，致密影的下缘以水平叶间裂为界，边缘平直，界限清楚（图2-2-6）。右中叶实变时，致密影的上界为水平叶间裂，平直清楚，自上而下阴影密度逐渐减低，由于边缘掩盖效应，右心缘模糊，右心膈角清楚（图2-2-7）。右下叶实变时，阴影上界模糊，密度从上至下逐渐增高，右心膈角消失。左上叶实变时，其上界模糊，从上至下密度逐渐减低。左下叶实变时上界模糊，从上至下密度逐渐增高。在侧位胸片上较为清晰显示各个肺叶实变及其边界，以相应的叶间裂为界。

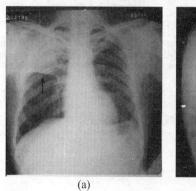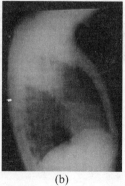

(a) (b)

图 2-2-6 右肺上叶大叶性肺炎

(a) 胸片正位；(b) 胸片右侧位：右肺上叶大片实变阴影，下缘以水平裂及斜裂为界，边缘清楚（↑）

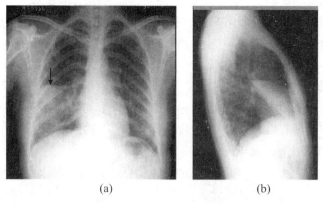

图 2-2-7 右肺中叶大叶性肺炎

(a)胸片正位;(b)胸片右侧位:右肺中叶实变时,致密影的上界为水平叶间裂,平直清楚(↑),自上而下阴影密度逐渐减低,由于边缘掩盖效应,右心缘模糊,右心膈角清楚

(3) 消散期:表现为病变的范围逐渐减小,致密影密度减低,但密度不均匀,呈散在斑片状影。病变多在两周内吸收。

(4) 常见合并症:为胸腔积液,一般为病变同侧的少量积液,肋膈角模糊。

(5) 部分病例可延迟 1~2 月吸收,少数可演变为慢性机化性肺炎。

2. CT 表现

(1) 充血期:病变呈磨玻璃样密度影,边缘模糊,病变区血管隐约可见。

(2) 实变期:可见沿大叶或肺段分布的实变影,内有"空气支气管征"(图 2-2-8)。

(3) 消散期:随病变的吸收,实变影密度减低,呈散在大小不等的小片状影,最后可完全消失。

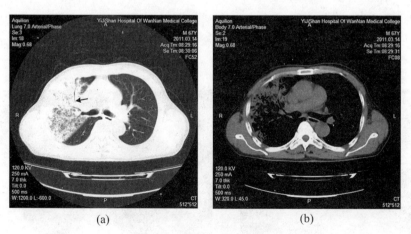

图 2-2-8 大叶性肺炎

(a) CT 平扫肺窗;(b) CT 平扫纵隔窗:右肺上叶可见沿大叶分布的实变影,内有"空气支气管征"(↑)

【诊断与鉴别诊断】

根据典型 X 线平片表现结合临床,本病诊断不难。需要注意的是临床表现早于影像学表现。肺内局限性片状阴影,特别是消散期,须与浸润型肺结核鉴别。肺炎一般在两周内病变吸收,肺结核的动态变化比较缓慢,结合临床进行鉴别。实变期需与肺结核、中央型肺癌引起的肺叶不张鉴别。大叶性肺炎根据支气管通畅、肺门无肿块可与肺癌鉴别,病变密度较均匀、无卫星病灶可与肺结核区别。

【比较影像学】

胸部平片作为首选检查方法,CT检查的目的是为了与其他疾病鉴别,特别是与肺癌的鉴别诊断。X线胸片疑有阻塞性炎症时,应选择胸部CT检查。

(二) 支气管肺炎(brochopneumonia)

支气管肺炎又称为小叶性肺炎,常见的病原菌有金黄色葡萄球菌、肺炎双球菌和链球菌等。病毒及真菌也可引起支气管性肺炎。

【临床与病理要点】

1. 发病年龄:多见于婴幼儿、久病卧床的老年人、免疫功能损害的患者或为手术后并发症。

2. 病理改变:支气管黏膜充血、水肿及炎性渗出,进而累及呼吸性支气管及肺泡。病变范围为小叶性,两侧分布,可融合。终末细支气管炎可引起阻塞性肺气肿或小叶肺不张。

3. 临床表现:发热,常有咳嗽、呼吸困难、紫绀及胸痛。

【影像学表现】

1. X线表现

胸部平片主要表现为肺纹理增强,边缘模糊,沿两下肺纹理分布的模糊小结节及斑片状影(图2-2-9)。肺腺泡实变呈边缘模糊的结节影,直径6~8 mm,肺小叶病变为10~25 mm的边缘模糊致密影。较大斑片状影密度不均匀,边缘模糊。经抗炎治疗病变可在1~2周内吸收。合并肺气肿时表现为两肺野透亮度增高。肺气囊表现为囊壁在1 mm左右的薄壁圆形空腔阴影。病灶累及胸膜引起程度不等的胸腔积液。

2. CT表现

病变部位可见局部支气管血管束增粗,大小不等、边缘模糊的结节及片状影(图2-2-10)。小叶支气管阻塞时,可伴有小叶性肺气肿或肺不张。治疗后可完全吸收或残留少许纤维索条状影。

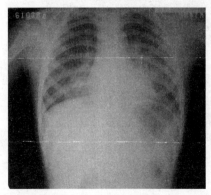

图2-2-9 支气管肺炎
胸片正位,两中下肺野内中带见斑点及小斑片状密度增高影,边缘模糊不清

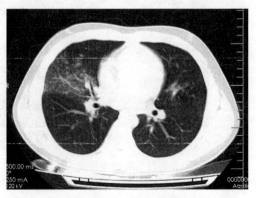

图2-2-10 支气管肺炎
CT平扫肺窗,右肺中叶及左肺舌叶见沿支气管血管束分布大小不等、边缘模糊的结节及片状影

【诊断与鉴别诊断】

本病影像学表现具有一定的特征,结合临床,常可作出诊断。对于病变的迁延或反复发作者,CT检查可明确有无并发支气管扩张。

【比较影像学】

本病主要依靠X线检查。CT检查可用于判断病变内有无空洞及胸腔积液,以确定是否合并肺脓肿及脓胸。

(三) 间质性肺炎(interstitial pneumonia)

间质性肺炎系肺间质的炎症,病因有感染性与非感染性之分。感染性可由细菌或病毒感染所致,以病毒感染多见。

【临床与病理要点】

1. 发病年龄:多见于婴幼儿,常继发于麻疹、百日咳或流行性感冒等。
2. 病理改变:炎症累及支气管和血管周围肺泡间隔、肺泡壁、小叶间隔等肺间质,肺泡很少被累及。炎症可沿淋巴管扩散引起淋巴管炎及淋巴结炎。小的支气管因炎症、充血及水肿导致支气管部分或完全阻塞。慢性者可有不同程度的纤维结缔组织增生。
3. 临床表现:发热、咳嗽、气急、发绀及呼吸急促等。

【影像学表现】

1. X线表现

好发于肺门区附近及肺下野,常表现为肺纹理增粗、模糊,交织成网状或小斑片状影(图2-2-11);有时肺野内可见广泛的细小结节影,大小一致、分布均匀;可伴有弥漫性肺气肿;肺门密度增高、结构不清;慢性者可表现为肺间质纤维化。

2. CT表现

早期可见磨玻璃样密度影,其内支气管牵拉扩张(图2-2-12);两侧肺野弥漫性分布网状影,两下肺明显;HRCT显示小叶间隔及叶间胸膜增厚;有时可表现为弥漫性小片状及结节状影,边缘清晰或模糊;有时可见肺气肿或肺不张;肺门和气管旁淋巴结肿大;部分患者可有少量胸腔积液。

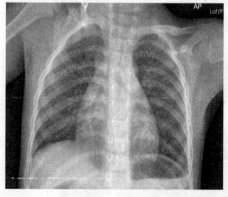 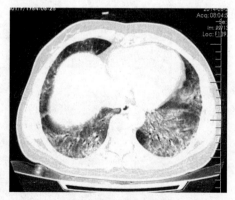

图 2-2-11 间质性肺炎
胸片正位,两肺下野见肺纹理增粗、模糊,交织成网状或小斑片状密度增高影

图 2-2-12 间质性肺炎
CT平扫肺窗,两肺底见片状磨玻璃密度增高影,密度不均匀,边缘模糊,其内支气管牵拉扩张

【诊断与鉴别诊断】

本病可表现为肺纹理增多、网状影及小结节状影、肺气肿,多对称性分布。鉴别诊断主

要与支气管肺炎及粟粒型肺结核鉴别。

【比较影像学】

胸片出现典型表现,即可作出诊断。若表现不典型,可行胸部CT检查,尤其是HRCT,能清楚显示间质性肺炎的各种表现,增强扫描有助于判断纵隔淋巴结肿大。

(四) 支原体肺炎(mycoplasmal pneumonia)

支原体肺炎是由肺炎支原体引起的肺部炎症。本病以往曾称为非典型性肺炎,冬、春及春、夏之交是支原体肺炎的好发季节。占所有肺炎的15%~20%,占儿童肺炎的25%左右。

【临床与病理要点】

1. 病理改变:急性的支气管及细支气管炎症,其黏膜及周围组织充血、水肿,白细胞浸润,肺泡腔内有炎性渗出,可发生肺实变。肺泡壁及间隔有中性粒细胞及单核细胞浸润。

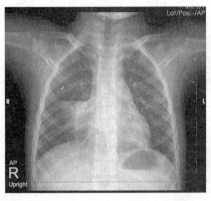

图 2-2-13 支原体肺炎
胸片正位显示右肺中叶实变阴影,边界模糊

2. 临床表现:本病起病较缓慢,症状一般较轻。常有发热、咳嗽、咽痛、头痛、乏力及全身不适。少数患者症状较重,可有高热,体温达39~40℃。白细胞计数正常或略低。

【影像学表现】

1. X线表现

早期表现为肺纹理增多及网状影。肺内继而出现密度较低的斑片状或肺段阴影,呈单发或多发性,常分布在两肺中下部。少数患者为肺叶实变影像(图 2-2-13)。病变一般在2~3周内吸收,少数由于治疗不及时可发展成肺脓肿。

2. CT表现

早期主要改变为肺间质性炎症,病变区支气管血管束增粗模糊,HRCT显示更明确,由于病变渗出性实变较淡,CT可清晰显示其内走行的支气管血管束(图 2-2-14)。

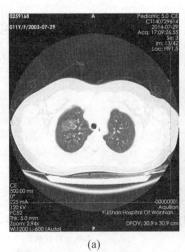
(a)

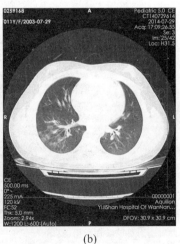
(b)

图 2-2-14 支原体肺炎
胸部CT扫描肺窗显示右肺尖及右肺下叶片状、磨玻璃密度阴影,其内见走行的支气管血管束

【诊断与鉴别诊断】

本病的临床、X线平片表现及一般实验室检查缺乏特异性。肺部阴影较明显而临床症状及体征轻微,白细胞不高应考虑到本病。本病应与细菌性肺炎、病毒性肺炎、浸润性肺结核鉴别。根据影像表现结合血清学及病原学检测可提高本病的诊断率。

【比较影像学】

X线胸片和CT是主要的检查手段,前者可作为初查的手段,后者尤其是HRCT可明确肺小叶的解剖结构,区分肺间质和肺泡的病变。

六、肺脓肿

肺脓肿(pulmonary abscess)病原菌主要为金黄色葡萄球菌、肺炎双球菌及厌氧菌等。最常见感染途径是经支气管吸入肺内,也可经血行或直接蔓延途径感染。

【临床与病理要点】

1. 病理改变:病原菌随异物或分泌物经支气管吸入后,在肺泡内引起化脓性炎症,病变可占据部分肺叶、肺段或次肺段范围。约一周后病灶中心发生坏死、液化,部分液化物经支气管排出后形成空洞。肺脓肿可破入胸腔形成脓胸或脓气胸。

2. 临床表现:主要表现为高热、咳嗽、寒战、胸痛、大量脓痰,部分患者有咯血。厌氧菌感染时痰气味较臭。患者全身症状较明显。白细胞明显增高。

【影像学表现】

1. X线表现

(1) 吸入性肺脓肿:在脓肿形成前,有大片状模糊致密影,多位于上叶后段及下叶背段,靠近胸膜下。空洞形成后,在大片影中有低密度区及气液平面,空洞的壁较厚,空洞壁内缘光滑或不规则,外缘模糊。周围有斑片浸润影。经抗菌治疗4~6周病变逐渐吸收。

(2) 血源性肺脓肿:为多发斑片状或结节影,边缘模糊。两肺野外带多见。脓肿内可有空洞及液平。抗菌治疗2~4周病变吸收。

(3) 慢性肺脓肿:为边界清楚的厚壁空洞,或实性肿块内多发的小空洞。可有液平。周围肺纹理增多,胸膜增厚。

2. CT表现

吸入性肺脓肿为厚壁空洞,空洞壁的厚度较均匀。洞壁外缘模糊,有片状浸润影(图2-2-15)。血源性肺脓肿的多发斑片状或结节影内可有液平。慢性患者空洞的形态不规则,周围有纤维条索影。

【诊断与鉴别诊断】

根据典型影像学表现结合临床,本病诊断不难。慢性肺脓肿需与结核性空洞及肺癌空洞鉴别。结核性空洞好发于上叶尖后段及下叶背段,有卫星灶,多无液平。肺癌空洞的洞壁厚,外缘有分叶、毛糙,内缘凹凸不平。

【比较影像学】

对于肺脓肿的检查,胸部X线平片是首选检查方法。CT用于血源性肺脓肿、慢性肺脓肿及从肝脏蔓延的肺脓肿的诊断及鉴别诊断。

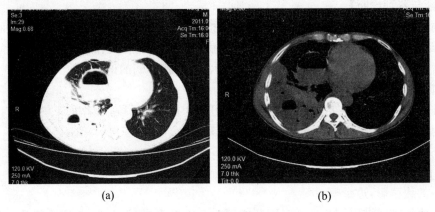

图 2-2-15 肺脓肿

CT 平扫（a）肺窗；（b）纵隔窗。右肺见类圆形空洞影，空洞内见气液平面，后壁模糊，右肺下叶见大片状密度增高影，边界模糊，密度不均匀，其内见大小不等的空洞及气液平面

七、肺结核

肺结核（pulmonary tuberculosis）是由结核杆菌在肺内引起的一种慢性传染性疾病，属于常见病、多发病。其具有病理变化多样，临床表现不一，病变过程及转归复杂，分类繁多等特点。影像检查是诊断的必需手段。

（一）分类

自 1978 年起，国内采用肺结核的五大分类法，1998 年中华结核病学会进行了修改，2004 年实行了结核病新的分类标准。Ⅰ型：原发型肺结核，分为原发综合征和胸内淋巴结结核。Ⅱ型：血行播散型肺结核，分为急性粟粒型肺结核和亚急性或慢性血行播散型肺结核。Ⅲ型：继发型肺结核，是成年人常见的主要结核类型，其中包括结核球和干酪性肺炎两种特殊类型。Ⅳ型：结核性胸膜炎。Ⅴ型：其他肺外结核。

（二）病理改变

肺结核的基本病理改变有渗出性病变、增殖性病变及干酪性坏死。渗出性病变表现为浆液性或纤维素性肺泡炎，可完全吸收或转为增殖性病变。增殖性病变为结核性肉芽肿，肉芽肿是由郎罕氏巨细胞、类上皮细胞和淋巴细胞组成的，中心有干酪性坏死。干酪性坏死可发生在小叶、肺段或肺叶的范围内。干酪性坏死被纤维组织包裹形成的球形病灶大于 2 cm 时称为结核球或结核瘤。这三种病理改变往往同时存在，可以其中一种为主。

（三）病变转归

当经过抗结核治疗以后或由于机体的抵抗力增强，结核病变的范围缩小或消失，原有的空洞闭合，肺结核病治愈表现为病灶纤维化或钙化。机体抵抗力低下可引起肺结核病变恶化，病灶范围扩大，坏死液化形成空洞。结核病变经血行或支气管播散可引起肺的其他部位病灶，经血行播散还可引起其他脏器结核。

Ⅰ型：原发型肺结核（primary tuberculosis）

原发型肺结核为初次感染的结核，多见于儿童或青少年。包括原发综合征（primary complex）和胸内淋巴结结核（tuberculosis of intrathoracic lymph node）。典型的原发病灶、淋巴管炎与淋巴结炎综合X线表现,称为原发综合征。当原发病灶吸收后,或肺内原发灶非常轻微,影像检查仅显示纵隔淋巴结增大,称为胸内淋巴结结核。

【临床与病理要点】

1. 病理改变:为浆液性或纤维素性肺泡炎症。结核杆菌沿淋巴管蔓延至所属的肺门淋巴结,引起结核性淋巴管炎与结核性淋巴结炎。

2. 临床表现:低热、盗汗、乏力及精神不振。

【影像学表现】

1. X线表现

(1) 原发综合征:胸片上原发病灶表现为圆形、类圆形或斑片状边缘模糊影,或为肺段、肺叶范围的致密影,边缘模糊不清,多见于上叶下部或下叶上部靠近胸膜处。当原发灶通过引流淋巴管致肺门淋巴结增大时,三者呈哑铃状,又称双极期。

(2) 胸内淋巴结结核:胸片上表现为纵隔肿块阴影。单发的淋巴结增大表现为突向肺内的肿块,以右侧支气管旁淋巴结增大为常见。多数的纵隔淋巴结增大融合可引起一侧或两侧纵隔增宽,边缘凹凸不平或呈波浪状。肺门淋巴结肿大可分为两种类型:边缘清楚的肿大淋巴结为结节型(图2-2-16);淋巴结增大伴有周围炎症使其边缘模糊,为炎症型(图2-2-17)。

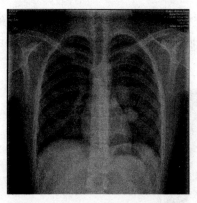

图 2-2-16　胸内淋巴结结核(结节型)
胸片正位见左肺门多个边界锐利结节影(↑)

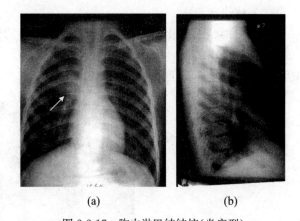

图 2-2-17　胸内淋巴结结核(炎症型)
(a) 正位;(b) 侧位:显示右肺门淋巴结肿大、边缘模糊,呈片状影(↑)

2. CT表现

(1) 原发综合征:可清楚显示原发病灶引流的淋巴管炎及肺门肿大淋巴结;可显示肿大淋巴结压迫支气管等所引起的肺叶或肺段的不张。CT能发现原发病灶及其邻近的胸膜改变。

(2) 胸内淋巴结结核:明确地显示纵隔淋巴结肿大的部位、形态、大小、数目、边缘和密度等。结核病的淋巴结肿大多发生于气管旁、气管分岔下及肺门等区域淋巴结。肿大淋巴结多在2cm以下。淋巴结融合后形成较大的肿块。淋巴结可见斑片、斑点或全部钙化。CT增强扫描淋巴结可均匀强化,或病变中央的干酪性坏死部位不强化,但可见边缘强化。

【诊断与鉴别诊断】

根据典型的X线表现或CT表现,结合临床,原发型肺结核诊断可以确立。不过在实际工作中,典型的原发综合征并不多见,仅仅是原发渗出性病灶就诊,需与大叶性肺炎鉴别。更多见的是胸内淋巴结结核,需与淋巴瘤和结节病鉴别,后两者发病年龄较大,影像学具有特征性表现。另外需要注意的是小儿气管壁较软,肺门淋巴结肿大可压迫引起肺不张,特别是右侧中叶支气管容易受压,引起中叶综合征。

Ⅱ型:血行播散型肺结核(hematogenous pulmonary tuberculosis)

血行播散型肺结核是结核杆菌进入血液循环所致,分为急性粟粒型肺结核(acute military pulmonary tuberculosis)和亚急性或慢性血行播散型肺结核(subacute or chronic hematogenous disseminated pulmonary tuberculosis)。

【临床与病理要点】

1. 病理改变:急性粟粒型肺结核是大量结核菌一次或在极短期间内多次侵入血液循环而引起的。肺内结节为结核性肉芽肿。结核菌从毛细血管进入肺间质,在支气管血管束、小叶中心、小叶间隔、胸膜下及肺实质内形成结核结节。亚急性或慢性血行播散型肺结核是少量的结核杆菌在较长的时间内多次侵入血液循环引起的肺内播散病灶。

2. 临床表现:急性患者起病急剧,有高热、寒战等全身症状,并可见咳嗽、呼吸困难等呼吸系统症状以及头痛、昏睡和脑膜刺激等神经系统症状。慢性患者表现为咳嗽、咯痰、痰中带血,还可有低热、盗汗、乏力及消瘦等临床症状。

3. 实验室检查:血沉增快,但结核菌素试验可为阴性。

【影像学表现】

1. X线表现

(1)急性粟粒型肺结核:表现为两肺弥漫分布的粟粒样大小结节阴影,结节的直径多在1~3mm之间,结节的大小均匀、密度均匀和分布均匀,即"三均匀"(图2-2-18)。肺野呈毛玻璃样改变,正常肺纹理显示不清。

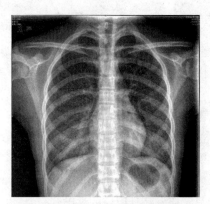

图2-2-18 急性血行播散型肺结核
胸片正位:显示两肺弥漫分布的粟粒样大小结节阴影,呈"三均匀"

(2)亚急性及慢性血行播散型肺结核:表现为两肺多发结节阴影,其结节大小、分布和密度不均,即"三不均匀"。病灶大小为粟粒至直径1cm不等;分布以两中上肺野为多;密度不均匀,增殖灶与渗出灶同时存在,有的病变为钙化灶,边缘模糊的斑片状渗出性病灶在下肺较多见。病变好转时可吸收、硬结或钙化。

2. CT表现

(1)急性粟粒型肺结核:两肺弥漫性粟粒状结节影,结节的大小基本一致。结节可融合成较大的病灶。结节的边缘清楚,在肺内的分布较均匀,可位于肺部的各个部位,包括小叶中心、支气管血管束、小叶间隔及胸膜下。HRCT 检查可见毛玻璃密度影像。呈斑片状分布,其内可见血管影像。病变分布不均匀。一般认为毛玻璃密度由多种因素所致,如多发的小的肉芽肿,肺间质增厚,肺泡腔的细胞浸润和水肿等。尤其 HRCT,可更敏感、清楚显示粟粒性病灶,可早期发现急性粟粒型肺结核(图 2-2-19)。

(2) 亚急性及慢性血行播散型肺结核:显示病灶的分布大小密度比 X 线敏感,可显示细小的钙化灶,并显示病灶的融合情况。

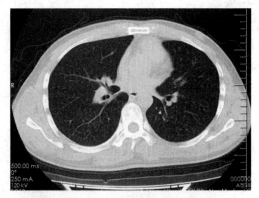

图 2-2-19 急性血行播散型肺结核
HRCT:显示两肺弥漫性粟粒状结节影,结节的大小基本一致

【诊断与鉴别诊断】

急性粟粒型肺结核根据典型的 X 线表现或 CT 表现结合临床可以明确诊断。本病在影像学上需要与其他原因的肺内弥漫结节性病变鉴别。前者的结节病灶在肺内呈随机性分布,位于胸膜下及肺内各个部位,分布均匀,结节的大小及密度相似。肺血行转移瘤的结节以中下肺野多见,但病灶的大小往往不一致。结节病、癌性淋巴管炎和尘肺属于淋巴管周围的结节,结节更趋向分布于胸膜下及支气管血管束周围,病变往往分布不均匀。结节病还可见纵隔淋巴结,尤其是肺门组淋巴结肿大,可合并肺间质纤维化。癌性淋巴管炎有原发病变,尘肺有职业病史。

Ⅲ型:继发型肺结核(secondary pulmonary tuberculosis)

成人最常见,由于机体的抵抗力降低,使得病灶内的结核菌再度活动,引起原有的病灶恶化进展,形成浸润性肺结核。少数病例是由外界再次吸入结核菌而发病。包括结核球和干酪性肺炎两种特殊类型。

【临床与病理要点】

1. 病理改变:常见的为肺内炎性浸润,病变的外围部位有渗出性炎症,中央部位有干酪性坏死。病变进展恶化时病灶增大、融合,干酪性坏死液化,形成空洞,并可发生支气管播散。病灶也可吸收、硬结、纤维化及钙化。2 cm 以上干酪病灶被纤维包膜包裹称为结核球或结核瘤。当纵隔淋巴结结核破溃,大量的结核菌及干酪性物质经支气管进入肺内形成肺叶、肺段或小叶范围的干酪性肺炎。

2. 临床表现:病变较轻的患者可无临床症状,或仅有低热、盗汗、乏力,较为严重者可有高热、咳嗽、咯血、胸痛及消瘦。

3. 实验室检查:血沉增快。痰结核菌检查有较高的阳性率。

【影像学表现】

1. X 线表现

(1) 一般表现:病变好发于上叶的尖、后段及下叶背段。可见斑片状、小结节、空洞及条索阴影,多种形态病灶并存(图 2-2-20)。空洞壁薄多见,周围有结节及条索状的卫星灶。纤维化病变多发生在一侧或两侧肺脏的上叶,肺叶的体积缩小、密度增高,空洞周围有广泛的纤维索条状病灶及新旧不一的结节状和斑片状病灶,于病变同侧或对侧的中下肺野常可见结节状及斑片状的支气管播散病灶。广泛的纤维化病变可使胸廓塌陷,肺门血管及支气管向上移位。中下肺野的血管分支牵拉向上似垂柳状(图 2-2-21)。纵隔向患侧移位,无病变的部位有代偿性肺气肿。有胸膜增厚、粘连。

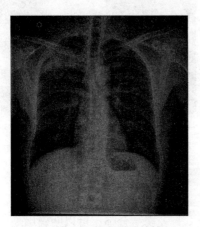

图 2-2-20　继发型肺结核
右上肺见片状、边缘模糊致密阴影

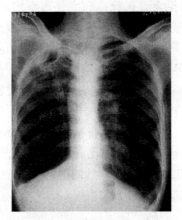

图 2-2-21　继发型肺结核
右上肺结核伴空洞,右肺门上抬,下肺纹理呈垂柳状

(2) 结核球:大多数结核球大小为 2~3 cm,少数在 4 cm 以上。结核球密度较高,可见钙化,有时可见引流支气管与结核球相连。结核球周围可见斑点及条索状的卫星灶(图 2-2-22)。

(3) 干酪性肺炎:表现为肺段或肺叶实变影,其内可见急性无壁空洞呈不规则的透明区(图 2-2-23),在同侧或对侧肺内常可见支气管播散病灶,为斑片状阴影。

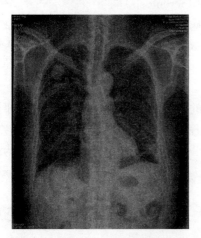

图 2-2-22　结核球
右上肺结节状致密影,周围见点状影

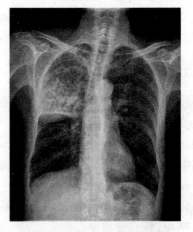

图 2-2-23　干酪性肺炎
右上肺实变影,其内可见无壁空洞影

2. CT 表现

CT 能显示片状、结节状及病灶内空洞影。空洞一般为薄壁空洞,无液平。显示结核球的钙化,结核球边缘清楚、光滑,无分叶或轻度凹凸不平状,有卫星病灶(图 2-2-24),增强扫描无强化或仅有包膜强化。干酪性肺炎为肺叶及肺段的实变,密度较高,有不规则的无壁空

洞(图 2-2-25)。

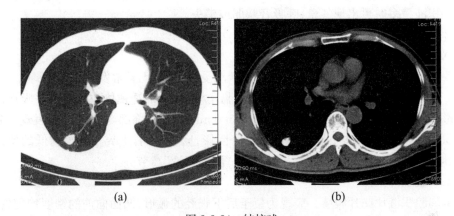

图 2-2-24　结核球
(a)、(b):CT 平扫。右肺下叶背段见类圆形密度增高影,大部分已钙化,周围见卫星灶

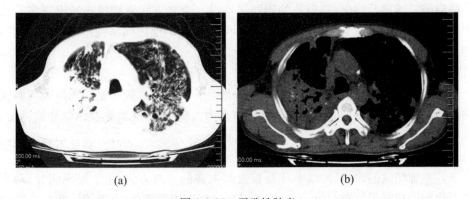

图 2-2-25　干酪性肺炎
CT 平扫(a)肺窗;(b)纵隔窗:右肺上叶实变影,密度不均匀,内见多个无壁空洞(↑)

【诊断与鉴别诊断】

浸润型肺结核的 X 线诊断依据为:病变好发于锁骨下区、上叶尖后段及下叶的背段,多种形态的病灶影像如斑片、空洞、结节、索条及钙化灶可同时出现。患者有结核病的临床表现,结核菌试验及痰检结核菌阳性。结核球可有钙化、空洞,边缘清楚,无分叶,有卫星灶。干酪性肺炎呈大叶分布,应与大叶性肺炎相鉴别,病灶呈小叶分布应与支气管肺炎鉴别。前者肺叶及肺段实变的密度较高,有虫蚀状空洞。患者可有免疫功能损伤的疾病。单发的小片状模糊阴影应与肺炎鉴别,经抗炎治疗肺炎在两周内病灶缩小或吸收,而肺结核病变无明显变化。肺结核球需与周围型肺癌及其他的肺内孤立结节鉴别。较小的周围型肺癌有空泡征、分叶征、边缘模糊、毛糙及胸膜凹陷征。增强扫描强化程度比结核球显著。

Ⅳ型:结核性胸膜炎(tuberculous pleuritis)

【临床与病理要点】

1. 病理改变:结核菌进入胸腔后,由于机体胸膜对于结核菌及其代谢产物的变态反应而引起胸膜炎。胸膜发生炎症时胸膜充血,淋巴细胞浸润,纤维素性及浆液性渗出。胸膜仅有少量纤维素渗出而无明显渗液,即干性胸膜炎。机体对结核菌具有高度的敏感性时发生渗出性胸膜炎,胸腔内有液体积聚。结核性胸膜炎可单独存在或与肺结核病灶同时存在。

2. 临床表现:主要为发热及胸部剧烈疼痛,深呼吸及咳嗽时胸痛加重,听诊可闻及胸膜摩擦音。积液量多时可出现气急、呼吸音减弱或消失。

【影像学表现】

1. X线表现

(1) 干性胸膜炎:显示肋膈角模糊,膈肌活动受限,也可无异常发现。

(2) 渗出性胸膜炎:少量的胸腔积液使肋膈角模糊,胸部透视体位变化或呼吸运动时可见液体影移动。游离性胸腔积液的液体量在 300 ml 以上时,胸部 X 线检查可发现。较多量的胸腔积液时,下胸部或中下胸部有大片致密阴影,密度均匀,上界呈外高内低的反抛物线状,纵隔向健侧移位。积液量的多少及分布见"胸腔积液"章节。

2. CT 表现

显示胸腔积液比胸片敏感。表现为位于后下胸腔的弧形、凹面向前的密度均匀的影像,CT 值一般在 $-10\sim15$ HU 之间。胸腔积液较多时邻近的肺组织被压缩成肺不张,表现为液体前内侧的带状高密度影像,一般多位于下叶的后部。病史较长的病例可见液体周围的壁层及脏层胸膜增厚及钙化,胸膜外的脂肪层增厚。合并支气管胸膜瘘时出现多发的气液平。包裹性积液多发生在下胸部,为扁丘状及半球形,与胸壁之间呈钝角,周围的胸膜增厚,可见钙化。

【诊断与鉴别诊断】

少量及中等量的胸腔积液结合临床表现一般可作出诊断。较多量的积液须与胸膜转移瘤及弥漫性胸膜间皮瘤鉴别。胸膜的恶性肿瘤多为大量积液,肋胸膜及纵隔胸膜环行增厚,可见胸膜肿块或结节。

【比较影像学】

对于各型肺结核的诊断,X 线平片是首选而主要的检查方法,用于发现病变、动态观察病变的变化及治疗效果复查对比。CT 检查可显示病变内部变化,有助于诊断与鉴别诊断。

八、肺真菌病

真菌是条件性致病菌。肺真菌病常见致病菌包括念珠菌、曲霉菌、隐球菌及组织胞浆菌等,下面以肺曲菌病为例加以介绍。

肺曲菌病(pulmonary aspergillosis)为肺部最常见的真菌病。患者免疫功能低下时,曲菌侵入肺部而发病,可分为局限型和侵袭型。

【临床与病理要点】

1. 病理改变:局限型常继发于支气管囊肿、结核空洞等肺内空洞或空腔,在曲菌繁殖过程中,菌丝、纤维素、细胞碎屑及黏液混合而形成曲菌球。侵袭型为曲菌引起的肺部炎症、化脓及肉芽肿性病变,病变范围较为广泛。

2. 临床表现:与吸入曲菌量及机体对曲菌的变态反应有关。常见症状有发热、咳嗽、咳痰、痰中带血、咯血、夜间盗汗等。部分患者无症状。

【影像学表现】

1. X线表现

(1) 局限型曲菌病:特征性表现是曲菌球,表现为肺内空洞或空腔内的圆形或类圆形致密影,可有钙化,不侵及空洞(腔)壁,在曲菌球与空洞(腔)壁之间有时可见新月形空隙,称为空气半月征(图 2-2-26)。

(2) 侵袭型曲菌病:表现为一侧或两侧肺野的单发或多发斑片状影,有时可表现为肺叶或肺段的实变影,实变坏死可形成脓肿,继而产生空洞。

2. CT 表现

曲菌球表现为空洞或空腔内孤立的球形灶,边缘光滑,可见空气半月征(图 2-2-27)。仰卧位、俯卧位扫描,曲菌球随体位而改变,始终位于近地侧。曲菌球呈软组织密度,增强后无强化,其内可见钙化。侵袭型曲菌病早期,肺部可出现结节或肿块样实变影,其周围可出现晕轮征。也可表现为小叶实变或小叶融合影,伴空洞形成及肺门淋巴结肿大。

【诊断与鉴别诊断】

曲菌球为本病特征性表现,可见空气半月征。侵袭型曲菌病需与支气管肺炎及血源性肺脓肿鉴别;慢性曲菌病可形成纤维结节,并产生空洞,需与肺结核鉴别。

【比较影像学】

对于本病的影像诊断,首选 X 线检查,如考虑曲菌球形成,可通过透视改变体位观察进行诊断。CT 检查能显示病变内部结构,有助于诊断与鉴别诊断。

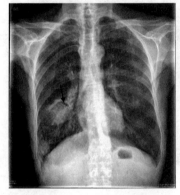

图 2-2-26 右肺曲菌病
胸片正位显示右中下肺见多个结节灶,边缘模糊,较大结节灶内见空气半月征(↑)

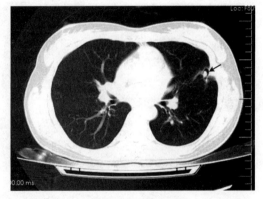

图 2-2-27 左肺曲菌病
CT 平扫肺窗,左肺上叶空洞内见球形灶,可见空气半月征(↑)

九、结节病

结节病(sarcoidosis)为原因不明的多系统非干酪样坏死性上皮细胞肉芽肿性疾病,一般为良性过程,可累及全身多个脏器,其中淋巴结受累最为常见。

【临床与病理要点】

1. 病理改变:多个器官的非干酪样坏死性上皮细胞肉芽肿。淋巴结肿大,且相互间不融合是其特征。两侧肺门淋巴结最易受累,其次为气管旁和主动脉弓旁淋巴结。肺内病变主要沿支气管血管束周围结缔组织鞘及小叶间隔发展蔓延,因此肺部肉芽肿主要分布于间质。经治疗病灶大多消退或自行消退。

2. 临床表现:可发生于任何年龄,以 20~40 岁多见,女性好发。常见症状有咳嗽、乏力、低热、盗汗、纳差及胸闷等。其他系统症状有肝脾肿大、皮肤结节、腮腺肿大、外周淋巴结肿大等。

3. 实验室检查:Kveim实验阳性,血管紧张素转化酶升高,血、尿钙值升高。

【影像学表现】

1. X线表现

(1) 纵隔淋巴结肿大为结节病最常见表现,尤其是两侧对称性肺门淋巴结肿大,为本病典型表现。

(2) 肺部出现病变时,增大的淋巴结开始缩小、消退或不变化。较为常见的肺部病变是两肺弥漫性网状结节影,还可表现为节段性或小叶性浸润,少数可表现为粟粒状影,后期可出现纤维化性病灶。

(3) 部分患者可有少量胸腔积液或出现胸膜增厚。

2. CT表现

纵隔淋巴结肿大呈软组织密度,密度均匀,边界清楚,相互间不融合,增强扫描病灶均匀强化。肺部可出现结节或块状影(图2-2-28)。HRCT显示沿支气管血管束分布结节影;胸膜下区小叶间隔增厚和细小蜂窝影。可见少量胸腔积液或胸膜增厚影。

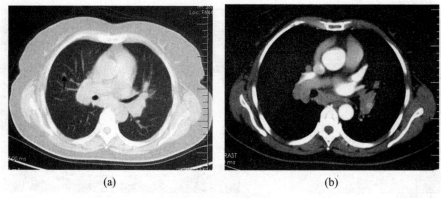

图2-2-28 结节病

CT平扫(a)肺窗;(b)纵隔窗:肺窗显示右肺上叶沿支气管血管束见多个小结节影(↑);纵隔窗见两侧肺门及纵隔多个肿大的淋巴结

3. MRI表现

能清楚显示纵隔淋巴结肿大,T_1WI上呈中到稍低信号,T_2WI上呈中等或稍高信号,信号较均匀。

【诊断与鉴别诊断】

临床症状与影像学表现常不相称,即影像改变明显而临床症状轻微,为本病特征之一。两侧肺门淋巴结肿大常对称分布,肺内病变常位于中上肺野及胸膜下区,是其典型的影像学表现,但应与肺门淋巴结核、淋巴瘤等鉴别。后期肺部纤维化则须与癌性淋巴管炎、间质性肺炎等鉴别。

【比较影像学】

本病约90%的患者胸片有异常表现,所以X线是发现和诊断结节病的重要手段;CT尤其是HRCT比常规X线胸片具有更高敏感性和特异性,可以显示早期肺部异常;MRI显示纵隔淋巴结肿大有优势,但对肺部病变显示不如CT,故不作为常规检查。

十、矽肺

矽肺是由于长期吸入一定浓度的含有二氧化硅粉尘所引起的肺部弥漫性纤维化的尘肺,是尘肺中最多见并且危害最大的一种,多见于采矿、玻璃、陶瓷、耐火材料、石英制粉、机械制造业的工人。

【临床与病理要点】

1. 病理改变:慢性进行性肺间质纤维化及矽结节形成。晚期常见多个小结节可互相融合成大结节或团块,周围可有肺气肿。

2. 临床表现:早期可无任何症状,或因常伴有气管和支气管炎而产生咳嗽。晚期则可有呼吸困难,甚至发绀、咯血。合并肺结核者可有全身性中毒症状。最后可引起肺源性心脏病,导致心肺功能衰竭。

【影像学表现】

1. X线表现

(1) 肺纹理改变:早期肺纹理增多增粗呈网状改变。网状影交叉处见极小颗粒,致使肺野透亮度降低呈磨玻璃样改变。病情进展,肺纹理扭曲、变形、紊乱及中断现象。晚期由于矽结节增多,肺气肿加剧,肺纹理反而减少。

(2) 矽结节及其融合性改变:典型矽结节表现为直径3 mm,轮廓清晰,致密孤立的结节影。小矽结节逐渐增大增多,融合成大结节,常见于两侧肺野外带。

(3) 肺门改变:肺门增大,密度增高。肺门血管呈残根状。肺门淋巴结蛋壳样钙化。

(4) 肺气肿:可为弥漫性、局限性或灶性肺气肿。

(5) 胸膜改变:可表现为胸膜增厚。

(6) 矽肺合并结核:并发的结核病灶大多位于肺尖或锁骨上下区。

2. CT表现

显示小的矽结节影网状或线状影,肺气肿、肺门淋巴结蛋壳样钙化及胸膜增厚(图2-2-29)。

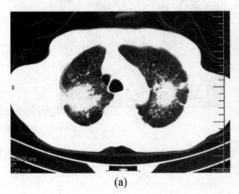
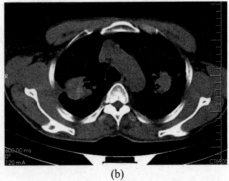

图2-2-29 矽肺

CT平扫(a)肺窗;(b)纵隔窗:肺窗显示两肺多发矽结节及大块状纤维化,纵隔窗显示其内见斑点状钙化影

【诊断与鉴别诊断】

肺部出现弥漫性病变而临床症状相对较轻,结合职业病史可诊断为矽肺。应与粟粒型肺结核及结节病鉴别,前者具有矽结节及职业病史。

【比较影像学】

胸片是诊断矽肺的主要检查方法和诊断标准片。需要注意的是胸片质量要求高,需要多次胸片互相印证,原则上矽肺不能依据一次胸片诊断。CT可作为补充手段,有助于鉴别诊断。

十一、肺部良性肿瘤

肺部良性肿瘤相当少见,包括错构瘤、平滑肌瘤、纤维瘤、脂肪瘤、乳头状瘤等。其中以错构瘤(hamartoma)最常见,本文重点对其加以介绍。

【临床与病理要点】

1. 病理改变:错构瘤是起源于支气管的结缔组织。在组织结构上主要由纤维组织、平滑肌、软骨和脂肪等成分构成。

2. 分类:发生于肺段及肺段以上支气管的错构瘤称为中央型错构瘤;位于肺段以下支气管及肺内的称为周围型错构瘤。以周围型错构瘤较多见。

3. 临床表现:可有咳嗽、发热、咳痰及胸痛。周围型错构瘤较小时无任何症状,在体检时偶然发现。

【影像学检查】

1. X线表现

中央型错构瘤引起阻塞性肺炎或肺不张阴影。周围型错构瘤表现为肺内孤立结节或肿块影,以2~3 cm多见,边缘光滑清楚,也可呈波浪状,可见爆米花样钙化(图2-2-30)。

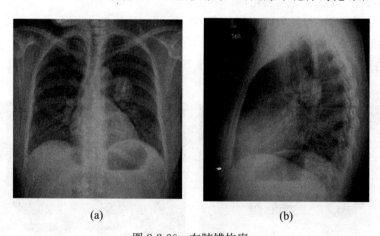

图 2-2-30　左肺错构瘤

(a) 胸片正位;(b) 左侧位胸片:显示左肺门区类圆形肿块,其内可见爆米花样钙化

2. CT表现

中央型错构瘤表现为大支气管腔内的结节状病变,远端肺组织内有阻塞性肺炎或肺不张表现。周围型错构瘤呈结节或肿块状,直径多在2~3 cm之间,少数可达5 cm以上,瘤体

内可有斑点状或爆米花状钙化,可具有脂肪密度,CT 值为 $-40 \sim -90$ HU。瘤体的边缘清楚,多数病变边缘光滑,也可有轻度凹凸不平状或不规则状(图 2-2-31)。增强扫描绝大多数病灶无明显强化。

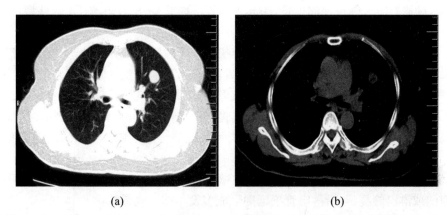

图 2-2-31 左肺错构瘤

CT 平扫(a) 肺窗;(b) 纵隔窗:肺窗显示左肺上叶见结节灶,边缘光滑,纵隔窗显示病灶内见脂肪密度影

【诊断与鉴别诊断】

周围型错构瘤边缘光滑、清楚,有钙化及脂肪密度,尤其是脂肪密度具有重要诊断价值。中央型错构瘤 X 线及 CT 诊断困难时,需用支气管镜确定诊断。鉴别诊断方面:中央型错构瘤应与中央型肺癌鉴别,前者无肺门肿块,也无淋巴结转移。周围型错构瘤需与周围型肺癌、肺结核球等肺内孤立结节病变鉴别。无钙化及脂肪的错构瘤不易与肺癌区别,需采用经皮穿刺活检确定。

【比较影像学】

平片可显示周围型错构瘤的结节或肿块病变以及中央型错构瘤的阻塞性肺炎和肺不张,可作为首选检查方法,但定性诊断困难。CT 扫描能显示肿块内部结构和气管情况以及与其他肺内孤立结节及肿块进行鉴别。对于 2 cm 以下的病变需用 HRCT 检查。

十二、肺部恶性肿瘤

肺部恶性肿瘤包括原发性和转移性肿瘤。其中以原发性支气管肺癌为多见。

(一) 支气管肺癌

支气管肺癌(bronchgenic carcinoma)是原发于支气管上皮、细支气管肺泡上皮及腺体的恶性肿瘤,简称肺癌。影像学检查可以发现病变和进行诊断与鉴别诊断、进行临床分期(TNM 分期)、判断临床治疗效果及评估预后。

【临床与病理要点】

1. 病理改变

(1) 组织分型:4 种常见的病理组织类型:① 鳞状细胞癌,又称表皮样癌;② 小细胞癌,包括燕麦细胞癌、中间细胞癌、混合燕麦细胞癌;③ 腺癌,分为腺泡样腺癌、乳突样腺癌、细支气管肺泡癌和黏液样癌;④ 大细胞癌,其中鳞状细胞癌和腺癌多见。按发生部位又可分为中央型、周围型和弥漫型。

(2) 生长方式：中央型肺癌发生于肺段或肺段以上的支气管，主要为鳞状上皮癌。肿瘤早期以3种方式生长：① 管内型：肿瘤突向支气管腔内呈结节状，引起支气管局限性狭窄；② 管壁型：肿瘤在支气管壁浸润生长，引起支气管壁增厚、狭窄或阻塞；③ 管外型：肿瘤穿破支气管外膜，形成支气管周围肿块。

(3) 阻塞性改变：中央型肺癌引起支气管狭窄而导致阻塞性肺气肿，为支气管活瓣性阻塞的结果。阻塞性肺炎是因支气管狭窄而继发的感染，在病变支气管范围内发生小叶、小叶融合、肺段或肺叶炎症。阻塞性肺不张为支气管阻塞后肺内气体吸收而发生肺不张。

(4) 周围型肺癌：发生于肺段以下的支气管，见于各种组织学类型的肺癌。肿瘤内可形成瘢痕或坏死，坏死组织液化后经支气管排出形成空洞。发生在肺尖部的周围型肺癌为肺上沟(pancoast's)瘤，或称为肺尖癌。

(5) 弥漫型肺癌：发生在细支气管或肺泡壁，一般为细支气管肺泡癌及腺癌。癌组织主要沿肺泡壁或淋巴管蔓延，沿淋巴管蔓延则形成多发小结节或粟粒状。

(6) 早期肺癌的概念：早期中央型肺癌是指肿瘤局限于支气管腔内或在肺叶或肺段支气管壁内浸润生长，未侵及周围的肺实质，并且无转移者。早期周围型肺癌是指瘤体直径为2 cm或2 cm以下并且无转移者。

(7) 肺癌转移：肺癌可转移到纵隔淋巴结、肺内、胸膜、肋骨及心包等。最常见的远隔转移为淋巴结、肾上腺、肝脏、脑和骨等脏器。

2. 临床表现

(1) 早期表现：一般无症状，可有刺激性咳嗽。其中间断性出现的痰中带有少量血丝为早期肺癌的常见表现。周围型肺癌往往在胸部X线体检时偶然发现。

(2) 中晚期表现：病变发展到一定阶段可有咳嗽、咯血和胸痛。

(3) 肿瘤转移表现：转移部位不同，则表现不一。胸膜转移产生大量的胸腔积液，引起憋气、呼吸困难和胸痛。肋骨转移引起胸部疼痛。上腔静脉阻塞综合征出现气短、头颈部浮肿和颈静脉怒张。喉返神经受侵引起声音嘶哑。心包转移引起心悸、胸闷。肿大淋巴结压迫食管引起吞咽困难。肺上沟瘤侵犯臂丛神经出现肩背部和上肢疼痛及运动障碍；迷走神经受侵时出现同侧软腭瘫痪、咽喉感觉丧失、呼吸及吞咽困难；交感神经受压可产生霍纳(Horner)氏综合征。脑转移引起头痛及相应的定位体征。小细胞癌引起内分泌症状，如柯兴氏综合征、甲状腺机能亢进。

【影像学表现】

1. X线表现

(1) 中央型肺癌：早期中央型肺癌在胸片上可无异常发现，或表现为支气管狭窄的继发改变，即同一部位反复发生阻塞性肺炎及局限性肺气肿表现。中晚期肺癌表现为肺门肿块及支气管阻塞性肺不张改变。阻塞性肺不张表现为肺叶、肺段或一侧肺的密度增高阴影。右上叶肺不张与肺门肿块形成"横S征"(图2-2-32(a))。

(2) 周围型肺癌：部分患者早期表现为结节影，呈分叶状轮廓，边缘模糊，有毛刺或胸膜凹陷征(图2-2-33(a))。少数病例为浸润影、空洞及条索状致密影。中晚期表现为肺内肿块多在2 cm以上。肿块可能有分叶、毛刺或胸膜凹陷征，有空洞者多为厚壁空洞，内缘凹凸不平。常合并纵隔淋巴结肿大。

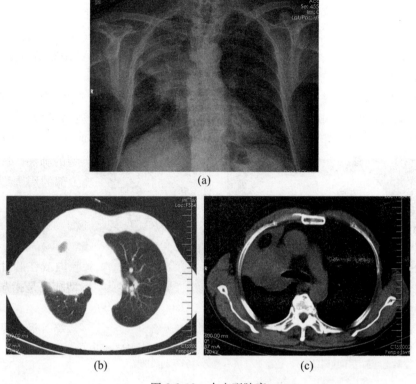

图 2-2-32　中央型肺癌

(a)胸片正位;(b)、(c) CT 平扫:胸片正位显示右上肺中央型肺癌伴阻塞性肺不张,右上叶肺不张与肺门肿块形成"横 S 征";CT 平扫显示右肺上叶支气管鼠尾状狭窄,肺门区见肿块影,右肺上叶阻塞性肺不张

(3)弥漫型肺癌:为两肺多发病灶及肺段、肺叶的实变影。两肺多发病灶为结节或斑片状影像,结节大小不等,其密度相似,以两肺中下肺野多见(图 2-2-34)。

2. CT 表现

(1)中央型肺癌:早期肺癌 CT 可显示支气管有轻度狭窄、管壁增厚或腔内结节。螺旋 CT 的气管、支气管的多平面重组及三维立体重组图像,可更直观清楚显示支气管狭窄的程度、范围及狭窄远端的情况。中晚期肺癌的直接征象是支气管的异常及肺门肿块。支气管的异常包括狭窄、截断、管腔内结节及管壁增厚。肺门肿块边缘比较清楚,外缘光滑或有浅分叶。间接征象包括阻塞性肺炎、阻塞性肺不张等。阻塞性肺炎表现为受累支气管远侧肺组织小叶或小叶融合,也可为肺段、肺叶或一侧肺的实变。阻塞性肺不张表现为肺段、肺叶范围致密阴影。在肺门区有肿块突出肺不张的外缘(图 2-2-32(b)、(c))。增强扫描可见肺不张内的肿块轮廓,其密度较肺不张增强的密度低。

(2)周围型肺癌:早期肿瘤较小时呈磨玻璃样结节或实性结节,实性结节密度一般较均匀,部分结节可见空泡征,为结节内数毫米的低密度影,多见于细支气管肺泡癌和腺癌。结节内很少有钙化。肿瘤的边缘毛刺和分叶征较多见(图 2-2-33(b)、(c))。胸膜凹陷是肿瘤与胸膜之间的线形或三角形影。有的肿瘤的周围血管向肿瘤集中,在肿瘤处中断或贯穿肿瘤,称"血管纠集征",累及的血管可为肺动脉或肺静脉。中晚期表现为:①瘤体的密度较均

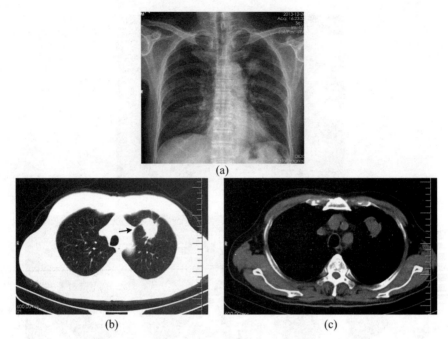

图 2-2-33 周围型肺癌

(a) 胸片正位;(b)、(c) CT 平扫;胸片正位显示左上肺见不规则分叶状结节灶;CT 平扫显示左肺上叶前段不规则结节灶,边缘见长短不等毛刺影及胸膜凹陷征(↑)

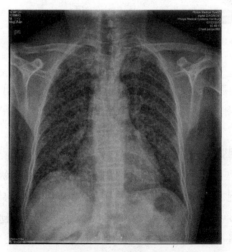

图 2-2-34 弥漫型肺癌

两肺弥漫性结节,大小不等,边缘欠清晰

匀。肿瘤坏死后可形成空洞,多为厚壁空洞,洞壁厚薄不均,内壁有结节(图 2-2-35);② 瘤体边缘较毛糙,但也可边缘清楚。部分肿块边缘呈浅分叶状或光滑(图 2-2-36)。增强扫描 CT 值比平扫增加 20~80 HU,呈均匀或不均匀强化。

(3) 弥漫型肺癌:HRCT 有助于病变形态、分布的显示。表现为两肺弥漫分布的结节影。肺叶、段实变影密度不均,合并有小结节影像,有的可见空气支气管像,含气的支气管不规则狭窄、扭曲及呈僵硬。增强扫描有时可见高密度血管影。

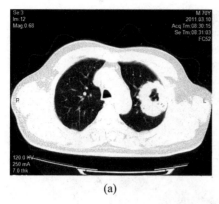 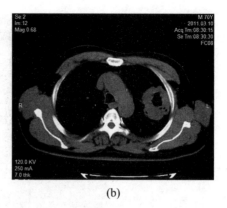

图 2-2-35 肺癌空洞

CT 平扫(a)肺窗;(b)纵隔窗:左肺上叶分叶状肿块,其内可见空洞,空洞壁厚、不均匀

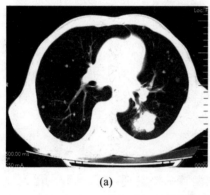 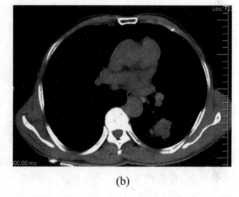

图 2-2-36 周围型肺癌

CT 平扫(a)肺窗;(b)纵隔窗:左肺下叶背段不规则分叶状结节灶,边缘见短细毛刺,密度不均匀,两肺内见多个播散灶

3. MRI 表现

(1) 中央型肺癌:多方位显示支气管腔内结节、管壁增厚和管腔狭窄,可确定肿块与支气管关系及纵隔血管受累等情况。继发阻塞性肺不张及阻塞性肺炎时,T_2WI 及增强后 T_1WI,可在肺不张中显示肿瘤瘤体。

(2) 周围型肺癌:T_1WI 信号强度比肌肉略低,T_2WI 为高信号,信号不均匀,肿瘤液化坏死时,T_1WI 其内可见更低信号,T_2WI 信号更高。MRI 可用于对位于肺门周围结节与血管断面影像的鉴别。增强扫描可用于周围型肺癌与肺内良性结节的鉴别。肺癌的强化比结核球明显,表现为均匀性强化,结核球无强化,仅在纤维包膜形成环形增强。

4. 肺癌胸部转移表现

(1) 肺内转移:表现为肺内多发小结节影像(图 2-2-36(a))。

(2) 胸内淋巴结转移:纵隔淋巴结肿大一般是指淋巴结短径超过 15 mm,但肺门组淋巴结肿大的标准一般为淋巴结短径超过 10 mm。X 线表现为肺门增大及肿块,纵隔增宽及肿块(图 2-2-37)。CT 及 MRI 可确定纵隔淋巴结是否肿大、数目及部位等。

(3) 纵隔大血管受侵:增强扫描轴位薄层影像及多平面成像(MPR)可较准确地评价血管受侵及肿瘤与血管的关系。MRI 可显示纵隔组织结构和血管,在确定肿瘤对心脏大血管

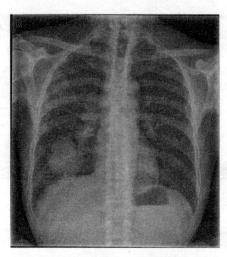

图 2-2-37 右下肺癌
右下肺癌伴肺门淋巴结转移

侵犯上有较大意义。

(4) 胸膜、胸壁受侵:转移到胸膜引起胸腔积液及胸膜结节,邻近胸膜的肺癌可直接侵及胸膜。CT 显示肿瘤侵及胸壁引起胸壁肿块及肋骨破坏。MRI 对于肿瘤侵犯胸壁的显示效果较好。

【诊断与鉴别诊断】

对于原发性支气管肺癌,出现典型的影像表现,结合临床诊断不难。在鉴别诊断方面:中央型肺癌所致阻塞性肺炎应与一般肺炎或浸润型肺结核鉴别,肺癌所致的阻塞性肺炎经抗感染治疗不易吸收,或在同一位置病灶反复出现。CT 可以显示支气管腔和壁形态及有无纵隔淋巴结肿大依此鉴别。周围型肺癌需与常见肺内孤立肺结节如结核球、错构瘤及炎性假瘤等鉴别。肺癌的特点有空泡征、短毛刺、分叶征和胸膜凹陷等;结核球的特点为边缘光滑、无或浅分叶、可有点状或斑片状钙化及卫星灶;错构瘤边缘光滑,有浅分叶或无分叶,病变内有脂肪及钙化。CT 增强扫描对周围型肺癌的鉴别有意义,肺癌增强后的 CT 值比平扫增强 20~80 HU,不强化或轻度强化的结节良性可能性大;CT 导向经皮穿刺活检是周围型肺癌定性诊断可靠的方法。在随访复查的过程中,肿瘤倍增时间也可作为参考,小于 30 天或大于 490 天者一般为良性结节病灶,但需要注意的是肿瘤倍增时间并不适用肿瘤所有阶段。

【比较影像学】

胸部 X 线平片检查是首选检查方法。CT 检查是肺癌的主要影像诊断手段。HRCT 用于显示支气管的异常及 2 cm 以下结节的形态特点。对于 CT 诊断困难的中央型肺癌病例,应作支气管镜及活检;CT 诊断困难的周围型肺癌,应作经皮穿刺活检。支气管动脉造影用于肺癌的介入治疗。

(二) 肺转移瘤

肺外恶性肿瘤转移到肺部,称为肺转移瘤(pulmonary metastasis)。原发于头颈部、乳腺、消化系统、肾脏、睾丸、骨骼等部位的恶性肿瘤易转移到肺部。

【临床与病理要点】

1. 转移途径及病理改变

(1) 血行转移:最为常见,到达肺小动脉及毛细血管的瘤栓浸润并穿过血管壁,在周围间质及肺泡内生长,形成转移瘤灶。

(2) 淋巴道转移:发生在支气管血管周围间质、小叶间隔及胸膜下间质,并通过淋巴管播散肺部。

2. 临床表现:部分患者无特殊表现。较大及较广泛的病变引起咳嗽、呼吸困难、胸闷、咯血和胸痛等。一般先有原发肿瘤的临床表现。

【影像学表现】

1. X 线表现

(1) 血行转移为肺内多发结节及肿块阴影,多见于两肺中下野,病变大小不一,边缘清楚(图 2-2-38),较大的肿块可有空洞。少数为单发球形病灶,也可表现为两肺粟粒结节阴影。小结节及粟粒病变多见于甲状腺癌、肝癌、胰腺癌及绒毛膜上皮癌转移;较大结节及多发肿块见于肾癌、结肠癌、骨肉瘤及精原细胞瘤等的转移。成骨肉瘤及软骨肉瘤的肺转移可有钙化。

(2) 淋巴道转移常为纵隔淋巴结增大,同时见自肺门向外呈放射状分布索条状及伴有多发细小结节阴影,多见于两肺中下肺野。

2. CT 表现

血行转移为两肺多发结节、肿块或粟粒结节病变。结节病灶的边缘清楚光滑(图 2-2-39),以中下肺野多见,结节并发出血时出现"晕轮征",即结节周围有模糊的磨玻璃密度影环绕。CT 易于显示空洞病变、钙化。HRCT 或薄层高分辨重组 CT 对经淋巴道的转移有独特的优势,可显示细小结节位于小叶中心、小叶间隔、支气管血管束及胸膜。约半数患者有纵隔淋巴结肿大。

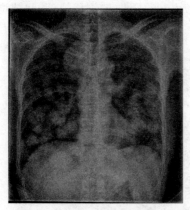

图 2-2-38 两肺转移癌
胸片正位:两肺中下肺野大小不等球形病灶,右上纵隔淋巴结肿大

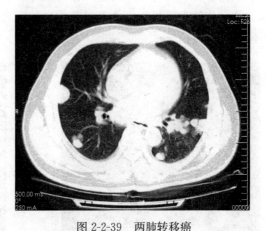

图 2-2-39 两肺转移癌
CT 平扫肺窗:两肺见散在大小不等结节灶,边界较清

【诊断与鉴别诊断】

患者肺内出现结节影或间质性病变时,结合明确的原发肿瘤病史,肺转移瘤诊断不难。原发肿瘤不明确时,需与肺结核、肺炎、霉菌病、尘肺、结节病等鉴别;淋巴道转移的支气管血管束均匀增粗时,需与间质性肺水肿鉴别。

【比较影像学】

胸片是诊断肺转移瘤最基本的检查方法。CT 可检出肺外周实质的直径 2 mm 的小结节。HRCT 是诊断肺淋巴转移的最佳检查方法。

十三、胸膜病变

胸膜病变是指起源于胸膜或累及胸膜的病变，分为原发性与继发性，主要包括胸膜炎症、损伤、肿瘤、尘肺及结缔组织病等引起的胸膜病变。

(一) 胸腔积液

胸腔内积存液体称为胸腔积液(pleural effusion)。

【临床与病理要点】

1. 发病原因：胸腔积液的常见原因有结核、炎症、肿瘤转移及外伤，也见于系统性疾病，如结缔组织疾病等。

2. 液体的性质：可为渗出液、漏出液、血液及乳糜。

3. 分类：根据液体是否随体位改变分为游离性和局限性胸腔积液。其中游离性又分为少量、中等量和大量胸腔积液，局限性又分为包裹性、叶间、肺底和纵隔积液。

4. 临床表现：常见的有发热、胸闷及胸痛等。

【影像学表现】

1. X 线表现

(1) 游离性胸腔积液：游离性胸腔积液最先积存在后肋膈角区。积液量达 300 ml 以上立位后前位胸片显示肋膈角模糊。中等量胸腔积液的液体上缘达第 4 前肋水平，呈外高内低的弧形致密影(图 2-2-40)。大量胸腔积液时上缘达第 2 肋水平，肺野呈均匀致密阴影，或仅有肺尖部保持肺充气状态。中等量及大量的胸腔积液引起纵隔向健侧移位，肋间隙增宽，横膈下降(图 2-2-41)。

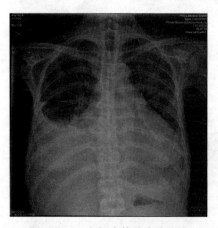

图 2-2-40 右侧中等量胸腔积液

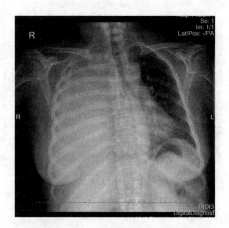

图 2-2-41 右侧大量胸腔积液

(2) 限局性胸腔积液：胸腔积液位于胸腔某一个局部称为限局性胸腔积液，如包裹性积液、叶间积液、肺底积液和纵隔积液等。

包裹性积液：侧后胸壁及下胸部较多见。由于脏层和壁层胸膜粘连使胸腔积液位置局限称为包裹性积液。病变与X线呈切线位时表现为自胸壁突向肺内的半圆形或扁丘状阴影,边缘清楚,与胸壁的夹角呈钝角(图2-2-42)。

叶间积液:局限于水平叶间裂或斜裂的胸腔积液称为叶间积液。侧位胸片易于显示液体与胸膜的关系,典型表现为位于叶间裂部位的梭形阴影(图2-2-43),下缘清楚,密度均匀。

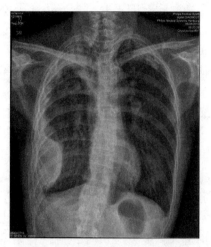
图2-2-42　右侧包裹性胸腔积液

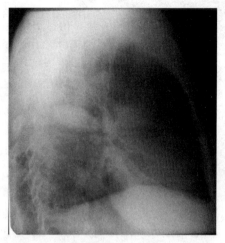
图2-2-43　叶间积液(水平裂及斜裂上部)

肺底积液:肺底积液是指胸腔积液位于肺底与横膈之间。肺底积液上缘呈圆顶形状,形成假横膈征。卧位前后位片因部分液体向肺尖方向流动,使肺野密度均匀增高,正常膈的位置得以显示(图2-2-44)。

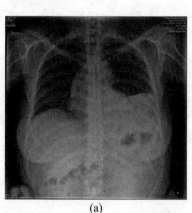
(a)

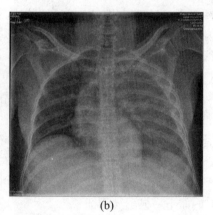
(b)

图2-2-44　左侧肺底积液
(a) 站立正位:显示左膈抬高,呈假横膈征;(b) 仰卧前后位投照:显示
肺野密度均匀增高,左膈面显示正常位置和形状

2. CT表现

CT上能发现100 ml以下的胸腔积液,胸腔少量液体积聚位于胸腔的下后部沿胸廓内缘走行的致密影。大量胸腔积液压迫肺脏引起肺不张,不张的肺脏位于液体前内侧,可见含气支气管像。包裹性胸腔积液的CT表现为胸壁下扁丘状,液体周围有一层软组织密度的胸膜包裹,包裹的胸膜可发生钙化。当有气体进入形成气液平时,成为包裹性液气胸。叶间积液为位于水平叶间裂和斜裂内的半圆形或梭形水样密度影像,边缘清楚。

【诊断与鉴别诊断】

胸片即可明确诊断。包裹性积液需与胸壁肿瘤鉴别。叶间积液需与肺不张鉴别。大量胸腔积液需与一叶肺不张鉴别(图2-2-45)。

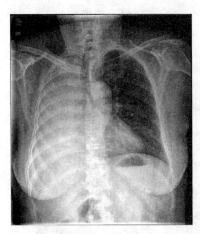

图2-2-45　右肺不张
正位胸片显示肺野密度增高,肋间隙变窄,纵隔向患侧移位(与大量胸腔积液区别)

【比较影像学】

胸片是检查胸腔积液的主要检查方法,CT不仅能显示少量积液,对包裹性积液、叶间积液与胸壁或肺内病变鉴别具有重要价值。

(二) 气胸与液气胸

空气进入胸膜腔内,使腔内负压消失,形成气胸(pneumothorax)。如胸膜腔内同时存在气体与液体,称为液气胸(hydropneumothorax)。

【临床与病理要点】

1. 病理改变:气体进入胸膜腔内,胸腔内负压消失,肺可被不同程度地压缩。气体可经壁层胸膜进入胸腔,如胸壁穿通伤、胸部手术及胸腔穿刺等;气体也可因脏层胸膜破裂而进入胸膜腔,如严重的弥漫性阻塞性肺气肿、肺大泡破裂、近脏层胸膜的空洞穿破等情况。当胸膜破裂口具有活瓣作用时,进入胸膜腔的气体不能排出或较少排出则形成张力性气胸。液气胸见于外伤导致的血气胸、结核性胸膜炎合并自发性气胸、支气管胸膜瘘、胸腔积液穿刺引流术后等。

2. 临床表现:自发性气胸表现为突发性胸痛。液气胸多有相关疾病的临床表现。

【影像学表现】

1. X线表现

(1) 气胸:由于气体将肺组织压缩,患侧肺体积缩小,可见压缩的肺与胸壁之间出现透明的含气区,其中无肺血管纹理存在,气体首先自外围将肺向肺门方向压缩,被压缩的肺边缘呈纤细的线状影,称为气胸线,大量气胸可把肺压缩至肺门区呈均匀的软组织影,纵隔向健侧移位,患侧膈肌下降、肋间隙增宽(图2-2-46),如有胸膜粘连,可将气胸分隔成多房性局限性气胸。

(2) 液气胸:气体和液体较多时立位胸片可见液平面横贯胸腔,气体及液体较少时可只见小的液平面而不易显示气胸征象。

2. CT表现

肺窗图像上根据气体量的多少,可见肺外围宽窄不一的含气带,其中无肺纹理,其内缘可见压缩的肺边缘,当有胸膜粘连时,肺组织不能均匀被压缩,可见肺边缘有粘连带与胸壁相连,多处粘连可形成多房性气胸。大量气胸或张力性气胸可致纵隔向健侧移位(图2-2-47)。液气胸时可见气液平面。

【诊断与鉴别诊断】

典型表现胸片即可诊断。多房性气胸应与肺大泡鉴别。

【比较影像学】

X线是检查气胸的主要方法,CT对少量气胸及液气胸的显示较好。

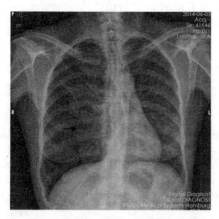

图 2-2-46　右侧气胸
胸片正位显示右侧气胸,见气胸线(↑)及压迫的肺组织,纵隔向健侧移位,患侧膈肌下降

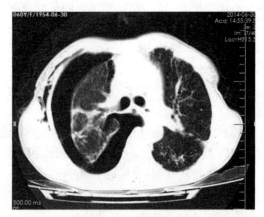

图 2-2-47　右侧气胸
CT平扫肺窗显示肺外围的含气带及压缩的肺边缘,右侧皮下气肿

(三) 胸膜增厚、粘连与钙化

胸膜增厚、粘连与钙化常常是外伤、感染、尘肺及结缔组织病等的并发症或疾病愈合后的改变。

【临床与病理要点】

1. 病理改变:胸膜增厚是由纤维素的沉积及肉芽组织增生所引起的。脏层胸膜增厚为主要限制肺的活动,壁层胸膜增厚为主则引起胸壁塌陷。胸膜粘连主要是由于纤维蛋白沉积引起的。胸膜钙化是由病变后钙盐沉积所致。

2. 临床表现:一般无症状或症状轻微。广泛胸膜增厚、粘连与钙化者,可有患侧胸部不适、胸廓活动受限等。

【影像学表现】

1. X线表现

可见肋膈角变钝、变平或消失。胸膜明显增厚者侧胸壁可见线、带状高密度影或钙化影。胸膜粘连处可见胸膜幕状突起。广泛的胸膜增厚、粘连与钙化者,可有患侧胸廓塌陷(图 2-2-48)。

2. CT 表现

可显示轻微的胸膜增厚、钙化,表现为细线样软组织密度影,钙化灶的CT值与骨骼相近。

【诊断与鉴别诊断】

胸膜增厚、粘连与钙化具有特征性影像学表现,一般不难诊断。明显或不规则的胸膜增厚需与胸膜间皮瘤或胸膜转移瘤等鉴别,胸膜间皮瘤多呈结节状,有融合倾向,患者有明显的胸痛症状;胸膜转移瘤具有明确原发肿瘤病史等。

【比较影像学】

胸片是本病的首选检查方法,但CT对轻微胸膜增

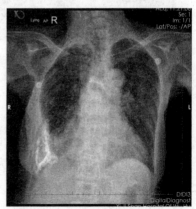

图 2-2-48　右侧胸膜增厚、钙化
右侧胸廓塌陷,胸壁可见线、带状高密度钙化影,右膈面及肋膈角显示不清

厚显示优于胸片,特别在鉴别胸膜间皮瘤或胸膜转移瘤方面有一定价值。

(四) 胸膜肿瘤

【临床与病理要点】

1. 肿瘤来源

(1) 从胸膜间皮发生的肿瘤:有间皮瘤,局限性间质瘤多为良性,弥漫性间皮瘤为恶性病变。

(2) 从胸膜间皮外组织发生的肿瘤:有脂肪瘤、神经鞘瘤、纤维瘤、血管瘤、表皮样囊肿、脂肪肉瘤、恶性淋巴瘤、纤维肉瘤及横纹肌肉瘤。其中以脂肪瘤和脂肪肉瘤多见。

(3) 胸膜转移瘤:以乳癌和肺癌多见。

2. 临床表现:弥漫性间皮瘤和胸膜转移瘤症状较明显,表现为进行性胸痛和气短,早期可仅有胸部不适或无明确临床症状。

【影像学表现】

1. 局限型间皮瘤:呈扁丘形或球形实性软组织密度影。肿瘤与邻近胸膜夹角为钝角。肿瘤表面光滑或轻度凹凸不平,肿瘤内钙化者少见,有蒂的间皮瘤可随体位变化而移位。从横膈胸膜发生的间皮瘤易误诊为肺癌。

2. 弥漫型间皮瘤:呈广泛不均匀胸膜增厚,并见胸膜面多发和单发结节及肿块(图2-2-49,图2-2-50)。胸膜增厚最厚可超过1cm,由于胸膜进行性广泛增厚,导致胸廓狭窄变形、胸椎侧弯。也有的弥漫型间皮瘤表现为胸腔积液。

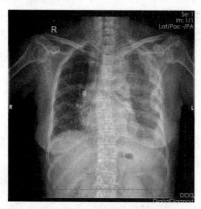

图2-2-49 弥漫型间皮瘤
胸片正位显示左侧胸膜发生的间皮瘤,
呈多发、球形实性软组织密度影

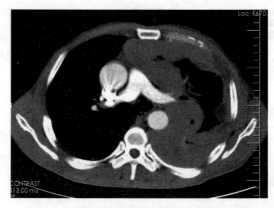

图2-2-50 弥漫型间皮瘤
CT增强显示左侧广泛不均匀胸膜增厚

3. 胸膜间皮外肿瘤:胸膜外良性肿瘤多表现为表面光滑、扁丘状或球形影像。胸膜外征多见。根据胸膜CT值可鉴别胸膜脂肪瘤、表皮样囊肿和实性肿块。脂肪瘤的CT值为-50 HU以下,表皮样囊肿CT值为±20 HU。实性肿块为30~40 HU,增强扫描有强化。肿瘤强化显著者为血管瘤。

4. 胸膜转移瘤:来自乳癌、肺癌、淋巴瘤的转移瘤可仅表现为胸腔积液。其他征象如胸膜增厚达1cm以上,胸膜面多发结节,纵隔胸膜增厚明显,胸水增长速度快等。

【诊断与鉴别诊断】

根据典型的影像表现,大部分胸膜肿瘤可作出诊断。从叶间胸膜发生的间皮瘤可呈梭形,有时需要与叶间积液鉴别。胸膜小结节在 X 线及 CT 上显示不清,与结核性胸膜炎鉴别困难,需要借胸膜活检和胸水细胞学检查鉴别。

【比较影像学】

胸片及 CT 是常规的检查方法。胸片和胸部透视可观察胸水增长速度。MRI 可较全面观察胸膜病变。对于弥漫型间皮瘤、胸膜脂肪瘤、囊肿、血管瘤诊断与鉴别诊断具有重要价值。

十四、纵隔肿瘤和肿瘤样病变

纵隔肿瘤和肿瘤样病变（mediastinal tumors and tumor-like lesions）均表现为纵隔肿块。鉴别诊断首先应明确肿块的部位,然后根据肿块的形态及密度进行定性诊断。

多数纵隔肿瘤在纵隔内有其好发部位。前纵隔肿瘤包括胸内甲状腺肿、胸腺瘤和畸胎瘤。中纵隔肿瘤包括淋巴瘤、支气管囊肿、心包囊肿。后纵隔常见肿瘤为神经源性肿瘤。食管囊肿位于中后纵隔交界处。以下重点介绍几种常见的纵隔肿瘤。

(一) 胸内甲状腺肿

胸内甲状腺肿(intrathoracic goiter)大多数位于胸骨后、气管前方。

【临床与病理要点】

1. 病理改变:可为甲状腺肿、甲状腺囊肿或腺瘤,恶性者较少见。

2. 临床表现:一般无明显症状,肿瘤较大时可有压迫症状。在颈部可扪及肿大的甲状腺,患者吞咽动作时透视可见肿块上下轻微移动。

【影像学表现】

1. X 线表现

胸内甲状腺肿位于前纵隔上部,在纵隔的一侧,可向两侧凸出。通常上端较宽大与颈部的软组织影相连续,上缘轮廓不清楚,气管受压向对侧移位（图 2-2-51）,侧位于胸骨后方可见软组织肿块影,气管受压向后,可有斑点状钙化。

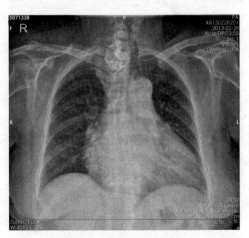

图 2-2-51 右侧胸内甲状腺肿
右颈胸部软组织肿块,其内可见钙化,气管受压向对侧移位

2. CT 表现

肿块位于前上纵隔,气管受压移位,肿瘤 CT 值较高。囊性变的部位为水样密度,可见斑点状钙化及较高密度的出血灶(图 2-2-52)。

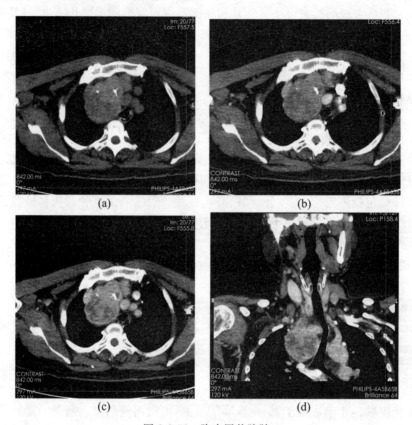

图 2-2-52 胸内甲状腺肿

(a) CT 平扫;(b) 增强动脉期;(c) 增强动脉期;(d) 冠状位重组;显示右上纵隔胸骨后实质性肿块,内见囊变及钙化灶,气管受压、向左移位

3. MRI 表现

易于显示病变的囊性及有无出血,但不能确定有无钙化。

【诊断与鉴别诊断】

根据典型影像表现,结合临床可作出本病的诊断。有时需与胸腺瘤鉴别。

【比较影像学】

对于本病的诊断,胸片正侧位是首选而常规的检查方法,CT 对诊断与鉴别诊断具有重要价值,MRI 可作为有效的补充检查方法。

(二) 胸腺瘤

胸腺瘤(thymoma)是前纵隔中最常见的肿瘤。

【临床与病理要点】

1. 病理改变:分为上皮细胞为主的上皮细胞型、淋巴细胞为主的淋巴细胞型和混合型。侵袭性生长的胸腺瘤多呈扁圆形,轮廓凹凸不平浅分叶状,边缘不清楚,易侵犯胸膜、心包等。非侵袭性胸腺瘤为圆形及卵圆形,边缘光滑。胸腺瘤完全呈囊肿形态为胸腺囊肿。胸腺组织含有大量脂肪组织为胸腺脂肪瘤。

2. 临床表现：约 35% 的胸腺瘤（包括良性和恶性胸腺瘤）可出现重症肌无力症状。

【影像学表现】

1. X 线表现

胸腺瘤多位于前纵隔中部、心脏底部与升主动脉交接部。肿瘤呈圆形或椭圆形，实质性肿瘤较易出现分叶状轮廓。通常向纵隔的一侧突出（图 2-2-53），较大的可向两侧突出。部分囊性胸腺瘤则因液体的重力，使其上部较扁、下部较宽大且较为突出，侧位胸片可表现肿块上缘不清楚、下缘较清楚。侵袭性胸腺瘤边缘不清，可伴心包、胸腔积液表现。

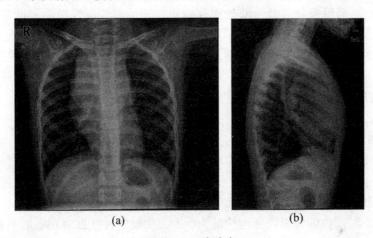

图 2-2-53 胸腺瘤

(a) 胸片正位；(b) 右侧位胸片：右上纵隔阴影增宽，向肺野突出；侧位显示病灶位于前纵隔

2. CT 表现

CT 能更清楚显示胸腺瘤的部位、轮廓、边缘（图 2-2-54），有助于显示瘤内囊变及钙化。侵袭性胸腺瘤边缘不清，邻近结构和胸膜受累，增强扫描肿瘤有不同程度的强化。

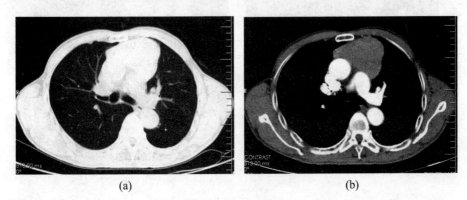

图 2-2-54 胸腺瘤

CT 增强 (a) 肺窗；(b) 纵隔窗：前上纵隔见不规则软组织肿块影，密度均匀，边界清晰，与附近血管分界清晰

3. MRI 表现

胸腺瘤在 T_1WI 上与邻近的正常胸腺组织或肌肉的信号相似，T_2WI 上呈高信号，与脂肪信号相似。MRI 可显示病变的囊变及出血。

【诊断与鉴别诊断】

根据典型的影像表现，本病诊断一般不难，当伴有重症肌无力症状时，诊断更为可靠。

【比较影像学】

对于本病的影像检查，胸片正侧位是首选而常规的检查方法，CT 及 MRI 对诊断与鉴别诊断具有重要价值。

（三）畸胎瘤

畸胎瘤（teratoma）较为常见，其发病率仅次于神经源性肿瘤和胸腺瘤。

【临床与病理要点】

1. 病理改变：畸胎瘤分为囊性畸胎瘤和实质性畸胎瘤。囊性畸胎瘤即皮样囊肿，包含外胚层和内胚层组织。为单房或多房的含液囊肿，囊肿壁为纤维组织。实质性畸胎瘤包括三个胚层的各种组织。畸胎瘤多位于前纵隔中部，向一侧或两侧突出。大的肿瘤可以向后达后纵隔。

2. 临床表现：肿瘤较大者可有压迫症状，病灶与支气管发生瘘时，可咳出毛发样、钙化物等。

【影像学表现】

1. X 线表现

肿瘤多位于前纵隔，呈圆形或椭圆形，或呈大分叶状。肿瘤轮廓一般清楚光滑，密度不均匀，含脂肪组织多的部位密度较低，软骨组织可出现斑点和不规则的钙化影，囊肿壁可出现弧线形钙化。肿瘤内的骨影或牙齿状影为畸胎类肿瘤的特征性表现。肿瘤破入支气管可并发肺内感染。

2. CT 表现

可显示肿瘤的囊性区域、脂肪组织、软组织影和钙化。部分病例可显示骨质和牙齿影（图 2-2-55）。

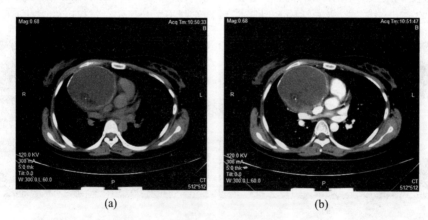

图 2-2-55　畸胎瘤

(a) CT 平扫；(b) CT 增强：右前中纵隔见较大类圆形囊性占位灶，囊壁厚薄不均匀，囊内见点状钙化及脂肪密度阴影，囊壁的弧线形钙化，附近大血管受压、移位

3. MRI 表现

可显示囊性变及脂肪信号，但不均匀。

【比较影像学】

对于本病的影像检查,胸片是首选检查方法,CT及MRI对诊断与鉴别诊断具有重要价值。

(四) 淋巴瘤

淋巴瘤(lymphoma)为恶性肿瘤,包括何杰金病和非何杰金病,以何杰金病多见。本节主要涉及发生在纵隔的淋巴瘤。

【临床与病理要点】

1. 病理改变:纵隔的淋巴瘤通常累及多组淋巴结。何杰金病病灶中可以见到R-S细胞。

2. 临床表现:主要为发热和浅表淋巴结肿大。

【影像学表现】

1. X线表现

上纵隔向两侧显著增宽,轮廓清楚而呈波浪状,密度均匀(图2-2-56)。侧位胸片见肿瘤位于中纵隔上中部,即气管及肺门区,肿块边界不清楚。前纵隔胸骨后和气管旁淋巴结也常被侵及,表现为胸骨后的圆形或椭圆形阴影。淋巴瘤侵犯心包产生心包积液。瘤组织可向肺内浸润,形成线状及细小结节影。

2. CT表现

显示肿大的淋巴结可位于血管前或气管旁。血管前淋巴结位于头臂血管前、主动脉弓及上腔静脉前,为圆形、椭圆形或不规则肿块。增强扫描有轻度均匀强化,可与明显强化的血管区分(图2-2-57)。

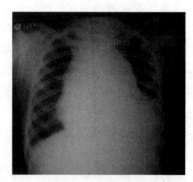

图2-2-56 纵隔淋巴瘤
胸片正位显示中上纵隔向两侧增宽,轮廓清楚,密度均匀

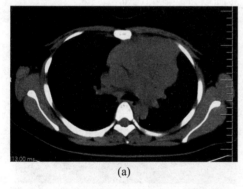
(a)

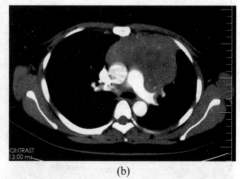
(b)

图2-2-57 纵隔淋巴瘤
(a) CT平扫纵隔窗;(b) CT增强:前中纵隔见较大不规则肿块,密度欠均匀,增强后轻度强化,与血管间分界不清

3. MRI表现

MRI所见与CT相似。MRI由于流空效应,无需注射对比剂即可区分肿瘤与血管结构。

【诊断与鉴别诊断】

本病出现典型表现,结合临床,诊断不难。应与结节病、淋巴结结核及肿瘤的淋巴结转移鉴别。结节病以双侧肺门淋巴结肿大为主,纵隔淋巴结可肿大或不肿大。纵隔淋巴结结核最多见于右侧气管旁淋巴结,其次为隆突下淋巴结,偶尔也见到两侧气管旁淋巴结均显著肿大,甚似淋巴瘤,结核常见钙化,增强扫描多呈环形强化。转移性淋巴结肿大多有原发病灶,常见于原发灶一侧的肺门和气管旁淋巴结。

【比较影像学】

对于本病的影像检查,胸片是首选检查方法,CT 具有诊断价值,MRI 对鉴别诊断具有重要意义。

(五) 神经源性肿瘤

神经源性肿瘤(neuragenic neoplasm)分为良性及恶性。良性肿瘤有神经鞘瘤、神经纤维瘤和节细胞神经瘤。恶性肿瘤包括恶性神经鞘瘤、节神经母细胞瘤和交感神经母细胞瘤。

【临床与病理要点】

1. 病理改变:神经源性肿瘤主要发生在后纵隔。有的神经源性肿瘤呈哑铃状生长,部分肿瘤位于脊柱旁,另一部分通过椎间孔进入椎管内,并使椎间孔扩大。

2. 临床表现:由于脊髓受压而引起神经症状。患者可伴有其他部位的多发性神经纤维瘤。

【影像学表现】

1. X 线表现

肿瘤多位于后纵隔脊柱旁,常呈圆形、椭圆形或呈较长的扁圆形,紧贴于脊柱旁。肿瘤边缘光滑,密度均匀。少数肿瘤可有斑点状钙化。肿瘤可压迫邻近椎体或肋骨引起骨质缺损,哑铃状的肿瘤可使椎间孔受压扩大。

2. CT 表现

肿瘤位于后纵隔,为圆形、类圆形或哑铃状,边缘光滑(图 2-2-58)。少数肿瘤有低密度囊变及高密度钙化。有的病例可见椎间孔扩大或肿瘤对胸椎的侵蚀。

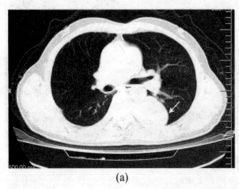 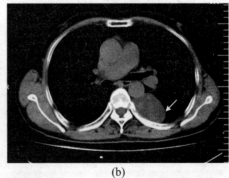

图 2-2-58 纵隔神经鞘瘤

CT 平扫(a) 肺窗;(b) 纵隔窗:左侧后纵隔见类圆形肿块,密度均匀,边缘光滑(↑)

3. MRI 表现

可准确地显示肿瘤的大小及形态,确定肿瘤是否侵入椎管及对神经根、硬膜囊和脊髓的压迫。肿瘤多呈软组织信号,增强扫描肿瘤不同程度强化。

【诊断与鉴别诊断】

根据典型影像表现结合临床,本病诊断不难。有时需与椎旁脓肿和脊膜膨出鉴别。

【影像学表现】

平片是首选方法，CT可进一步确诊，MRI有利于鉴别诊断。

(六) 纵隔囊肿

常见的纵隔囊肿有淋巴管囊肿、支气管囊肿、食管囊肿及心包囊肿等。

【临床与病理要点】

1. 病理改变：淋巴管囊肿为单房或多房囊肿，或为海绵状淋巴管瘤，囊肿内壁为内皮细胞。气管囊肿内壁为支气管黏膜上皮，囊内为黏液样液体，通常为单房。食管囊肿来自胚胎期前肠，囊肿的壁包含黏膜层、黏膜下层和肌肉层，黏膜层的细胞可以和消化管的黏膜相同。心包囊肿的内壁为单层的间皮细胞，外层为疏松的结缔组织，囊内含澄清的液体，囊肿通常为单房。

2. 临床表现：一般无症状，囊肿较大者可引起压迫症状。

【影像学表现】

1. X线表现

X线表现为纵隔阴影增宽，多为一侧限局性突出，呈圆形或椭圆形，边缘光整，密度均匀一致(图2-2-59)。

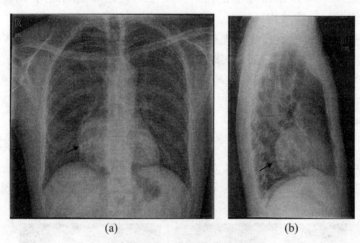

图 2-2-59 心包囊肿

(a) 胸片正位显示与右心缘重叠的圆形阴影；(b) 右侧位显示与心后缘重叠的密度均匀、边缘清楚的圆形阴影(↑)

2. CT表现

为圆形、椭圆形或不规则形态的肿块，轮廓清楚光滑，也可有部分轮廓较模糊和不规则，水样密度，CT值为0～20 HU，增强扫描无强化。淋巴管囊肿位于前纵隔的上中部者较多，也可位于前纵隔的下部。气管囊肿位于气管分叉以上的气管周围。食管囊肿位于后纵隔前部、食管旁。心包囊肿大多位于心膈角区，右侧较左侧多见。

3. MRI表现

对囊肿诊断优于CT，囊肿多为长T_1、长T_2信号，增强扫描无强化。MR有助于显示病变与大血管的关系。

【诊断与鉴别诊断】

根据典型影像表现结合临床，对各种囊肿诊断一般不难。

【比较影像学】

纵隔囊肿的 X 线、CT 和 MR 表现相似，CT、MRI 对病变位置及来源判断具有重要价值。

十五、膈肌病变

膈肌病变有主动脉裂孔、食管裂孔及腔静脉裂孔三个裂孔。另有四个膈孔，两个在前称为前下肋胸骨间隙，两个在后称为胸腹裂孔，是膈的薄弱环节，仅有疏松结缔组织构成，也是膈疝的好发部位。

(一) 胸腹裂孔疝

胸腹裂孔疝(pleuro-peritoneal hiatus hernia)属于膈疝的一种，是指腹腔脏器和结构通过膈肌进入胸腔内的疾病，可分为先天性的和后天性的；外伤性的和非外伤性的；嵌顿性的和滑动性的。

【临床与病理要点】

1. 系婴儿最常见的先天性膈疝，也可由外伤引起。
2. 病理改变：胸腹裂孔在胚胎时是开放的，出生时为结缔组织封闭，闭合不全可引起膈疝，多发生于左侧，胃肠、脾脏均可疝入。
3. 临床表现：小的胸腹裂孔疝可无任何临床症状，常在体检时偶然发现。大的胸腹裂孔疝由于心肺受压而导致呼吸、循环障碍，出现胸闷、气急、心率加快和发绀。同时出现胃肠道症状，如腹胀及吞咽困难等。胃肠道梗阻时可出现呕吐。

【影像学表现】

1. X 线表现

患侧胸部密度增高，范围取决于疝入脏器的多少。如有胃肠道疝入则密度不均匀，其内可见不规则气体影，有时可伴有气液平面。消化道钡餐造影可明确有无胃肠道疝入(图 2-2-60)。纵隔向健侧移位。患侧膈面部分或完全不能显示。小的胸腹裂孔疝主要表现为膈顶后方局限性凸出影。

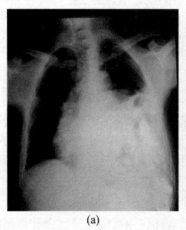 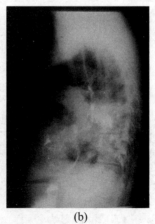

(a)　　　　　　　　(b)

图 2-2-60　左侧胸腹裂孔疝

(a) 胸片正位(吞钡后)；(b) 胸片侧位(吞钡后)：显示左下肺野致密阴影内见肠管结构

2. CT表现

可显示经膈疝入胸腔的内容物。增强检查更易明确疝入胸腔的脏器(图2-2-61)。MPR可显示膈肌缺损的部位。扫描前口服阳性对比剂更有利于明确胃肠道的疝入。同时可观察肺受压导致肺的膨胀不全。

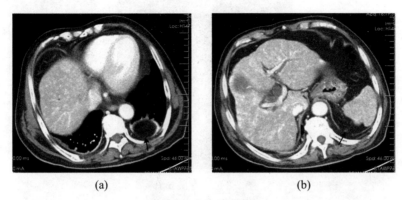

图 2-2-61　胸腹裂孔疝

CT增强(a)、(b)不同层面扫描:左侧膈上见类圆形脂肪密度影(↑),自腹腔疝入,可见左侧膈肌断裂缺口影(↑)

3. MRI表现

多平面成像能了解疝的结构特征。

【诊断与鉴别诊断】

胸腹裂孔疝为最常见的先天性膈疝,根据影像学表现结合临床,诊断不难。需要与肺部炎症或肿瘤鉴别。

【比较影像学】

X线可以作出初步诊断,消化道造影可明确有无胃肠道的疝入。CT能鉴别疝入的内容物的结构。MPR能显示膈的缺损部位,但不作为常规检查手段。

(二) 膈膨升

膈膨升(diaphragmatic eventration)系指膈因先天性发育不良,膈肌变薄而上抬、向胸腔凸起。

【临床与病理要点】

1. 发病原因:① 膈的发育异常;② 膈神经损伤;③ 腹内压突然升高。

2. 病理改变:膈膨升分为局限性与弥漫性两种,多位于一侧。局限性以右侧多见,弥漫性以左侧多见。

3. 临床表现:膈膨升可发生于任何年龄,以中老年男性多见。大多无明显症状,如果膈升高至第三前肋水平及以上时,可出现呼吸困难、胸痛、上腹部胀痛不适、食欲不振;新生儿可出现呼吸困难、发绀。

【影像学表现】

1. X线表现

(1) 局限性膈膨升:右膈前内方半圆形密度增高影向胸腔膨出,吸气时明显,呼气时变低,密度均匀,边缘光整。

（2）一侧膈膨升：表现为① 膈位置升高，形态大致正常；② 膈活动减弱或消失，甚至出现矛盾运动；③ 心脏受压移位（图2-2-62）；④ 邻近肺膨胀不全；⑤ 如左膈面抬高牵拉胃而导致胃扭转。

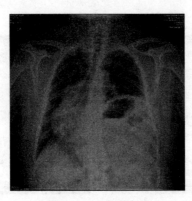

图 2-2-62　左膈膨升
左膈升高，纵隔向右移位

2. CT 表现

膈膨升无需作 CT 检查，但怀疑膈下病变时可行 CT 进一步检查。

【诊断与鉴别诊断】

局限性膈膨升影像学表现典型，诊断不难。弥漫性膈膨升主要表现为膈位置的升高，并可伴活动受限或消失，甚至矛盾运动，一般不难诊断。有时需要与膈麻痹、膈疝鉴别。膈麻痹时膈的升高不明显，但矛盾运动幅度很大。

【比较影像学】

一般 X 线胸片即可诊断。观察是否有矛盾运动，应结合胸部透视。CT 扫描可鉴别是否有膈下病变。

（侯书法　陈方满）

第三章 循环系统

心血管疾病种类繁多,只是受检查方法的限制,人们曾经对其认识有限。随着影像学技术的不断发展和进步,许多心血管疾病能够得到及时准确的诊断,患者的治疗和预后也得到了极大改善。毫无疑问,影像学检查在心血管疾病的诊治中具有重要作用。

第一节 影像检查技术

一、X线检查

(一) 胸部透视

为传统的常规检查方法,可观察心脏与大血管的搏动,目前已不单独使用。

(二) 心脏摄片

可以初步观察心脏形态,估计各房室大小,评估肺血多少,并间接反映心功能情况(图3-1-1)。

(三) 心血管造影检查

能显示心脏房室和大血管的内部结构。它属于创伤性检查,目前主要用于复杂性先心病、冠状动脉检查及介入治疗,但目前仍是先天性心脏病复杂畸形及冠心病诊断的"金标准"。

二、CT检查

常规CT对显示心包积液、增厚、钙化有一定帮助,但只有MSCT才具有较大价值,能显示心脏大血管轮廓及其与纵隔内器官、组织的毗邻关系(图3-1-2)。对比剂的应用及心电门控的应用可提高心脏CT检查的价值和准确性(图3-1-3)。

三、MRI检查

MRI高度的软组织分辨力及类似超声任意层面的扫描特点使其能够对心内结构和功能进行全面评估。可反映解剖及形态学的改变并可评估心功能、心肌灌注、心肌活性等情况。心脏MRI电影、MRA技术发展迅速,特别是对比剂增强的磁共振血管造影(CE-

MRA)临床应用广泛,基本上可与 DSA 技术相媲美,适合大血管、头臂动脉、髂股动脉、肾动脉等检查(图 3-1-4)。

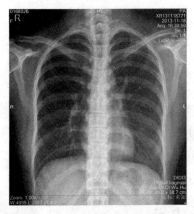

图 3-1-1　正常心脏(正位)

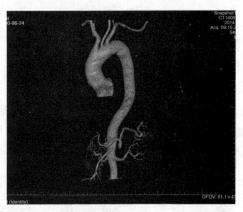

图 3-1-2　CTA 示正常胸主动脉及主要大血管分支(见彩图)

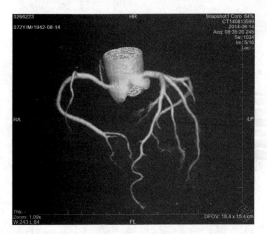

图 3-1-3　正常冠状动脉 CTA(见彩图)
冠状动脉 CTA 显示走行、形态自然,管壁光整

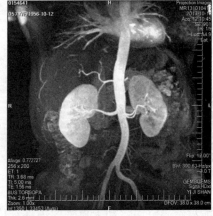

图 3-1-4　MRA 示正常腹主动脉及其主要分支
MRA 示正常所见的腹主动脉及主要大的血管分支

第二节　常见疾病

一、风湿性心脏病

风湿性心脏病(rheumatic heart disease,RHD)包括急性或亚急性风湿性心肌炎及慢性风湿性瓣膜病。前者为风湿热累及心脏,影像学改变无特异性;后者为急性期后遗留下来的心脏病变,在心脏瓣叶交接处发生粘连,瓣口缩小,加之腱索纤维化、短缩与腱索间粘连,加重了瓣膜的狭窄,可发生于任何瓣膜,以二尖瓣狭窄最为常见,并伴有关闭不全,其次为主动脉瓣损害。

(一) 二尖瓣狭窄

二尖瓣狭窄(mitral stenosis, MS)约占风湿性心脏病的40%,常合并有二尖瓣关闭不全。绝大多数二尖瓣狭窄的病因为风湿性,其他原因引起的二尖瓣狭窄十分少见,包括先天性、急性感染性心内膜炎、系统性红斑狼疮、类风湿性关节炎等。根据二尖瓣口缩小程度MS可分为三度:① 轻度:瓣口面积1.5~2.0 cm²;② 中度:面积小于1.5 cm²;③ 重度:面积小于1.0 cm²。MS致肺静脉血流回流受阻,引起左心房和肺静脉压升高,随之左心房扩张和肺淤血,之后出现肺循环高压,最终导致右心衰竭;长期二尖瓣狭窄,左心室血流量减少,左心室及主动脉都可有萎缩改变;血流潴留在左心房,可在左心房和左心耳内产生血栓,可引起脑栓塞和其他部分栓塞。

【临床与病理要点】

本病多发生于20~40岁,女性略多。轻度MS时,无明显症状,失代偿时出现症状并逐渐加重,仅有活动后心慌、气短和乏力。重度者症状加重,并可出现咯血、夜间阵发性呼吸困难、肝大和下肢水肿等。主要体征为心尖区舒张期隆隆样杂音。

【影像学表现】

1. X线表现

平片检查,典型二尖瓣狭窄的心影呈"二尖瓣型",左心房增大、肺淤血、肺动脉段突出及不同程度的右心室扩大,左心室及主动脉球相对较小(图3-2-1)。MS平片的左心房增大是MS定性诊断最重要的X线征象;二尖瓣钙化是直接征象,肺淤血程度能反映二尖瓣口狭窄程度,重者可发生肺循环高压。

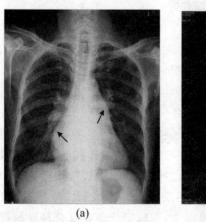 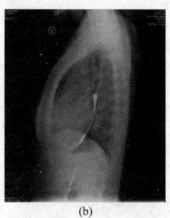

图3-2-1 二尖瓣狭窄
(a) 正位:梨形心,右心缘出现双房影(↑),主动脉段突出(↑),主动脉球
相对较小;(b) 左侧位:左心房受压,心后食管前间隙存在

2. CT表现

平扫可识别二尖瓣或左心房壁钙化、肺静脉高压所致的间质性改变;左心房血栓是二尖瓣狭窄的重要并发症,可脱落导致体循环栓塞,故检出左心房有无血栓意义重大;增强扫描可显示左心房、右心室增大及左心房内继发性血栓等,表现为均匀低密度或混合密度的充盈缺损,但不能显示瓣膜受损的情况。电影观察显示瓣膜的运动受限及瓣口狭窄,可计算瓣口面积及反流量,但不能直接显示瓣膜的关闭不全。

3. MRI 表现

常规 SE 序列可显示各房室的大小及心腔内血栓。MRI 电影可显示二尖瓣狭窄的形态及严重程度，心室舒张期可见左心房喷射血流，于二尖瓣口下方引起信号缺失。

4. 心血管造影表现

本病一般不需造影检查，左心室造影表现为舒张期二尖瓣口可见类圆形的充盈缺损，重症者可见"喷射征"。房颤合并陈旧性附壁血栓者，冠状动脉造影时有时候可见对比剂在左心房内溢出称之为"烟雾征"，是左心房附壁血栓的特征性表现。

【诊断与鉴别诊断】

肺淤血、左心房、右心室增大，伴有不同程度的肺循环高压是 MS 常见的 X 线征象，结合病史以及心尖部典型的舒张期隆隆样杂音，绝大多数患者可作出 MS 的诊断。超声心动图检查则能够对本病直接作出诊断。

【比较影像学】

本病的 X 线片表现为肺淤血、左心房及右心室增大，平片诊断不困难，具有一定的价值，但早期诊断并不容易。超声诊断的价值很大，有相当的特异性。CT 和 MRI 可作为补充检查方法。

（二）二尖瓣关闭不全

单纯风湿性二尖瓣关闭不全（mitral insufficiency, MI）极少见，主要与 MS 损害并存，除此之外二尖瓣关闭不全多为继发性或腱索、乳头肌断裂所致。二尖瓣关闭不全致左心房的容量负荷加重，引起左心房壁增厚和心房腔扩大，左心室接受肺循环回流血量和进入左心房的反流血量，容量负荷加重，最终导致左心衰竭。

【临床与病理要点】

早期时，临床上虽有相应的体征，但无明显症状，失代偿时表现为心悸、气短、左心衰竭症状，主要体征为心尖区收缩期吹风样杂音并向腋下传导。

【影像学表现】

1. X 线表现

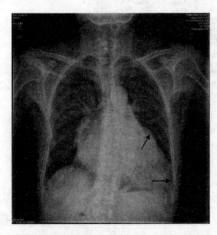

图 3-2-2 二尖瓣关闭不全
心脏正位显示心脏呈"梨形心"，左心房、左心室增大（↑），主动脉球相对较小

二尖瓣关闭不全的典型 X 线平片表现为左心房、左心室增大，以扩张为主，心室收缩期左心房有扩张性搏动，肺淤血程度较轻，无明显肺循环高压征象（图 3-2-2）。中度 MI，左心房和左心室见不同程度增大，但肺野清晰或仅有轻度肺淤血；重度 MI，左心房和左心室明显增大，二者增大程度一致；风湿性心脏病 MS 和 MI 常常并存，以 MS 为主时表现为肺淤血和肺循环高压，心影呈"二尖瓣普大型"；以 MI 为主时表现为左心房和左心室扩大，左心房增大往往达中度以上。

2. CT 表现

常规 CT 可显示左心房、左心室扩大，电影观察瓣膜的运动情况，显示瓣膜的形态和活动程度，故对瓣膜狭窄和关闭不全的定性、定量准确性较高。

3. MRI 表现

SE 序列可直接显示左心房、左心室大小及心腔内的血栓。MRI 电影收缩期左心房内及瓣口后可见反流所致的低信号血流束,可评估其反流量,轻度者局限于左侧心房心室瓣口区,重度者则可延伸至左心房后壁。

4. 心血管造影表现

目前很少应用 X 线心血管造影来诊断瓣膜关闭不全;左心室造影可见对比剂逆流入左心房;根据对比剂进入左心房数量可估计 MI 程度。左心房密度增高或部分充盈为轻度,左心房迅速全部充盈为重度,两者之间为中度。

【诊断与鉴别诊断】

左心房、左心室增大较明显而肺静脉高压不显著为 MI 基本表现。对比起来肺淤血或肺循环高压征象明显而心脏增大不显著者多见于 MS。MS 合并关闭不全者,X 线征象两者兼之,但常常以一种改变为主,应全面分析,综合判断。

【比较影像学】

本病的 X 线片表现为肺淤血、左心房及左心室增大,结合临床,平片可以作出诊断,但早期诊断并不容易。超声具有一定的诊断价值。CT 和 MRI 可作为补充检查方法。

二、冠状动脉硬化性心脏病

冠状动脉硬化性心脏病(coronary atherosclerotic heart disease)指冠状动脉硬化使血管腔阻塞,导致心肌缺血、缺氧而引起的心脏病,它和冠状动脉功能性改变(痉挛)一起统称冠状动脉性心脏病(coronary heart disease),简称冠心病,亦称缺血性心脏病(ischemic heart disease),是由冠状动脉狭窄及心肌缺血两部分组成的。

【临床与病理要点】

1. 病理改变:轻度管腔狭窄,无明显临床症状;中度狭窄心脏负荷增加时,临床表现为心绞痛;重度冠状动脉狭窄或闭塞,可发生心肌梗死。

2. 临床表现:心绞痛、心肌梗死、心力衰竭和冠状动脉性猝死等。

【影像学表现】

1. X 线平片表现

大部分冠心病 X 线片可正常,平片无法定性诊断,但对显示继发心肌缺血和心肌梗死的肺淤血、肺水肿、预后评估及并发症如室壁瘤及鉴别诊断等仍有意义。急性心肌梗死往往以肺泡性肺水肿为突出表现,伴不同程度左心室扩大(图 3-2-3)。

2. 冠状动脉 DSA 表现

(1) 基本征象为管壁不规则、管腔内不同程度充盈缺损。易发生出血及血栓形成导致急性心肌梗死。

(2) 以狭窄或阻塞为主,偶有扩张。狭窄分度:管腔内径<50%、50%~74%、75%~90%和100%分别为轻、中、重度狭窄和阻塞,重度狭窄和阻塞常伴有不同程度侧支循环形成(图 3-2-4)。

(3) 受累血管可单支亦可多支,受累血管长短不一,或弥漫或局限,前降支近心段最常受累。

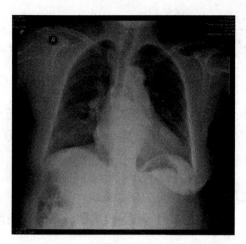 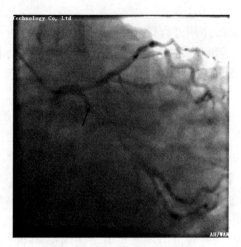

图 3-2-3　冠状动脉硬化性心脏病
心脏正位显示左心室增大

图 3-2-4　冠状动脉硬化性心脏病
DSA：显示前降支近段不规则狭窄（↑）

(4) 狭窄近段血流缓慢，狭窄远端显影和廓清时间延迟。左心室造影不可或缺，左心室射血分数是反映左心室整体(泵)功能的一项重要而常用的指标。当冠心病发生心肌缺血或心肌梗死甚至有室壁瘤时，常可见不同程度左心室扩大以及室壁节段运动异常，后者包括运动减弱、消失和矛盾运动等。

DSA 是诊断冠心病、判断冠状动脉狭窄程度的"金标准"。但是其具有一定创伤性，无法了解管壁结构和粥样硬化斑块性质，无法提供心肌灌注、心肌代谢及组织活性等病理和生理信息。

3. CT 表现

(1) 平扫：可显示冠状动脉钙化，随着技术和设备的完善，主要应用 MSCT，可显示冠状动脉管腔狭窄和分析左心室整体和节段功能，包括左心室收缩/舒张末期容积、射血分数及心肌重量等。

(2) 冠状动脉 CTA：主要用于冠心病早期筛查、支架或搭桥术后随访等，目前尚无法全面取代 X 线冠状动脉造影。可多视角观察管腔且能显示管壁结构及斑块特征（图 3-2-5，图 3-2-6）。但对中重度冠状动脉狭窄包括支架内再狭窄等准确程度的判断有限，尤其是合并严重钙化的病变。

4. MRI 表现

现阶段 MRI 已成为冠心病常规检查技术，其"一站式"扫描能够观察心内结构、心功能、室壁运动状态，显示室壁瘤、心肌缺血和心肌活性等，直接指导临床治疗。

采用 SE 序列 T_1WI 可全面显示心腔形态、大小及室壁厚度。MRI 电影可动态观察左室各个节段的室壁运动状态并计算室壁增厚率及左心室射血分数等。

首过法心肌灌注扫描已开始应用于临床，虽然目前技术仍不成熟，但潜力巨大。

【诊断与鉴别诊断】

冠心病的诊断主要依靠患者的临床表现、心电图及实验室检查，一般不难作出诊断。目前，冠状动脉造影仍是诊断冠心病的"金标准"，还可以同时应用于介入治疗。其应与临床表现相似的急性肺栓塞和主动脉夹层等鉴别。

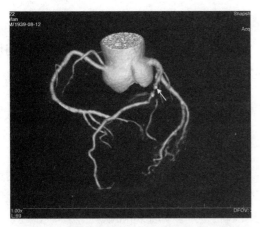

图 3-2-5　冠状动脉硬化性心脏病（见彩图）
CTA-VRT 显示前降支近段混合斑块（↑）

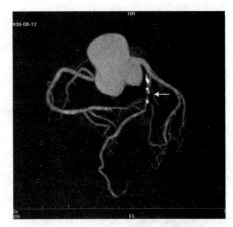

图 3-2-6　冠状动脉硬化性心脏病
CTA-MIP 显示前降支近段混合斑块（↑）

【比较影像学】

本病的 X 线平片无特殊价值。冠状动脉造影有重要的诊断意义，仍是诊断冠心病的"金标准"。MSCT 和 MRI 技术在心脏疾病的无创和微创检查方面正在起着越来越重要的作用，超高速 CT 正在作仿真内镜与定量观察钙化的研究，MRI 检查在评估心肌活性中起到重要作用，指导临床进一步治疗。

三、肺源性心脏病

肺源性心脏病，简称肺心病（cor pulmonale）是指由支气管-肺组织、胸廓或肺血管病变引起肺循环阻力增加，导致肺动脉高压，继而右心室功能和结构发生改变的疾病。

【临床与病理要点】

多为慢性病，原发病以慢性支气管炎并发阻塞性肺气肿最常见，占 80%～90%。临床上主要表现为慢性咳嗽、咳痰、气短、心悸等肺气肿和慢性支气管炎的症状；晚期出现心肺功能不全的表现。

【影像学表现】

1. X 线表现

主要为慢性肺胸疾患、肺动脉高压及右心增大（图 3-2-7）。① 慢性肺胸疾患最常见的是慢性支气管炎和肺气肿，其次是肺结核、胸膜增厚和胸廓畸形等；肺血管病多为肺动脉栓塞、大动脉炎等。② 肺动脉高压表现为右下肺动脉增宽（横径＞15 mm）；中心肺动脉扩张而外围分支细小，即"残根征"；肺动脉段突出。③ 心脏增大主要为右心房室大；可见心缘和肺动脉段搏动增强。

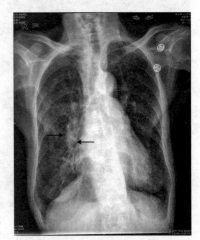

图 3-2-7　肺源性心脏病
心脏呈"梨形"，右下肺动脉增宽（↑）

2. CT 表现

平扫可显示肺胸原发疾患，增强扫描可显示肺动脉高压的变化。对肺动脉血栓栓塞的诊断价值较大,已广泛应用于临床。

3. MRI 表现

T_1WI 能够显示肺动脉高压,右心室肥厚、扩张,右心衰等征象。MRI 电影和对比剂增强的 MRI 血管造影能清楚显示段以上肺动脉内血栓。

4. 肺血管造影表现

能够显示肺血管病如肺动脉血栓栓塞的部位、程度和范围等,目前仍为诊断的"金标准",必要时术前需行心导管检查。

【诊断与鉴别诊断】

由于肺心病是在慢性胸肺疾患或肺血管病基础上发展而来的,因而影像上如在原发慢性疾病基础上出现典型的肺动脉高压、右心肥大的表现,多可作出肺心病的诊断。影像上有时需与可引起肺动脉高压或右心增大的其他心脏病相鉴别。如室间隔缺损、房间隔缺损、先天性肺动脉狭窄和风湿性心脏病二尖瓣狭窄等。

【比较影像学】

X 线平片和 CT 能较好地显示肺部的基础疾病,对肺心病的病因学诊断有较重要的意义。X 线平片、CT、MRI 和超声对肺动脉高压的诊断均有较为特异性的征象。X 线肺血管造影为肺血管病变最可靠的方法,但为有创检查。目前 X 线检查因简单方便、经验丰富、便于动态观察和价格低廉等优点,仍是最基本和最重要的检查手段。

四、高血压性心脏病

高血压性心脏病(hypertensive heart disease)是继发于长期高血压的心脏病变,主要表现为左心室肥厚、扩张,左心功能不全。

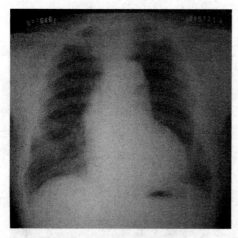

图 3-2-8 高血压性心脏病
左心室增大肥厚及主动脉增宽延长

【临床与病理要点】

主要症状为头痛、头晕、耳鸣、乏力、心悸和失眠等。左心衰时有呼吸困难、端坐呼吸、咯血和心绞痛等。

【影像学表现】

1. X 线表现

可无特征性。早期,X 线平片可无异常;晚期失代偿出现左心功能不全时左心室明显增大并伴有不同程度肺淤血、间质性肺水肿等(图 3-2-8)。左心室段圆隆,胸主动脉迂曲延长,主动脉结突出钙化,构成"主动脉型"心影。

2. CT 和 MRI 表现

CT 增强检查及 MRI 显示左心室径线增大、左心室壁包括室间隔普遍向心性均匀增厚,左心室腔较小,但心室壁心肌密度、信号无异常;升主动脉轻至中度扩张,不累及主动脉窦。电影 MRI 示初期室壁运动增强,晚期心腔扩大、室壁运动减弱,二尖瓣收缩期有反流,提示有相对性二尖瓣关闭不全。

【诊断与鉴别诊断】

临床诊断较容易。X线平片为左心增大,主动脉增宽延长,甚至有左心衰表现。CT和MRI也能显示左心室与主动脉情况,但无特殊意义。本病引起左心室肥厚需与肥厚型心肌病和各种因左心室排血受阻疾病引起的左心室心肌肥厚相鉴别,超声心动图及MRI检查有助于显示特征性改变并作出鉴别。

【比较影像学】

X线平片早期诊断价值有限,当左心室增大明显时有一定意义。超声心动图是测定高血压性心脏病左心室肥厚的首选和最常用的影像学方法,对心功能及血流动力学变化等方面也有作用。尽管CT和MRI在诊断上有一定价值,但目前仍应用甚少。

五、心包炎

心包炎(pericarditis)是由多种因素引起的最常见的心包病变。包括心包积液和缩窄性心包炎。

(一) 心包积液

心包积液(pericardial effusion,PE)是指心包腔内有数量不等的液体。

【临床与病理要点】

1. 发病原因:多种因素包括感染性、非感染性、外伤和肿瘤等均可引起。

2. 分类:当积液量<100 ml时,为少量积液;积液量在100~500 ml之间,为中等量积液;积液量>500 ml,为大量心包积液。

3. 临床表现:急性心包积液由于短时间内心包内压力升高,引起心包填塞,患者可出现休克,甚至猝死。慢性心包积液症状较轻,甚至大量积液达到或超过3000 ml,才出现严重的心包填塞的临床表现。

【影像学表现】

1. X线表现

(1) 少量积液:X线检查常无异常表现。

(2) 中等量积液:心影向两侧普遍扩大,正常弧度消失,呈烧瓶状或球形,肺纹理在正常范围内。卧位心底部阴影增宽,心脏右界向右移位不如直立位时明显。X线透视检查见心脏搏动减弱。

(3) 大量积液:心影呈球形占据两侧胸腔大部(图3-2-9)。

2. CT表现

CT扫描对心包积液敏感,显示积液沿心脏轮廓分布,在心包腔内呈液性低密度带环绕脏层心包,并可根据心包积液的范围和密度作出心包积液的定性、定量诊断(图3-2-10)。

(1) 少量积液:常位于左心室外侧和左心房左侧,形成薄层低密度影。

(2) 中等量积液:积液聚集在左心室外侧、右心房和右心室的外侧和腹侧。

(3) 大量积液:包绕心脏和大血管根部,充满心包腔。

心包积液的CT值在20~40 HU之间,CT值较低者可能是漏出液和乳糜液,CT值偏高者可能为血性或渗出性积液。

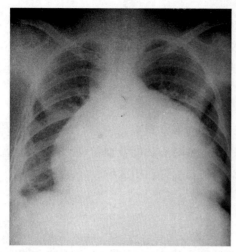

图 3-2-9　心包积液

胸片正位显示心影呈烧瓶状,左右心缘弧度消失

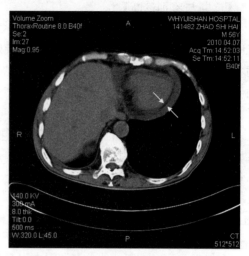

图 3-2-10　心包积液

心包腔内见弧形液体密度影聚集(↑)

3. MRI 表现

显示心包积液的脏、壁层间隙增宽,能作出心包积液半定量诊断,并可依据心包积液的信号强度作出定性诊断。

(1) 少量积液:舒张期测量心包脏、壁层间距为 5～15 mm。

(2) 中等量积液:心包脏壁层间距为 15～25 mm。

(3) 大量积液:心包脏壁层间距>25 mm。

SE 序列 T_1WI 上,浆液性心包积液为均匀低信号,炎性渗出液且蛋白含量高时呈不均匀高信号,血性心包积液呈中等或高信号。T_2WI 上,呈均匀高信号。恶性肿瘤所致的心包积液可呈不均匀中、高混杂信号,并在心包上见小结节影。

(二) 缩窄性心包炎

缩窄性心包炎(constrictive pericarditis,CPC)是指因心包炎症引起心包增厚、粘连而限制心脏活动并导致心功能异常者。

【临床与病理要点】

1. 病理改变:多由急性心包炎迁延而致,心包肥厚、粘连。结核病最常见。

2. 临床表现:主要为心悸、呼吸困难、颈静脉怒张、肝大、腹水、下肢水肿、血压偏低以及脉压差小等。

【影像学表现】

1. X 线表现

心影正常或轻度增大;由于心包增厚粘连,两侧或一侧心缘僵直,各弓分界不清,典型心影外形呈三角形或多边形(图 3-2-11);结核性心包炎特征性表现为心包钙化,呈蛋壳状、带状等,多分布在房室沟、右侧心房心室周围等;心脏搏动减弱,甚至消失;有时可见上腔静脉扩张或肺淤血等,约 1/3 病例有不同程度的胸膜增厚和粘连,并可伴胸腔积液。

2. CT 表现

平扫心包不规则增厚(>4 mm),显著者可达 10 mm 以上,部分可见钙化。CT 增强扫描

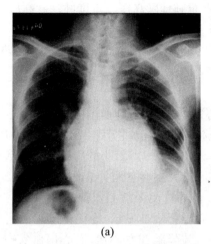
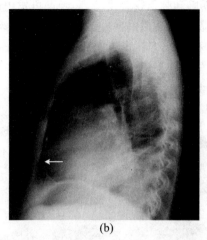

图 3-2-11　缩窄性心包炎
(a) 正位显示心脏呈"梨形"心影,合并左侧胸腔积液;(b) 侧位显示心包膜钙化影(↑)

能够显示继发性心血管形态和功能的改变。如缩窄主要累及右心,则右心房明显扩大;如缩窄主要累及左心,则左心房明显扩大;如缩窄同时累及左右心,则左右心房均扩大。常伴腔静脉、奇静脉扩张,继发性肝脾肿大、腹水和胸腔积液等征象。

3. MRI 表现

除对钙化不敏感外,其他表现类似CT,但 MRI 高的软组织分辨力能够识别心包纤维性增厚。MRI 电影示心室壁运动幅度降低,特别于心舒张期可见变化幅度降低。

【诊断与鉴别诊断】

心包积液和缩窄性心包炎有典型的临床和影像学表现时诊断并不困难。少量心包积液X线平片检查不敏感,但超声心动图、CT 和 MRI 常常可明确诊断。但影像学检查对心包积液的病因和性质判断仍有局限性,需结合临床、实验室检查包括积液的细菌学和细胞学检查等。

【比较影像学】

X线平片和超声心动图是本病的首选检查方法,MSCT 和 MRI 是重要的补充检查手段。CT 平扫即可诊断心包积液,对于少量心包积液难与心包增厚鉴别时,可行增强扫描。MRI 发现少量心包积液敏感,并有助于判断积液的成分。CT 和 MRI 还能发现肝脾肿大、腹水及胸腔积液等继发改变,正起着越来越重要的作用。

六、先天性心脏病

(一) 房间隔缺损

房间隔缺损(atrial septal defect,ASD)是常见的先天性心脏病,女性多于男性。主要病变是在胎儿房间隔发育过程中残留未闭的缺损,根据缺损部位分为Ⅰ孔(原发孔)型和Ⅱ孔(继发孔)型,后者多见。大多数为单孔性,少数为多孔性,亦有呈筛孔状的。

【临床与病理要点】

1. 病理生理:左房血液经房间隔缺损部分流入右心房,使右心房、右心室及肺循环血量增加。早期肺动脉压仅轻度增高,晚期可发生严重肺动脉高压。重度肺动脉高压时,可导致双向分流,甚至出现以右向左为主的分流,临床上可出现发绀。

2. 临床表现:多在青年期才出现症状,可有劳累后心悸、气促,易患呼吸道感染。

【影像学表现】

1. X线表现

典型者心影呈"二尖瓣"型,以右心房、右心室增大为主;肺血增多,肺动脉段突出,透视下出现肺门舞蹈征;主动脉结缩小;左心房、左心室一般不大(图3-2-12)。小的房间隔缺损X线平片上肺血和心脏大小形态无明显改变。

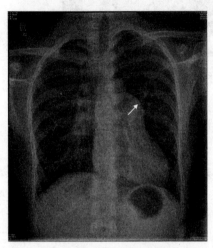

图3-2-12 房间隔缺损
心脏正位显示"梨形"心影,肺动脉段突出(↑),主动脉结缩小,肺血增多

2. 心导管及X线心血管造影表现

右心导管检查显示,导管能够较为容易地经右心房进入肺静脉和左心房,右心房血氧饱和度或血氧含量明显增高。当右心房压力高于左心房时,右心房造影见对比剂自缺损处进入左心房、左心室显影;主肺动脉造影可显示左心房显影后右心房提前显影。

3. CT和MRI表现

单纯房间隔缺损没有必要专门行MRI和CT检查。MSCT和MRI横断位可以显示房间隔的连续性中断,能直接测量缺损大小,但应在连续2个层面或不同扫描角度观察才能确定。电影MRI扫描能清楚显示左向右分流血流喷射的情况,表现在亮白信号的血池内,有起自房间隔缺损处的低信号血流束,根据其面积还可估测分流量。CT和MRI还可清楚显示右心房、室的扩大和肺动脉的扩张等继发性改变。

【诊断与鉴别诊断】

根据典型临床症状、体征、X线平片多可作出房间隔缺损的初步诊断,但对于小缺损或有并存畸形,X线平片确诊有困难。超声心动图对房间隔缺损有肯定的诊断价值,并可提供一定的解剖和血流动力学信息。房间隔缺损有时需与心内型肺静脉畸形引流、单心房、室间隔缺损等鉴别。

【比较影像学】

X线平片简便、易行、无创伤,可同时观察心脏大小、形态及肺部情况,且便于随访和治疗前后对比,是本病的基本检查方法。二维超声心动图结合彩色多普勒及声学造影是诊断房间隔缺损的首选影像学检查方法。X线心血管造影因其创伤性仅在并发某些畸形时使用。MSCT和MRI临床应用越来越多。

(二) 室间隔缺损

室间隔缺损(ventricular septal defect,VSD)是常见的先天性心脏病,发病率占先天性心脏病的20%。

【临床与病理要点】

1. 分型:可分为三种类型:① 膜部或膜周部室间隔缺损,最多见,占VSD的70%~

80%。② 漏斗部间隔缺损,占 VSD 的 20%～30%。它又可分为两个亚型:干下型和嵴内型。③ 肌部缺损,最少见,占 1%～3%。

2. 血流动力学改变:取决于缺损的大小及肺血管阻力。小于 0.5 cm 者为小缺损,0.5～1.0 cm 者为中等大小的缺损,大于 1.0 cm 者为大缺损。如缺损小,分流量小,对心肺功能可无明显影响,预后良好。如缺损大,分流量亦大,可引起肺小动脉功能性或(和)器官性损害,加重肺循环阻力,引起不同程度的肺动脉高压,从而加重右心室的负荷。继发重度肺动脉高压时,可出现右向左分流为主,可出现发绀,出现 Eisenmenger 综合征。

3. 临床表现:常见症状包括心悸、气短、活动受限、反复呼吸道感染等,但一般不影响生长发育。轻者可无自觉症状,重者可发生心衰。

【影像学表现】

1. X 线表现

缺损小、分流量少时心肺可无明显异常改变。中等缺损见肺血多,肺动脉段隆起,心影以左室增大为主,左、右心室均增大。大缺损时典型者心影呈"二尖瓣"型,肺血多和肺动脉段突出,双室大,右心室增大比左心室明显,常伴肺间质水肿及肺泡性水肿(图 3-2-13)。

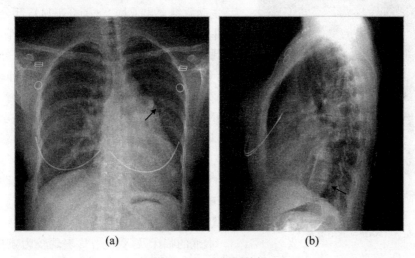

图 3-2-13 室间隔缺损
(a) 心脏正位:显示"梨形"心影,肺动脉段隆起(↑);(b) 左前斜位心脏片显示心后缘与脊柱重叠(↑)

2. CT 和 MRI 表现

CT 和 MRI 很少专门用来直接诊断 VSD。但 CT 增强扫描和 MRI 常规扫描亦可显示室间隔连续性中断以及相应的继发改变如左右室扩大、心室壁增厚和肺动脉扩张等。此外,MRI 电影可显示左右心室间的分流,于心室收缩期见高信号血池中的低信号血流束,常有利于发现小的或多发的 VSD 病变。

【诊断与鉴别诊断】

根据临床症状、体征,结合典型影像学表现,平片可作出室间隔缺损的初步诊断。超声心动图可见室间隔连续中断及相应的血流动力学变化,多可确诊。

【比较影像学】

X 线平片可提示室间隔缺损的诊断,缺损小者可无异常改变,合并肺动脉高压者难以与其他先心病相鉴别,仅能作为初步检查。超声心动图可直接观察缺损的大小、部位及血流动力学变化,是术前诊断的首选方法。在伴发其他复杂畸形时可行 X 线心血管造影检查。CT 诊断对其也有帮助,但目前应用较少,MRI 具有较广阔的应用前景。

(三) 动脉导管未闭

动脉导管未闭(patent ductus arteriosus,PDA)也是常见的先天性心脏病,女性多见,发生率仅次于 VSD。它是指肺动脉与主动脉的交通血管即动脉导管出生后不闭合。

【临床与病理要点】

1. 分型:分为三种类型:① 漏斗型,导管主动脉端较宽,肺动脉端变细,状如漏斗,占 80%以上;② 管型,导管细长如管状;③ 窗型,导管短而粗,形似间隔缺损,最少见。

2. 临床表现:轻者可无症状,重者可出现活动后心悸、气短、反复呼吸道感染等。正常情况下,主动脉压高于肺动脉压,故 PDA 引起连续性左向右分流,久之可发生肺动脉高压。合并重症肺动脉高压者可发生 Eisenmenger 综合征,临床上出现分流性发绀。

【影像学表现】

1. X 线表现

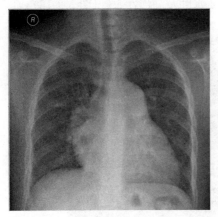

图 3-2-14 动脉导管未闭
左室增大,主动脉结增大

平片见肺血增多、肺动脉段突出、左房左室增大、主动脉结突出或增宽(图 3-2-14),部分病例可有"漏斗征",透视下心脏大血管的搏动增强,甚至出现陷落脉等,为本病典型 X 线征象。PDA 分流量小时可无明显异常改变,分流量大时可发生肺动脉高压。

2. MRI 和 CT 表现

MRI 电影和 CT 增强扫描可直接显示连接降主动脉与肺动脉的 PDA,但临床应用少。

3. 心血管造影表现

主动脉造影弓降部充盈的同时主肺动脉亦显影即可确诊。

【诊断与鉴别诊断】

本症的临床及 X 线平片表现较为典型,但需与房室间隔缺损及心底部左向右分流的其他畸形相鉴别。结合超声心动图、临床体征及 X 线平片,必要时行心血管造影多能作出较准确的鉴别诊断。

【比较影像学】

单纯动脉导管未闭经 X 线平片和超声心动图检查,结合临床资料能作出诊断。由于绝大多数 PDA 采用 Amplatzer 封堵伞实施封堵术,所以术前诊断性 X 线血管造影仍然必不可少。CT 和 MRI 临床应用少。

(四) 法洛氏四联症

法洛氏四联症(tetralogy of fallot,TOF)是最常见的紫绀型先天性心脏病,约占小儿先天性心脏病的第三或第四位。

【临床与病理要点】

1. 病理改变:是一组复杂的心血管畸形:肺动脉狭窄、室间隔缺损、主动脉骑跨和右心室肥厚。

2. 临床表现:主要为发绀,多在出生后 4~6 个月内发生。其他症状和体征包括气喘、乏力、喜蹲踞、杵状指(趾)和发育迟缓等,严重者可有晕厥;听诊于胸骨左缘2～4肋间可闻及较响亮的收缩期杂音,可扪及震颤;肺动脉第二心音减弱或消失;心电图示右室肥厚。

【影像学表现】

1. X线表现

典型TOF表现为心影呈靴形,肺血少,主动脉增宽,心腰部凹陷,心尖圆隆上翘,右心室大(图3-2-15)。若肺动脉高度狭窄接近闭锁时,室间隔缺损较大,其X线表现典型,肺血减少更加明显,且肺野内出现由支气管动脉形成的网状侧支血管影;1/4～1/3患者合并右位主动脉弓。

2. CT和MRI表现

CT和MRI很少专门用来直接诊断法洛氏四联症。MSCT增强扫描结合三维重组可显示主动脉转位和心脏房室的大小及心内各种畸形等直接征象,是一种较好的无创检查手段;MRI能以轴、矢、冠及其他任意角度成像,以常规的SE序列为主,再辅以MRI电影,对心脏的形态变化进行评估。

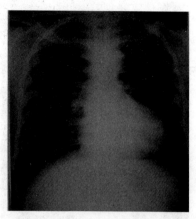

图3-2-15 法洛氏四联症
靴形心影,肺动脉段凹陷,心尖上翘,肺血减少

3. 心血管造影表现

心血管造影是诊断法洛氏四联症最可靠的技术,主要用于显示解剖畸形的细节,为手术治疗提供全面而准确的形态学依据,但是由于超声心动图、MRI等无创技术的广泛应用,目前已不是主要确诊手段。

【诊断与鉴别诊断】

根据典型临床病史、体征、X线平片多可作出法洛氏四联症的初步诊断,超声心动图对法洛氏四联症有肯定的诊断价值,并可提供一定的解剖和血流动力学信息。但需与其他一些合并肺动脉狭窄的紫绀型先天性心脏病鉴别,如右室双出口、大动脉转位、单心室、三尖瓣闭锁及肺动脉瓣闭锁等。

【比较影像学】

经X线平片和超声心动图检查,结合临床资料多能作出法洛氏四联症诊断。X线、心血管造影因其创伤性,仅在并发其他畸形时使用。MSCT和MRI目前应用尚未普及。

七、心肌病

心肌病(cardiomyopathy)指主要侵犯心肌的病变。一般分为原发性和继发性两大类,前者是指原因不明的心肌疾病,主要包括扩张型、肥厚型、限制型。

(一)扩张型心肌病

扩张型心肌病(dilated cardiomyopathy,DCM)亦称充血型心肌病,是原发性心肌病的最终结果,以左心室或双侧心室扩张和收缩功能下降为特征,占原发性心肌病的70%。

【临床与病理要点】

1. 发病年龄:本病可发生于任何年龄,多见于25～50岁,男性多于女性。

2. 病理改变：心脏各房室均扩大，以左心为主，少数可出现室壁增厚。

3. 临床表现：有渐进性呼吸困难和体循环的症状。最突出的症状是进行性加重的左心功能不全、各种心律失常以及继发于心腔内血栓的栓塞。主要体征为心脏增大，多数可听到第3心音或第4心音呈奔马律。

【影像学表现】

1. X线表现

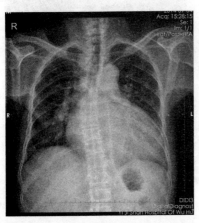

图 3-2-16 扩张型心肌病
心脏正位显示左心缘圆隆，心胸比例增大

平片检查，早期心脏可正常，以后中至高度增大，以左侧心房心室增大为主，其次有右心室增大或双室增大，多呈"普大型"或"主动脉型"（图 3-2-16）；透视下两心缘搏动普遍减弱；约半数有肺淤血、间质性肺水肿等左心功能不全征象。X线无特殊征象，需密切结合临床。

2. CT表现

通过平扫和增强 CT 扫描可直接显示心室腔的大小、形态及肌壁厚度、心肌密度。电影 CT 显示：① 左心室或双侧心室腔扩张，室壁明显变薄；② 心室壁厚度多正常或偏厚，部分可变薄；③ 心肌收缩力普遍减弱，心肌增厚率减低，射血分数减低。

3. MRI表现

MRI 应用心电门控技术，能在任意层面成像，并可附加快速成像电影显示，不用对比剂即可观察 CT 扫描所能显示的各项征象，MRI 可以直接显示心肌形态，根据心腔大小、室壁厚度和心肌信号改变，对心肌的诊断具有较高价值。

【诊断与鉴别诊断】

扩张型心肌病无特征性影像学征象，必须结合临床、心电图及超声心动图检查，在排除其他心脏病的基础上，才能确定本病诊断。需要与冠心病、风湿性心脏病及心包积液等常见心脏病相鉴别。如能结合年龄、性别、病史和临床表现及相关影像学检查则不难鉴别，有时也需与冠心病心肌梗死伴左心功能不全等其他终末期心脏病鉴别。

（二）肥厚型心肌病

肥厚型心肌病（hpertrophic cardiomyopathy，HCM）是以左心室或双心室壁肥厚为特征的一组心肌病，与遗传关系密切，约 1/3 患者有家族史。多见于青少年，占原发性心肌病的 20%。

【临床与病理要点】

1. 发病年龄：好发于 20~39 岁，无明显性别差异。

2. 病理改变：以左心室肥厚为主，心肌可出现广泛纤维化和心室收缩功能减弱。

3. 临床表现：多数患者无症状，有症状者常表现为呼吸困难、气短、心悸、乏力，偶有晕厥，部分病例可发生心力衰竭及猝死。

【影像学表现】

1. X线表现

X线片对 HCM 诊断价值有限，多数心脏不大或有轻度增大，少数呈中等至高度增大，心影多呈"主动脉"型、"主动脉-普大"型或中间型,心脏搏动多数搏动增强,肺血管纹理多数正常,少数有肺淤血改变,重度可有间质性肺水肿。

2. CT表现

需行增强扫描。可准确测定心肌壁的厚度、室间隔和游离壁的比例,并可显示粗大的乳头肌,可显示左心室心肌节段性肥厚(图3-2-17)、心腔大小及心室的运动功能等。近来快速发展的MSCT在心脏上的应用逐渐增多。

3. MRI表现

诊断价值类似超声,但更准确,能够全面显示心肌各节段,能充分显示心肌肥厚的部位、分布、范围及程度,左心室舒张功能受限致室腔缩小或变形,运动幅度有增加。对心尖部HCM的诊断更具优势,其临床价值已充分肯定。

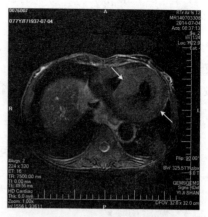

图3-2-17 肥厚型心肌病
MRI横轴位FS-T_2WI见明显增厚的左心室壁及室间隔(↑)

4. 心血管造影表现

此检查不能直接显示心肌本身,一般不用,典型表现是左心室流出道呈"倒锥形"狭窄,这种表现在收缩期晚期及舒张期早期较明显;心脏缩小,可见"砂钟""鞍背"或"芭蕾舞足样"。

【诊断与鉴别诊断】

右心室流出道梗阻的患者具有特征性临床表现,因此诊断并不困难。HCM需要与高血压心脏病、冠状动脉硬化性心脏病、主动脉瓣狭窄或其他导致左心室后负荷增加的疾病相鉴别,后者主要表现为心肌各节段相对均匀的普遍肥厚,因此结合临床一般不难鉴别。

(三)限制型心肌病

限制型心肌病(restrictive cardiomyopathy,RCM)在临床上相对少见,是以一侧或双侧心室充盈受限和舒张期容量降低为特征的心肌病。

【临床与病理要点】

1. 发病年龄:多见于儿童和青少年,非洲湿热地区更为多见。

2. 病理改变:根据受累心室及病变程度不同,本病可分为右心室、左心室及双心室型3个亚型,右心室型主要表现为右心回血受阻。

3. 临床表现:肝大、腹水、颈静脉怒张等;左心室型的临床表现与风湿性心脏病变相似,可有疲倦、乏力、心悸、活动性呼吸困难等症状。双侧心室受累者常以右心室受累表现突出。

【影像学表现】

1. X线表现

(1)右心室型:心脏高度扩大,呈"普大型"或"球形",常伴巨大右心房,似缩窄性心包炎或大量心包积液。

(2)左心室型:似二尖瓣病变,左心房扩大明显,可见明显肺淤血。双室型,心脏多呈中、高度增大,但以右心室损害表现为主。

2. 心血管造影表现

(1)右心室型:典型者右心室流入道和心尖变小,流出道明显扩张,若有三尖瓣大量反流,右心房显著扩大。

(2) 左心室型:心尖圆钝,左心室舒张受限,可有二尖瓣关闭不全,左心房轻中度扩大;双室型两者兼之,以右心室改变为主。

3. CT 和 MRI 表现

CT 和 MRI 表现类似,可以全面观察各房室大小、形态及心肌厚度和密度,MRI 更具有优势,因为其有任意层面扫描的特点;同时,其能够直接定量显示心内膜增厚情况和病变累及的部位,准确测量各心腔及大血管径线,清楚显示心包结构,因此 MRI 可以明确作出限制性心肌病的诊断,并区分亚型。

【诊断与鉴别诊断】

限制性心肌病的临床诊断依靠医学影像学检查,限制型心肌病血流动力学变化及其临床表现与缩窄性心包炎相似,但心包结构正常,而后者的主要特征是心包增厚或伴钙化,CT 和 MRI 诊断价值较大。

【比较影像学】

X 线平片对原发性心肌病诊断价值有限。X 线左心室造影可显示心肌肥厚的主要部位、程度和分布范围,具有相当高的诊断特征性,但是属于有创性检查。超声心动图对原发性心肌病的诊断具有重要价值。MSCT 通过平扫及增强 CT 可直接显示心室腔的大小、形态及肌壁厚度、心肌密度,电影 CT 能直接观察左心室整体收缩功能,对心肌病的诊断较有意义。MRI 是一种新的无创性检查技术,在显示心脏解剖和功能发挥较重要的作用,MRI 可明确作出限制性心肌病的诊断,并区分亚型,对扩张型及肥厚型心肌病也具有一定的诊断价值。

八、肺动脉栓塞

肺动脉栓塞(pulmonary thrombembolism,PTE)是指内源性或外源性栓子栓塞肺动脉或其分支引起肺循环障碍的综合征。并发肺出血或坏死称为肺梗死。肺动脉栓塞是直接威胁患者生命的危重症之一。

【临床与病理要点】

1. 栓子及来源:主要栓子是血栓,其主要是由下肢和盆腔深静脉血栓形成,此外尚有肿瘤栓子、脂肪栓子、羊水栓子、气栓等。

2. 发病过程:大致经过静脉血栓形成、静脉血栓栓子脱落栓塞肺动脉和栓塞后期 3 个病理生理阶段;心肺功能改变的程度决定于肺动脉堵塞的范围、速度、原心肺功能状态及肺血管内皮的纤溶活性等。

3. 临床表现:轻者可无明显改变,重者可导致低氧血症、低碳酸血症、碱血症和肺循环阻力增加、肺动脉高压、急性右心功能衰竭及猝死。

【影像学表现】

1. X 线表现

胸部 X 线平片敏感性及特异性较低。主要表现为区域性肺纹理稀疏、消失,肺透亮度过度增加,未受累肺野纹理增多;当出现肺梗死时,可见基底在胸膜侧,尖端指向肺门的三角形高密度影,陈旧性肺梗死大多表现为纤维条索状阴影。少数患者可见肺动脉高压征象,还有些患者可出现肺部炎症性浸润性阴影,并可有少量胸腔积液和/或胸膜增厚。而临床仍有30%患者胸部X线片表现正常。

2. CT表现

主要依靠CT肺血管成像(CT pulmonary angiography,CTPA),能够准确发现段以上肺动脉内的血栓(图3-2-18),是诊断PTE的首选方法。

(1)直接征象:① 血管内中心性充盈缺损(轨道征);② 血管内偏心性充盈缺损,血栓沿肺动脉内壁分布,为附壁性充盈缺损,好发于血管分叉处;③ 肺动脉分支完全阻塞。

(2)间接征象:① 肺动脉高压,中心肺动脉扩张;② 周围分支纤细,构成"残根征";③ 右心功能不全,心脏增大,患侧膈肌抬高,胸腔积液,胸膜肥厚;④ 由于栓塞区肺灌注不均匀导致相邻肺实质密度不均的"马赛克征",还可以合并肺梗死。

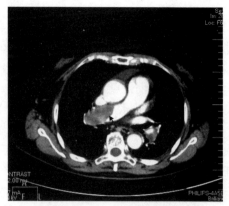

图 3-2-18　肺动脉栓塞
CT增强显示右肺动脉主干充盈缺损(↑)

3. MRI表现

MRI肺动脉造影(MRPA)可以直接显示PTE肺动脉血管腔内的血栓栓子为低信号充盈缺损。其直接征象为轨道征、附壁血栓、完全闭塞、远端分支缺失。间接征象有肺动脉中央血管扩张,远端分支扭曲的肺动脉高压征象;右室增大、胸腔积液等右心功能不全表现和肺动脉瓣关闭不全显示的肺动脉瓣反流表现。

4. 肺动脉造影表现

肺动脉造影是诊断肺动脉血栓的金标准,但属有创检查,有发生致命性或严重并发症的可能,在不考虑血管内溶栓及碎栓等介入治疗的前提下,不作为首选方法。直接征象有肺动脉内造影剂充盈缺损;间接征象有肺动脉造影剂流动缓慢,局部低灌注,静脉回流延迟等。

【诊断与鉴别诊断】

肺动脉栓塞的诊断依据是肺动脉内发现栓子。由于临床表现多样,有时隐匿,缺乏特异性,易与其他疾病相混淆。需与冠心病鉴别,冠心病行冠脉造影可见冠状动脉粥样硬化、管腔阻塞可鉴别。肺动脉栓塞亦需与肺炎鉴别,肺炎有相应肺部和全身感染的表现,抗菌治疗可获疗效。

【比较影像学】

MSCT血管成像能够清楚显示较小血管的栓子,还可检出心肺其他疾病,用于肺动脉血栓的鉴别诊断,MSCT已成为肺栓塞首选的影像学检查方法。作为肺栓塞诊断的传统"金标准",肺动脉造影因属有创检查以及检测外周血管栓子的准确性较低,在应用上已基本被MSCT取代。MRPA对肺段及以上肺栓塞诊断有较好效果,但其对肺段及以下动脉分支的敏感性较低,而且检查时间长,限制了急重症患者的应用。

九、主动脉瘤

动脉瘤(aneurysm)是指动脉壁病变或损伤形成的局限性动脉扩张或膨出。根据形状动脉瘤可分为囊状、梭形和混合型。最常见的病因是动脉粥样硬化,其次为感染、先天性疾病(如马方综合征)、创伤和梅毒等。

【临床与病理要点】

1. 发病年龄:多见于老年人,好发于降主动脉。

2. 病理改变:动脉瘤分为真性和假性两种,前者扩张的动脉瘤壁由内、中、外三层血管壁组织构成;后者是主动脉壁损伤破裂后,在管壁外形成的局限性血肿,继而血肿机化后为纤维组织包裹而形成瘤壁。

3. 临床表现:较小动脉瘤可无自觉症状,当瘤体较大压迫或侵犯邻近器官时,才出现临床症状。主要症状有疼痛,当动脉瘤破裂时疼痛加剧,呈撕裂样或刀刺样,可并发休克;巨大动脉瘤体表可触及搏动性肿块,听诊可有杂音和震颤;压迫邻近结构可引起相应的临床表现,如压迫气管、支气管可引起咳嗽和呼吸急促等。

【影像学表现】

1. X线表现

诊断价值有限。主要表现为纵隔影增宽或形成与主动脉相连的局限性包块影(图3-2-19);透视下瘤体有扩张性搏动;瘤壁见斑点状、条状高密度钙化影;瘤体压迫邻近器官产生相应的X线征象,如压迫气管、支气管、食管而引起移位、管腔狭窄,压迫周围骨质结构产生骨质缺损等。

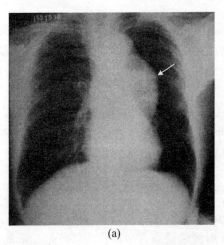 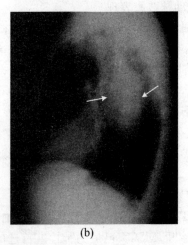

(a) (b)

图 3-2-19 主动脉瘤

(a)正位胸片;(b)左侧位胸片:显示降主动脉呈梭形扩张(↑)

2. X线血管造影表现

DSA一直是诊断本病的"金标准",可直接显示瘤内状况,也可良好地显示动脉瘤的部位、形态、大小、范围、分支血管有无受累等,但不能显示瘤壁结构且具有创伤性。主要有以下征象:

(1) 与主动脉同时显影,瘤囊内有对比剂充盈。梭形动脉瘤表现为主动脉局部向周围呈梭形扩张;囊状动脉瘤的典型表现为主动脉一侧呈囊袋状向外突出,可为宽基底或一个"窄颈"附着于主动脉;混合型动脉瘤多在梭形瘤样扩张的基础上并存囊状膨出,有时梭形和囊状动脉瘤可发生于主动脉相邻的两段。

(2) 瘤囊内如有对比剂外溢弥散到邻近组织,为动脉瘤外穿破裂。

3. CT表现

随着CT成像技术的发展,CT血管成像(CT angiography,CTA)通过多种后处理方法能准确、立体、直观地反映动脉瘤的形态、部位、大小、范围及与周围结构的关系,已成为显示主动脉病变的最常用检查方法。

(1) 主要征象:① 管腔局限性扩张:呈梭形或(和)囊状扩大,胸主动脉局部管径大于4 cm,腹主动脉局部管径大于3 cm,或大于邻近主动脉管径的1/3(图3-2-20)即可诊断;② 附壁血栓形成:增强图像上表现为扩张的管腔周围新月形、环形低密度影,陈旧血栓内可见点状、条状高密度钙化;③ 周围性瘤壁钙化:平扫可见主动脉瘤壁周边的斑点状或弧形高密度影,增强扫描见钙化灶位于附壁血栓的外周;④ 主动脉瘤破裂:增强扫描表现为瘤腔内对比剂外溢,聚集在破裂处主动脉周围。

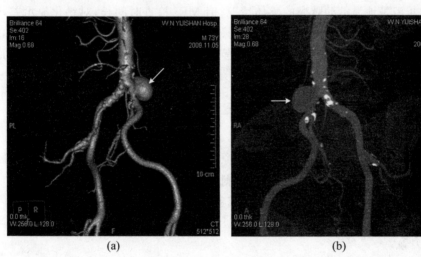

图3-2-20 主动脉瘤(见彩图)
(a) CTA-VR图像;(b) CTA-MIP图像:显示主动脉分叉处囊状突出(↑)

(2) 术前、术后评估:MSCTA能准确地评价瘤体的位置、类型、形态、长度及最大宽径、近端和远端瘤颈的长度及宽径、管壁厚度、是否累及大分支动脉,这对于选择内支架及进行腔内隔绝术有十分重要的意义;CTA还作为动脉瘤腔内隔绝术后的随访手段,评估和显示动脉瘤的术后变化情况、支架形态及是否合并并发症。

4. MRI表现

主动脉瘤的MR征象类似于CT扫描,无需对比增强SE序列即可全面显示瘤腔、瘤壁及其与周围组织结构的关系及血流动态变化,通过三维成像有利于显示主动脉瘤的形态、大小、类型、病变的纵行范围、瘤壁、附壁血栓及瘤体与主动脉主支的关系。但是对周围性瘤壁钙化的显示不如CT敏感。MRI电影可观察局部血流变化和解剖细节。CE-MRA几乎可与DSA相媲美，直接指导临床治疗。主要征象：① 管腔局限性梭形或（和）囊状扩张，瘤腔多有流空效应，巨大者还可出现血流涡流信号伪影；② 合并附壁血栓时，瘤壁多呈较明显的偏心性增厚。

【诊断与鉴别诊断】

主动脉管腔局限性梭形或（和）囊状扩张，胸主动脉大于4 cm，腹主动脉大于3 cm，或大于邻近主动脉管径的1/3即可诊断动脉瘤。

部分假性动脉瘤与真性囊状动脉瘤在形态上表现相似，需要鉴别。假性动脉瘤瘤体常较大，瘤壁较厚、不规则，瘤腔较小，瘤体与主动脉之间可见一狭颈相通；真性动脉瘤为血管壁的局部外膨，瘤腔常较大，瘤壁较厚，有附壁血栓的囊状动脉瘤，内壁一般较规则。

如囊状动脉瘤体横断位未切到与主动脉相连的部位，可出现类似主动脉夹层的两个腔，应在其上下扩大范围扫描，再结合冠状位或矢状位重组多可鉴别。

【比较影像学】

对于本病的检查与诊断，MSCTA已成为首选的影像学检查方法，CTA结合多种后处理可清晰、直观、立体地显示动脉瘤的解剖细节及其分支血管是否受累情况，并能对动脉瘤术前、术后进行评估，CTA的缺点是无法反映血流动力学改变。MRI作为一种无创检查，与CTA一样也可清楚地显示动脉瘤的整体情况，但MRI检查时间长，对钙化显示差，装心脏起搏器及植入金属支架患者不可行MRI检查。DSA一直是血管病变检查的金标准，但不能显示动脉壁及其病变和周围组织结构，而且是有创检查，检查费用昂贵，不宜作为动脉瘤的常规检查手段，通常在介入治疗时进行。

十、主动脉夹层

主动脉夹层（aortic dissection）是指各种原因导致主动脉内膜破裂或中膜弹力纤维层病变，血液进入内膜下、中膜内，导致中膜撕裂、剥离形成双腔主动脉的情况。多数在主动脉壁内可见两个破口，一个为入口，一个为出口；或多处破口，少数没有破口，为主动脉壁内出血。常见病因是结缔组织病的中膜囊性坏死、高血压、主动脉粥样硬化、妊娠、先天或遗传性心血管病及机械力等。

【临床与病理要点】

1. 发病年龄：好发于50~70岁，男性多于女性。

2. 病理改变：按Debakey分型分为3种：Ⅰ型，夹层广泛，破口位于升主动脉，延伸至降主动脉以远，占26.2%；Ⅱ型，夹层和破口均局限于升主动脉，约占10.8%；Ⅲ型，破口位于左锁骨下动脉以远，约占63%，病变仅累及胸主动脉者为Ⅲa型，同时累及腹主动脉者为Ⅲb型。

3. 临床表现：多数表现为突发的剧烈疼痛，如撕裂或刀割样，并向背部或腹部放射，严重者可发生休克；少数不明显。

【影像学表现】

1. X线表现

诊断价值有限。主要表现为主动脉和（或）纵隔明显增宽；主动脉外形不规则，局部可隆起；少数患者主动脉壁内膜钙化内移；X线透视见主动脉有强烈冲击样局限性搏动；可有气管、食管的移位；心影增大。

2. X 线血管造影表现

是确诊本病的可靠方法，曾有"金标准"之称，行胸主动脉造影可观察夹层范围和病变全貌。对比剂在真腔通过主动脉管壁内破口喷射、外溢或壁龛样突出；当对比剂进入假腔后，在真假腔之间有一条线状或带状透亮影，即内膜片，有时见充盈缺损，为附壁血栓；真腔光滑稍窄或歪曲，假腔密度不均，上宽下窄，管壁不规则；有时主动脉真腔显影，假腔不显影，致"主动脉壁"(假腔+动脉壁)增厚，超过 5 mm；导管走行异常(图 3-2-21)。

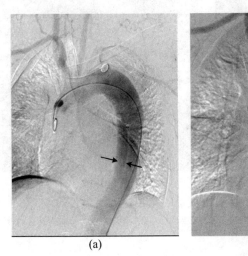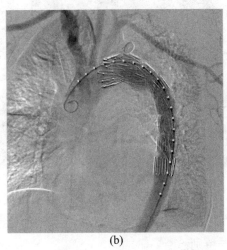

图 3-2-21　胸主动脉夹层
(a) DSA 显示主动脉真假腔(↑)；(b) DSA 显示胸主动脉夹层支架术后

3. CT 表现

增强扫描对本病的诊断具有重要价值，尤其是 MSCT 的应用使本病显示更为清楚、全面(图 3-2-22)。主要征象：① 可清楚显示撕脱的主动脉内膜片，增强扫描见内膜片为一条略呈弧形的低密度线状影，是本病最具特征性的诊断依据之一。② 证实并区分主动脉真假腔的存在。增强扫描真假腔可同时显影，或假腔显影与排空较真腔稍延迟。时间-密度曲线显示假腔对比剂峰值时间滞后。③ 主动脉内膜钙化斑内移及内膜破口的显示。内膜钙化斑距主动脉壁外缘距离大于 5 mm 有诊断意义。④ 假腔内可见新月形或弧形不强化的附壁血栓形成。⑤ 可见胸腔、纵隔及心包积液或积血等其他征象。

CTA 各种图像后处理技术能明确显示主动脉夹层的病变范围、真假腔的形态、内膜撕裂的部位、有无主动脉周围血肿，并准确进行分型。

4. MRI 表现

MRI 检查具有横断、矢状、冠状及斜位多平面、多参数成像的能力，无需使用对比剂即可全面观察病变类型、范围、解剖形态及血流动态变化。主要征象：① 受累主动脉扩张，形成双腔(即真假腔)，通常真腔受压窄小，血流速度快，呈低信号或无信号；假腔多宽大，血流较慢，呈高信号或等信号。② 内膜片显示：SE 序列 T_1WI 上，内膜片表现为双腔之间的中等信号线状影，横断面上呈弯曲或直线状，冠、矢状面内膜片呈螺旋状走行。③ 内膜破口、再破口的显示：MRI 较 CT 容易显示破口或再破口，即内膜片不连续。内膜近端的撕裂称为破口,而更远端的撕裂称为再破口。④ 假腔内血栓的显示。⑤ 主动脉主要分支受累情况:MRI 显示头臂动脉的敏感性较高,优于 CT,较 X 线血管造影略差,能明确分支是否受累,分支开口于真腔或假腔。⑥ 主动脉破裂:MRI 对亚急性或慢性纵隔血肿、胸腔积血和心包积血有特征性表现。

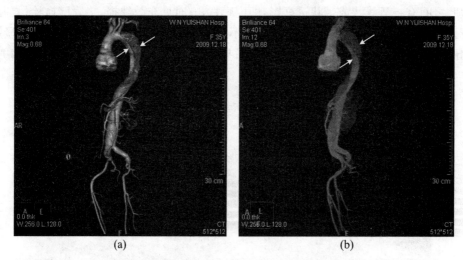

图 3-2-22　主动脉夹层(见彩图)
(a) CTA‐VR 图像;(b) CTA‐MIP 图像;显示真假腔(↑)(自主动脉弓开口至右侧髂总动脉)

【诊断与鉴别诊断】

主动脉扩张、形成真假两腔,两腔间见移位的内膜片,即可确诊主动脉夹层。

主动脉夹层在 X 线平片上表现为纵隔影增宽时,需与纵隔肿瘤相鉴别,进一步行 CT 或 MRI 检查可作出鉴别诊断。主动脉夹层假腔内充满血栓时,需与梭形动脉瘤附壁血栓相鉴别,前者病变范围较长,后者范围小;前者常见钙化的内膜内移,后者动脉壁钙化位于血管的边缘。

【比较影像学】

主动脉夹层 X 线胸片征象对于诊断有重要提示意义,但诊断价值不大。X 线血管造影曾被认为是主动脉夹层最可靠的诊断方法,也是外科制订手术计划前必须进行的检查方法,但有创且无法显示血管壁结构为其不足。CT 平扫即可显示主动脉真假腔,注射对比剂增强扫描,特别是 MSCTA 结合各种重组成像技术,可清晰显示真假腔及内膜片、病变范围、分型和附壁血栓等,结果优于 X 线血管造影,是一种全面、安全、无创的诊断方法,在临床上应用广泛。MRI 无射线辐射,不用对比剂即能直接显示血管及内部结构,但成像时间较长,难以用于急诊患者,不能用于有幽闭恐惧症、装有心脏起搏器和其他体内装有金属物的患者。

十一、下肢动脉粥样硬化

下肢动脉粥样硬化症(lower limb arteriosclerosis obliterans,LLASO)属于全身性动脉粥样硬化的一部分,是造成下肢动脉疾病(peripheral arterial disease,PAD)最主要的原因。多数认为下肢动脉粥样硬化是动脉内膜退行性改变,病变动脉增厚、变硬、伴有粥样斑块和钙化。主要累及股浅动脉、髂总动脉,后期可延及胫前、胫后及腘动脉等远端大分支动脉。

【临床与病理要点】

1. 发病年龄：好发于 45 岁以上男性，临床上认为与吸烟、高血压、糖尿病等因素密切相关。

2. 病理改变：下肢动脉粥样硬化常累及弹性及大中等肌性动脉，受累动脉病变从内膜开始，血中脂质在动脉内膜沉积，巨噬细胞及 T 淋巴细胞聚集，引起内膜纤维性增厚及粥样斑块形成。由于在动脉内膜积聚的脂质外观呈黄色粥样，因此称为下肢动脉粥样硬化。在斑块形成过程中平滑肌细胞由中层向内膜移行、增殖，之后纤维组织增生及钙质沉着并有动脉中层的逐渐蜕变和钙化，出血及血栓形成，当病变继续发展时，则该动脉供应的组织或器官出现慢性缺血性症状。

3. 临床表现：早期症状不明显，最常见的症状为跛行，常伴有皮肤苍白、趾端凉、肢端麻木、肌肉萎缩、足背动脉搏动减弱或消失等，缺血严重时还可发生肢端溃疡和坏疽。

【影像学表现】

1. X 线血管造影表现

动脉血管数字减影造影(DSA)是最为可靠的诊断依据，能准确显示下肢动脉粥样硬化症血管狭窄的部位、程度、侧支循环、血流动力学的变化。

2. CT 表现

CTA 和 MIP 可显示病变血管广泛不规则狭窄、扭曲、僵硬(图 3-2-23)。血管壁不规则增厚，可见突入腔内的斑块组织，以及单发、多发或是弥漫分布于下肢动脉的不规则钙化，腘动脉以上的闭塞常伴有细小的侧支循环形成。

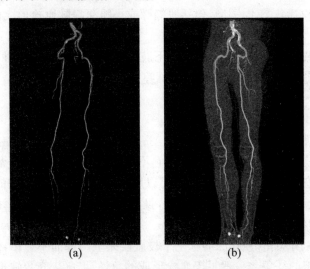

图 3-2-23　下肢动脉粥样硬化(见彩图)

(a) CTA–VR 图像；(b) CTA–MIP 图像；显示双下肢动脉广泛分布、不规则狭窄与钙化

3. MRI 表现

3D–DCE MRA 能清楚显示粥样硬化斑块，表现为管壁斑块样充盈缺损；管腔狭窄，连续性差，部分可见侧支血管形成；血管因腔内阻力大而显影淡。管壁毛糙，血管延长迂曲，因迂曲程度不同动脉可呈"圆弧形"或"弹簧样"。

【诊断与鉴别诊断】

慢性下肢缺血的原因除了下肢动脉粥样硬化外还有动脉炎。血栓闭塞性脉管炎多见于青壮年，动脉造影可见动脉呈节段性狭窄，病变近、远端动脉光滑、平整、无扭曲。多发性大动脉炎多见于年轻女性，病变活动期有发热和血沉增快等现象，以上两种动脉炎可根据发病年龄、部位及造影所见与下肢动脉粥样硬化症相鉴别。

【比较影像学】

DSA能够反映血管的动态信息，对细小的血管也能很好显示。但它无法显示管壁结构，且对斑块性质难以确定。CTA发现动脉远端病变的能力优于常规血管造影，并能显示钙化斑块及血管周围情况，诊断的敏感性和准确性很高，但其X线辐射剂量大。MRA检查可良好地显示血流及血管壁，确诊率高。

十二、下肢深静脉血栓

下肢深静脉血栓（deep venous thrombosis，DVT）又称下肢深静脉血栓形成，是指血液在深静脉腔内不正常凝结，阻塞静脉腔，导致静脉回流障碍。最常见于腓静脉，但也可发生于近端静脉如腘静脉、股静脉、髂静脉。如果不治疗，20%～30%的腓静脉血栓可向近端延伸。其所导致的两个主要后果是肺栓塞和静脉炎后综合征。静脉损伤、血流滞缓及高凝状态是形成深静脉血栓的三大因素。外科手术和创伤是DVT最常见的诱因。

【临床与病理要点】

1. 病理改变：DVT依据急性期血栓形成的解剖部位分为：① 中心型，即髂-股静脉血栓形成，左侧发病多于右侧；② 周围型，包括股静脉或小腿深静脉血栓形成；③ 混合型，即全下肢深静脉血栓形成。

2. 临床表现：患者急性期主要表现为全下肢明显肿胀、剧痛、代偿性浅静脉曲张及不同程度的全身反应；严重者也可引起强烈的动脉痉挛而导致股青肿。但是有一部分患者并无明显症状。

【影像学表现】

1. 数字减影血管造影（DSA）表现

DSA目前仍然是诊断DVT的金标准。它不仅可以有效地判断有无血栓，清楚显示血栓的位置、范围、形态和侧支循环情况，而且可以用来判断其他检测方法的诊断价值，并且同时进行介入治疗。但其有创并有一定危险性，且不能区分引起血管狭窄的原因是管内或管外因素，也不能与健侧比较。

主要征象为：① 闭塞和中断，深静脉主干被血栓完全堵塞而不显影，或出现造影剂在静脉某一平面突然受阻的征象。一般见于血栓形成的急性期。② 充盈缺损，主干静脉腔内持久的、长短不一的圆柱状或类圆柱状造影剂密度降低区域，是静脉血栓的直接征象，为急性深静脉血栓的诊断依据。③ 再通，静脉管腔呈不规则狭窄或细小多支状，部分可显示扩张，甚至扩张扭曲状。一般见于血栓形成的中后期。④ 侧支循环形成，邻近阻塞静脉的周围有排列不规则的侧支静脉显影。

2. CT表现

多层螺旋CT血管成像（MSCTA）近年被广泛应用于下肢静脉系统。可利用CT肺动脉成像联合间接法CTA（CT pulmonary artery/CT angiography，CTPA/CTA）进行肺动脉、下腔静脉、盆腔和下肢静脉成像,同时评价肺动脉系统和下肢静脉系统(图3-2-24)。

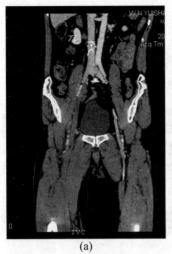 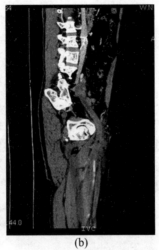

图3-2-24　下腔静脉支架植入术后改变
(a) CT冠状面重建;(b) CT-CPR重建:显示右侧髂腰肌内侧髂血管走行区转移性淋巴结肿大压迫右侧髂静脉及股静脉且致血栓形成

(1) 直接征象:① 深静脉及部分下腔静脉内对比剂充盈缺损;② 下肢静脉血栓的远端出现特征性的"指环征",即在深静脉内对比剂呈环状充盈、中心为未充填对比剂的血栓尾部;③ 静脉血管腔较正常增粗。

(2) 间接征象:① 完全堵塞或部分堵塞的深静脉远端;② 周围表浅静脉出现扩张。

3. MRI表现

磁共振静脉显像(MRV)对近端主干静脉(如下腔静脉、髂静脉、股静脉等)血栓的诊断有很高的准确率,与下肢静脉顺行造影相比较,MRV为无损伤检查方法,无造影剂过敏及肾毒性等副作用,图像甚至更清晰。缺点是检查费用较昂贵,某些下肢骨骼中有金属固定物,或装有心脏起搏器的患者无法行MRV检查。

MRI具有很高的软组织对比度,可以反映组织的特征和成分变化,因此,MRI可以直接显示血栓,并能反映血栓的新旧。但是血栓形成后将经历一系列的变化,一些成分的变化会影响血栓的MRI信号。

【诊断与鉴别诊断】

一侧肢体突然发生肿胀,并伴有胀痛、浅静脉扩张,都应怀疑下肢深静脉血栓。根据患者的临床表现、影像学检查及实验室检查,一般不难作出诊断,但须与其临床表现相似的下肢淋巴水肿和全身性疾病等鉴别。

【比较影像学】

DSA检查能准确显示部位,但因有创性检查,应用将会限制。彩色多普勒超声检查对血栓的检测有较高的敏感性和特异性。MSCTA具有良好分辨力。

(俞咏梅)

第四章 乳　　腺

乳腺疾病是妇女常见病、多发病，其中半数以上为乳腺肿瘤。乳腺影像学检查技术包括X线摄影、超声、MRI和CT等。乳腺影像学检查的价值在于检出病变并对其进行诊断及鉴别诊断，对乳腺癌进行分期，治疗后随诊，间接评估肿瘤的生物学行为及其预后。目前乳腺影像学检查主要以X线摄影及超声检查为主，两者结合是目前国际上广泛采用的检查方法，被认为是乳腺癌影像检查最佳的黄金组合。MRI为继两者之后的重要补充检查，而CT检查则较少应用。

第一节　影像检查技术

一、X线检查

1. 乳腺X线摄影

是临床应用最广泛的软X线技术，即40 kV以下管电压产生的X线。乳腺常规X线摄片应包括双侧乳腺以利于对比，通常以内外侧斜位（mediolateral oblique，MLO）和头尾位（craniocaudal，CC）（图4-1-1），辅以局部压迫点片及全乳或局部压迫放大摄影等。乳腺投照的原则是使可触及到的病变尽可能完全地包括在胶片内，且使病变尽可能贴近胶片。

2. 乳腺导管造影

适用于有乳头溢液的患者。为经乳腺导管在乳头的开口注入对比剂，使乳腺导管显影的X线检查方法。通过造影可发现乳腺导管内的病变，显示导管有无阻塞、侵蚀及扩张等。

二、CT检查

乳腺CT检查主要有平扫及增强扫描。检查时患者取俯卧位，以胸腹托垫分别托起胸腹部，双乳自然下垂于胸腹托垫组成的空隙中，为排除臂部干扰，嘱患者两臂前伸，对于俯卧位病灶显示不清或年老体弱者，亦可以仰卧位为辅助体位。扫描范围上界包括腋窝，下界达乳房下缘。

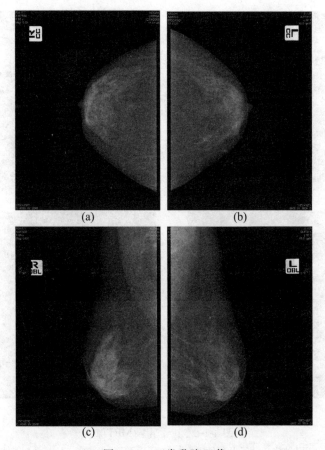

图 4-1-1　正常乳腺 X 像
(a) 右侧乳腺 CC 位；(b) 左侧乳腺 CC 位；(c) 右侧乳腺 MLO 位；(d) 左侧乳腺 MLO 位

三、MRI 检查

MRI 应用于乳腺主要采用乳腺专用线圈、相控阵线圈、512×512 高分辨矩阵。平扫及增强扫描，体位采用俯卧位，头先进，双臂弯曲前伸支撑身体伏于乳腺线圈和坡垫上，身体长轴与床面长轴一致，使患者体位舒适。乳腺应悬垂于线圈内，不应受到任何挤压。常规扫描方位：轴位和矢状位。成像序列包括常规的自旋回波序列（spin echo,SE）、短 T_1 反转恢复序列（short T_1 inversion recovery,STIR）（即脂肪抑制），可根据需要增加弥散加权成像（diffusion weighted imaging,DWI）（图 4-1-2）、氢质子磁共振波谱（^{1}H magnetic resonance spectroscopy,^{1}H - MRS）。

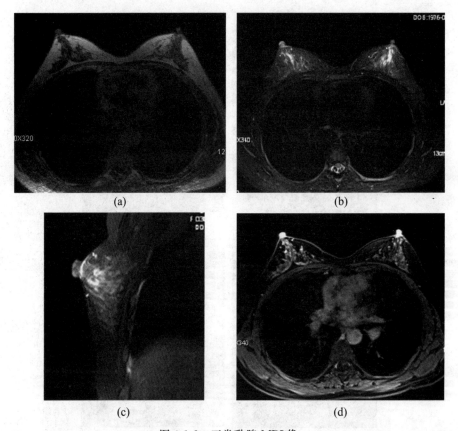

图 4-1-2　正常乳腺 MRI 像
(a) T_1WI 轴位；(b) T_2WI 压脂轴位；(c) T_2WI 压脂矢状位；(d) 增强扫描轴位

第二节　常见疾病

一、乳腺感染性疾病

常见的乳腺感染性疾病包括急性乳腺炎(acute mastitis)、慢性乳腺炎(chronic mastitis)和乳腺脓肿(abscess of breast)。乳腺炎多见于产后哺乳期，尤其是初产妇更多见，少见于青春期和绝经后。急性乳腺炎具有典型的症状及体征，很少需行影像学检查。

【临床与病理要点】

1. 致病菌：常为金黄色葡萄球菌，少数为链球菌。

2. 病理改变：感染初期以渗出、组织水肿为主，病理学表现腺体组织中存在大量中性粒细胞浸润。炎症可累及一个、几个腺小叶或全部乳腺组织。

3. 临床表现：急性乳腺炎初期可无全身反应，严重时可有寒战、高热，患侧乳腺肿大，表面皮肤发红、发热，并有跳痛及触痛，常伴有同侧腋下淋巴结肿大、压痛。若治疗不及时，可形成慢性乳腺炎或乳腺脓肿。少数乳腺脓肿则来自囊肿感染。

4. 实验室检查：常有白细胞总数及中性粒细胞数增高。

【影像学表现】

1. X 线表现

(1) 急性乳腺炎常累及乳腺的某个区域或全乳，表现为片状致密影，乳腺小梁增粗，边缘模糊，结构扭曲，血供增加，患处皮肤水肿、增厚，皮下脂肪混浊及出现粗大的网状结构。

(2) 慢性乳腺炎病变多较局限，呈致密影，皮肤增厚亦较局限且轻微。有些病例并有多发且大小不等的脓肿，根据脓液成分不同所表现的密度有所不同，可呈类圆形低、中或高密度灶，边界清晰或部分清晰(图 4-2-1)。

(3) 脓肿破溃后可造成皮肤窦道，X 线上表现为局限性皮肤缺损，亦可因纤维瘢痕而造成皮肤增厚、凹陷等改变。

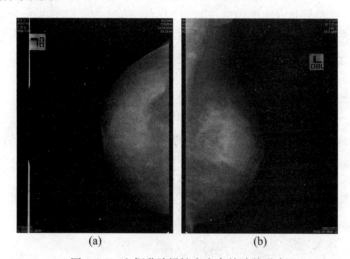

图 4-2-1 左侧乳腺慢性炎症合并脓肿形成
(a) 左乳：CC 位；(b) 左乳：MLO 位：显示左乳外上象限局限性致密，部分边缘清楚

2. CT 表现

(1) 急性乳腺炎与 X 线表现大致相同，增强 CT 检查病变区常呈轻至中度强化。

(2) 慢性乳腺炎 CT 表现为边界较清晰的局限性致密影，皮肤增厚亦较轻微。

(3) 乳腺脓肿在 CT 平扫上表现为类圆形、边界清晰或部分清晰的低或中等密度灶，脓肿壁密度较高。增强后脓肿壁表现为厚薄一致或不一的环状强化，中心脓液部分无强化。若脓腔内有气体，则可见更低密度区或气液平面。当慢性脓肿的脓肿壁大部分纤维化时，则强化较轻。

3. MRI 表现

(1) 急性或慢性乳腺炎在 T_1WI 上表现为片状低信号，T_2WI 上呈高信号，且信号强度不均匀，边缘模糊，皮肤水肿、增厚。增强 MRI 检查常表现为轻至中度强化，且以延迟强化为主。

(2) 乳腺脓肿在 MRI 上表现较具特征，T_1WI 上表现为低信号，T_2WI 上呈中等或高信号，边界清晰或部分清晰，壁较厚，增强后与 CT 强化表现基本相同。

【诊断与鉴别诊断】

急性乳腺炎根据病史、典型症状及体征,临床上不难作出诊断,当部分急性乳腺炎与炎性乳腺癌鉴别时,需行影像学检查。两者的鉴别要点是:① 炎性乳腺癌患者多无发热和白细胞数升高,疼痛亦不明显;② 炎性乳腺癌 X 线上常表现为乳腺中央部位的密度增高,乳晕亦因水肿而增厚,皮肤增厚则多以乳房下部明显;③ 炎性乳腺癌增强 MRI、CT 检查通常表现为快速明显强化;④ 炎性乳腺癌抗生素治疗后短期复查无明显变化,而急性乳腺炎经 1~2 周治疗可很快消散。

乳腺脓肿形成后需与良性肿瘤和囊肿鉴别。乳腺脓肿在 MRI 或 CT 上具有特征性表现,可显示脓肿壁较厚,增强后呈环状强化,而囊肿壁一般无强化。DWI 检查,乳腺脓肿与良性肿瘤或囊肿表现不同,脓液的 ADC 值较低,而良性肿瘤和囊肿 ADC 值较高。

【比较影像学】

对于乳腺炎患者,由于 X 线投照中需对乳房施加一定的压迫,除增加患者痛苦外,还可能促使炎症扩散,故对急性乳腺炎患者应尽量避免 X 线检查。对于少数为鉴别急性乳腺炎与炎性乳腺癌而需作 X 线摄影的患者,应注意轻施压,适当增加千伏和毫安秒以获取足够的穿透力。MRI 检查无需压迫,可作为首选检查方法。

二、乳腺增生

乳腺增生是乳腺组织在雌、孕激素周期性作用下发生增生与退化的过程,并非炎症性或肿瘤性疾病,大多数情况下都是乳腺组织对激素的生理性反应,而不是真正的病变。仅少部分可能属于病变,其中出现非典型增生或发展成原位癌,甚至最终演变成为浸润性乳腺癌,但其过程并非呈线性进展。

【临床与病理要点】

1. 发病年龄:多为 30~40 岁,可单侧或双侧,多为双侧。

2. 病理改变:一般组织学显示乳腺组织增生和退变为特征,伴有上皮和结缔组织的异常组合,包括囊性增生(cystic hyperplasia)、小叶增生(lobular hyperplasia)、腺病(adenosis)和纤维性病(fibrous disease)。其中囊性增生病包括囊肿、导管上皮增生、乳头状瘤病、腺管型腺病和大汗腺样化生,它们之间存在一定关系,可同时存在。

3. 临床表现:乳房胀痛和乳腺内多发肿块,症状常与月经周期有关。

【影像学表现】

1. X 线表现

(1) 乳腺内局限性或弥漫性片状、棉絮状或大小不等的结节状阴影,边界不清(图 4-2-2)。

(2) 反复增生退化交替的过程中,可出现组织退化、钙盐沉积,表现为边界清晰的点状钙化,大小从微小钙化至直径 0.2~0.4 cm,轮廓多光滑、清晰,单发、成簇或弥漫分布,若钙化分布广泛且比较散在,易与恶性钙化区别,若钙化较局限而成簇,则易被误诊为恶性钙化。

(3) 当小乳管高度扩张时可形成囊肿,大多微小囊肿在 X 线上无法显示。少数囊肿较大时 X 线表现为圆形或卵圆形,密度较纤维瘤略淡或近似的阴影,单发或多发,边缘光滑、锐利,局限性或弥漫性遍布全乳(图 4-2-3)。极少数病例因囊内含乳酪而呈低密度影。乳腺囊肿如有钙化多表现为囊壁弧线样钙化。

2. CT 表现

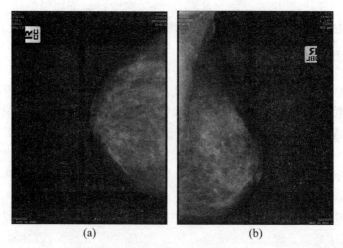

图 4-2-2 乳腺小叶增生
(a) 右侧乳腺 CC 位;(b) 右侧乳腺 MLO 位:显示右侧乳腺弥漫性结节状增生

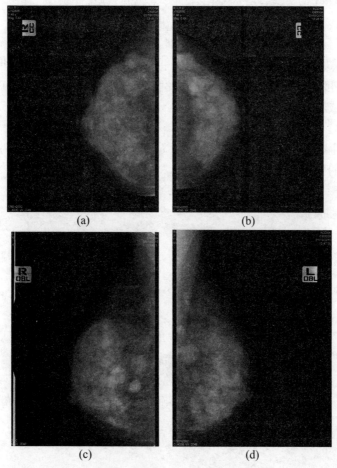

图 4-2-3 显示双侧乳腺小叶增生伴多发囊肿形成
(a) 右侧乳腺 CC 位;(b) 左侧乳腺 CC 位;(c) 右侧乳腺 MLO 位;(d) 左侧乳腺 MLO 位

可见乳腺组织增厚,呈片状或块状多发致密影,密度略高于周围腺体,在增厚的组织中可见条索状低密度影。当有囊肿形成时,表现为圆形或椭圆形水样密度区,密度均匀,无强化。

3. MRI表现

增生的导管腺体 T_1WI 表现为低或中等信号,与正常乳腺组织信号相似;在 T_2WI 上,信号强度主要依赖于增生组织内含水量,含水量越多,信号强度越高。动态增强检查,多数病变表现为多发或弥漫性斑片状或斑点状轻至中度渐进性强化,强化程度通常与增生的严重程度成正比,严重时强化表现可类似乳腺恶性病变,应注意鉴别。

【诊断与鉴别诊断】

乳腺增生的诊断要点是:① 患者多为 30~40 岁,病变常为两侧多发,乳腺胀痛和乳腺内肿块在月经前期明显;② X线和CT上多表现为弥漫性片状或结节状致密影;③ 动态增强 MRI 或 CT 增强病变多表现为缓慢渐进性强化,随时间的延长,强化程度和范围逐渐增加或扩大。

局限性乳腺增生需与乳腺癌鉴别:局限性增生常无血供增加、皮肤增厚等恶性征象,且增生多为双侧。MRI增强检查有助于两者的鉴别,局限性乳腺增生的信号强度多表现为缓慢渐进性强化,而乳腺癌则呈快速明显增高且快速减低表现。

囊性增生需与良性肿瘤如多发纤维瘤鉴别:囊性增生病一般为双侧发病,较密集的多发大囊肿,可依据其边缘的特征性弧形压迹而有别于多发纤维瘤;孤立的囊肿多呈圆形或卵圆形,边缘光滑而密度较纤维瘤略淡;边缘弧形钙化亦为囊肿的特征X线表现,而纤维腺瘤的钙化呈粗颗粒状或融合状,位于肿块内。

【比较影像学】

对于乳腺增生,常规X线检查即可诊断。MRI检查有助于局限性增生与乳腺癌、囊性增生与良性肿瘤的鉴别诊断。

三、乳腺纤维腺瘤

乳腺纤维腺瘤(fibroadenoma)是最常见的乳腺良性肿瘤,可见于一侧或两侧,可单发或多发。

【临床与病理要点】

1. 发病年龄:多发生在 40 岁以下妇女。

2. 病理改变:组织学上以纤维组织为主要成分,也可以腺上皮为主要成分,多数肿瘤以纤维组织为主要改变。纤维腺瘤是由乳腺纤维组织和腺管两种成分共同构成的良性肿瘤。

3. 临床表现:一般无自觉症状,常为偶然发现的乳腺肿块,少数可有轻度疼痛,为阵发性或偶发性,或在月经期明显。触诊时多为类圆形肿块,质地实韧,表面光滑,边界清楚,活动度好,与皮肤无粘连。

【影像学表现】

1. X线表现

(1) 通常表现为圆形或卵圆形肿块,亦可呈分叶状,直径多在 1~3 cm 之间,边缘光滑,密度近似正常腺体,肿块周围可见晕圈征,为肿块周围被推压的脂肪组织(图 4-2-4)。

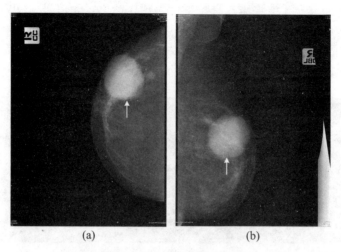

图 4-2-4 右侧乳腺纤维腺瘤
(a) 右侧乳腺 CC 位；(b) 右侧乳腺 MLO 位：显示右侧乳腺外上象限边缘光滑的圆形致密阴影(↑)

（2）部分纤维腺瘤可见钙化，钙化可位于肿块的边缘或中心，呈蛋壳状、粗颗粒状、树枝状或爆米花样，钙化可逐渐发展，相互融合而成为大块状钙化或骨化，占据肿块的大部或全部（图 4-2-5）。

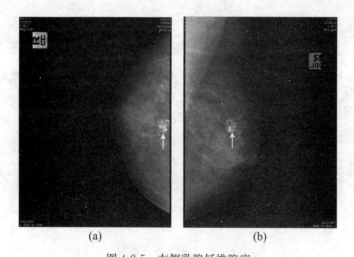

图 4-2-5 右侧乳腺纤维腺瘤
(a) 右侧乳腺 CC 位；(b) 右侧乳腺 MLO 位：显示右乳内上象限圆形影伴钙化(↑)

2. CT 表现

CT 平扫与 X 线表现一致，当肿瘤发生于致密型乳腺内时，密度与腺体组织近似，CT 平扫常常漏诊。增强 CT 检查，纤维腺瘤一般呈轻中度均匀强化，强化后 CT 值常增高 30～40 HU。

3. MRI 表现

平扫 T_1WI 上，肿瘤多表现为低信号或中等信号，边界清晰，圆形或卵圆形，大小不一。T_2WI 上，依肿瘤内细胞、纤维成分及水的含量不同而表现不同的信号强度，可为中等信号或高信号。约 64% 的纤维腺瘤内有由胶原纤维成分形成的分隔，分隔在 T_2WI 上表现为低或中等信号强度,此征象为纤维腺瘤较具特征性表现。钙化区无信号。DWI 检查 ADC 值多较高。

动态增强 MRI 检查,大多数表现为缓慢渐进性的均匀强化或由中心向外围扩散的离心样强化,少数者亦可呈快速显著强化(图 4-2-6)。

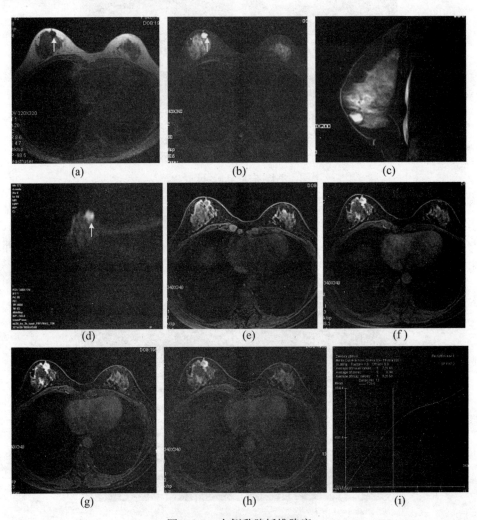

图 4-2-6　右侧乳腺纤维腺瘤

(a) T_1WI 轴位;(b) T_2WI 压脂轴位;(c) T_2WI 矢状位;(d) DWI 轴位;(e) 动态增强早期;(f) 动态增强中期;(g) 动态增强后期;(h) 动态增强延迟期;(i) 动态增强曲线:显示右侧乳腺内下象限小结节,大小约为 11 mm×12 mm,T_1WI 呈低信号(↑),T_2WI 呈高信号(↑),边界清晰,DWI 呈高信号(↑),动态增强扫描呈持续强化,增强曲线呈缓慢持续上升型

【诊断与鉴别诊断】

对于本病的诊断:X 线上表现为类圆形肿块,边缘光滑、锐利,可有分叶,密度均匀且近似正常腺体密度,部分可有粗颗粒状钙化;MRI 增强检查,大多数纤维腺瘤表现为缓慢渐进性的均匀强化或由中心向外围扩散的离心样强化,DWI 检查 ADC 值多较高。结合临床多为 40 岁以下的年轻女性,无明显自觉症状等特点,容易作出诊断。

乳腺纤维腺瘤需与乳腺癌鉴别,后者:① 发病年龄多在 40 岁以上,常有相应的临床症状;② X 线上显示形态不规则,边缘不光滑,有毛刺,密度较高,钙化细小;③ 增强 MRI,强化方式呈向心样强化;④ DWI 上大多数 ADC 值较低。

【比较影像学】

乳腺 X 线、超声检查是乳腺纤维腺瘤的主要影像学检查方法,X 线检查对脂肪型乳腺中纤维腺瘤检出率非常高。致密型乳腺超声检出率较高。MRI 检查则有助于进一步确诊及鉴别诊断。

四、乳腺大导管乳头状瘤

乳腺大导管乳头状瘤(major duct papilloma)是指发生于乳晕区大导管的良性肿瘤,又称为中央型乳头状瘤(central papilloma),有别于发生在终末导管小叶单位的外周型乳头状瘤(peripheral papilloma)。由于乳腺导管上皮增生突入导管内并呈乳头样生长,因而称为乳头状瘤。

【临床与病理要点】

1. 发病年龄:以 40～50 岁多见,常见于经产妇。常为单发,少数也可同时累及几支大导管。

2. 病理改变:病变大导管明显扩张,内含淡黄色或棕褐色液体,腔内壁有乳头状物突向腔内,可有蒂或无蒂,大小不等。组织学上起源于乳导管上皮,由肌上皮细胞及腺上皮细胞的纤维脉管束构成树枝状结构。

3. 临床表现:主要症状为浆液性或血性乳头溢液,可为自发性或挤压后出现。多数患者在乳晕下区域可触及肿块,挤压肿块可出现乳头溢液。

【影像学表现】

1. X 线表现

(1) 较小的乳头状瘤在 X 线片上常无阳性发现,较大时可表现为乳晕下区域圆形或卵圆形肿块,边界清楚或不清。

(2) 乳腺导管造影表现为扩张的乳导管中断,断端呈光滑杯口状,导管腔内可见类圆形或卵圆形充盈缺损,管壁光滑整齐。无蒂的乳头状瘤可表现为导管壁不规则。

2. CT 表现

由于肿瘤较小且位于乳晕附近,CT 平扫常难以显示。当导管内乳头状瘤较大或形成较大囊肿后,CT 上可显示圆形或卵圆形肿物,边缘光滑,多在乳晕下大导管处。

3. MRI 表现

T_1WI 上多呈低或中等信号,T_2WI 上呈中等或较高信号,边界清楚,边缘多不光滑,发生部位多在乳晕下大导管处。增强检查时肿瘤纤维成分多无明显强化,而细胞成分多可有明显强化,部分患者动态增强时间-信号强度曲线可呈流出型,DWI 上 ADC 值较低,类似于恶性肿瘤,但早期强化程度低于乳腺癌。重 T_2WI 可使扩张积液的乳导管显影,类似乳腺导管造影。

【诊断与鉴别诊断】

X 线发现肿物在乳晕下大导管处,乳腺导管造影具有特征表现,结合临床表现可作出本病的诊断。本病与其他良性肿瘤鉴别并不困难,前者具有典型发病部位、特殊病史和特征性造影表现即可鉴别。

【比较影像学】

乳腺导管造影是诊断乳头状瘤最准确、最有效的检查方法,也是首选的影像学检查方法。CT和MRI不作为乳头状瘤的常规检查方法。

五、乳腺叶状肿瘤

乳腺叶状肿瘤(plyllodes tumor of the breast)是由间质细胞和上皮两种成分组成的肿瘤。

【临床与病理要点】

1. 发病年龄:可发生于任何年龄的妇女,但以中年女性为多见。
2. 病理改变:根据肿瘤间质细胞密度、异型性和核分裂多少,分良性(Ⅰ级)、交界性(Ⅱ级)和恶性(Ⅲ级)。均具有术后易复发特点。主要发生血行转移,腋窝淋巴结转移较少。
3. 临床表现:无痛性肿块,少数可有疼痛。生长速度不一。肿块边界清楚、可活动。

【影像学表现】

1. X线表现

较小的肿瘤呈圆形、卵圆形结节,酷似纤维瘤;较大时可表现为分叶状、高密度、边缘光滑的特征性表现,血管增粗,无明显钙化形成(图4-2-7)。

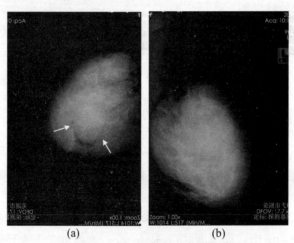

图 4-2-7　左侧乳腺叶状肿瘤

(a)左侧乳腺CC位;(b)左侧乳腺MLO位:显示左乳多个圆形及分叶状致密阴影(↑)

2. CT表现

CT平扫与X线基本相同。增强扫描显示明显强化。

3. MRI表现

T_1WI上多呈不均匀低信号,T_2WI上呈不均匀较高信号。肿瘤在动态增强早期呈明显渐进性强化,延迟时相时间-信号强度曲线可呈平台型,囊腔无强化。DWI上ADC值较低。

【诊断与鉴别诊断】

乳腺叶状肿瘤的诊断要点是:① X线上肿块呈分叶状、高密度、边缘光滑;② T_1WI上多呈不均匀低信号，T_2WI上呈不均匀较高信号；③ 肿瘤在动态增强早期呈明显渐进性强化，延迟时相时间-信号强度曲线可呈平台型；④ 临床上可触及边缘光滑的无痛性肿块。

鉴别诊断主要是肿块较小时需与纤维瘤鉴别；肿瘤较大时需与乳腺癌鉴别，根据其影像表现结合临床不难鉴别。

【比较影像学】

本病的诊断主要依赖 X 线检查，MRI 检查能显示肿瘤血供，对鉴别诊断具有重要意义。

六、乳腺癌

乳腺癌(breast carcinoma)占乳腺恶性肿瘤约 98%。我国乳腺癌发病率较欧美国家为低，但近年来在大城市中发病率正呈逐年上升趋势，已成为女性首位或第二位常见的恶性肿瘤。乳腺癌的 5 年生存率在原位癌为 100%，Ⅰ期为 84%～100%，Ⅱ期为 76%～87%，Ⅲ期为 38%～77%，表明乳腺癌早期发现、早期诊断、早期治疗是改善预后的重要因素。目前乳腺癌一级预防尚无良策，所以乳腺癌的早期诊断显得尤其重要，而影像学检查对早期检出及早期诊断具有重要价值。

【临床与病理要点】

1. 发病年龄：好发于绝经前后的 40～60 岁妇女，偶有男性乳腺癌发生。

2. 病理改变：肿瘤广泛浸润时可出现整个乳腺质地坚硬、固定，腋窝及锁骨上窝可触及肿大的淋巴结。通常将乳腺癌分为三类：① 非浸润性癌；② 浸润性非特殊型癌；③ 浸润性特殊型癌（乳头 paget 病）。

3. 临床表现：常为乳房肿块，可有疼痛，也可有乳头血性溢液、乳头凹陷、皮肤增厚等。

【影像学表现】

1. X 线表现

常见表现包括肿块、钙化、肿块伴钙化、结构扭曲或结构扭曲伴钙化和局限性不对称致密等。另外还可见乳腺癌引起的异常征象包括导管征、皮肤增厚和局限性凹陷、乳头内陷、异常血管影、腋下淋巴结肿大等，这些征象可伴随出现，也可单独出现。

(1) 肿块：肿块是乳腺癌最常见、最基本的 X 线征象。肿瘤大小对判断良恶性没有实际意义，但 X 线摄片肿块大小明显小于临床触诊测量的大小，则提示恶性可能性较大。约 70% 的乳腺癌患者在 X 线片上能清晰显示肿块影。肿块形状多呈分叶状或不规则形（图 4-2-8）；肿块边缘多呈小分叶、毛刺，或两者兼有，毛刺可表现为较短的尖角状突起，或呈粗长触须状、细长状、伪足状等（图 4-2-9）；肿块密度多较高，通常高于同等大小的良性肿块，其内可伴或不伴有多发细小钙化。

(2) 钙化：钙化作为乳腺癌的另一个主要 X 线征象，它不仅可帮助对乳腺癌的确诊，而且 4%～10% 的病例，钙化是诊断乳腺癌的唯一征象。恶性钙化多表现为成簇细砂粒状、针尖状、线样或线样分支状，大小不等、浓淡不一，常呈簇状、线性或段性分布。钙化可在肿块内或在肿块外（图 4-2-10），也可看不到肿块，只见成簇钙化（图 4-2-11）。钙化的形态和分布也是鉴别良恶性病变的重要依据。

(3) 结构扭曲：是指乳腺实质与脂肪间界面发生扭曲、变形、紊乱，但无明显肿块，可伴

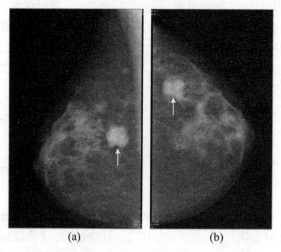

图 4-2-8 左侧乳腺癌
(a) 左侧乳腺 MLO 位;(b) 左侧乳腺 CC 位:肿块形状多呈分叶状或不规则形,内含点状钙化(↑)

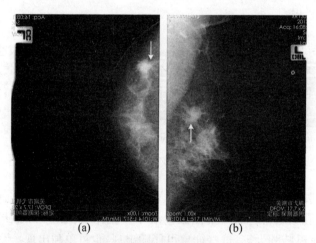

图 4-2-9 左侧乳腺癌
(a) 左侧乳腺 CC 位;(b) 左侧乳腺 MLO 位:显示左侧乳腺外上象限不规则肿块,边缘毛刺呈细长状、伪足状等(↑)

或不伴钙化。结构扭曲可见于乳腺癌,也可见于良性病变,如慢性炎症、脂肪坏死、手术瘢痕、放疗后改变等,应注意鉴别。此征象易与乳腺内正常的重叠纤维结构相混淆,需在两个投照位上均显示时方可判定。对于结构扭曲,如除外手术或放疗后改变,应考虑乳腺癌,需行活检。

(4) 局限性不对称致密:当乳腺某一区域的密度异常增高,或两侧乳腺比较发现不对称的致密区时,即为局限性不对称致密(图 4-2-12)。此征象在多数情况下为良性病变,如增生、慢性炎症等,但约 1/3 为癌瘤,特别是小叶癌。与以前 X 线片比较,如果发现新出现的局限致密区或两侧乳腺对比不对称的局限性致密区,特别是当致密区呈进行性密度增高或扩大时,应考虑有浸润性癌的可能,需进行活检。

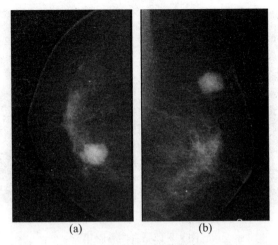

图 4-2-10　右侧乳腺癌
(a) 左侧乳腺 CC 位；(b) 左侧乳腺 MLO 位：显示右乳内上象限分叶状肿块，局部皮肤增厚，细小钙化分布在肿块外

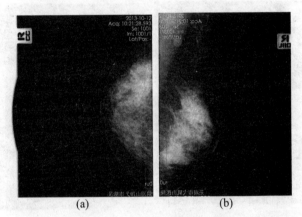

图 4-2-11　右侧乳腺癌
(a) 右侧乳腺 CC 位；(b) 右侧乳腺 MLO 位：右乳可见弥漫分布点状钙化，未见肿块

(5) 导管征：在 X 线片表现为乳头下一支或数支增粗乳导管阴影，并指向癌灶方向。此征象非乳腺癌特异征象，有时也可出现在部分良性病变中。

(6) 皮肤增厚、凹陷：乳腺癌中的皮肤增厚是由于癌瘤越过浅筋膜浅层及皮下脂肪层而直接侵犯皮肤，或由于血运增加、静脉瘀血及淋巴回流障碍等原因造成。增厚的皮肤可向肿瘤方向回缩，即酒窝征(dimpling sign)(图 4-2-13)，也可为手术后瘢痕。

(7) 乳头内陷：乳头内陷多见于中晚期的乳腺癌，是指乳头后方的癌瘤与乳头部有浸润时，导致乳头回缩、内陷，即漏斗征(funnel sign)(图 4-2-14)。判断乳头内陷，必须是标准的侧位片，即乳头应处于切线位投照。

(8) 异常血管：由于乳腺癌的血供增加所致。患侧乳腺血管直径较健侧明显增粗、迂曲；病灶周围出现多数细小血管丛，病变区出现粗大的肿瘤引流静脉。

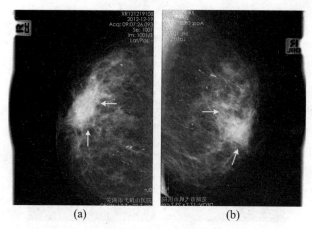

图 4-2-12 右侧乳腺癌
(a) 右侧乳腺 CC 位;(b) 右侧乳腺 MLO 位:显示右乳可见局限性致密影(↑),周围可见点状钙化,右腋下淋巴结增大

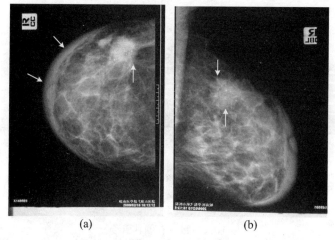

图 4-2-13 右侧乳腺癌
(a) 右侧乳腺 CC 位;(b) 右侧乳腺 MLO 位:显示右乳外上象限肿块(↑),其内可见钙化,周围有毛刺,乳晕区皮肤增厚(↑)

(9) 腋下淋巴结肿大:病理性淋巴结一般呈圆形或不规则形,外形膨隆,边界模糊或毛刺,密度增高,淋巴结门的低密度脂肪结构消失、实变。淋巴结肿大可为癌瘤转移所致(图 4-2-14(b)),也可为炎症所致。

2. CT 表现

CT 表现与 X 线表现基本相同,两者各有优缺点。对致密型乳腺,CT 发现病变的能力优于 X 线检查。但由于 CT 电压高、穿透力强,且受部分容积效应的影响,对细微钙化的显示比普通 X 线检查差。动态增强 CT 检查,乳腺癌多明显强化,且表现"快进快出"特点。但少数良性肿瘤亦可为较明显强化,此时需结合病变的形态学表现进行综合判断。

3. MRI 表现

(1) T_1WI 上表现为低信号,肿块边缘多不规则,可见毛刺或呈放射状改变。在 T_2WI

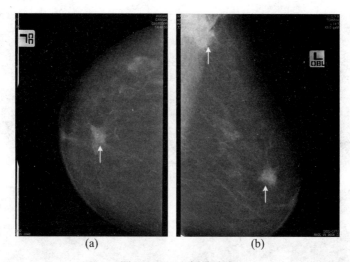

图 4-2-14 左侧乳腺癌
(a) 左侧乳腺 CC 位；(b) 左侧乳腺 MLO 位；显示左乳头后方可见结节影(↑)，乳头回缩，左腋下见淋巴结肿大、密度增高(↑)

上，其信号常不均匀，且强度取决于肿瘤内部成分，成胶原纤维所占比例越大则信号强度越低，细胞和水含量高则信号强度亦高。

(2) 动态增强检查：乳腺癌信号强度趋于快速明显增高且快速减低，时间-信号强度曲线常呈流出型。强化方式多由边缘向中心渗透，呈向心样强化；而表现为非肿块性病变的乳腺癌，可呈导管或段性分布强化，特别是见于导管内原位癌。

(3) DWI 显示乳腺癌多呈高信号(图 4-2-15)，ADC 值较低。在 ^1H-MRS 上，部分乳腺癌可出现增高胆碱峰。

【诊断与鉴别诊断】

对于乳腺癌的诊断：影像学检查发现乳腺内肿块，边缘不规则，多有小分叶及毛刺，密度较高；钙化多表现为成簇细砂粒状、针尖状、线样或线样分支状，大小不等、浓淡不一，常呈簇状、线性或段性分布；肿块与皮肤粘连，皮肤增厚回缩，乳头内陷；CT 及 MRI 增强扫描肿块呈向心样强化等诸多特点，结合临床诊断不难。

鉴别诊断：需与纤维腺瘤区别，后者：① 多发生在 40 岁以下，无明显症状，多为偶然发现；② 影像表现为类圆形肿块，边缘光滑、锐利，密度均匀且近似于正常腺体，部分可见粗颗粒状钙化；③ MRI 动态增强检查，大多数为缓慢渐进性的均匀强化或由中心向外围扩散的离心样强化。

【比较影像学】

乳腺 X 线和超声检查为乳腺癌的主要影像检查方法，尤其是 X 线检查对乳腺癌的钙化显示非常敏感。MRI 和 CT 对致密型乳腺内瘤灶、乳房假体后方乳腺组织内癌瘤的观察以及对多中心、多灶性病变的检出，对胸壁侵犯和胸骨后、纵隔、腋窝淋巴结转移的显示要优于其他方法，这对于乳腺癌的诊断、术前分期及临床选择适当的治疗方案非常有价值。此外，MRI 对乳腺病变不仅可行形态学观察，还可通过动态增强检查，了解血流灌注情况，从而有助于乳腺癌与其他病变鉴别，并能间接评估肿瘤的生物学行为及其预后。

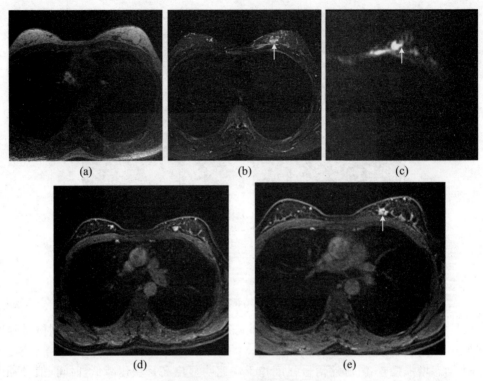

图 4-2-15 左侧乳腺癌

(a) T_1WI 轴位;(b) T_2WI 压脂轴位;(c) DWI 轴位;(d) 动态增强早期;(e) 动态增强晚期:显示左侧乳腺内上象限小结节,大小约 12 mm×17 mm,T_1WI 呈低信号,T_2WI 压脂呈高信号(↑),边界清晰,DWI 呈高信号(↑),动态增强扫描早期明显强化,晚期轻度下降,周边星芒状(↑)

(齐晨晖 方少兵 陈方满)

第五章　急　腹　症

急腹症是一类腹部急诊,涉及多系统、多脏器的疾病,原因很多,具有起病急、病情重、变化快等特点。影像检查也不尽相同,对穿孔性、梗阻性、异物性急腹症多采用普通 X 线检查。对感染性、外伤性及妇科急腹症多采用超声检查。随着 CT 不断发展,断层扫描影像密度分辨力更高,定位更准确,成为实质性器官病变引起急腹症的重要检查手段。MRI 很少用于急腹症的检查。本章主要介绍消化道穿孔、消化道梗阻及腹部外伤等常见急腹症。

第一节　影像检查技术

一、X 线检查

(一) 普通检查

1. 腹部透视:具有多体位、多方位观察以及对器官形态和动态观察的优点。腹部透视对急腹症的检查有一定限度,如较小的结石或钙斑、肾周脂肪线等,透视难以看清;也不能留下客观记录;患者接受较多的 X 射线量等。一般结合平片使用。

2. 腹部平片:应包括整个腹部,依不同病变,摄取不同体位的平片。

(1) 立位平片:上方可见双侧膈肌顶部,下方应包括耻骨联合(图 5-1-1)。主要适用于肠梗阻和消化道穿孔的急腹症。

(2) 仰卧位平片:可以确切观察病变大肠、小肠的位置,对肠梗阻的定位诊断有重要的价值。对泌尿系、胆系阳性结石及腹部金属异物均能显示(图 5-1-2)。

(3) 侧卧水平投照:适用于病情严重的患者,可以观察腹腔内、肠管内是否有异常气体及液体,为临床提供有价值的信息。

(4) 站立侧位投照:主要用于区别右肾阳性结石或胆囊阳性结石阴影。

(5) 倒立正侧位投照:主要用于先天性肛门闭锁。肛周放一金属标记物,以便测量直肠闭锁的位置。

(二) 造影检查

1. 上消化道造影:上消化道造影应包括食道、胃、十二指肠和近端空肠。食道异物虽不属于急腹症范畴,但作为消化道的一部分,检查时也应注意。怀疑为胃肠道穿孔及肠梗阻时,应采用可吸收性有机碘水溶液造影剂检查,如泛影葡胺,可明确穿孔及梗阻部位,但禁用钡餐检查,因硫酸钡不被胃肠道吸收,可加重梗阻,一旦进入腹腔,可引起感染,应予注意。

当怀疑为先天性幽门肥厚、十二指肠不全梗阻时,可采用钡餐检查。

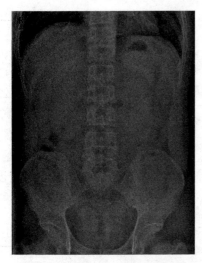
图 5-1-1　正常立位腹部平片

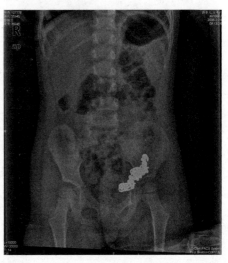
图 5-1-2　仰卧位腹部平片(结肠内金属异物)

2. **结肠造影**:采用灌肠方法,造影剂可选用钡剂、空气或气钡混合,主要用于诊断结肠梗阻的部位、肠套叠以及确定肠套叠的部位和类型,并可同时在透视下对肠套叠进行灌肠复位。

3. **血管造影**:对急性消化道、盆腔大出血的患者,可行选择性或超选择性血管造影,以明确出血部位,并可进一步进行栓塞治疗(图 5-1-3)。

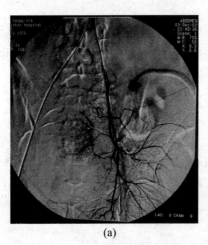
(a)

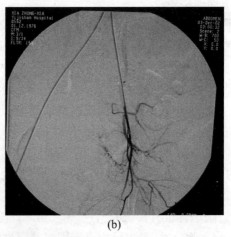
(b)

图 5-1-3　左侧髂内动脉造影
(a) 显示盆腔内出血；(b) 介入栓塞治疗后

二、CT 检查

CT 对软组织密度的分辨力比平片高,在急腹症的诊断中成为重要的检查手段之一。扫描方式有平扫和增强扫描。主要适用于实质性脏器的损伤,能清楚地显示肝、脾、胰及肾损伤的准确部位和程度,并能准确地作出损伤的分型诊断;对腹腔和腹膜后出血也特别敏感;对实质性脏器的脓肿的显示,特别是增强扫描更具有诊断价值。

第二节 常见疾病

一、胃肠道穿孔

胃肠道穿孔(gastrointestinal perforation)是常见的急腹症,是由于某种原因造成胃肠道破裂,使胃肠腔内的气体和液体逸入腹腔,引起腹腔积气继而发生局限性或弥漫性腹膜炎。

【临床与病理要点】

1. 发病原因:常发生于溃疡,其次是外伤、炎症、伤寒、缺血及肿瘤等。

2. 病理改变:胃、十二指肠溃疡穿孔分急性和慢性穿孔,急性穿孔多发生在前壁,慢性穿孔多发生在后壁。

3. 临床表现:主要表现为突发性剧烈腹痛、呈持续刀割样,伴有恶心、呕吐、面色苍白、出冷汗。全腹压痛,腹肌紧张,腹壁坚硬呈板状腹。

【影像学表现】

1. X线表现

(1) 立位腹部平片:主要 X 线征象是腹腔内游离气体,立位 X 线检查,显示为膈下游离气体,可出现在一侧或双侧膈下,表现为线条状、新月状的透亮影,边缘清楚,其上缘为膈肌。在右侧,透亮影的下缘为致密光滑的肝脏影(图 5-2-1);在左侧,新月状透亮影下内为胃泡影,外下方为脾脏影。大量气腹时可见双膈位置升高,内脏向下、内移,从而衬托出肝、脾、胃等脏器的外形轮廓。

(2) 胃肠道碘水造影:临床疑为消化道穿孔,应禁用钡剂造影检查,以免加重病情。但在必要情况下,为明确穿孔部位,可使用碘水造影,因为碘水在胃肠道通过迅速,即使进入腹腔后也能被吸收。此法有时可显示消化道穿孔的直接征象。

2. CT 表现

仰卧位时气体上浮,在前腹壁与脏器之间有一带状气体阴影。一般不作为常规检查。但在穿孔后胃肠液逸出产生腹液,如形成腹腔脓肿,CT 具有定位价值。

【诊断与鉴别诊断】

当出现膈下游离气体时,结合临床可作出消化道穿孔的诊断。但在作出肯定诊断之前应排除下列情况:人工气腹、腹部手术后残留气体(图 5-2-2)、子宫输卵管通气术后、腹腔镜检查及治疗术后、阴道冲洗后及产气杆菌感染等。此外,子宫穿孔也可出现腹腔游离气体(图 5-2-3)。膈下游离气体主要与间位结肠鉴别。间位结肠是积气的结肠介于膈与肝脏之间而形成类似于膈下游离气体的影像。但间位结肠在膈下形成较宽的透亮带,其中可见结肠袋间隔影(图 5-2-4)。

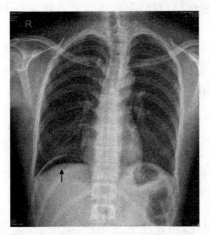
图 5-2-1 右侧膈下气体(胃穿孔)(↑)

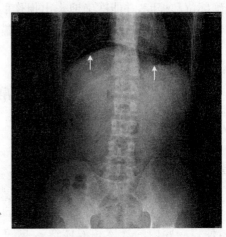
图 5-2-2 腹部手术后双膈下残留气体(↑)

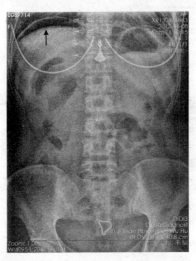
图 5-2-3 子宫穿孔致右膈下气体(↑)

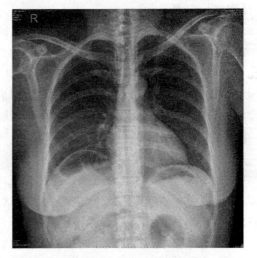
图 5-2-4 右侧间位结肠

需要注意的是对于临床怀疑胃肠道穿孔,而平片没有发现膈下游离气体征象,此时并不能排除消化道穿孔,由于膈下游离气体并非是消化道穿孔的直接征象,在以下情况可以无膈下游离气体:① 若气体量少或气体进入腹腔间隙;② 胃后壁穿孔时,气体局限于网膜囊内;③ 腹膜间位或腹膜后空腔器官向腹膜后间隙穿孔,气体进入肾旁前间隙及腹膜后其他间隙,出现积气征象;④ 空、回肠腔内本身没有气体,穿孔后也不会出现游离气体。

【比较影像学】

对于本病的检查与诊断,立位腹部平片具有独特的价值。如要了解穿孔部位,可用含碘造影剂作消化道造影。当继发局限性腹膜炎形成脓肿时,需作 CT 检查帮助定位。

二、肠梗阻

肠梗阻(intestinal obstruction)是指肠内容物运行通过障碍。对于临床怀疑肠梗阻的患者,影像检查的目的在于明确有无梗阻;确定梗阻类型;寻找梗阻原因。肠梗阻一般分为机械性、动力性和血运性三类,以机械性肠梗阻最为常见。机械性肠梗阻又分为单纯性和绞窄性两种,前者只有肠道通畅障碍,而无血循环障碍;后者同时伴有血循环障碍。动力性肠梗阻又分为麻痹性和痉挛性两种,肠道本身并无器质性病变。血运性肠梗阻是由于肠系膜血栓形成或栓塞,造成肠血循环障碍和肠肌运动功能失调。

（一）单纯性小肠梗阻(simple small intestinal obstruction)

【临床与病理要点】

1. 发病原因:单纯性小肠梗阻是由于肠粘连（包括炎症、腹腔手术后）、肠外肿瘤压迫和腔内阻塞等因素所致。

2. 病理生理:梗阻以上的肠内气体和液体通过受阻而淤积,肠壁吸收能力减弱,食物分解增加,因此肠腔内气体和液体越积越多,肠管扩大,时间越长越显著。

3. 临床表现:常见症状为腹痛、腹胀、呕吐及肛门停止排气排便。腹痛多为阵发性绞痛;腹胀一般出现在低位肠梗阻;呕吐如为胆汁提示高位梗阻,如为粪样物则为低位梗阻;如为完全梗阻,即可出现肛门停止排气排便。主要体征是腹部膨隆,可见肠形及肠蠕动波,肠鸣音亢进,可闻及气过水声。如出现腹部压痛和反跳痛则提示为绞窄性肠梗阻。

【影像学表现】

1. X线表现

（1）立位腹部平片:梗阻以上肠曲扩张积气积液,高低不等的"阶梯状"液平面;梗阻远侧肠管无气体（图5-2-5）。如仅出现胃及十二指肠两个气液平面,称为双泡征（图5-2-6）,提示梗阻部位在十二指肠。如在左中上腹见到扩张肠腔,其中有液平面,中下腹无充气扩张的肠腔,则提示空肠梗阻（图5-2-7(a)）。如全腹部有多数充气扩张的肠腔,其中见多个液平面,扩张的肠管呈腊肠状,结肠内无气或有少量气体,但不扩张,则提示回肠梗阻。

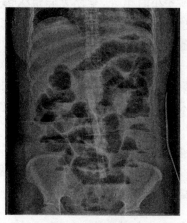

图 5-2-5 肠梗阻
立位中上腹部阶梯状液平面

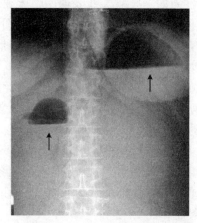

图 5-2-6 十二指肠梗阻
胃及十二指肠球两个气液平面(↑)

（2）卧位腹部平片:扩张的空肠内见到较多横贯肠腔、密集排列的线条状或弧线状皱襞,形似鱼肋骨样影,称之"鱼肋征"（图5-2-7(b)）,扩张的回肠表现为连贯、均匀透明的肠管,呈腊肠状,对扩张肠管的认识可帮助梗阻部位的判断;低位小肠梗阻可出现"大跨度肠襻";如出现"小肠蛇头征"则为单纯性小肠梗阻的有力依据。

（3）碘水造影表现:临床怀疑肠梗阻,应禁止作口服钡剂检查。如要了解梗阻的部位,可用碘水造影。一般口服造影剂后 3 小时之内即可到达梗阻部位且不能通过梗阻点，梗阻上段肠曲扩张，愈接近梗阻点的肠曲扩大愈明显，如 6 小时以后造影剂未通过梗阻点，提示为完全性梗阻，如梗阻点以下肠曲有明显扩大，应该考虑多发性梗阻的可能。

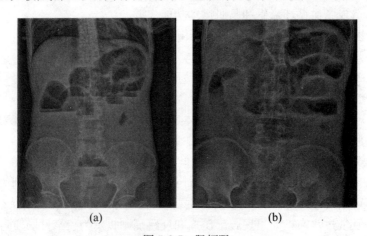

图 5-2-7 肠梗阻
(a) 立位中上腹部阶梯状液平面；(b) 卧位显示扩张肠管为空肠呈鱼肋状

2. CT 表现

CT 检查可显示肠管扩张、积气、积液，此外，还可显示梗阻点部位的结构，对梗阻部位和梗阻原因判断提供重要依据。

【诊断与鉴别诊断】

立位腹部平片出现典型高低不等、阶梯状气液平面，肠梗阻诊断即可确立。

需要注意的是典型 X 线表现比临床表现晚 3～6 小时出现，早期无异常 X 线表现并不能排除肠梗阻，应短期内复查。立位出现阶梯状液平面时应常规投照卧位平片，患者衰竭不能站立者，可作侧卧位水平投照，根据扩张肠曲的范围和形态来估计肠梗阻的部位。

【比较影像学】

本病的影像检查方法，主要依靠立位和卧位腹部平片，如欲找到梗阻点，可口服含碘造影剂；疑为十二指肠梗阻，可作钡餐造影。如无手术病史，排除肠管粘连外，可作 CT 或超声检查，有望找到梗阻的原因。

(二) 绞窄性小肠梗阻 (strangulated obstruction)

多为闭襻性肠梗阻。由于急性肠梗阻各种原因未能及时得以缓解，累及肠系膜血管，发生肠襻血供障碍。腹部术后肠粘连、嵌顿疝引起最多，各占 40%，其死亡率高。

【临床与病理要点】

1. 病理改变：受累肠管肠腔内充满液体，肠壁水肿增厚，进一步发展可导致肠坏死及腹腔积液。

2. 临床表现：主要表现为腹痛、呕吐、腹胀、肛门停止排气排便。腹部可出现压痛性包块及腹膜刺激征。

【影像学表现】

1. X 线表现

(1) 平片表现

除有肠梗阻的基本表现以外,还具有以下一些特殊表现。

① 假肿瘤征:闭襻肠管肠腔内充满大量的液体,表现为软组织密度。

② 咖啡豆征:闭襻肠管肠腔内充满气体,呈"U"形,称为"咖啡豆征"。

③ 小跨度卷曲肠襻:在卧位平片上,充气扩张的小肠肠曲明显卷曲呈"C"形,多个肠曲聚集可呈花瓣形、香蕉形,此征象出现提示不完全性绞窄性肠梗阻。

④ 小肠内长液面征:立位腹部平片可见几个长的液平面(图 5-2-8),液面越长越多,表明越支持绞窄性肠梗阻的诊断。

⑤ 小肠内多液量征:立位显示扩大的肠曲内液体明显多于气体,此征象越明显,往往提示绞窄程度越重。

⑥ 空回肠换位征:具有环状黏膜皱襞的空肠位于右下腹,腊肠状肠曲位于左上腹,此征象是绞窄性肠梗阻的可靠依据,但只有在绞窄扭转度数为 180°或 180°的奇数倍时出现。

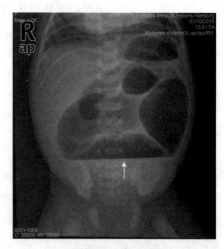

图 5-2-8　肠梗阻
立位腹部平片显示长液面征(↑)

(2) 碘水造影

完全性绞窄性肠梗阻:口服含碘造影剂 1~3 小时后可达近侧梗阻点,其近侧肠曲扩大,梗阻点以下可见充满液体并且蜷曲在一起的闭襻肠曲,6 小时后观察碘造影剂仍不能进入蜷曲的闭襻肠曲。

不完全性绞窄性小肠梗阻:口服含碘造影剂 1~3 小时后显示近侧梗阻点以上肠曲扩大不明显,而梗阻点以下肠曲明显扩大,横径达 5 cm 以上,其内无碘造影剂进入,当 6 小时后观察明显扩大的肠曲内有碘造影剂进入,而远端小肠及结肠无碘造影剂。

2. CT 表现

平扫显示肠壁增厚及肠系膜血管集中等征象,当肠壁密度增高、积气以及肠系膜出血则提示肠壁缺血严重,增强扫描可反映肠壁缺血的程度和判断肠管是否发生坏死。

【诊断与鉴别诊断】

平片出现肠梗阻的基本表现及典型特殊征象,结合临床即可确立诊断。

【比较影像学】

本病的主要检查方法是立位腹部平片,具有重要诊断价值。口服含碘造影剂可找到梗阻点;CT 或超声检查有时可找到梗阻的原因以及肠管缺血的程度。

(三) 大肠梗阻

大肠机械性梗阻分为单纯性结肠梗阻和绞窄性结肠梗阻。前者多为结肠内肿瘤或炎症狭窄所致,后者多为乙状结肠或盲肠扭转所致。

【临床与病理要点】

1. 多数患者有慢性腹痛及便秘史,肿瘤患者可有血便史。

2. 闭襻肠管内积气、积液。

3. 临床表现:腹痛突然加剧,常位于中下腹,呈阵发性绞痛,肛门停止排气排便。腹部膨隆,但无压痛及反跳痛,如梗阻在直肠者,肛门指检可扪及肿块或狭窄。

【影像学表现】

1. X线表现

(1) 腹部平片:立位腹部平片典型X线表现为近段结肠充气扩张或有液平面(图5-2-9)。仰卧位平片表现为充气扩张的结肠位于腹部周围。并可显示出结肠袋间隔借以与小肠区别。如乙状结肠扭转,该段肠管双端闭锁,肠管明显扩张,内含大量液体,立位时可见两个较宽的液平面,形同马蹄状,其圆顶向上可达中及上腹部,两肢向下并拢至左下梗阻点。

(2) 钡剂灌肠造影:目的是进一步了解结肠梗阻的准确部位,确定梗阻的程度和原因。灌肠压力不宜过高,若部分梗阻,一旦见到造影剂通过梗阻区,应立即停止灌钡,以免造影剂进入梗阻点近端加重梗阻。闭襻型乙状结肠扭转致梗阻可出现闭襻乙状结肠曲明显扩大;扩大的乙状结肠曲呈马蹄状;乙状结肠曲的肠壁显影如三条纵行致密线;直肠与乙状结肠交界处阻塞钡剂灌肠可见梗阻部位呈鸟嘴状改变。

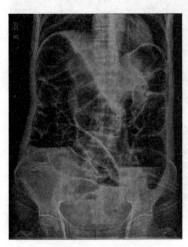

图 5-2-9 大肠梗阻
结肠显示积气、扩张及气液面

2. CT表现

疑为大肠梗阻,一般不作CT检查。如为肿瘤引起梗阻者,CT可显示向周围浸润范围等情况。

【诊断与鉴别诊断】

平片及钡剂灌肠出现典型表现诊断不难,关键在于找到梗阻的部位,判断梗阻的程度和原因。

【比较影像学】

腹部平片对本病具有诊断价值,钡剂灌肠可检查出结肠梗阻的部位及原因。近年来,由于多排螺旋CT的问世,仿真结肠内镜可检查出结肠肿瘤,但在急腹症中应用受到限制。

(四) 麻痹性肠梗阻(paralytic obstruction)

大小肠无器质性病变,但均处于扩张状态,又称肠麻痹。

【临床与病理要点】

1. 发病原因:多数患者有腹腔手术、急性腹膜炎及急性肠炎史。少数见于低血钾症、外伤性休克等病史。

2. 临床表现:除有原发病史外,还可有腹胀、便秘、腹痛、肛门停止排气排便。查体可见腹部膨隆,但无压痛及反跳痛,肠鸣音减弱或消失。

【影像学表现】

1. X线表现

立位腹部平片显示气液平面,但气多液少。仰卧位平片表现为胃、小肠和大肠均扩张(图5-2-10)。短时间内复查,肠管形态变化不大。

2. CT表现

一般不作CT检查。CT表现与平片一致,显示肠管普遍扩张,积气多于积液。

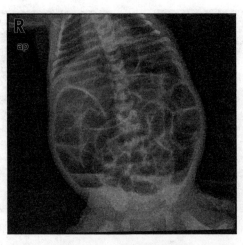

图 5-2-10　麻痹性肠梗阻
大小肠均扩张,气液面少

【诊断与鉴别诊断】

腹部平片出现典型表现结合临床病史诊断不难,关键是确定引起肠麻痹的原因。

【比较影像学】

腹部平片对本病具有诊断价值,针对不同病因可选择进一步检查。

(五) **急性肠套叠**(acute intussusception)

急性肠套叠是指一段肠管套入邻近的肠管内导致肠内容物运行障碍,临床上产生肠梗阻表现。

【临床与病理要点】

1. 发病年龄:多见于 2 岁以下小儿,又称儿童型肠套叠,其中 95% 以上为原发性肠套叠。

2. 病理分型:依病理解剖部位可将其分为三种类型,即小肠型、回结肠型和结肠型。

3. 临床表现:主要是腹痛、便血和腹部软组织肿块。

【影像学表现】

1. 立位腹部平片:可出现套叠近端肠管积气、扩张及气液平面,扩张肠管多少和分布依套叠部位而不同。

2. 钡剂或气钡灌肠:典型 X 线表现为当钡剂到达套叠头部时钡柱即停止前进,梗阻端呈杯口状或圆形充盈缺损和套鞘因钡剂或气体进入两层肠壁之间所形成的弹簧状影(图 5-2-11)。多数患者在套叠处可扪及肿块。

3. 钡餐造影:对于小肠型肠套叠(主要指十二指肠段)可采用钡餐造影,表现为套叠部位钡剂通过受阻,小肠排空时间延长;阻塞端肠腔呈鸟嘴状狭窄等征象(图 5-2-12)。

【诊断与鉴别诊断】

腹部平片和气钡灌肠出现典型表现结合临床诊断不难,关键在于确立套叠的部位和梗阻的程度,以便制订治疗方案。

【比较影像学】

诊断依赖平片和气钡灌肠。对于回结型和结结型肠套叠,气钡灌肠既能作诊断又能进一步进行套叠复位治疗。

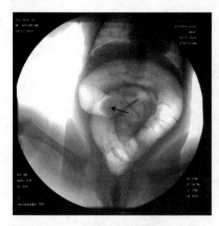 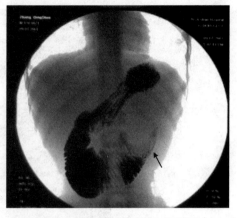

图 5-2-11　肠套叠(结结型)(↑)　　　　图 5-2-12　十二指肠套叠(小肠型)(↑)

附:急性肠套叠空气灌肠复位治疗

对于回结肠型和结肠型肠套叠可用钡剂灌肠或空气灌肠复位。一般采用气钡灌肠进行肠套叠的诊断,而复位多采用空气灌肠(图 5-2-13)。

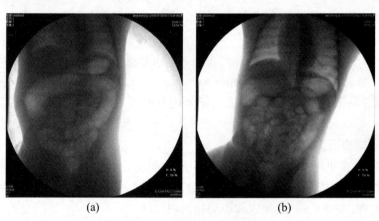

(a)　　　　　　　　　　(b)

图 5-2-13　肠套叠空气灌肠复位

(a)空气灌肠显示升结肠部位套叠;(b)显示复位成功,大量气体进入小肠

1. 肠套叠复位的适应证

应具备以下所有条件,方可进行复位治疗:

(1) 发生在 24 小时以内的套叠。

(2) 患者一般状况良好。

(3) 无发热及腹膜炎。

(4) 无肠坏死等征象。

2. 肠套叠复位的禁忌证

出现下列任何情形之一者均属于复位治疗的禁忌:

(1) 发病超过 48 小时。

(2) 全身情况不良,且有发热、脱水、休克等症状。

(3) 已出现腹膜刺激征。

(4) 怀疑有肠坏死。

(5) 小肠型肠套叠。
(6) 腹胀显著且X线腹部平片有多个巨大液平。
3. 肠套叠复位成功的标准
若具备以下所有条件,则认为复位成功:
(1) 肠套叠杯口状充盈缺损消失。
(2) 出现正常的盲肠影像。
(3) 大量钡剂或空气顺利进入小肠。
(4) 腹部柔软,肿块消失。
(5) 患者症状消失。
4. 肠套叠复位操作注意事项

在整复过程中需要注意的是将灌肠器压力控制在60～80 mmHg之间,在透视监视下缓慢注气,必要时压力可增加至100 mmHg,切忌强行继续加压,以免发生肠穿孔。在整复过程中,应尽量缩小照射野,减少对患儿的辐射量,同时用2 mm的铅橡皮遮盖会阴部,给患儿以必要的辐射防护措施。

三、腹部外伤

腹部外伤分为闭合性损伤和开放性损伤,闭合性损伤可涉及空腔脏器损伤和实质性脏器损伤,前者主要是指胃肠道破裂,影像学上主要表现为腹腔游离气体,在前面已述及,后者临床上以肝、脾损伤为常见。

(一) 急性肝损伤(acute liver injury)

【临床与病理要点】
1. 多有右下胸部或右上腹部受到直接暴力或外伤病史。
2. 根据损伤的部位和程度可分为肝内血肿、包膜下血肿和肝破裂。
3. 临床表现:损伤程度不同所表现的症状和体征也不一样。主要表现为上腹部剧烈疼痛、出血及腹膜刺激征象等。

【影像学表现】
1. CT表现
(1) 平扫:肝内血肿表现为肝内出血灶密度增高,均匀或不均匀,边缘不清。肝包膜下血肿显示包膜下新月形或梭形高密度影,边缘清楚,肝破裂时由于血液进入腹腔,不仅显示肝内出血征象,在腹腔低处出现积血表现(图5-2-14、图5-2-15(a))。
(2) 增强扫描:肝内损伤出血表现为界限不清的高低混杂密度影。包膜下血肿部位无强化(图5-2-14,图5-2-15(b))。
2. DSA表现

随着数字减影血管造影的临床广泛应用,选择性肝动脉造影是诊断肝破裂出血的有效检查方法。造影剂外溢是肝破裂的直接征象之一,确诊后可进一步行肝动脉栓塞治疗。肝动脉造影可出现:① 造影剂外溢,系直接征象;② 肝内血肿,表现为肝内动脉受压移位,实质期内充盈缺损;③ 肝动脉受损,表现为肝动脉闭塞;④ 包膜下血肿;⑤ 假性动脉瘤。
3. MRI表现

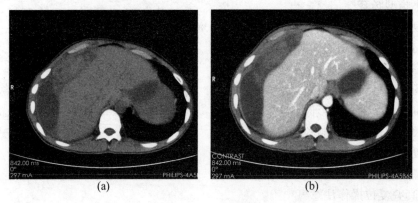

图 5-2-14　肝破裂

(a) CT 平扫；(b) 增强扫描：显示右肝缘凹凸不平、内移，腹腔积血、密度不均匀、无强化，腹膜强化

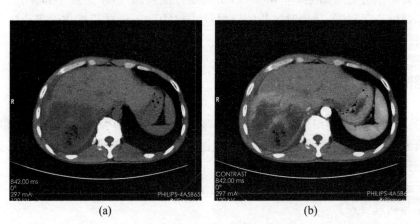

图 5-2-15　肝挫伤、破裂血肿引流术后

(a) CT 平扫；(b) 增强扫描：显示肝右后叶出血、密度不均匀，不均匀强化

与 CT 基本相同，但临床上怀疑肝脏急性损伤，一般不选择 MRI 检查。

【诊断与鉴别诊断】

出现典型 CT 表现结合病史可立刻作出诊断，更重要的是出现腹腔积血时，判断是肝包膜破裂还是合并其他脏器的损伤。

【比较影像学】

本病的影像检查主要是 CT 平扫和超声检查；必要时作 CT 增强扫描；肝动脉造影可作诊断和进一步介入治疗；MRI 很少选用。

（二）急性脾损伤（acute spleen injury）

由于脾脏血管丰富，质地较脆，容易受外力作用而损伤，且占腹部闭合性损伤第一位。

【临床与病理要点】

1. 发病原因：有明确的外伤病史，左下胸部或左上腹部受到直接暴力或挤压伤。

2. 病理改变：根据损伤的部位和程度可分为脾挫裂伤、包膜下血肿和脾破裂。

3. 临床表现：多数患者有左上腹或全腹疼痛，不同程度失血性休克的表现。腹腔穿刺可抽出不凝固血液。

4. 实验室检查：可提示血红细胞、血红蛋白明显下降。

【影像学表现】

1. X线表现

(1) 腹部平片:价值有限,可表现为:① 脾脏增大,密度增高,脾外形轮廓模糊;② 结肠脾曲下移,胃体右移;③ 腹腔内有游离液体征象。

(2) DSA表现:① 造影剂外溢,系直接征象;② 脾内血肿,表现为脾内动脉受压移位,实质期内充盈缺损;③ 包膜下血肿;④ 脾破裂成碎块,边缘呈不规则充盈缺损;⑤ 血管损伤,可见血栓形成及血管痉挛。

2. CT表现

(1) 脾包膜下血肿表现为脾外周半月形或双凸状等密度或低密度阴影;新鲜血液的CT值略高于脾的密度;增强扫描脾实质强化而血肿不强化(图5-2-16)。

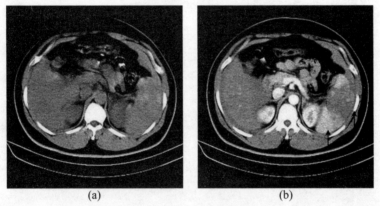

图 5-2-16 脾挫伤、破裂
(a) CT平扫;(b) 增强扫描:显示脾内出血、密度不均,血肿无强化(↑)

(2) 脾挫裂伤显示为脾实质内线条状或不规则形密度减低区。

(3) 脾内血肿因检查时间不同而显示圆形或椭圆形略高密度、等密度或低密度阴影,对比增强扫描显示脾实质强化而血肿不强化。

(4) 脾破裂合并有包膜不完整可见腹腔内积血,增强扫描可见造影剂外溢现象(图5-2-17)。需要注意的是平扫阴性应作增强扫描。

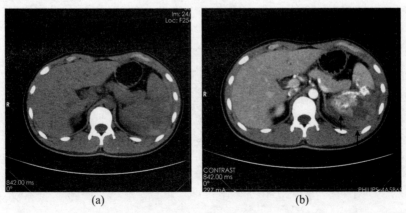

图 5-2-17 脾挫伤、破裂
(a) CT平扫;(b) 增强扫描:显示脾内出血、密度不均;增强显示造影剂外溢,血肿无强化,腹腔内出血(↑)

3. MRI 表现

与 CT 表现基本相同,但由于检查时间较长,急诊中临床应用受到限制。

【诊断与鉴别诊断】

出现典型 CT 表现结合病史,本病诊断并无困难。需要注意的是初次扫描阴性,也应密切观察,以免遗漏迟发性脾出血的诊断。

【比较影像学】

CT 和超声作为诊断脾破裂的主要检查方法。DSA 显示造影剂外溢是脾破裂的直接征象之一,确诊后可进一步行脾动脉栓塞治疗。MRI 应用较少。

(戴 馨 陈方满)

第六章 食管与胃肠道

第一节 影像检查技术

一、X线检查

(一) 透视

应用于胃肠道检查的全过程,不仅可以观察胃肠道运动情况,还可以任意转动患者体位、多角度观察器官的轮廓,不过就透视本身而言,由于不能留下客观记录,所以一般不单独应用,当病变显示最佳状态时摄片。

(二) 腹部平片

由于胃肠道缺乏自然对比,平片应用价值有限。但若在造影前透视发现异常,如梗阻征象、腹部高密度影,此时腹部平片具有一定价值。

(三) 造影检查

近年来,随着CT、MRI设备的发展和检查技术的革新,诸多的传统检查逐渐淘汰或少用,但消化道的检查仍然以造影为主。它是人工引入高密度或低密度物质,改变组织间对比度,这种物质称造影剂,又称对比剂。这种方法称造影检查,又称人工对比。

1. 造影剂

(1) 阴性造影剂

常用空气,在X线上,显示低密度,通常与阳性造影剂联合应用作为双对比检查。

(2) 阳性造影剂

① 医用硫酸钡:钡的原子量高不易被X线穿透,在胃肠道内与周围组织形成鲜明对比,且不易被胃肠道吸收,不引起中毒或过敏反应。在消化道检查中应用最多。

② 水溶性有机碘化合物:在少数特殊情况下,用可吸收的含碘造影剂,如疑为消化道穿孔或消化道梗阻等。

2. 检查部位

(1) 食管造影

常规摄正位、右前斜位、左前斜位的充盈像及黏膜像或气钡双重造影像(图6-1-1)。

① 适应证:疑为或排除食管病变均可作此项检查。

② 禁忌证:食管腐蚀性损伤急性期。

③ 注意事项:怀疑食管气管漏或食管纵隔漏者应禁用硫酸钡造影,应改用含碘造影剂。

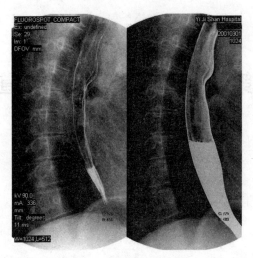

图 6-1-1　正常食管造影

(2) 上胃肠道造影

上胃肠道(upper gastro-intestinal tract,简称 UGI、GIT or GI)包括食管、胃、十二指肠和范围不限的近端空肠(图 6-1-2)。

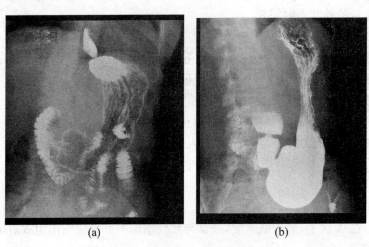

图 6-1-2　正常上消化道造影
(a) 仰卧位:显示胃后壁黏膜;(b) 站立位:胃及十二指肠球充盈良好

① 患者准备:检查前禁食禁水 6 小时以上,如胃内仍然有明显的潴留液,则应抽出潴留液。

② 适应证:包括怀疑上胃肠道本身病变或肠外病变侵犯。

③ 禁忌证:近期内有急性胃肠道出血。

④ 注意事项:疑为消化道穿孔,应禁用硫酸钡造影,改为含碘造影剂。疑为梗阻,应慎用硫酸钡造影或改为含碘造影剂造影。

(3) 小肠造影

由于小肠重叠较多,结构显示欠佳,只有排除了上消化道及大肠病变外,怀疑小肠病变才选择作此项检查(图 6-1-3),但对于小肠梗阻或穿孔应禁用硫酸钡检查,而改用含碘造影剂检查。

（4）大肠钡剂灌肠造影

有传统方法和气钡双重造影方法，目前多采用后种方法（图6-1-4）。

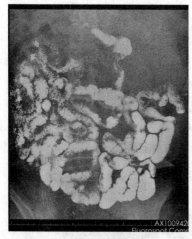

图6-1-3 小肠造影（俯卧位）

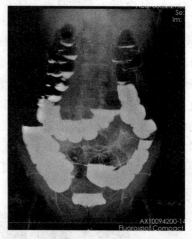

图6-1-4 大肠造影

① 适应证：先天性疾病，如先天性巨结肠、肛门闭锁等；急、慢性病变，如炎症、结核、肿瘤等；大肠梗阻。

② 禁忌证：结肠穿孔或坏死；急性阑尾炎；肛裂疼痛不能插管者；急性溃疡性结肠炎。

③ 注意事项：对于结肠内镜检查未能成功的患者，不能立即作钡剂灌肠检查，以免造成不良后果，如确实需要钡剂灌肠检查，需3日后重新肠道准备再作此项检查。

3. 造影方法

按造影方法可分为传统钡剂法和气钡双重法。目前多使用气钡双重法（简称双重造影），是先后向胃肠道内引入钡剂与气体，使受检部位的黏膜均匀涂布一层钡剂，气体使管腔膨胀，以显示黏膜面的细微结构及病灶。在某些情况下，应用低张气钡双重造影，采用肌肉注射山莨菪碱10 mg进行低张造影，不过在低张状态下无法进行功能观察，同时还要注意低张药物应用的禁忌者，如颅内高压、脑出血急性期及青光眼等。所以低张造影一般不常应用。

数字化胃肠造影是在X线电视系统的基础上，利用计算机数字化处理，使模拟视频信号经过采样、模/数转换（analog to digit，A/D）后直接进入计算机中存储、分析和保存。由于传统的胃肠造影摄片受条件、摄片张数的限制，照片的质量也受暗室的影响，而数字化摄影具有显著特点：显示微小病变，如对比度低于1‰、直径2 mm的病灶；患者接受X线量仅为常规摄影的1/10；强大的软件功能，如对比度调节、边缘增强、反转显示、多幅显示及测量功能等；具有网络功能，如：图像送入图像存档和传输系统（picture archiving and communicating system，PACS）工作；进行计算机辅助诊断（computer aided diagnosis，CAD）；计算机辅助教学（computer aided teaching，CAT）；用于远程会诊等。

4. 消化道造影的临床价值

胃肠造影是最早的胃肠道疾病的检查手段，20世纪50年代被认为是非手术诊断胃肠道疾病的金标准，是由诊断医师操作，摄片结合透视作出诊断。60年代气钡双对比技术不仅能定位,而且能观察微小病变,近年来,随着 DR 的出现,胃肠造影跃上了一个新台阶。真正体现了无痛苦、无损伤的检查。

临床上经常把消化道造影和消化道内镜检查效果相比较,胃肠道疾病的部位和种类一般有以下几类:① 起源于黏膜的良恶性肿瘤、溃疡和炎症;② 起源于黏膜下的病变,即间质性病变;③ 器官形态、结构为主的病变,如套叠、扭转等;④ 功能改变为主的病变,如反流性食管炎、贲门失弛缓症等;⑤ 腔外病变的压迫和侵犯。这些疾病的症状比较类同,仅凭临床表现难以鉴别,胃镜检查主要针对起源于黏膜的疾病,并能取材作病理检查。然而在实际工作中,有些食管镜不能或难以插入而疑为食管占位的患者,行食管钡餐检查的结果是主动脉外压性改变(图 6-1-5)。胃扭转时胃镜难以插入或无异常发现等。所以,钡剂造影仍应是胃肠道疾病检查的主要和首选的方法。内镜、B 超以及新开展的内镜 B 超和 CT 仿真内镜等其他技术只是相互补充而绝不能取代。CT 能显示肿瘤向浆膜外侵犯情况及周围淋巴结,帮助临床明确肿瘤分期,以便临床术前制订治疗方案。MRI 目前很少用于对胃肠道疾病的检查。

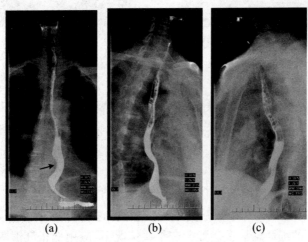

图 6-1-5　食管外压性改变
(a) 正位;(b) 右前斜位;(c) 左前斜位:食管下段主动脉压迹加深(↑)

(四) 血管造影

胃肠道血管造影主要用于检查出血和肿瘤。可经股动脉穿刺,将导管插入腹腔动脉、肠系膜上动脉或肠系膜下动脉,注入造影剂,经数字减影血管造影(DSA),可显示血管异常和肿瘤的异常血管,如有大出血可见造影剂自血管溢出。对于急性胃肠道出血,可采用此方法进行诊断和治疗。

二、CT 检查

CT 检查对消化道疾病的诊断价值有一定限度,但能检查出肿瘤侵犯范围和对周围脏器的浸润情况(图 6-1-6),所以对肿瘤的分期有帮助,对指导临床制订治疗方案具有重要的临床意义。近年来,随着 CT 功能的提升,CT 仿真结肠内镜在结肠检查中显示一定价值,但不作为常规应用。

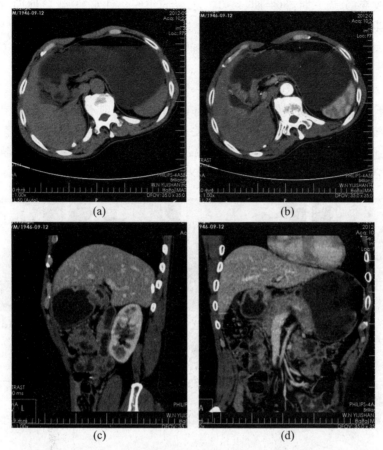

图 6-1-6 胃 CT 检查
(a) 平扫;(b) 增强扫描;(c) 增强矢状位重建;(d) 冠状位重建

三、MRI 检查

近年来,胃肠道的 MRI 检查逐渐增多,显示出一定的价值,受到了临床上的关注。

第二节 常见疾病

一、腐蚀性食管炎

腐蚀性食管炎(corrosive esophagitis)是吞服化学腐蚀剂造成的食管损伤与炎症。
【临床与病理要点】
1. 特殊病因:患者吞服或误服强酸、强碱类物质。

2. 病理改变：分为三期：急性期：1～10天，黏膜组织急性水肿；亚急性期：11～20天，炎症消退；慢性期：3周以后，形成瘢痕狭窄。

3. 临床表现：早期可出现吞咽困难和疼痛，可有咳嗽、发热等症状，以后吞咽困难逐渐加重。

【影像学表现】

主要检查方法是食管钡餐检查，造影在病变不同时期表现不一，病变的范围及程度与腐蚀剂的性质、浓度、剂量、吞咽速度及治疗有关。病变较轻者，早期食管下段痉挛，后期不留痕迹；病变较重者，早期即见痉挛或不规则狭窄，边缘呈锯齿状，甚至下段狭窄呈鼠尾状（图6-2-1）；狭窄上方可见扩张。

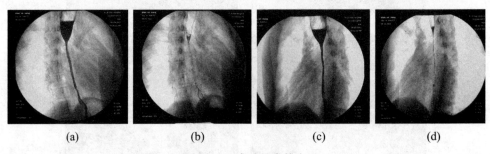

图 6-2-1 腐蚀性食管炎
(a) 右前斜位重盈像；(b) 右前斜位黏膜像；(c) 左前斜位重盈像；(d) 左前斜位黏膜像：显示食管中下段狭窄

【诊断与鉴别诊断】

具有典型造影表现，结合明确病史即可诊断。鉴别诊断需与硬化性食管癌区别。本病癌变率极高。

【比较影像学】

食管钡餐可显示狭窄的程度和范围，需要注意的是在患者急性炎症消退后方可进行造影检查。

二、食管平滑肌瘤

食管平滑肌瘤（leiomyoma of esophagus）是起源于食管壁的平滑肌肿瘤。

【临床与病理要点】

1. 发病部位：食管中下段多见，大多为单发，大小不等。
2. 病理改变：腔内外膨胀式生长、椭圆形，质地坚硬、有包膜。
3. 临床表现：症状轻，可有胸骨后不适、异物感，也可有吞咽困难等症状。

【影像学表现】

1. X线表现

食管钡餐检查正位示充盈缺损、环形征；切线位示充盈缺损边缘呈钝角，管壁柔软；管腔偏心性狭窄（图6-2-2）；肿瘤区黏膜完整，皱襞被展平。

2. CT表现

可显示肿瘤大小、形态、边缘与邻近脏器的关系。

【诊断与鉴别诊断】

造影出现典型表现诊断即可确立,但需要与腔内型食管癌和外压性改变如纵隔肿瘤、淋巴结、血管等鉴别(图6-2-3)。

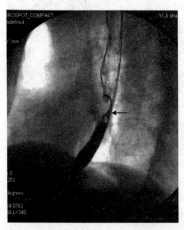

图6-2-2 食管平滑肌瘤
食管中段局部偏心性狭窄(↑)

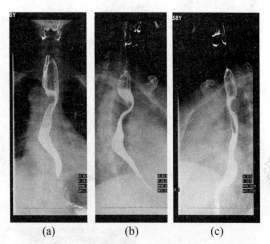

图6-2-3 食管主动脉弓水平外压性改变
(a)正位;(b)右前斜位;(c)左前斜位

【比较影像学】

食管钡餐造影是诊断本病的主要首选方法。CT对显示较大肿瘤及向腔外生长与邻近器官的关系较好,有助于肿瘤的分期,增强CT对邻近肿瘤或迷走血管压迫的鉴别具有一定价值。

三、食管癌

食管癌(esophageal carcinoma)是食管最常见的疾病,也是最常见的恶性肿瘤之一。

【临床与病理要点】

1. 发病年龄:50~70岁多见,男性多于女性,有一定的好发地区。
2. 病理改变:仅侵犯黏膜和黏膜下层不伴有淋巴结的转移属于早期食管癌。中晚期食管癌的病理分型:髓质型、蕈伞型、溃疡型、硬化型和腔内型。
3. 临床表现:早期仅有进食不适或堵塞感,典型表现为进行性吞咽困难。合并食管气管漏者可有饮水时呛咳。

【影像学表现】

1. 钡餐造影表现

(1) 对于早期食管癌需用气钡双重低张造影检查,仅表现为局部黏膜破坏、管壁不光整。

(2) 中晚期食管癌可表现为黏膜破坏,病变与正常组织分界清楚,局部管壁不规则和蠕动消失。另外不同类型有其相应的表现:髓质型具有不规则充盈缺损伴有软组织阴影;蕈伞型具有腔内偏心性菜花状充盈缺损(图6-2-4);溃疡型具有长形龛影位于食管轮廓之内(图6-2-5);硬化型具有环状狭窄伴上方扩张(图6-2-6);腔内型具有充盈缺损、管腔扩张而狭窄梗阻不明显(图 6-2-7)。

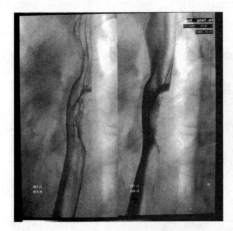

图 6-2-4 食管癌(蕈伞型)

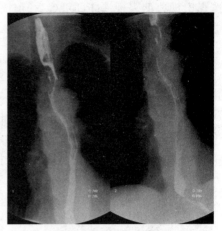

图 6-2-5 食管癌(溃疡型)

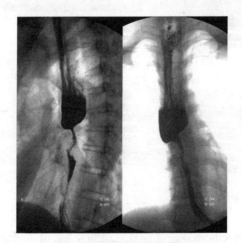

图 6-2-6 食管癌(硬化型)

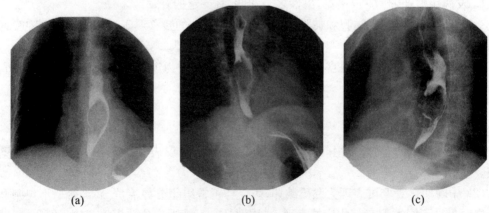

图 6-2-7 食管癌(腔内型)
(a)正位投照;(b)右前斜位;(c)左前斜位:显示食管中下段腔内充盈缺损

(3) 由于食管壁缺乏浆膜层,容易导致穿孔并发食管气管漏或食管纵隔漏(图 6-2-8)。此时应避免用钡剂检查,应改用可吸收碘剂造影。

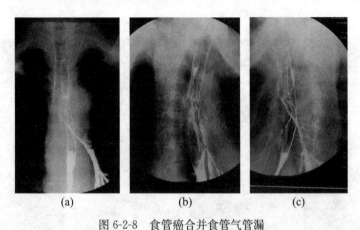

图 6-2-8　食管癌合并食管气管漏
(a) 正位;(b) 右前斜位;(c) 左前斜位:显示食管支气管漏及气管、支气管显影

2. CT 表现

显示食管壁增厚及软组织肿块,还可观察纵隔内有无淋巴结肿大。

【诊断与鉴别诊断】

食管钡餐出现典型表现结合临床即可诊断。应与食管静脉曲张、贲门失弛缓症、腐蚀性食管炎等疾病进行鉴别。

【比较影像学】

食管钡餐造影是本病的主要首选检查方法。CT 检查有助于肿瘤的分期,但不作为常规。对疑有并发食管气管漏或食管纵隔漏者,禁用钡剂检查,可用水溶性碘剂造影。

四、食管静脉曲张

食管静脉曲张(esophageal varices)绝大多数是门脉高压的并发症,曲张的静脉自食管由下而上发展,称为上行性静脉曲张,常见于肝硬化。少数是由于上腔静脉受压,曲张的静脉自上而下发展,称为下行性静脉曲张,见于上纵隔肿瘤。

【临床与病理要点】

1. 常为肝硬化引起门静脉高压的重要并发症。多见于中年男性患者。
2. 病理改变:大量血液进入食管-胃底黏膜下静脉引起静脉曲张。
3. 临床表现:早期无明显症状,中晚期可出现大便隐血或黑便,甚至呕血。可伴有脾肿大、脾功能亢进、肝功能异常及腹水等。

【影像学表现】

1. 钡餐造影表现

(1) 早期食管下段局限性黏膜皱襞增宽、迂曲,管壁边缘不光整。

(2) 典型表现为食管中下段的黏膜皱襞明显增宽、迂曲,呈蚯蚓状或串珠状充盈缺损,管壁边缘呈锯齿状。食管张力降低,蠕动减弱,但管壁柔软,伸缩自如(图 6-2-9)。

(3) 静脉曲张进一步发展至中上段,甚至食管全长。食管显著扩张,腔内呈形状不一的团状、囊状充盈缺损,管壁收缩能力差,但管壁柔软。

（4）检查时注意事项：避免反复吞咽或调制钡剂时产生气泡造成负性阴影；早期静脉曲张可作增加腹内压试验以显示静脉曲张。

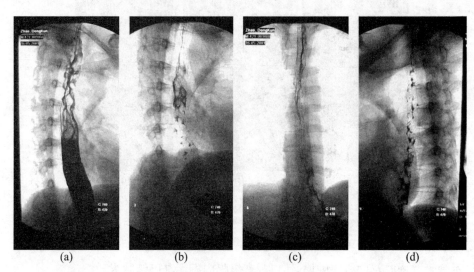

图 6-2-9　食管静脉扩张

(a) 右前斜位充盈像；(b) 右前斜位黏膜像；(c) 正位食管收缩像；(d) 左前斜位食管扩张像：显示食管中下段蚯蚓状充盈缺损,管壁呈锯齿状,管腔未见狭窄

2. CT 和 MRI 表现

一般不用于静脉曲张的检查,可显示肝硬化及其相关疾病的表现。

【诊断与鉴别诊断】

食管吞钡造影呈现典型表现,结合临床诊断不难,但应与食管下段癌及食管裂孔疝鉴别。食管癌病变较局限,管壁僵硬不能扩张。有时膈上疝囊的胃黏膜皱襞误认为曲张的静脉,此时,将胃充钡后可以鉴别。

【比较影像学】

显示食管静脉曲张的程度和范围首选检查是食管钡餐检查。CT 和 MRI 可显示肝硬化和其他相关疾病的表现。

五、贲门失弛缓症

贲门失弛缓症（achalasia of the cardia）是由于下食管括约肌功能障碍,缺乏蠕动能力,又称贲门痉挛、巨食管等。

【临床与病理要点】

1. 发病原因：本病有原发性和继发性两种,原发性改变多认为是奥氏（Auerbach）神经节细胞病变所致；继发性改变是由于迷走神经切断或重症肌无力等引起。

2. 病理改变：食管下段贲门部狭窄,局部肌肉萎缩。

3. 临床表现：病程长,吞咽不畅,胸骨后阻塞感。吞咽困难程度与精神情绪有关。

【影像学表现】

食管吞钡检查是诊断本病的主要检查方法,具有以下表现:

1. 主要表现食管下段狭窄,呈鸟嘴样或萝卜根状,其狭窄段管壁光整,黏膜存在。其上方食管呈扩张状态,且狭窄与扩张呈移行状态(图6-2-10)。

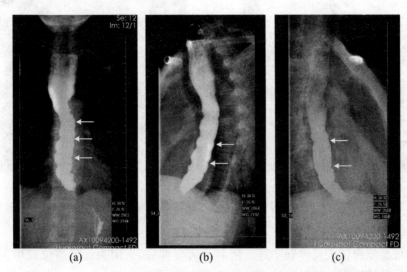

图 6-2-10　贲门失弛缓症
(a) 正位;(b) 左前斜位;(c) 右前斜位;显示食管下端狭窄呈线状,其上方食管扩张及第三收缩波(↑)

2. 根据病变狭窄、上方食管扩张的范围及程度分为早期、中期和晚期。食管重度扩张时食物潴留在食管内,胃泡内常无气体。

3. 食管蠕动波消失,偶见第三收缩波。

【诊断与鉴别诊断】

食管钡餐造影出现典型表现,结合临床诊断不难。常需与食管下段浸润性癌鉴别。

【比较影像学】

食管钡餐检查是确诊本病的唯一影像学检查方法,如与食管下段浸润性癌难以区分时,应进行内镜病理检查。

六、食管裂孔疝

食管裂孔疝(esophageal hiatus hernia)是指膈下食管和部分胃进入膈上胸腔内,是最常见的一种膈疝。

【临床与病理要点】

1. 发病原因:有先天和后天因素之分。
2. 分类:分为可复性和不可复性两类。后者包括短食管型、食管旁型和混合型。
3. 临床表现:反酸、嗳气和胸骨后烧灼感。

【影像学表现】

食管钡餐造影表现:显示膈上疝囊,具有典型的食管下括约肌收缩所致的"A"环和食管胃连接部单侧或双侧切迹"B"环。食管膈肌裂孔的宽度常大于 2 cm(图6-2-11～图6-2-13)。另外还可有食管反流、食管胃角变钝、食管下段迂曲增宽、消化性食管炎等征象。

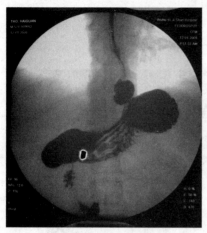
图 6-2-11 食管裂孔疝
胃肠造影显示膈上胃结构(头低足高位)

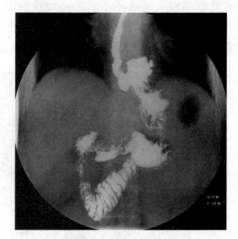
图 6-2-12 食管裂孔疝
胃肠造影显示膈上胃结构(站立位)

【诊断与鉴别诊断】

对于出现典型影像表现诊断不难。但对于可复性疝,采用头低足高位或增加腹内压试验可增加本病的检出率。有时需注意与膈壶腹鉴别(图 6-2-14)。

【比较影像学】

食管钡餐造影是诊断本病唯一的检查方法。

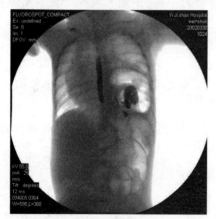
图 6-2-13 食管裂孔疝
上胃肠造影显示部分位于膈上(食管旁疝)

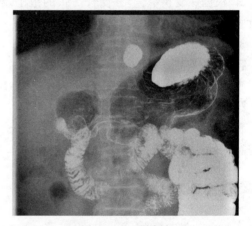
图 6-2-14 膈壶腹

七、胃溃疡

胃溃疡(ulcer of the stomach)是胃局限性慢性消化性溃疡。

【临床与病理要点】

1. 发病部位及年龄:多发生在胃小弯角切迹附近,好发年龄为 20～50 岁。
2. 病理改变:主要是胃壁溃烂缺损形成"火山口"样改变,如果溃疡深达浆膜层,称为穿透性溃疡;如浆膜层被穿破,称急性穿孔;如溃疡周围有坚实的纤维结缔组织增生者,称为胼胼胝性溃疡。如胃黏膜多处溃疡，称为多发性溃疡；如同时有十二指肠球溃疡并存，称为复合性溃疡。

3. 临床表现：上腹部疼痛具有反复性、周期性和节律性等特点。可出现反酸、嗳气，严重出血可致呕血和黑便，病变累及幽门可导致梗阻症状。

【影像学表现】

1. 胃气钡双对比造影

（1）直接征象：主要是龛影，正位观察显示圆形钡斑及周围黏膜纠集（图 6-2-15）。切线位观察龛影形状为乳头状（图 6-2-16）；位置在胃轮廓之外；龛影口部黏膜水肿形成的透明带，依水肿程度不同表现为黏膜线、项圈征和狭颈征。

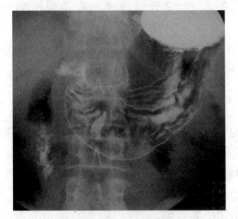

图 6-2-15　胃溃疡
胃肠造影正位显示黏膜纠集

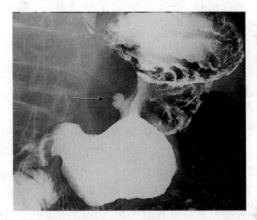

图 6-2-16　胃溃疡
胃肠造影龛影切线位显示乳头状，狭颈征（↑）

（2）间接征象：痉挛性改变；胃液分泌增多；胃蠕动的变化。

（3）继发征象：溃疡瘢痕性收缩可致胃变形，如葫芦胃；胃小弯缩短，使贲门端与幽门端靠近呈"蜗牛"状；胃小弯溃疡刺激相对应大弯侧痉挛，甚至瘢痕性收缩呈"B"状。

（4）特殊类型溃疡：穿透性溃疡，溃疡深达浆膜层；急性穿孔，浆膜层被穿破，出现膈下游离气体；胼胝性溃疡出现龛影半里半外征象（图 6-2-17）。

（5）溃疡恶变表现：龛影周围出现小结节状充盈缺损；周围黏膜皱襞呈杵状增粗或中断；龛影变为不规则或边缘出现尖角征；治疗过程中龛影增大。

2. CT 表现

对于胼胝性溃疡可显示局部胃壁增厚。

【诊断与鉴别诊断】

当钡餐造影出现典型的直接征象时，诊断可以确定。但胼胝性溃疡应与溃疡型胃癌鉴别。龛影不典型时应排除恶变可能。

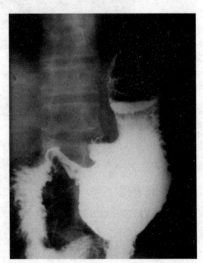

图 6-2-17　胃溃疡
胃肠造影龛影切线位显示半里半外征象

【比较影像学】

上消化道气钡双重造影是本病的主要检查方法，

近年来超声内镜检查具有一定作用,但不具有明确诊断价值。CT检查诊断价值有限。

八、胃癌

胃癌(gastric carcinoma)是最常见的恶性肿瘤,好发年龄为40~60岁。

【临床与病理要点】

1. 早期胃癌:指癌局限于黏膜和黏膜下层,不论其大小或有无淋巴结转移。病理分型:隆起型、表浅型、凹陷型,其中表浅型分为三个亚型。

2. 进展期胃癌:依Bormann分型,Ⅰ型又称巨块型、蕈伞型;Ⅱ型又称溃疡型;Ⅲ型又称浸润性溃疡,兼有Ⅱ型及Ⅳ型特点;Ⅳ型又称浸润型,又分局部浸润和全胃浸润两个亚型。

3. 临床表现:无规律性上腹部疼痛,呕咖啡样血液或黑便,腹部可触及肿块,发生在胃窦部,可致幽门梗阻。

【影像学表现】

1. 上消化道造影表现

(1) 早期胃癌表现:隆起型呈类圆形向腔内突出,其高度超过5 mm;表浅型表现为肿瘤隆起及凹陷均小于5 mm;凹陷型表现为肿瘤凹陷的深度超过5 mm。

(2) 进展期胃癌表现:巨块型表现为充盈缺损(图6-2-18);溃疡型表现为不规则龛影(图6-2-19);浸润型表现为胃腔狭窄(图6-2-20)以及混合型(图6-2-21)。不管是哪种类型,所有胃癌均具有黏膜破坏和局部蠕动消失。特殊部位的胃癌,如贲门癌主要表现为贲门区不规则软组织块影(图6-2-22);胃窦癌常合并幽门梗阻。

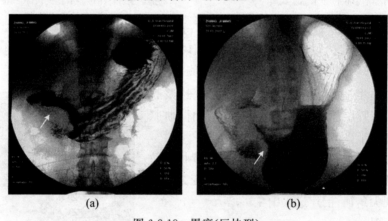

图6-2-18 胃癌(巨块型)
胃肠造影(a) 黏膜像;(b) 充盈像:显示胃窦大弯侧黏膜破坏、充盈缺损(↑)

2. CT表现

CT能显示肿瘤的大小、形态和周围情况(图6-2-23),一般不作为常规检查,其价值在于对肿瘤进行分期。Ⅰ期:限于腔内的肿块,无胃壁增厚,无邻近或远处扩散;Ⅱ期:胃壁厚度大于1.0 cm,肿瘤未超出胃壁;Ⅲ期:病灶超过胃壁,并直接侵及邻近器官,但无远处转移;Ⅳ期:有远处转移的征象。

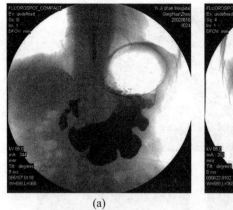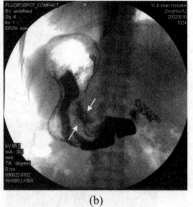

图 6-2-19 胃癌(溃疡型)

胃肠造影(a) 站立位；(b) 俯卧位；显示胃窦小弯侧腔内不规则龛影，周围可见环堤(↑)

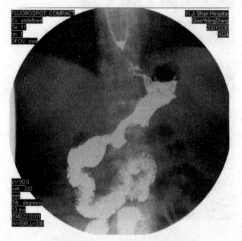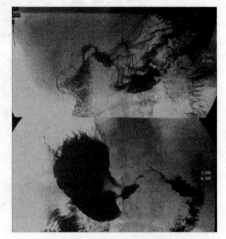

图 6-2-20 胃癌(浸润型)

胃肠造影显示胃腔狭窄，呈皮革状

图 6-2-21 胃癌(混合型)

胃肠造影显示窦部不规则龛影及浸润性狭窄

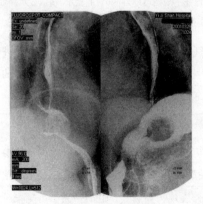

图 6-2-22 贲门癌

胃肠造影显示贲门区软组织块影及充盈缺损

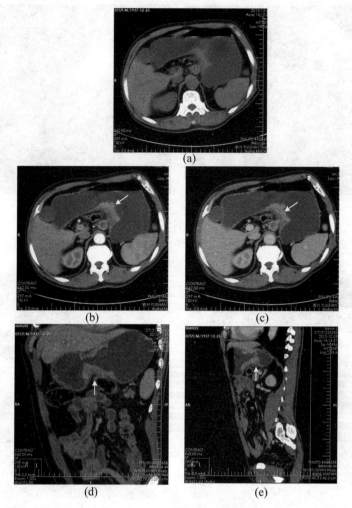

图 6-2-23 胃癌 CT 扫描

(a) 平扫;(b) 增强动脉期;(c) 增强静脉期;(d) 冠状位重建;(e) 矢状位重建:显示胃角部胃壁不规则增厚,局部胃腔狭窄,增强显示病灶强化(↑)

【诊断与鉴别诊断】

对疑为早期胃癌者应作气钡双重造影检查和结合内镜。进展期胃癌根据钡餐造影出现典型表现,诊断一般较容易,但溃疡型胃癌应与良性溃疡相鉴别。如表 6-2-1 所示。

表 6-2-1 良恶性溃疡的鉴别要点

	良性溃疡	恶性溃疡
龛影的形状	一般呈乳头状,边缘光滑/整齐	呈半月形或不规则
龛影的位置	位于胃轮廓之外	位于胃轮廓之内
龛影周围及口部	有水肿带,表现为黏膜线/项圈征/狭颈征,黏膜可直达龛影口部	可见指压迹样充盈缺损及黏膜皱襞中断、破坏
龛影附近胃壁	柔软/有蠕动波	僵硬/蠕动消失

【比较影像学】

对于本病的诊断,上消化道气钡双重造影是主要的检查方法,CT能显示病变范围及对邻近脏器侵犯程度,对胃癌的分期和指导临床制订治疗方案起重要作用,受到了越来越多的关注并得到了广泛应用。

九、胃肠道间质瘤

胃肠道间质瘤(gastrointestinal stromal tumors,GIST)是一类起源于胃肠道间叶组织的肿瘤。占来源于胃肠道间叶组织肿瘤的大部分,肿瘤内可含有平滑肌或神经鞘组织,但不包括完全来源平滑肌类肿瘤或神经源性肿瘤。

【临床与病理要点】

1. 发病年龄:好发于中老年人,多发生在胃和小肠。
2. 病理改变:肿瘤大小不一,数目可为多个,可向腔内、腔外或同时向腔内、腔外生长。肿瘤组织可有出血、坏死、囊性变等继发性改变,肿瘤细胞分化不等,可出现核空泡细胞和印戒样细胞,具有非定向分化和潜在恶性的特点。部分患者就诊时已有转移,主要转移至肝脏和腹腔。
3. 临床表现:胃肠道出血是最常见症状。部分患者因肠穿孔而就诊,此时可出现腹膜炎的症状。

【影像学表现】

1. 钡剂造影表现

对来源于食管、胃及小肠,采用钡餐检查,如来源于大肠,宜用钡剂灌肠检查,造影显示局限性充盈缺损,表面黏膜皱襞展平,可有小龛影,与邻近胃肠壁分界清楚(图6-2-24(a)、(b))。

2. CT表现

平扫显示胃肠壁的肿块,边界清楚、密度均匀,合并出血和坏死时,密度不均匀。增强扫描显示中等以上强化、囊变、坏死时显示不均匀强化(图6-2-24(c)~(f))。当坏死突破黏膜层与肠腔相通时,坏死区可出现液平;坏死穿过浆膜层,可出现腹膜炎。

【诊断与鉴别诊断】

钡剂造影及CT检查显示肠壁肿块向腔内外生长,边界光整,具有明显强化,结合临床上有消化道出血病史,GIST诊断基本确立。但需要排除消化道癌、平滑肌类肿瘤和胃肠道淋巴瘤等。

【比较影像学】

消化道造影为GIST首选检查方法,可显示局部黏膜下肿瘤;CT可显示肿瘤部位、大小、局部浸润、转移等。

十、胃扭转

胃扭转(gastric volvulus)是胃的部分或全部大小弯位置发生变换。

【临床与病理要点】

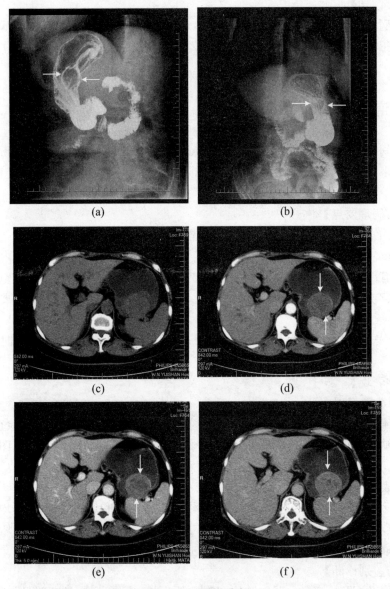

图 6-2-24 胃间质瘤

(a)、(b) 胃肠造影；(c) CT 平扫；(d) 增强扫描动脉期；(e) 增强扫描静脉期；(f) 增强扫描延迟期：造影显示圆形充盈缺损，边缘清楚(↑)；CT检查显示胃体部后壁圆形软组织肿块，增强扫描显示边缘清楚(↑)

1. 分类：根据扭转的性质分为急性与慢性；根据扭转的范围分为完全和不完全性扭转。根据扭转的方式不同分为器官轴型或纵轴型、网膜轴型或横轴型和混合型。

2. 临床表现：急性胃扭转起病急骤，持续性干呕伴有严重的胸部及上腹部痛，胃管难以插入胃内为特征。慢性胃扭转有时无明显症状，可有上腹部不适或饭后饱胀感等表现。

【影像学表现】

1. 平片表现：立位腹部平片可见两个液平面。
2. 钡餐造影表现：器官轴型或纵轴型，胃大弯向右上翻转，胃小弯朝左下，黏膜呈螺旋状;网膜轴型或横轴型,胃底移向右下,胃窦移至左上,胃窦与体部交叉(图 6-2-25)。

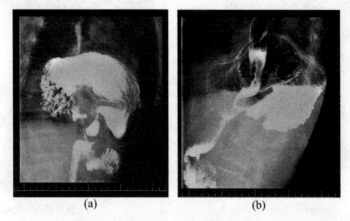

图 6-2-25　胃扭转
(a)、(b) 上消化道造影:显示胃大弯侧朝上,出现胃食管交叉黏膜,十二指肠球低于胃窦

【诊断与鉴别诊断】

对于胃扭转,采用普通胃钡餐造影即可明确诊断,但应与瀑布型胃区别,后者无大小弯翻转现象、窦部低于胃底等。

【比较影像学】

平片仅有初步参考作用,上消化道造影具有明确诊断价值。

十一、十二指肠溃疡

十二指肠溃疡(duodenal ulcer)是最常见的消化性溃疡,发病率是胃溃疡的五倍。发病年龄较胃溃疡早。

【临床与病理要点】

1. 发生部位:溃疡多发生在球部的前壁或后壁,如前后壁同时发生,称为对吻溃疡;如与胃溃疡同时存在,称为复合溃疡。其次好发于十二指肠球后部。

2. 病理改变:溃疡起初发生在黏膜,逐步发展,深达肌层,溃疡愈合可形成瘢痕收缩致使球部变形。

3. 临床表现:右上腹饥饿性疼痛,进食后可缓解。严重者可出现大出血致呕血或黑便。

【影像学表现】

主要是上消化道造影检查:

1. 直接征象:表现为龛影,呈类圆形或点状钡影,边缘光滑,周围有水肿透明带或黏膜纠集征象(图 6-2-26)。

2. 间接征象:在实际工作中典型龛影并非常见,所以在诊断十二指肠溃疡时间接征象尤为重要,主要表现为球部持久变形(山字形、花瓣形等)、激惹征和球部固定压痛(图 6-2-27)。溃疡愈合后可表现为球部畸形,严重者可致梗阻。球后溃疡表现为球与降部之间狭窄(图 6-2-28)。

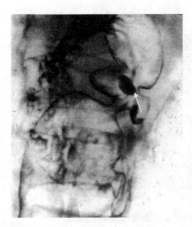
图 6-2-26 十二指肠球溃疡（龛影）（↑）

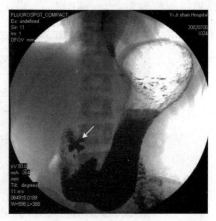
图 6-2-27 十二指肠球溃疡（花瓣样变形）（↑）

【诊断与鉴别诊断】

出现典型的直接征象诊断容易，但无直接征象时，间接征象也可作为诊断依据。需要注意的是活动性溃疡与愈合性溃疡的区别，后者无激惹征和球部固定压痛。较大的溃疡需与肿瘤及憩室区别，憩室好发于降部，有局部肠壁向外突出、黏膜伸入其内等特点（图 6-2-29）。

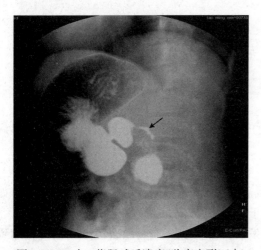
图 6-2-28 十二指肠球后溃疡（狭窄变形）（↑）

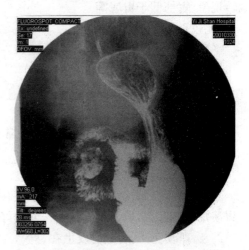
图 6-2-29 十二指肠降部憩室

【比较影像学】

上消化道造影是诊断十二指肠溃疡的主要影像检查方法。

十二、肠系膜上动脉压迫综合征

由于肠系膜上动脉开口过低或与腹主动脉夹角较小，从而压迫十二指肠升部，引起十二指肠的淤积。

【临床与病理要点】

1. 多见于体质较弱或瘦长体型。肠系膜松弛或内脏下垂压迫十二指肠水平或升段，肠管本身无病变。

2. 临床表现：症状轻重不等，一般饭后出现腹胀，重者可有呕吐现象，改变体位如俯卧或左侧卧位可部分缓解。

【影像学表现】

钡餐造影典型表现为十二指肠梗阻征象，即仰卧位或站立位显示十二指肠腔扩张，透视下观察可见局部频繁的逆蠕动，呈钟摆样运动；十二指肠升段笔杆样压迹，俯卧或左侧卧位消失（图 6-2-30）。

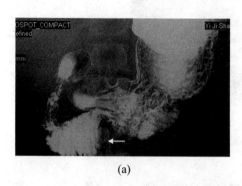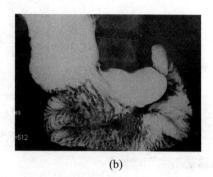

图 6-2-30　肠系膜上动脉压迫综合征
胃肠造影：(a) 仰卧位：显示笔杆征(↑)；(b) 俯卧位：钡剂通过

【诊断与鉴别诊断】

典型造影表现诊断不难。如仅见十二指肠腔扩张，而未见十二指肠升段笔杆样压迹，应考虑十二指肠本身病变所致。另外胰腺病变、增大的胆囊和扩张的胆总管也可造成对十二指肠的压迫，但产生部位和表现不同。

【比较影像学】

上消化道造影是确诊本病的唯一检查方法，造影时可在改变体位的同时进行动态变化观察。

十三、十二指肠癌

十二指肠恶性肿瘤包括原发性和继发于邻近组织恶性肿瘤的直接侵犯。十二指肠原发恶性肿瘤主要包括腺癌、平滑肌肉瘤、恶性淋巴瘤和类癌，其中以腺癌为多。

【临床与病理要点】

1. 病理改变：大体上多为溃疡和多发息肉形状。
2. 临床表现：早期无明显临床症状。病变进一步发展可出现梗阻症状。

【影像学表现】

1. 钡餐造影表现

局部黏膜破坏、消失。以溃疡为主的伴有充盈缺损；以多发息肉为主的伴有肠腔狭窄；以环状狭窄为主的伴有近端扩张表现（图 6-2-31）。

2. CT 表现

可显示肠腔内息肉样肿块、肠壁不规则增厚和肠腔狭窄，肠壁周围浸润程度和邻近脏器转移情况。

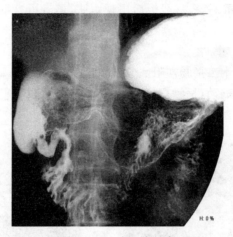

图 6-2-31　十二指肠癌
胃肠造影:十二指肠降部狭窄,黏膜破坏,与正常肠管界限清楚

【诊断与鉴别诊断】

十二指肠低张造影显示溃疡、充盈缺损、狭窄等典型表现,本病诊断不难。鉴别诊断方面:需与良性肿瘤(图 6-2-32)、巨大良性溃疡鉴别;周围的胰腺癌和胆管癌也可侵犯十二指肠,应与鉴别,以免误诊。

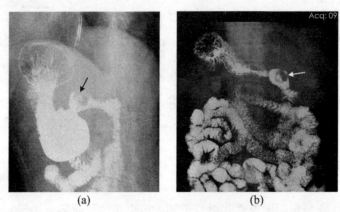

图 6-2-32　十二指肠腺瘤
胃肠造影(a) 站立斜位;(b) 俯卧位:十二指肠球部圆形充盈缺损,边缘光整(↑)

【比较影像学】

本病的主要检查方法是上消化道钡餐造影,尤其是十二指肠低张造影。CT 对显示病变的范围和向周围浸润程度及有无转移具有重要价值。超声及 MRCP 对鉴别诊断具有一定价值。

十四、小肠克罗恩病

克罗恩病(Crohn disease)是由于 1932 年 Crohn 描述本病而得名,为与近年来分子克隆技术鉴别,现将本病译为克罗恩病。

【临床与病理要点】

1. 发病原因：不明，可能与自身免疫、感染及遗传因素有关。
2. 发病部位：消化道任何部分均可发病，但以末端回肠及结肠最常见。
3. 病理改变：胃肠道的纵行溃疡、非干酪性肉芽肿全层肠壁炎、纤维化和淋巴管阻塞。
4. 临床表现：腹痛、腹泻、低热及体重下降等；右下腹疼痛伴压痛性包块。

【影像学表现】

1. X 线表现

钡餐造影早期表现不明显，发展到一定阶段可有特征性表现：

(1) 肠管狭窄呈长短不一、宽窄不等的线样征，病变呈跳跃征。

(2) 病变轮廓不对称，呈一侧僵硬凹陷，相对侧肠轮廓外膨，并伴有假憩室样囊袋状征象（图 6-2-33）。

(3) 多发结节样切迹与卵石征。

(4) 晚期可见瘘管或窦道形成。

2. CT 表现

(1) 急性期肠壁增厚呈分层现象，增强扫描黏膜和浆膜强化。

(2) 慢性期肠壁增厚，密度均匀。增强扫描增厚的肠壁均匀强化，肠腔狭窄。

(3) 窦道和瘘管内可显示气体和造影剂。

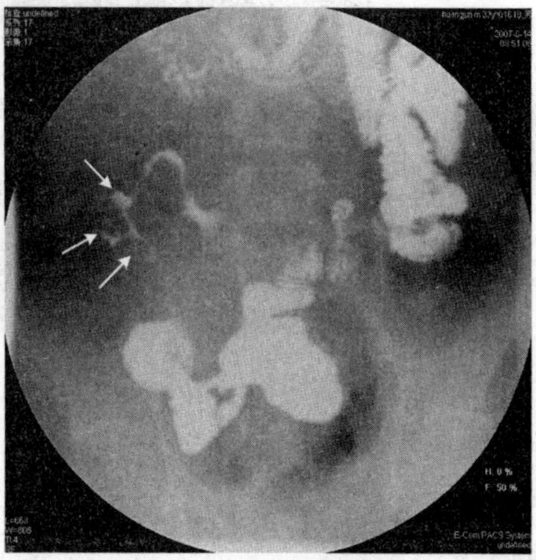

图 6-2-33　小肠克罗恩病
小肠造影：显示肠管狭窄呈长短不一、宽窄不等的线样征(↑)，并有假憩室和窦道形成(↑)

【诊断与鉴别诊断】

根据消化道造影出现典型表现如节段性非对称性病变、卵石征、纵行溃疡、肠管狭窄、内外瘘形成及好发部位等特点可作出诊断。由于本病好发于末端回肠，需与肠结核鉴别，鉴别要点见后面相关章节。

【比较影像学】

本病的诊断依赖于消化道造影，尤其是小肠双对比造影检查。CT 对腹腔脓肿、瘘管等并发症的显示较钡餐清楚。

十五、溃疡性结肠炎

溃疡性结肠炎(ulcerative colitis)是一种非特异性大肠黏膜的慢性炎症性疾病。

【临床与病理要点】

1. 发病原因：原因不明，可能与自身免疫、感染及遗传因素有关。
2. 发病部位：病变可累及整个大肠，但以左半结肠为主。
3. 病理改变：早期以黏膜充血为主，继而发生小溃疡，进一步发展到肌层，甚至穿孔形成瘘管；晚期使肠腔狭窄、肠管缩短。
4. 临床表现：发病以 20~40 岁为主，表现为大便带血或腹泻，黏液脓血便伴有阵发性腹痛及里急后重，发作与缓解常可交替出现。

【影像学表现】

1. X线表现

结肠双对比造影可出现以下表现：

(1) 早期：黏膜皱襞紊乱甚至消失，肠腔狭窄、肠袋变浅甚至消失。

(2) 溃疡形成期：充盈时见肠壁外缘锯齿状，排空后可见许多小尖刺样改变（图 6-2-34）。

(3) 炎性息肉形成期：可见多个小的充盈缺损。

(4) 晚期：肠管缩短、狭窄，肠袋消失，呈腊肠样改变。

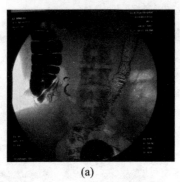 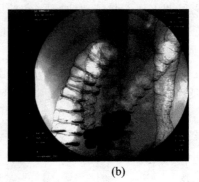

(a) (b)

图 6-2-34　溃疡性结肠炎

(a)、(b) 结肠气钡双重造影：显示降结肠多数小尖刺样改变

2. CT 表现

显示肠壁轻度增厚，如黏膜下水肿，可出现肠壁分层现象，形成靶征。但一般不作为常规检查。

【诊断与鉴别诊断】

根据结肠双对比造影典型表现如黏膜粗乱、多发溃疡、肠管狭窄缩短、结肠袋消失呈腊肠样特征，结合临床表现可进行诊断。

鉴别诊断：本病应与结肠 Crohn 病、肠结核及家族性息肉综合征等鉴别。

【比较影像学】

钡剂灌肠为诊断本病的主要检查方法。需要注意的是本病可合并严重合并症——结肠中毒扩张，一旦发生可导致肠穿孔，所以本病的急性期应禁止作灌肠检查，同时在灌肠之前常规摄立位腹部平片，观察肠管是否扩张，并排除肠穿孔。

十六、肠结核

肠结核（tuberculosis of intestine）属于 V 型结核的肺外结核中的一种。感染途径有肠源性、血源性和周围脏器结核的蔓延。

【临床与病理要点】

1. 发生部位：好发于回盲部及回肠末端。

2. 病理类型：分为溃疡型和增殖型。

3. 临床表现：慢性发病，常有低热、消瘦、乏力，伴有腹痛、腹泻等。

【影像学表现】

1. X线表现

小肠钡餐造影检查显示溃疡型表现为回盲部肠管收缩、黏膜紊乱、出现典型的"跳跃"征。增殖型表现为回盲部及邻近肠管狭窄、缩短,黏膜皱襞紊乱、消失(图 6-2-35)。

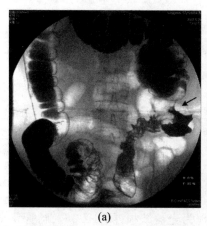
(a)

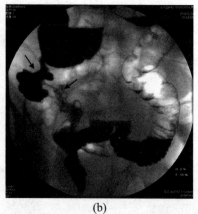
(b)

图 6-2-35　肠结核

结肠气钡双重造影(a) 俯卧位;(b) 站立位;显示回盲部不规则肠管狭窄,与正常肠管分界不清(↑)

2. CT 表现

回盲部肠壁增厚,范围较长,增殖型肠结核可显示肿块阴影。

【诊断与鉴别诊断】

出现典型 X 线表现,结合病史可作出诊断。主要与溃疡性结肠炎、克罗恩病进行鉴别,如表 6-2-2 所示。

表 6-2-2　溃疡性结肠炎、克罗恩病、肠结核的鉴别要点

	溃疡性结肠炎	克罗恩病	肠结核
部位	直、乙状结肠	右半结肠及回盲部	回盲部
病变分布	连续性、分布对称	节段性、不连续、不对称	连续分布
溃疡	多发、呈"T"形、领扣样	纵行	较大
息肉	有	有	无
卵石征	无	有	无
窦道形成	无	有	有
肠管缩短	有	无	有
肠管狭窄	有	有	有
假憩室	无	有	无
腊肠肠管	有	无	无
恶变	有	有	无

【比较影像学】

本病的检查方法主要是小肠造影,有时需作钡剂灌肠检查,了解结肠累及的范围。CT

对显示肠系膜淋巴结增大及腹腔内结核有一定价值。

十七、大肠癌

由于大肠癌中70%发生于直肠、乙状结肠,通常称结肠直肠癌(colorectal carcinoma)。病因不明,可能与息肉、血吸虫和溃疡性结肠炎有关。

【临床与病理要点】

1. 发病年龄:以40~50岁男性多见。
2. 病理类型:分为增生型、浸润型、溃疡型三种,常为混合型。
3. 临床表现:腹部包块、便血与腹泻或便秘。直肠癌主要为便血、大便变细及里急后重。

【影像学表现】

1. X线表现

(1) 钡剂灌肠显示不同类型表现不一,表现为充盈缺损(图6-2-36)、肠管狭窄和不规则龛影。所有类型均表现为黏膜破坏、结肠袋消失(图6-2-37)。对于回盲部病变,可作钡餐造影检查。

(2) 血管造影:选择性血管造影可与良性肿瘤鉴别以及进一步作介入治疗。

2. CT表现

可显示肠壁肿块、周围侵犯范围和有无淋巴结转移。对于结肠癌的临床分期,对评价预后及制订治疗方案具有重要意义。

Ⅰa期:肿瘤只局限于黏膜及黏膜下层,无淋巴结及远隔器官转移。

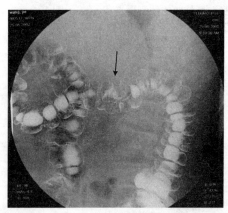 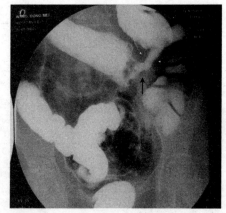

图6-2-36 大肠癌　　　　　　　　　　　图6-2-37 大肠癌
结肠气钡双重造影显示横结肠局限性充盈缺损(↑)　　结肠气钡双重造影横结肠近肝曲狭窄,肠袋消失(↑)

Ⅰb期:肿瘤侵入固有层,无淋巴结及远隔器官转移。

Ⅱ期:肿瘤侵入肠壁各层,无淋巴结及远隔器官转移。

Ⅲ期:任何程度的原发癌,有淋巴结转移但无远隔器官转移或肿瘤已侵入邻近组织及脏器。

Ⅳ期:任何程度的原发癌不论有无淋巴结转移,已发生远隔器官转移。

3. MRI 表现

可从不同方位观察直肠癌向周围侵犯情况。

【诊断与鉴别诊断】

钡剂灌肠显示不规则的充盈缺损、不规则的龛影、不规则的狭窄伴有肠壁僵硬和黏膜破坏等征象，结合临床可作出直肠结肠癌的诊断。

鉴别诊断：主要与增殖型肠结核、良性肿瘤和息肉鉴别。另外还应与肠外邻近器官肿瘤侵犯肠壁等鉴别（图 6-2-38）。

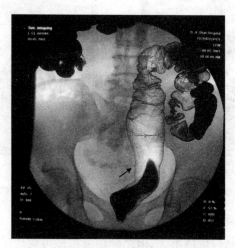

图 6-2-38　盆腔占位

结肠气钡双重造影显示盆腔内、肠外不规则高密度阴影，局部肠壁受侵犯（↑）

【比较影像学】

本病的诊断主要依赖于结肠气钡双重造影检查。CT 对肿瘤的分期具有主要价值；MRI 对术前评估和判断有无肿瘤复发具有重要意义。

十八、结肠息肉及息肉综合征

结肠息肉（colonic polyp）为隆起于结肠黏膜表面的局限性病变，可单发和多发，如病变广泛累及结肠称为息肉综合征（polyposis syndrome）。

【临床与病理要点】

1. 发病部位：多为直肠、乙状结肠，也可广泛分布于整个结肠。
2. 病理改变：组织学上可为腺瘤性、炎性、错构瘤性或增生性息肉。
3. 临床表现：常为无痛性血便，可伴有腹痛和大便次数增多。息肉综合征有相应的临床症状。

【影像学表现】

1. X 线表现

（1）气钡双重造影，息肉可有蒂或无蒂。有蒂息肉可随体位改变而移动（图 6-2-39）。无蒂息肉正位浅钡池观察显示环形阴影，深钡池显示充盈缺损，但深钡池对于小息肉容易遗漏；切线位观察广基底息肉形如铆钉,窄基底形如乳头。

(2) 息肉恶变征象：息肉直径大于 2 cm；表面不规则；短期内迅速增大；带蒂息肉瘤体增大,使蒂缩短形成广基底；息肉基底部肠壁形成凹陷切迹（图 6-2-40）。

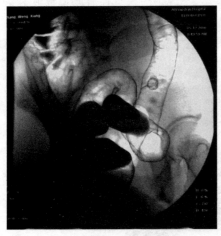 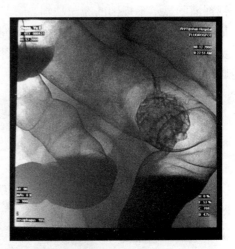

图 6-2-39　结肠息肉
结肠气钡双重造影显示降结肠单个息肉、带蒂

图 6-2-40　结肠息肉恶变
乙状结肠团状软组织阴影,表面呈菜花状

2. CT 表现

常规 CT 检查对检出息肉价值不大,但结肠仿真内镜可发现较小的息肉。

【诊断与鉴别诊断】

气钡双重造影出现典型表现诊断不难。鉴别诊断应与气泡、粪便等区别。如息肉多而密集,通常在 300 个以上,好发于左半结肠,与遗传有关,易恶变,家族发病倾向,称为家族性结肠息肉病（familial polyposis）（图 6-2-41）。如息肉分布在全消化道以小肠多发,临床上特定的皮肤色素沉着,发病具有家族遗传特征,称为 P－J 综合征（Peutz-Jeghers syndrome）（图 6-2-42）。

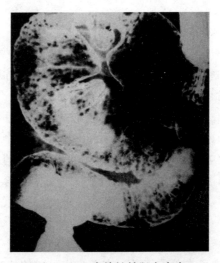

图 6-2-41　家族性结肠息肉病
结肠气钡双重造影显示结肠内弥漫分布结节状充盈缺损

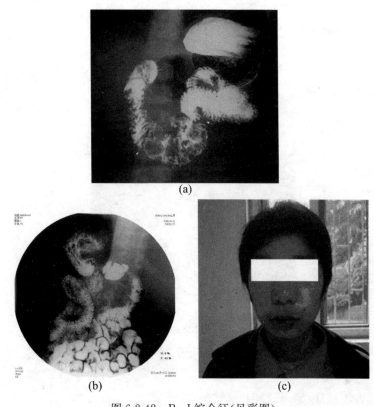

图 6-2-42 P-J 综合征(见彩图)
(a)、(b) 胃肠造影显示小肠多发性息肉；(c) 显示患者唇部皮肤色素沉着

【比较影像学】

本病的诊断依赖于结肠气钡双重造影。需要强调的是造影能否成功关键在于具备良好的肠道准备、调制适当的钡剂浓度和选择患者恰当的投照体位。近年来 VECT 的应用逐步受到临床的关注和重视。

十九、先天性巨结肠

先天性巨结肠(congenital megacolon)是由于直肠或结肠远端的肠管持续痉挛，而近端肠管肥厚、扩张呈巨结肠。其病变不在于巨结肠本身，而在于远端肠管缺乏神经节细胞，故有专家称本病为"结肠无神经节细胞症"。

【临床与病理要点】

1. 病理特点：从远到近分为三段：
(1) 狭窄段——肠壁神经丛内神经节细胞完全缺如。
(2) 移行段——4~8 cm，肠壁神经丛内偶尔可见神经节细胞。
(3) 扩张段——肠管扩张大于 8 cm 以上，肠壁神经丛内神经节细胞正常。
2. 临床表现：出生后胎粪排出延迟且量少，继而发生呕吐伴有腹胀和便秘，以后可发生结肠炎的症状，便秘和腹泻交替出现。

【影像学表现】

1. 立位腹部平片

可显示低位肠梗阻征象。

2. 钡剂灌肠

(1) 典型表现：狭窄段、扩张段及移行段的肠管征象（图 6-2-43）。

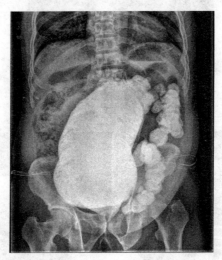

图 6-2-43　先天性巨结肠

结肠造影显示直、乙状结肠显著增宽，远端直肠明显狭窄

(2) 不典型表现：短段型、长段型、全结肠型、超短段。

(3) 排钡能力减弱：钡剂灌肠后 24 小时复查仍有大量钡存留。

钡剂灌肠时需注意：① 不用泻药；② 不洗肠，仅用开塞露通便；③ 用等渗生理盐水调制钡剂；④ 肛管不易插入过高；⑤ 钡剂注入速度不易过快，压力不易过高；⑥ 摄片前肛穴处放置金属标志；⑦ 检查完毕，尽可能抽出钡剂。

【诊断与鉴别诊断】

钡剂灌肠出现典型表现诊断即可确立。

【比较影像学】

钡剂灌肠造影是诊断本病唯一的检查方法。CT 及 MRI 无价值。

（王银华　丁　标　陈方满）

第七章 肝、胆、胰、脾

肝、胆、胰和脾是腹腔内重要的实质性器官,在解剖和生理学中存在着相互协同和制约关系,在疾病的发生、发展中存在着一定的内在联系。常见的疾病有炎症、肿瘤、结石和弥漫性病变等,现代影像学检查是诊断这些常见疾病的重要手段,不但可以了解脏器本身的病变,而且还可以了解其与周围组织及器官的关系。

第一节 影像检查技术

一、X线检查

1. 腹部平片

诊断价值有限,仅能大致显示肝、脾轮廓及其内的钙化、阳性结石及积气。临床应用很少。

2. 血管造影检查

采用 Seldinger 技术把导管插至腹腔动脉、肝动脉或脾动脉,并注入造影剂,DSA 连续采集图像,以获得不同时相的血管造影图片(图7-1-1),对诊断肝脾内占位性及血管性病变具有重要价值。

3. 胆系造影

分为生理积聚法和直接导入法。前者又分为口服法胆囊造影和静脉法胆系造影,但由于图像差及 USG、CT 的普及,现已很少使用。直接导入法有经皮经肝胆管造影(PTC)、经内镜逆行性胆胰管造影(ERCP)(图7-1-2)和经术后引流管造影("T"管造影)(图7-1-3)。PTC 主要用于确定胆系梗阻的部位及原因,由于是创伤性检查,临床现已很少应用,更多的是应用于胆道梗阻的介入治疗;ERCP则对十二指肠壶腹部、胆总管末端和胰头部的结石与肿瘤的鉴别诊断有较大价值。

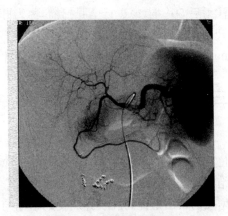

图 7-1-1 腹腔动脉造影
显示肝、脾动脉及其分支

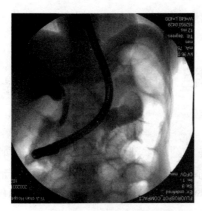
图 7-1-2 ERCP 显示胆道系统

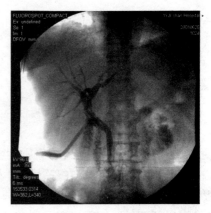
图 7-1-3 "T"管造影

二、CT 检查

CT(computed tomography)检查以其较高的分辨力和清晰度而在肝脏、胰腺的疾病诊断方面具有重要的价值。腹部 CT 检查,除胆系结石外,必须分别作平扫、增强或多期增强扫描,以便更好地发现病变、明确病变性质及了解病灶的血供等情况。肝脏扫描范围自膈顶至肝脏下缘,层厚一般为 10 mm,对小病灶可用 2～5 mm。增强扫描的目的是增加正常肝组织与病灶之间的密度差,显示平扫不能发现或可疑的病灶;帮助鉴别病灶的性质;显示肝内血管解剖。当静脉内快速注入对比剂后,短期内肝动脉、门静脉和肝实质内对比剂浓度按先后顺序在相应时间内上升,并保持一段时间的峰值,分别称为动脉期、门静脉期和肝实质期。使用螺旋 CT 分别在肝动脉期(通常为对比剂开始注射后 20～25 s)、门静脉期(对比剂开始注射后 50～60 s)进行全肝扫描,称为肝脏的双期扫描,双期扫描后再加作肝实质期(对比剂开始注射后 120～180 s)扫描,则称为三期扫描(图 7-1-4)。对疑为肝脏血管瘤还要作 5～30 min 延迟扫描与肝癌相鉴别。胰腺和脾脏的增强检查方法与肝脏相同。

三、MRI 检查

MRI(magnetic resonance imaging)检查常规进行轴位和冠状位扫描,必要时加作矢状位;扫描序列常用 T_1WI、T_2WI,必要时辅以脂肪抑制序列。T_1WI 主要用于显示器官解剖结构,T_2WI 则对显示病变敏感性较高。平扫发现病变难以确诊时可行 MRI 多期增强扫描,增强的目的是提高肝胰脾病变的诊断与鉴别诊断效果。MRI 增强扫描时除常规对比剂 Gd-DTPA 外,特异性对比剂如超顺磁性氧化铁、钆塞酸二钠等应用对提高肝内病变的检出、诊断和鉴别诊断有其特定价值。扩散加权成像(DWI)对肝、胰及脾占位性病变诊断与鉴别诊断有较高价值;梯度回波(GRE)T_1WI 同、反相位成像对脂肪肝等诊断有较高价值。此外利用水成像技术还能获得类似 ERCP 效果的 MR 胆胰管显影(MRCP)(图 7-1-5),并已逐渐取代普通 X 线检查。随着磁共振技术的进一步发展和完善,MR 检查已逐渐成为胆道系统疾病的主要检查手段之一。

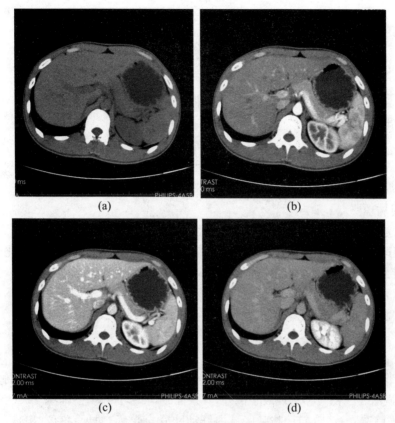

图 7-1-4 正常肝脏三期扫描
(a) 平扫;(b) 增强肝动脉期;(c) 门静脉期;(d) 肝实质期(延迟扫描)

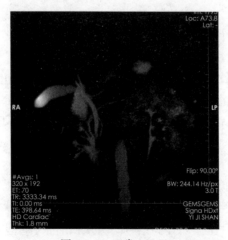

图 7-1-5 正常 MRCP
显示胆道系统

第二节 常见疾病

一、肝脓肿

肝脓肿(hepatic abscess)为肝组织局限性化脓性炎症,可由细菌感染或阿米巴原虫引起,临床上以细菌性肝脓肿多见。

【临床与病理要点】

1. 感染途径:包括胆系、门静脉、肝动脉、淋巴道或邻近器官直接扩散等。

2. 病理改变:致病菌侵入肝脏后引起炎症反应,产生溶组织酶,组织液化坏死形成脓腔,周围肉芽组织增生形成脓肿壁,邻近肝组织可有水肿。

3. 临床表现:多见于老年、糖尿病、心功能不全及肝硬化患者;肝肿大、肝区疼痛、高热、弛张热为常见表现;病变向上发展可有膈肌刺激和胸部症状。

【影像学表现】

1. X线表现

(1) 腹部平片:价值有限。可见肝脏增大、肠道扩张、右侧膈肌抬高、右侧胸腔积液,除个别病例可显示肝区积气和出现液平面外,其余征象均缺乏特异性。

(2) 肝血管造影:动脉期示脓肿区域内肝动脉分支受压、伸展、移位、出现包绕征,脓肿边缘可见新生血管增多,静脉期及实质期示脓肿区内充盈缺损,沿脓肿周边可见环形染色带。

2. CT表现

(1) 平扫:显示肝实质内圆形或类圆形低密度肿块,为脓液成分时,中心CT值高于水而低于肝,一般为20~40HU,部分脓肿内出现小气泡或液平面。

(2) 增强:脓腔不强化,脓肿壁环形强化明显,轮廓光整,厚度均匀,外周可显示低密度水肿带,脓腔、脓壁及周围的水肿带构成"双环征"或"三环征"(图7-2-1)。若腔内有气体和(或)液面则可确诊。腔内无气体和(或)液面,脓腔壁外周水肿不明显时,应结合临床表现进行诊断。

3. MRI表现

典型肝脓肿的表现呈长T_1、长T_2的液体信号特征,DWI上呈显著高信号,脓肿壁的信号强度在T_1WI上高于脓腔而低于肝实质,表现为较厚的圆环状稍高信号区,称"晕环征"。晕环周围的水肿带在T_2WI上呈明显高信号。增强扫描脓肿壁呈明显环形强化,厚度均匀,轮廓光滑,脓腔不强化(图7-2-2)。在脓腔内见到无信号气体是诊断肝脓肿的有力证据。

【诊断与鉴别诊断】

若出现典型肝脓肿的影像学表现并结合临床诊断不难,但脓肿形成期需与转移瘤和囊肿出血伴感染相鉴别;未液化的早期脓肿易与肝癌混淆。征象不典型时需作穿刺活检。

【比较影像学】

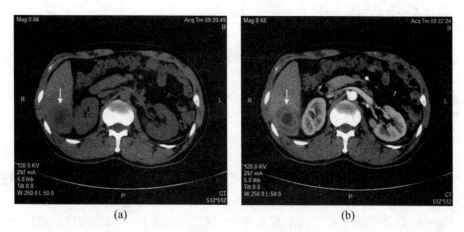

图 7-2-1 肝脓肿

(a) CT 平扫示肝右叶类圆形低密度肿块,中心 CT 值约为 25 HU(↑);(b) CT 增强扫描脓腔不强化,脓肿壁环形强化明显,轮廓光滑,厚度均匀,脓腔、脓壁构成"双环征"(↑)

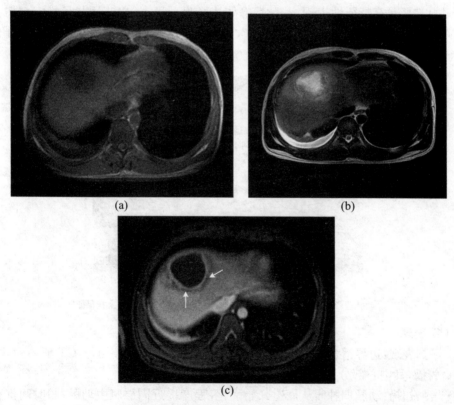

图 7-2-2 肝脓肿

(a) MR 平扫 T_1WI 序列显示肝左叶内叶类圆形低信号肿块;(b) MR 平扫 T_2WI 序列病灶呈高信号,脓肿壁表现为较厚的圆环状稍高信号区,称"晕环征",周围的水肿带呈高信号;(c) MR 增强扫描脓肿壁呈明显环形强化,厚度均匀,轮廓光滑,脓腔不强化,周围可见低信号水肿带(↑)

CT 和 MRI 可反映脓肿各个时期的病理改变,脓肿壁的环形强化及脓腔内气液成分是肝脓肿 CT 和 MRI 的特征,对诊断和治疗效果观察具有较高价值。超声检查对肝脓肿敏感性较高,但对未液化的早期脓肿,易与肝癌相混淆。

二、肝海绵状血管瘤

肝海绵状血管瘤(cavernous hemangioma)为肝良性肿瘤中最常见的一种,可见于任何年龄,多见于 30～50 岁,好发于女性,发病率为男性的 4.5～5 倍。

【临床与病理要点】

1. 血管瘤 90% 为单发,10% 为多发,肿瘤直径从 2 mm～20 cm 不等。
2. 病理改变:瘤体由扩张的异常血窦组成,内衬单层的血管内皮细胞,腔内充满新鲜血液,其间有纤维结缔组织,少数瘤体内可有血栓、钙化。
3. 临床表现:肿瘤较小者临床上可无任何症状,多在体检中偶然发现。瘤体较大可压迫邻近脏器,出现肝区不适、胀痛、恶心、呕吐等。肿瘤破裂可引起肝内或腹腔出血。

【影像学表现】

1. X 线表现

肝动脉造影具有特征性表现:动脉期瘤体边缘出现斑点、棉花团状显影,为"树上挂果征"(图 7-2-3);实质期瘤体内出现"血管湖",呈爆玉米花状染色,造影剂在血管湖滞留时间较长,持续 20～30 s,至静脉期仍不消失,呈所谓的"早出晚归"征。

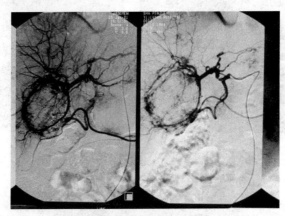

图 7-2-3　肝海绵状血管瘤
肝动脉造影:动脉期瘤体边缘出现斑点、棉花团状显影,为"树上挂果征"

2. CT 表现

(1) 平扫表现:边界清楚的圆形或类圆形低密度肿块,密度较均匀,CT 值约为 30 HU。较大的血管瘤,其中心部分常呈更低密度区。

(2) 增强扫描:动脉期肿瘤从周边开始强化,程度接近同层腹主动脉,随时间推移不断向中心区域扩大,最后整个病灶被对比剂充填,与周围正常肝组织几乎等密度(图 7-2-4)。对比剂在血管瘤内"快进慢出"的特点是与肝癌鉴别的重要征象。较大的血管瘤,其中心可始终保持低密度。

3. MRI 表现

由于海绵状血管瘤内的血窦充满缓慢流动的血液,因此在 T_1WI 上表现为均匀低信号,较大肿瘤其中心区结构不均匀且信号更低,为其中的血管和纤维化所致;T_2WI 表现颇具特

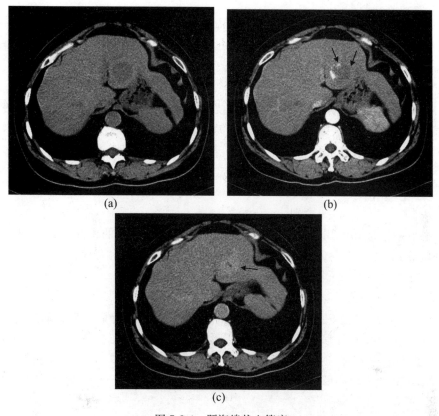

图 7-2-4 肝海绵状血管瘤
(a) CT 平扫显示肝左叶类圆形低密度肿块,密度均匀,边缘较清晰;(b) CT 增强扫描动脉期肿瘤从周边开始强化(↑),程度接近同层腹主动脉;(c) CT 增强扫描随时间推移不断向中心区域扩大,延迟期整个病灶被对比剂充填(↑),与周围正常肝组织几乎等密度(↑)

征性,呈均匀的高信号,随着回波时间(TE)延长,血管瘤的信号强度增加,在重 T_2WI 上其信号强度更高,称之为"灯泡征"(图 7-2-5)。90%的血管瘤具有上述特征。MRI 多期增强检查,肿瘤动态强化表现及过程与 CT 基本相同。MRI 对血管瘤与肝癌的鉴别诊断优于 CT。

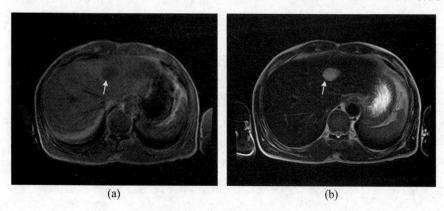

图 7-2-5 肝海绵状血管瘤
(a) MRI 平扫 T_1WI 显示肝左叶内侧段类圆形低信号肿块,边缘清晰,信号均匀(↑);
(b) T_2WI 病灶呈均匀的高信号,在重 T_2WI 上其信号强度更高,称之为"灯泡征"(↑)

【诊断与鉴别诊断】

当血管瘤出现典型表现时,则诊断不难,90%海绵状血管瘤CT可以确诊,造影剂的"快进慢出"及MRI的"灯泡征"可使其与肝癌鉴别。对疑难病例肝血管造影有助于鉴别,但该方法由于具有创伤性,一般只在准备同时进行介入治疗时应用。

【比较影像学】

CT、MRI均对本病的诊断有很大价值。技术要求对比剂注射速度要快,开始扫描要快,延迟扫描要长,进行多期扫描等。CT是确诊海绵状血管瘤的主要手段,90%的海绵状血管瘤可由CT确诊。MRI可提供瘤体更多信息,若发现"灯泡征"则诊断更为可靠。

三、原发性肝癌

原发性肝癌(hepatocellular carcinoma,HCC)是成年人常见的恶性肿瘤,组织学90%以上为肝细胞癌,好发于30~60岁,男性多见。HCC发病与乙型和丙型肝炎及肝硬化密切相关,90%在慢性肝炎和肝硬化基础上发生。

【临床与病理要点】

1. 病理改变:瘤体主要由肝动脉供血,易侵犯门静脉和肝静脉引起血管内癌栓或肝内外血行转移。肿瘤大小不等、坏死、液化,周围形成假包膜。

2. 病理分型:巨块型,肿块直径≥5 cm;结节型,每个癌结节<5 cm;弥漫型,癌结节<1 cm的弥漫分布全肝。小肝癌是指小于3 cm的单发结节,或2个结节直径之和不超过3 cm的结节。

3. 临床表现:与肿块大小、生长速度、部位、有无转移及并发症有关。早期缺乏特异症状,中晚期表现肝区疼痛、黄疸、消瘦乏力等,腹部包块,肺、骨骼、肾上腺等脏器远处转移。一般78%~98%的患者AFP阳性。

【影像学表现】

1. X线表现

肝动脉造影主要表现为:供血的肝动脉扩张;肿瘤血管紊乱、扭曲、不规则;毛细血管期可见"肿瘤染色",部分病例可见"肝动脉-门静脉瘘"或"肝动脉-肝静脉瘘"及肿瘤湖征;肝血管受压、移位、受侵或被肿瘤包绕(图7-2-6)。

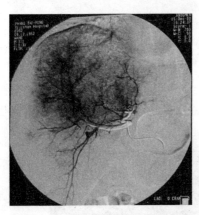

图7-2-6 原发性肝癌
DSA显示供血的肝动脉扩张;肿瘤血管紊乱、扭曲、不规则;"肿瘤染色",肝血管受压、移位、被肿瘤包绕

2. CT表现

(1) CT平扫:巨块和结节型肝癌肝实质内出现单发或多发、圆形或类圆形的低密度肿块,边界清晰或模糊,膨胀性生长的肿块周边有时可见低密度的"假包膜征",巨块型肝癌因可发生坏死、出血、囊变及脂肪变,密度不均匀。弥漫型肝癌表现肝脏增大,肝实质内弥漫分布、边界不清低密度小结节。

(2) 多期增强扫描:动脉期肝动脉供血的肿瘤很快出现明显的斑片状、结节状强化,CT值迅速达到峰值;门静脉期,肿瘤强化密度迅速下降;平衡期,肿块密度继续下降,又表现为低密度区。全部对比增强过程呈"快进快出"表现。

（3）继发改变：门静脉、肝静脉或下腔静脉内的癌栓表现为上述血管扩张，增强后出现充盈缺损（图7-2-7）；胆系受侵引起胆道扩张；肝门、腹膜后淋巴结肿大提示淋巴结转移；肝硬化、门静脉高压、脾肿大、腹水等。

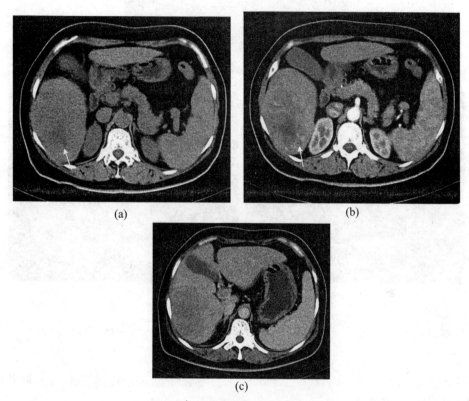

图 7-2-7　原发性肝癌

(a) CT平扫显示肝右后叶巨大类圆形低密度肿块，密度不均匀，内有液化坏死区，边缘模糊（↑）；
(b) CT增强扫描动脉期肿瘤呈不均匀强化，液化坏死区无明显强化（↑）；(c) 同一病例，门静脉期示门静脉主干瘤栓形成，表现为低密度的充盈缺损

3. MRI表现

肿瘤在 T_1WI 上表现为稍低或等信号，边界常不清楚，坏死囊变区呈低信号，出血或脂肪变性则表现为高信号；T_2WI 上肿瘤表现为稍高信号，肿块较大时信号多不均匀；假包膜在 T_1WI 上表现为瘤周低信号环。

增强扫描肿块实质部分信号增强，边界更为清楚，其中坏死区无强化，其强化方式与CT相同，延迟扫描可见包膜强化（图7-2-8）。肝细胞特异性对比剂多期增强扫描时，延迟期HCC为低信号。血管内瘤栓、胆系受侵及淋巴结转移等表现与CT相同。MRI在监控肝硬化不典型增生结节演变为早期HCC中有重要价值，不典型增生结节 T_2WI 上出现稍高信号及多期增强呈"快进快出"特点提示为早期HCC。

【诊断与鉴别诊断】

CT对中晚期肝癌大都能作出诊断，包括肿瘤类型、部位、大小及肝内外转移的评价。MRI在监控再生结节、不典型增生结节、早期HCC的演变、小肝癌的鉴别诊断中优于CT。

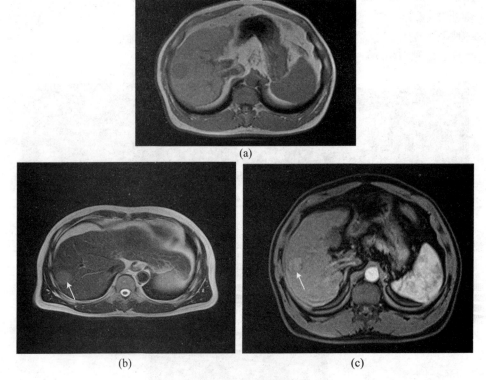

图 7-2-8 原发性肝癌

(a) MRI 平扫 T_1WI 显示肝圆形低信号肿块,边缘清晰,信号均匀;(b) MRI 平扫 T_2WI 病灶呈均匀的稍高信号(↑);(c) 增强扫描动脉期病灶显著强化(↑)

原发性肝癌征象不典型时,应注意与肝硬化的再生结节、局限性动静脉短路、脂肪浸润、肝血管瘤及肝脓肿等鉴别。

【比较影像学】

本病的诊断主要依赖于 CT 及 MRI 检查。螺旋 CT 三期扫描对发现肝内小病灶及对肝癌的定性诊断颇有帮助,如出现鉴别诊断困难时,可考虑应用 MRI 和 DSA 检查,后者还是肝癌介入治疗的手段之一。

四、肝转移性瘤

肝转移性瘤(hepatic metastases)亦是肝脏最常见的恶性肿瘤之一。主要来源于消化道肿瘤。

【临床与病理要点】

1. 转移途径:转移至肝脏主要有四条途径:① 邻近器官肿瘤的直接侵犯,胰头癌最常见;② 经肝门部淋巴性转移;③ 经门静脉转移,常为消化道恶性肿瘤的肝转移途径,此型最为多见;④ 经肝动脉转移,肺癌较多见。

2. 病理改变:肝内多发结节,大小从数毫米到 10 cm 以上不等,易出血、坏死、囊变、钙化。

3. 临床表现：多数患者在原发病灶症状的基础上出现肝脏症状，如肝大、肝区疼痛、消瘦、黄疸及腹水等，查体可发现肝大，有时可触及结节。AFP多呈阴性。

【影像学表现】

1. X线表现

血管造影依血管多少表现不同，血供丰富者显示瘤灶内有病理血管及肿瘤染色(图7-2-9)，少血管者则见血管受压弯曲，实质期显示为肝实质内大小不等的充盈缺损影。

2. CT表现

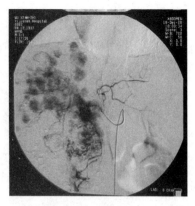

图 7-2-9 肝转移瘤

肝动脉DSA显示肝内多发大小不等的球形病灶

(1) 平扫显示肝实质内多发、大小不等的类圆形低密度灶，边缘清晰，密度较均匀，可有更低密度的坏死、囊变及高密度的钙化、出血。少数病变为单发。

(2) 增强扫描病灶有不同程度的不均匀强化，典型表现为"牛眼征"，即中心为无强化的低密度，边缘呈环状强化，外周有一环状水肿带。少数病灶呈囊状改变(图7-2-10)。

3. MRI表现

多数肿瘤在T_1WI上呈稍低信号，T_2WI上呈稍高信号。约30%的肝转移瘤在T_2WI上肿块中心较周围信号更高一些，而T_1WI上中央信号较周围更低一些，称为"环靶征"，可能与肿瘤周边水肿或血供丰富有关。增强扫描表现类似于CT(图7-2-11)。

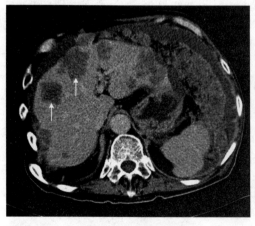

图 7-2-10 肝转移瘤

结肠粘液腺癌患者，CT增强扫描显示全肝多发低密度(↑)结节灶，轻度强化

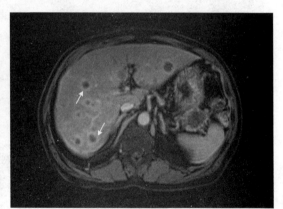

图 7-2-11 肝转移瘤

胃癌伴肝转移，MR增强扫描显示全肝多发低信号结节灶，边缘强化，呈"靶征"表现(↑)

【诊断与鉴别诊断】

肝外原发恶性肿瘤诊断明确时，一旦发现肝内多发结节，则肝转移瘤诊断较易。原发灶不明而肝内出现多发结节，首先应与原发性肝癌(结节型、弥漫型)鉴别；其次需与肝脓肿、肝再生结节、局灶性脂肪浸润及肝结核等鉴别。病灶的多发性、"牛眼征"及密切结合临床资料有助于鉴别诊断。

【比较影像学】

CT 和 MRI 对发现肝转移瘤均具有相当高的敏感度,增强 CT 显示牛眼征对诊断可提供有力依据。如判断转移瘤的来源则需结合临床病史。DSA 不仅能帮助鉴别诊断,还可进一步作介入治疗。

五、肝棘球蚴病

肝棘球蚴病(hydatid disease of the liver)是棘球绦虫的幼虫寄生在肝脏所致的寄生虫病,主要流行于牧区。

【临床与病理要点】

1. 感染途径:棘球绦虫卵经消化道感染至人体后,在十二指肠内孵化为六钩蚴,然后进入肠壁内的毛细血管,并经肠系膜静脉、门静脉循环到达肝脏寄生。

2. 病变类型:一种是由细粒棘球蚴病所致,称肝包虫囊肿病;另一种是由泡状棘球蚴病所致,称泡型棘球蚴病。前一种多见。

3. 临床表现:病程呈慢性经过,早期多无症状,病灶增大时可出现腹胀、肝区疼痛、恶心呕吐等不适。

4. 实验室检查:血常规中嗜酸性粒细胞可增多,囊液抗原皮内试验(casoni 试验)可为阳性。

【影像学表现】

1. X 线表现

腹部平片可显示肝影增大,膈顶上移;68%～86%患者可发现肝包虫囊肿囊壁的弧形或环形钙化影(图 7-2-12)。

2. CT 表现

(1) 肝细粒棘球蚴病为圆形或椭圆形囊状影,直径从不足 1 厘米至数十厘米,由外囊及内囊构成。外囊是较厚的纤维性包膜,常发生环状、半环状、条索状或结节状钙化;棘球蚴囊为内囊。囊内囊为其特征性表现,即母囊内有大小不一、数目不等的子囊。内外囊剥离时依程度不同,可出现特征性的"双边征"、"水上百合征"、"飘带征"。

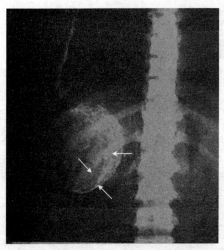

图 7-2-12 肝棘球蚴病
腹部平片显示肝区环形钙化影(↑)

(2) 泡状棘球蚴病表现为边界不清的低密度或高低混合密度肿块,可见广泛的颗粒或不规则钙化。病灶亦可坏死液化。增强后病灶无明显强化。

3. MRI 表现

肝细粒棘球蚴囊 MRI 表现为 T_1WI 低信号、T_2WI 高信号的圆形或椭圆形病灶,信号均匀,边界光滑,周围无水肿。亦可见囊内囊征象。增强扫描显示囊肿无强化或囊壁轻度强化。泡状棘球蚴病 MRI 无特征性表现。

【诊断与鉴别诊断】

肝棘球蚴病出现囊内囊、内外囊剥离征象及钙化等特征性表现时诊断不难。需与单纯性肝囊肿、肝脓肿鉴别,既往史有助于鉴别诊断。肝泡状棘球蚴病有时不易与肝癌区别,增强后无强化、颗粒或不规则钙化是其鉴别点。

【比较影像学】

无典型钙化时,腹部平片的诊断价值有限,CT、MRI 均对本病的诊断具有很大价值。

六、肝囊肿

肝囊肿(liver cyst)大多数为先天性,可为单发、多发,多发性肝囊肿常与肾、胰、脾等其他器官的多囊性病变同时存在。

【临床与病理要点】

1. 发病年龄:可见于各种年龄,以 30~50 岁女性多见。
2. 病理改变:肝囊肿一般呈圆形或椭圆形,大小不一,多为单房性,囊内充满无色或微黄浆液性液体,如合并出血可呈咖啡色。囊壁薄,内衬上皮,囊壁外有完整的纤维包膜。
3. 临床表现:多数患者囊肿较小,临床症状轻微,多在体检时偶然发现;巨大囊肿可出现右上腹胀感和隐痛,压迫胃肠道时有食后不适、恶心、呕吐;极少数患者可有囊肿破裂、出血、感染等并发症。

【影像学表现】

1. X 线表现

较大囊肿在肝动脉造影时可显示局部充盈缺损区,无肿瘤血管及染色,邻近肝内动脉分支受压移位呈抱球状。

2. CT 表现

平扫表现为单发或多发的圆形低密度区,边界锐利光滑,囊壁菲薄不能显示,囊内密度均匀,CT 值为 0~20 HU;增强扫描无强化,边界更清晰,囊壁无强化(图 7-2-13)。

3. MRI 表现

MRI 上囊壁边缘光滑、锐利,囊内信号均匀,T_1WI 上呈明显低信号,T_2WI 上呈明显高信号(图 7-2-14),增强后囊肿信号不变化。在 MRCP 上,肝囊肿同样显示为明显高信号。

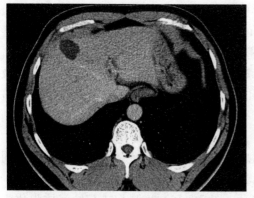

图 7-2-13 肝囊肿
CT 增强扫描显示肝右前叶低密度灶,边缘锐利,囊内密度均匀,无强化

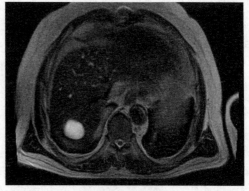

图 7-2-14 肝囊肿
MRI 平扫 T_2WI 序列囊肿位于肝右后叶,呈显著高信号

【诊断与鉴别诊断】

对于典型的肝囊肿，CT 诊断比较容易，MRI 敏感性也较高。极少数肝囊肿出血、感染或有分隔时要与囊性转移瘤、肝脓肿等鉴别，这些病变都有较厚的囊壁，且厚薄不均，边缘不整，有强化等。

【比较影像学】

CT 和 MRI 对肝囊肿均能作出明确诊断，通常只要选择其中一项即可。

七、肝硬化

肝硬化（cirrhosis）发病过程缓慢，是指在由于各种病因导致肝细胞出现弥漫性变性、坏死，继而发生纤维组织增生和肝细胞结节状再生的疾病。

【临床与病理要点】

1. 发病原因：常见原因为病毒性肝炎和酗酒。某些药物中毒、营养缺乏、胆道阻塞和血吸虫也是造成肝硬化的原因。

2. 病理改变：早期肝细胞弥漫性变性、坏死，继而发生纤维组织增生和肝细胞结节状再生，晚期肝体积缩小，质地变硬，同时引起门脉高压，部分再生结节可演变为不典型增生结节，最后可能形成肝细胞癌。

3. 临床表现：早期可无症状，以后逐渐出现恶心、呕吐、消化不良、乏力等，中晚期可出现不同程度的门静脉高压、低蛋白血症及黄疸等。

【影像学表现】

1. X 线表现

（1）食管钡餐检查：肝硬化并发门静脉高压，钡餐检查可显示食管中下段和胃底静脉曲张。

（2）腹腔动脉造影：显示肝动脉分支变小变少、扭曲；间接门静脉造影显示脾静脉扩张，门静脉显影及排空延迟，主干增粗，胃冠状静脉曲张等。

2. CT 表现

（1）早期肝硬化患者 CT 检查肝脏体积可能增大，无特异性表现。

（2）中晚期表现为：① 肝脏大小的改变及比例失调：多表现为右叶、方叶萎缩，而尾叶、左叶代偿增大，也可表现为全肝萎缩；② 肝密度的改变：脂肪变性、纤维化可引起肝弥漫性或不均匀的密度减低，再生结节可表现为稍高密度影，增强扫描肝硬化结节可轻度强化；③ 肝轮廓呈结节状凹凸不平，呈波浪状；④ 肝门及肝裂增宽；⑤ 继发性改变：门静脉扩张及侧支循环形成，脾增大（大于 5 个肋单元）、胃底和食管静脉曲张及腹水等门静脉高压征象，腹水形成（图 7-2-15）。

3. MRI 表现

肝脏大小、各叶比例、形态、轮廓及门静脉高压等征象与 CT 表现相同。脂肪变性或同时存在肝炎时肝实质信号不均匀，增强扫描呈线状、网状强化。肝硬化结节呈弥漫性分布，T_1WI 呈高信号、等信号或低信号。T_2WI 为低信号（图 7-2-16），增强扫描与肝实质强化一致，不典型增生结节动脉期可轻度强化。此外，MRI 门静脉造影对诊断肝硬化门静脉高压所致门静脉海绵样变及评价分流术后血管是否通畅效果极佳，可代替有创性门静脉造影。

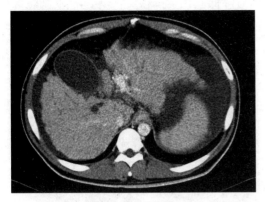

图 7-2-15 肝硬化

CT增强扫描,肝脏缩小,轮廓呈波浪状改变,诸叶比例失调,左叶增大,右叶缩小,肝硬化结节轻度强化,腹水形成

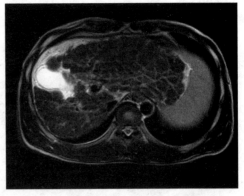

图 7-2-16 肝硬化

MRI平扫T_2WI序列,肝内再生结节呈低信号,小叶间隔呈线状高信号,排列紊乱

【诊断与鉴别诊断】

早期肝硬化影像学表现缺乏特异性,需与临床和其他检查相结合,由于肝功能异常早于形态学改变,因而在早期测定肝的有关生化指标比观察肝影像学改变更有价值。中晚期肝硬化超声、CT及MRI具有典型的表现,诊断较易。30%~50%肝硬化合并肝癌,诊断中必须警惕,以减少漏诊。

【比较影像学】

中晚期肝硬化CT可显示典型表现,MRI在显示和监控再生结节、不典型增生结节及其进展为早期肝癌的过程中变化有重要价值。

八、脂肪肝

脂肪肝(fatty liver)是指肝脂肪含量超过正常5%。

【临床与病理要点】

1. 发病原因:常由于肥胖、糖尿病、肝硬化、酗酒、库欣综合征、妊娠、肝炎、激素治疗、营养不良等而诱发。

2. 病理改变:大体病理可见肝大,肝脂肪含量可高达40%~50%或更多。镜下肝细胞内出现脂肪空泡,也可见肝细胞坏死、多核细胞浸润和胆汁潴留。

3. 临床表现:出现肝脏体积增大,以及原发病的相应表现。

【影像学表现】

1. CT表现

CT平扫显示肝实质密度减低,弥漫性脂肪浸润呈全肝密度降低,局灶性脂肪浸润则出现肝叶或肝段局部密度降低。肝与脾CT值之比小于0.85。肝内血管密度相对增高而清楚显示,但其走向及形态均表现正常,无受压移位或被侵犯征象。增强扫描肝内血管显示特别清晰(图7-2-17)。

2. MRI表现

T_1WI 和 T_2WI 呈稍高信号,STIR 序列上信号降低。化学位移反相位上,脂肪变性区域的信号强度显著下降。

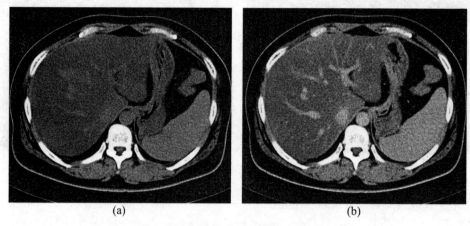

图 7-2-17 脂肪肝

(a) CT平扫显示肝实质密度减低,密度低于同层脾脏,肝内血管密度相对增高,呈"反转征";
(b) CT增强扫描显示肝内血管走向及形态均表现正常,无受压移位或被侵犯征象

【诊断与鉴别诊断】

弥漫性脂肪肝的 CT 和 USG 表现都较典型,诊断不难;局限性脂肪肝需与肝内转移瘤、肝癌、血管瘤及肝脓肿等鉴别,增强后病灶内血管分布正常是其鉴别点。

【比较影像学】

脂肪肝的影像学检查主要靠 CT 和 USG,MRI 检查对脂肪肝的检出率不及 CT,但对排除肿瘤具有一定价值。

九、胆石症与胆囊炎

胆结石(gall stone)位于胆道系统内,可分为胆囊结石、肝外胆管结石、肝内胆管结石和复合结石。胆结石引起胆汁淤积,易引起胆系梗阻、感染,继而进一步促进结石形成与发展,因此,胆囊炎与胆石症往往是互为因果的两个疾病。

【临床与病理要点】

1. 病理改变:胆结石按成分可分为胆固醇性、胆色素性和混合性结石,含钙盐成分多时,X线透过率下降,称为阳性结石,反之称为阴性结石。慢性胆囊炎常与胆囊结石伴发。

2. 临床表现:胆囊结石常见症状为反复、突然发作的右上腹绞痛,并放射至后背和右肩胛下部;急性胆囊炎常表现为持续性疼痛、阵发性绞痛,伴有畏寒、高热及呕吐,体格检查右上腹压痛,Murphy征阳性。严重时可出现黄疸。

【影像学表现】

1. X线表现

平片可以显示阳性结石,仅占胆石的 10%~20%,表现为右上腹部大小不等的环形、菱形或多角形高密度影(图 7-2-18);80%~90%胆石为阴性结石,平片不能发现,在 PTC、ERCP 或术后"T"管造影检查时显示胆管内结石呈充盈缺损影(图 7-2-19)。

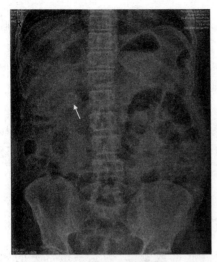

图 7-2-18 胆囊结石
腹部平片显示胆囊区圆形致密影(↑)

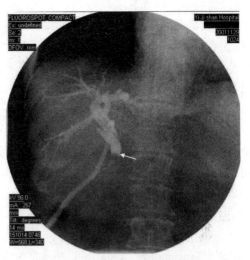

图 7-2-19 术后"T"管造影
显示胆总管下端残余结石,呈充盈缺损影(↑)

2. CT 表现

肝内、外胆管或胆囊内单发或多发的高密度影,多呈环状或多层状,胆囊内结石位置可随体位而改变;胆总管结石可见由扩张的胆管与高密度的结石构成的"靶征""半月征";合并急性胆囊炎则胆囊增大,直径大于 5 cm,囊壁增厚超过 3 mm 并有明显强化,胆囊周围常有低密度水肿带或液体潴留(图 7-2-20)。慢性胆囊炎显示胆囊缩小、囊壁增厚,可有少量钙化。

3. MRI 表现

胆系结石在 T_1WI 上为低信号,部分为高信号或混杂信号,T_2WI 上均为低信号,在 T_2WI 上高信号的胆囊内可清楚显示低信号的充盈缺损。MRCP 可以显示胆系扩张程度,还能观察到低信号结石的部位、大小、形态及数目(图 7-2-21)。急性胆囊炎表现为胆囊增大,管壁增厚、水肿。

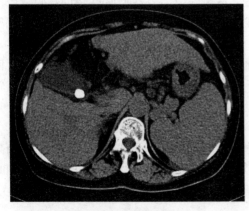

图 7-2-20 胆囊结石
CT 平扫显示胆囊内单发的高密度结石影,胆囊水肿,壁增厚,胆囊窝周围少量积液

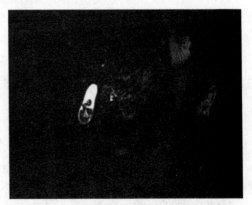

图 7-2-21 胆囊结石
MRCP 显示胆囊内多发的低信号结石影

【诊断与鉴别诊断】

平片仅可对胆囊阳性结石作出诊断,胆囊结石需与右肾结石、肾结核钙化、右肾上腺钙化、皮肤或肋软骨钙化相鉴别。CT显示胆囊内圆形或不规则形高密度影,或边缘高密度,中心低密度影,均可作出正确诊断。胆管结石或炎症引起胆道梗阻需与胆系肿瘤相鉴别,典型表现者鉴别不难,少数鉴别困难者需要结合临床资料。

【比较影像学】

由于胆囊结石大多数属于阴性结石,平片对胆系结石价值有限;超声简便易行;CT显示胆管结石优于超声;阴性结石如诊断困难,可行MRI及MRCP检查。临床上MRCP已逐渐取代有创伤性的ERCP及PTC检查。

十、胆囊癌

胆囊癌(carcinoma of gallbladder)常发生在胆囊底部或颈部,为胆系最常见的恶性肿瘤。

【临床与病理要点】

1. 发病年龄:好发于50岁以上的中老年人,女性多于男性,70%合并胆囊结石。

2. 病理改变:80%呈浸润性生长,20%呈乳头状生长,肿瘤增大可占据整个胆囊,并可侵犯邻近肝组织。70%~90%为腺癌,少数为鳞癌。

3. 临床表现:早期无典型、特异的临床症状;晚期可有右上腹持续疼痛、黄疸、消瘦及右上腹部肿块等;25%患者伴急性胆囊炎症状,50%患者既往有胆囊炎史,约10%合并胆囊结石。大多数患者由于发现较晚而预后不良。

【影像学表现】

1. X线表现

平片无价值。动脉造影则显示胆囊动脉增粗,血管受侵时不规则狭窄、闭塞,实质期可显示肿瘤染色。胆囊癌侵犯胆管时PTC可显示胆管不规则狭窄、充盈缺损。

2. CT表现

(1) 平扫:可分为三种类型:厚壁型,胆囊壁呈不规则或结节状增厚;结节型,胆囊腔内单发或多发乳头状结节;肿块型,胆囊腔大部或全部被肿块占据,周围肝实质可出现低密度带。

(2) 增强扫描:肿瘤及局部胆囊壁明显强化(图7-2-22)。当邻近肝组织出现低密度区时,提示直接侵袭邻近肝组织。此外还可见胆管受压、狭窄或扩张,胆囊结石,周围淋巴结转移,腹水以及肝内转移灶等。

3. MRI表现

与CT相似,表现为胆囊内实质性肿块,胆囊壁增厚,T_1WI上呈低信号,T_2WI上呈稍高信号,DWI上呈高信号。T_2WI肿块周围肝组织可形成不规则高信号带,提示肝脏受侵。同时显示胆石、胆系扩张、淋巴结转移、腹水等。侵犯胆系时MRCP检查有其特殊价值(图7-2-23)。

【诊断与鉴别诊断】

胆囊癌的早期由于患者多无症状,因而很难发现,中晚期胆囊癌CT诊断较容易。MRI和MRCP能从多方位观察肿块并显示胆系梗阻全貌。累及周围肝实质的肿块型胆囊癌易

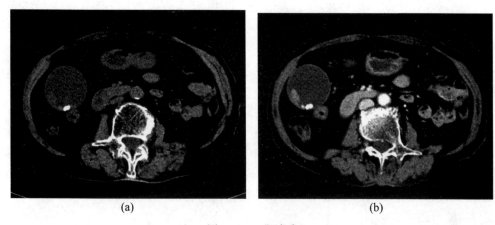

图 7-2-22 胆囊癌
(a) CT 平扫显示胆囊内不规则软组织肿块影,合并高密度结石;(b) 增强扫描,肿瘤明显强化

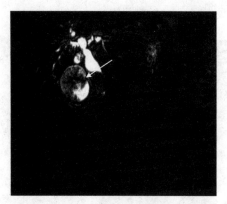

图 7-2-23 胆囊癌
MRCP 显示胆囊内不规则形低信号肿块影,
累及胆总管下段并胆系梗阻(↑)

与肝癌混淆,但前者引起的胆道侵犯、扩张比后者明显,而且肝癌易发生门静脉侵犯并形成瘤栓,血 AFP 多升高,再结合临床资料多可以鉴别。厚壁型胆囊癌还要与慢性胆囊炎鉴别,前者囊壁明显不规则增厚,增强扫描明显强化,而且易引起胆道扩张,当发生肝脏受累或淋巴结转移时则支持胆囊癌诊断。

【比较影像学】

X 线平片对本病诊断无价值,CT 是诊断胆囊癌最常用的检查方法,MRI 检查可提供重要信息。

十一、胆管癌

胆管癌(cholangiocarcinoma)分为肝内胆管癌和肝外胆管癌。肝外胆管癌为左、右肝管及其以下胆管的癌。

【临床与病理要点】

1. 发生部位：分为上段、中段、下段胆管癌，其中上段胆管癌占肝外胆管癌的50%。

2. 病理改变：胆管癌以腺癌最多见，其次为鳞癌等。按形态可分为浸润型、结节型及乳头状三型，以浸润型最多见。

3. 临床表现：肿瘤生长缓慢，但早期即发生胆道梗阻症状，多因合并症而死亡，预后多不佳。

【影像学表现】

1. X线表现

平片无价值。PTC可显示肿瘤近侧胆管内的形态及部位。浸润型多产生局限性狭窄，结节或乳头型可以在胆管腔内产生息肉样充盈缺损，表面不规则。ERCP可从远侧显示肿瘤的形态及侵袭范围，基本影像同PTC。狭窄的近侧胆管出现扩张改变。PTC和ERCP结合，定性诊断可达90%以上。

2. CT表现

病变近侧出现胆管扩张是提示胆管癌的重要征象，在狭窄的远侧可见低密度的肿块影；有时浸润型常常仅见扩张的胆管而看不到肿块（图7-2-24(a)）。

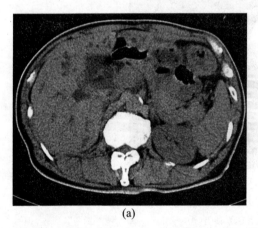
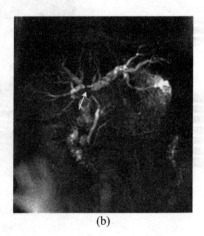

图7-2-24 胆管细胞癌

(a) CT平扫示肝内胆管扩张，于肝门区中断，肿块显示不清；(b) 同一病例，MRCP示肝内胆管呈软藤状显著扩张，于肝门区中断，局部示结节状低信号肿块影（↑）

3. MRI表现

MRI可见占位性病变，T_1WI上呈低信号，T_2WI上呈不均匀较高信号。病变近侧胆管扩张，T_1WI上呈低信号，T_2WI上呈明显高信号。MRCP作为一项无侵袭的检查方法，已日益被临床所认识，其表现类似于PTC和ERCP（图7-2-24(b)）。

【诊断与鉴别诊断】

胆管癌通常引起黄疸，主要应与其他慢性胆管梗阻疾病（如胆管结石）鉴别，可以根据MRCP、PTC和ERCP的狭窄形态进行鉴别诊断；但是由于结石、炎症、胆管癌互为因果，并且常常混合出现，造成鉴别诊断上的困难。

【比较影像学】

X线平片无意义；CT与MRI有其特征性表现；MRCP已逐渐取代有创伤性的ERCP及PTC检查。

十二、胰腺炎

急性胰腺炎(acute pancreatitis)是为常见急腹症之一,成人多见,病因包括代谢性、机械性、药物性、血管性及感染性等。慢性胰腺炎(chronic pancreatitis)病因尚未明确,多半是急性炎症反复发作所致。

【临床与病理要点】

1. 病理改变:由于某种病因使胰管发生暂时性或永久性的阻断,突然使胰蛋白酶原溢出被激活成胰蛋白酶引发胰腺及周围组织自身消化的一种急性炎症。急性胰腺炎分为急性水肿型和出血坏死型两种,前者占80%~90%。病理上胰腺常有一定纤维组织增生,有钙化或结石形成。

2. 临床表现:急性胰腺炎起病急骤,呈突发上腹部剧痛,向腰背部放射,可出现休克,伴有恶心、呕吐、发热和黄疸等;出血坏死型症状重,常出现中毒性休克。慢性胰腺炎可有或无腹痛,可合并囊肿、糖尿病等。

3. 实验室检查:急性胰腺炎可有血、尿淀粉酶升高。

【影像学表现】

1. X线表现

平片价值有限。急性胰腺炎可见与胰腺头紧邻的十二指肠降段、水平段充气、扩大。胸片可显示膈肌上升、胸腔积液、肺底节段性不张或炎症浸润等表现。慢性胰腺炎腹部平片检查可于胰腺区域发现致密的多发性小结石及钙化影。

2. CT表现

(1) 单纯水肿型胰腺炎:表现为局部或弥漫性肿大,密度稍减低,边缘不清,胰周脂肪间隙混浊、密度增高,常见左肾前筋膜增厚。

(2) 出血坏死型胰腺炎:表现为胰腺明显增大,密度明显不均匀,可有出血灶及坏死液化区,胰周常有炎性渗出,脂肪间隙模糊不清,吉氏筋膜明显增厚(图7-2-25);增强扫描胰腺不均匀强化。胰液具有高侵袭性,炎性渗出可扩展至胰周、网膜囊、脾周、肠系膜、结肠周围及肾周间隙甚至盆腔。

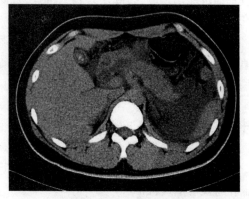

图7-2-25 急性胰腺炎
CT平扫示胰腺弥漫性肿大,密度稍减低,胰周积液,脂肪间隙模糊不清

(3) 慢性胰腺炎:胰腺局部增大或萎缩,常合并有胰内或胰外假囊肿(图7-2-26),约1/4的患者可见胰腺钙化,表现为斑点状致密影,沿胰管分布,是慢性胰腺炎的特征性表现(图7-2-27)。胰管常有不同程度的扩张。病变发展到最后可见胰腺萎缩。左肾前筋膜常可增厚。

3. MRI表现

(1) 急性胰腺炎:表现为胰腺增大,边界不清;T_1WI上信号减低,T_2WI上信号增高;出血在T_1WI、T_2WI上都呈高信号。其他如胰周积液、假囊肿、脓肿等与CT类似。

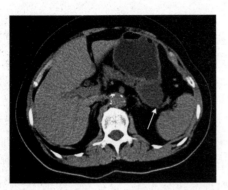

图 7-2-26 慢性胰腺炎
胰腺尾部假性囊肿，表现为边界清晰的局限性低密度灶(↑)

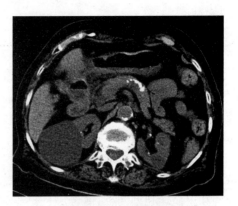

图 7-2-27 慢性胰腺炎
胰腺萎缩、钙化，表现为斑点状致密影，沿胰管分布，双肾可见囊肿

(2) 慢性胰腺炎：可见胰腺增大或萎缩，但胰腺信号改变不明显。慢性胰腺炎常合并假性囊肿，是重要的诊断依据，T_1WI 上表现为局限性囊性低信号区，T_2WI 上显示为囊状高信号区。钙化是慢性胰腺炎的重要改变，但在 MRI 上不形成信号而难以识别。

【诊断与鉴别诊断】

急性胰腺炎常有明确病史，根据影像学表现，结合症状、体征及生化检查，诊断并不困难。慢性胰腺炎常难以与胰腺癌相鉴别，因为胰腺癌也可并发于慢性胰腺炎。它们均可以表现为胰腺头增大及胰体尾部萎缩。胰腺癌更易引起胰腺邻近血管受到侵犯或被包埋以及较早即可能出现肝、腹膜后转移等特点，依此可鉴别。

【比较影像学】

腹部平片检查价值有限。CT 及 MRI 具有重要价值，尤其 CT 对急性胰腺炎的诊断价值较大，不仅可以确定诊断，还可以了解病变的范围和程度，提供腹腔和后腹膜腔的信息，这些对评价病情、决定治疗方案及预后评估均有一定的价值。

十三、胰腺癌

胰腺癌(pancreatic carcinoma)多来源于导管上皮，约 90% 为腺癌，其他还有内分泌性细胞肿瘤及非上皮性的肿瘤。

【临床与病理要点】

1. 发病年龄与部位：以 45～65 岁为多见，男性多于女性。约 60%～70% 发生于胰腺头部，其次为体、尾或全胰受累。

2. 病理改变：肿瘤质地坚硬的纤维硬化性致密肿块，与周围组织边界不清。肿瘤易向周围浸润侵犯血管和神经。由于胰腺淋巴引流丰富和缺乏胰周包膜，较易出现淋巴结及其他脏器的转移。

3. 临床表现：早期多无症状或症状不明确，后期可因肿瘤部位而不同，主要症状有腹痛、上腹深部肿块、进行性阻塞性黄疸、消瘦、乏力、食欲不振和腹泻等。预后差，5 年生存率仅为 5%。

【影像学表现】

1. X线表现

平片作用不大。低张十二指肠造影有时可见十二指肠内侧壁的黏膜皱襞平坦、消失、肠壁僵硬，肿瘤发展时则引起十二指肠曲扩大，降部内侧缘受压、推移，呈反"3"字形。ERCP可显示胰管狭窄和阻塞。如已有阻塞性黄疸，PTC可显示胆总管的胰腺段梗阻，梗阻端可圆钝、尖削、削平或呈不规则性狭窄。

2. CT表现

肿瘤的密度常与胰腺的密度相似，但较大肿块常有坏死或液化形成低密度区，胰腺局部增大。由于胰腺癌是少血供性肿瘤，因此增强扫描时肿块强化不明显，呈相对低密度（图7-2-28(a)～(c)）。胰头癌侵犯、压迫胆总管及胰管，致胰管、胆管扩张形成"双管征"，可伴胰体尾部的萎缩、远端潴留囊肿。胰腺癌进展可使胰周脂肪层消失，邻近血管受侵、包埋，胰周、肝门区、腹膜后淋巴结肿大及肝内可见低密度转移灶。

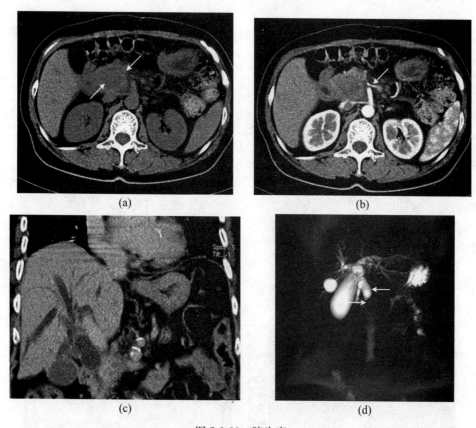

图7-2-28 胰头癌

(a) CT平扫示胰头部软组织肿块，密度不均匀，边缘不清(↑)；(b) 增强扫描肿块强化不明显，呈相对低密度，肠系膜上动脉受侵(↑)；(c) 冠状位图像重建示胆总管下段受侵，胆系低位梗阻；(d) MRCP示肝内胆管呈软藤状显著扩张，胆总管下段呈鸟嘴样狭窄(↑)

3. MRI表现

可见胰腺形态、轮廓发生改变，局限性肿大，边缘不规则。T_1WI上肿瘤信号稍低于正常胰腺，坏死区信号更低；T_2WI上信号则稍高且不均匀，坏死区为更高信号，DWI上呈高信号。使用 T_1WI 加脂肪抑制观察肿块可获得更好效果。增强扫描肿瘤表现同 CT。胆系扩张和胰管扩张是诊断胰头癌的重要依据,MRCP 能清楚显示胆管梗阻部位、形态和程度(图 7-2-28(d))。胰腺癌常向周围侵犯,常有血管受累和淋巴结转移,MRI 均能很好地显示。

【诊断与鉴别诊断】

胰头癌需与胆总管下端肿瘤、壶腹癌等鉴别,还需与局限性肿大的慢性胰腺炎鉴别,有无淋巴结肿大和肝内转移以及 MRI 的信号特点对鉴别诊断有很大帮助。胰腺癌的中央坏死而形成的囊腔有时需与胰腺炎所致的假囊肿鉴别,前者壁厚且多呈不规则状。

【比较影像学】

平片所提供信息很少,CT 检查具有重要价值,MRI 则用于胰腺癌的鉴别诊断,以及显示胰头癌合并胆系梗阻时的部位、形态和程度。

十四、脾肿瘤

脾肿瘤(splenic tumor)有良恶性之分,前者常见的有血管瘤、错构瘤及淋巴管瘤,后者以淋巴瘤和转移瘤多见。

(一) **脾血管瘤(splenic hemangioma)**

是最常见的脾脏良性肿瘤。

【临床与病理要点】

1. 病理改变:病灶呈海绵状,形态、大小不一,其内偶有钙化,病灶较大时,其内中央可有纤维瘢痕。

2. 临床表现:肿瘤较小时无明显临床症状。肿瘤较大者可压迫周围脏器引起相应症状。也可由于脾功能亢进引起乏力、贫血等症状。极少数血管瘤较大导致脾破裂可引起急腹症及休克症状。

【影像学表现】

1. CT 表现

平扫为类圆形、边界清晰的低密度或等密度影,可有少许钙化。增强扫描其征象可与肝血管瘤相似(图 7-2-29),也可呈不均匀轻度强化。

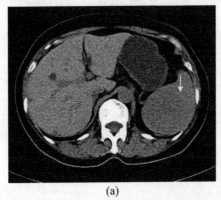
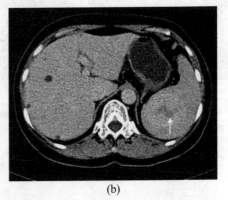

图 7-2-29 脾血管瘤

(a) CT 平扫示脾脏低密度软组织肿块,密度均匀,边缘清晰(↑);(b) 增强扫描病灶明显强化,延迟扫描基本呈等密度,中心疤痕区无强化(↑)

2. MRI 表现

由于瘤体内具有瘤样扩张的血管成分,血流缓慢,T_1WI 上表现为边界清楚的低信号影,T_2WI 上呈明显高信号。增强后大多数瘤体类似于 CT 增强表现。

【诊断与鉴别诊断】

CT 及 MRI 表现均类似于肝海绵状血管瘤,结合临床一般可作出诊断。有时需与错构瘤、淋巴管瘤及脾内孤立性转移瘤鉴别。

【比较影像学】

超声检查简单有效,CT、MRI 具有重要诊断价值。

(二) 脾淋巴瘤(lymphoma of spleen)

脾恶性肿瘤中以淋巴瘤多见。

【临床与病理要点】

1. 病理改变:分细小结节型、多发肿块型和单发大肿块型。可以原发于脾,也可是全身淋巴瘤累及脾。

2. 临床表现:发热、淋巴结肿大、脾大和左上腹疼痛。

【影像学表现】

1. CT 表现

可为单纯脾肿大,也可为密度稍低的单或多发稍低密度影,边界不清。增强扫描病灶轻度不均匀强化,与周围正常脾组织密度差别较明显。

2. MRI 表现

表现为单个或多个大小不一的圆形肿块,在 T_1WI、T_2WI 上均为不均匀性混杂信号,边界不清,增强后轻度强化(图 7-2-30)。

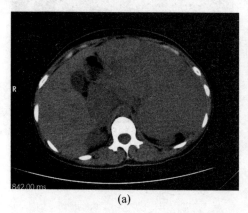
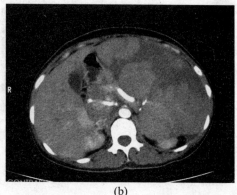

(a) (b)

图 7-2-30 脾淋巴瘤

(a) CT 平扫;(b) CT 增强扫描:显示脾内多发稍低密度影,边界不清。增强扫描病灶轻度不均匀强化,与周围正常脾组织密度差别较明显

【诊断与鉴别诊断】

根据 CT 及 MRI 表现,结合患病年龄多在 40 岁以上,以脾大和左上腹痛为主要临床症状,可作出脾恶性淋巴瘤诊断。

【比较影像学】

CT 和 MRI 均可对脾淋巴瘤作出定位诊断并判断肿瘤与周边的关系,并可显示其他部位的肿大淋巴结,但在定性诊断方面仍需要密切结合临床、实验室资料等。

十五、脾脓肿

脾脓肿(splenic abscess)常为败血症脓栓的结果,最常见的病因是亚急性细菌性心内膜炎。

【临床与病理要点】

1. 感染途径:由脾周围器官感染直接蔓延或经淋巴、血行感染,亦可是脾梗死的并发症。

2. 病理改变:脓肿多呈圆形,可单发,也可多发;可单房,也可多房。

3. 临床表现:为全身感染的症状并伴脾区疼痛。

【影像学表现】

1. X线表现

平片无特殊表现。有时可见左上腹肿块,左膈升高,活动受限,常伴发左侧胸腔积液。

2. CT表现

病灶处于炎性阶段,脾脏呈弥漫性增大,密度均匀、轻度减低。当病灶液化坏死时,表现为类圆形、单个或多个低密度灶,边界清楚或不清。增强扫描脓腔无强化,脓肿壁明显强化,脓腔内有气液平为特征性表现(图7-2-31)。

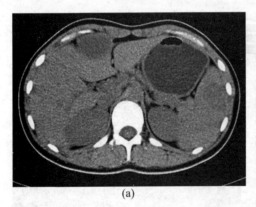 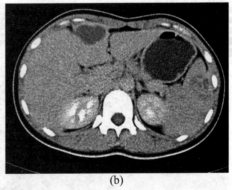

图 7-2-31 脾脓肿

(a) CT平扫示脾脏低密度影,密度不均匀,边缘尚清晰;(b) 增强扫描病灶不均匀强化,内有分隔,为尚未完全液化坏死区。肝内另示脓肿病灶

3. MRI表现

典型脾脓肿的脓腔表现为圆形长T_1、T_2信号影。Gd-DTPA增强后脓肿壁呈环形强化,壁厚、均匀一致,边界清楚,有时可见多房状强化。脓腔内见到低信号气体影或有不同信号强度的分层现象是脾脓肿的特征性表现。

【诊断与鉴别诊断】

当CT和MRI出现典型征象,如脓腔内气液平和增强后脓肿壁环形强化,脾脓肿诊断不难。当表现不典型时,需与膈下脓肿和脾囊肿鉴别。

【比较影像学】

X线检查价值有限,CT、MRI是主要检查方法,并能明确诊断。当影像表现不典型时,需在超声或CT导引下穿刺抽吸作病理检查,有利于鉴别诊断。

十六、脾梗死

脾梗死(splenic infarction)指脾动脉或其分支的阻塞,造成脾局部组织的缺血坏死。

【临床与病理要点】

1. 栓子来源:常见的有心脏病的血栓、肝动脉栓塞术后、白血病以及镰状细胞性贫血所致的循环内凝血和血液停滞。

2. 病理改变:梗死灶形态多呈锥状,底部位于被膜面,尖端指向脾门。有时亦可呈不规则形。因纤维瘢痕收缩常使脾边缘局部凹陷。

3. 临床表现:大多数脾梗死并无症状,少数可有左上腹疼痛、左膈抬高和胸腔积液。

【影像学表现】

1. X线表现

陈旧性梗死平片可见三角形或不规则形钙化。选择性脾动脉造影可见受累动脉中断,并可见一三角形无血管区,尖端指向脾门。

2. CT表现

典型的梗死灶表现为三角形或梭形,尖端指向脾门,基底近脾被膜的低密度影,增强扫描梗死灶无强化征象(图7-2-32)。也有一些不典型的表现,呈多发的、不均匀的、边缘不清的小片状低密度区。

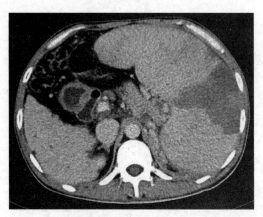

图7-2-32 脾梗死
CT增强示脾脏三角形低密度影,无强化,底部位于被膜面,尖端指向脾门

3. MRI表现

脾内三角形梗死区的信号强度根据梗死时间长短可有不同表现,急性和亚急性梗死区在T_1WI和T_2WI上分别为低信号和高信号区,增强后无强化。慢性期由于梗死区有瘢痕和钙化形成,在MRI任何序列上均为低信号。

【诊断与鉴别诊断】

典型的脾梗死CT表现为三角形低密度影,一般诊断不难。不典型者需与脾脓肿相鉴别,CT上后者表现为圆或椭圆形低密度影,增强后脓肿壁有环形强化,周边可见水肿带。密切结合临床资料、实验室检查有助于两者的鉴别。

【比较影像学】

腹部平片价值有限,CT或MRI上可显示其典型表现,选择其中一项检查即可。

(焦旭东 陈方宏)

第八章 泌尿与生殖系统

泌尿与生殖系统疾病种类繁多,常见病变包括泌尿系统结石、炎症、肿瘤、先天性畸形、外伤及血管性病变。影像学检查对泌尿生殖系统疾病具有重要价值,不但有助于确定病变的大小、范围、性质和分期,而且能明确病变与邻近结构的关系和累及范围。各种影像学成像手段都能在不同程度上反映疾病的病理变化,从而有助于临床制订合理的治疗方案。泌尿与生殖系统常用的影像学检查方法包括 X 线、CT、MRI 和 USG 检查等。

第一节 影像检查技术

一、X 线检查

(一) 腹部平片

泌尿系统 X 线平片(kidney-ureter-bladder,KUB),是泌尿系统常规和基本的检查方法(图 8-1-1),是诊断泌尿系统结石的主要而简单的方法之一。生殖系统 X 线检查应用较少,仅用于在女性不孕症时行子宫输卵管造影前检查。

(二) 尿路造影

根据造影剂引入的途径分为三种:① 排泄性尿路造影(excretory urography)又称静脉肾盂造影(intravenous pyelography,IVP)或静脉尿路造影(intravenous urography,IVU)(图 8-1-2),是了解肾功能的常规检查方法;② 逆行尿路造影,包括逆行肾盂造影(图 8-1-3)和逆行膀胱造影,适用于排泄性尿路造影显影不佳的患者;③ 选择性肾动脉造影(图 8-1-4),主要用于肾血管性疾病的检查。

(三) 子宫输卵管造影

子宫输卵管造影(hysterosalpingography)是经子宫颈注入对比剂以显示子宫和输卵管内腔的检查方法。对比剂为 40% 碘化油或 76% 泛影葡胺。在透视下注入对比剂,当子宫和输卵管充分显示后即摄片,并需间隔 1~2 小时重复摄片;注入 40% 碘化油造影剂,需加拍 24 小时盆腔片(图 8-1-5),以观察子宫有无畸形、占位、输卵管是否通畅以及盆腔腹膜弥散情况,适用于不孕症,子宫、输卵管结核,输卵管炎,了解子宫输卵管通气术后、绝育措施后输卵管通畅情况。

(四) 盆腔动脉血管造影

多用于介入性诊断及治疗。经皮穿刺股动脉插管,将导管顶端置于主动脉分叉处、髂总或髂内动脉后,进行造影检查,可显示子宫动脉、卵巢动脉,根据需要注入适量造影剂。

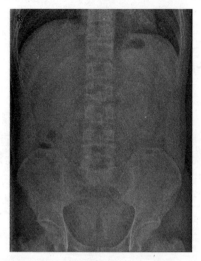

图 8-1-1　正常腹部平片(KUB)

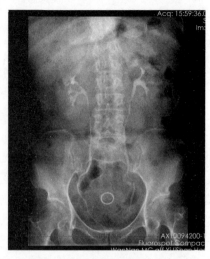

图 8-1-2　静脉尿路造影(IVU)

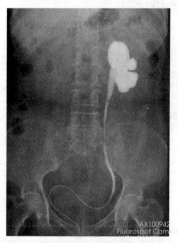

图 8-1-3　左侧逆行肾造影

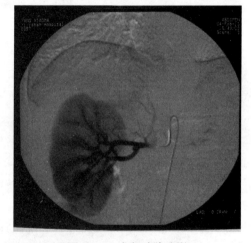

图 8-1-4　右肾动脉造影

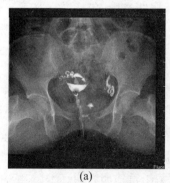

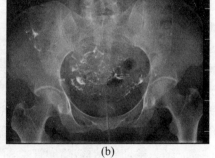

图 8-1-5　子宫输卵管造影

(a)注射40%碘化油显示双侧输卵管通畅;(b)24小时盆腔片显示造影剂腹膜弥散均匀

二、CT 检查

(一) 平扫检查

常规取仰卧位,扫描范围通常自肾上极至耻骨联合,层厚 10 mm 或 5 mm,连续扫描;检查应在膀胱充盈状态下进行。肾及输尿管检查无需特殊准备;生殖系统检查需在空腹状态下,检查前 2~3 小时分多次口服 1% 泛影葡胺 800~1000 ml,以充盈和识别盆腔肠管。

(二) 增强检查

可进行双期或三期扫描,肾皮质期:注射造影剂开始延迟 20~80 s 扫描;肾实质期:延迟 80~120 s 扫描;肾盂排泄期:延迟 5~10 min 扫描。

(三) 多层螺旋 CT 技术

应用计算机软件对图像进行后处理,包括多层螺旋 CT 肾血管造影(computed tomography angiography,CTA),它在显示正常血管解剖和诊断血管性病变方面已逐渐取代常规血管造影。多层螺旋 CT 尿路造影(computed tomography urography,CTU)(图 8-1-6)为新的非损伤性检查技术,它利用对比剂经肾脏分泌排泄的原理,显示尿路立体影像。

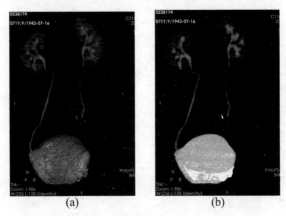

图 8-1-6　正常 CTU 像(见彩图)
(a) CTU-VR 图像;(b) CTU-MIP 图像

三、MRI 检查

(一) 平扫检查

扫描范围同 CT,常规行 SE 序列 T_1WI 和 FSE 序列 T_2WI 检查横断面扫描,生殖系统可辅以冠状位或矢状扫描,扫描层厚 10 mm 或 5 mm。其中 T_2WI 检查对女性生殖系统非常重要,不仅能显示子宫各部解剖结构,而且能显示卵巢,从而有助于确定盆腔病变的起源部位和范围。对子宫病变的良恶性病变鉴别有一定价值。

(二) 增强检查

平扫发现病变后,通常需行多期增强 MRI 检查。方法是静脉内快速注入顺磁性对比剂 Gd-DTPA,剂量为每公斤体重 0.1 mmol,注毕后即对病变区行脂肪抑制 T_1WI 成像。

(三) 磁共振尿路造影

生理状态下输尿管含水量少，常不能显示或不连续显示。但尿路梗阻的患者因输尿管积水扩张，显示效果极佳，尿液中游离水的 T_2 值明显较其他组织大，扩张充满尿液的肾盂、肾盏、输尿管在 T_2WI 图像上呈现高信号，获得类似 X 线静脉尿路造影的图像（图 8-1-7）。主要用于尿路梗阻的患者。

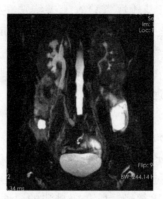

图 8-1-7 MRU 像

第二节 常见疾病

一、泌尿系结石

泌尿系结石是临床常见疾病，可发生于尿路的任何部位，依据结石部位不同常分为肾结石、输尿管结石、膀胱结石及尿道结石。

【临床与病理要点】

1. 发病部位：以肾盂肾盏及膀胱多见，原发于输尿管结石较少见。

2. 结石成分：包括碳酸钙、草酸钙、磷酸钙、尿酸盐以及胱氨酸盐等，但多以某一成分为主。

3. 临床表现：肾结石典型症状为疼痛、血尿。常为钝痛和绞痛，向下腹部和会阴部放射，镜下可见血尿，并发感染时可有脓尿。输尿管结石可有输尿管梗阻及膀胱刺激症状，急性发作时疼痛较剧烈，多为绞痛。膀胱结石典型表现为尿频、尿急伴有排尿疼痛与中断。尿道结石主要表现为排尿疼痛和排尿困难。

【影像学表现】

1. X 线表现

(1) KUB 多可显示阳性结石：① 肾结石多表现为肾门区的高密度，可为单发或多发，单侧或双侧。结石密度可均匀一致、分层或浓淡相间，形态为类圆形、三角形、鹿角状、珊瑚状及桑葚状，大小不一（图 8-2-1）。② 输尿管结石典型者呈米粒至枣核大小的卵圆形致密影，边缘多毛糙不整，长轴与输尿管走行一致，常见于输尿管三个生理狭窄处（图 8-2-2）。③ 膀胱结石表现为耻骨联合上方圆形、椭圆形或多角状致密影,单发或多发,大小不等,密度均匀、不均匀或分层(图 8-2-3)。结石常随体位改变有一定的活动度,而膀胱憩室内结石偏于一侧且位置固定。

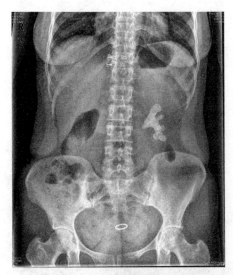

图 8-2-1　左肾鹿角状结石

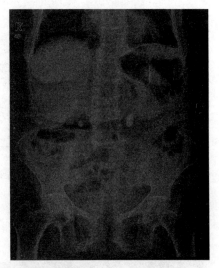

图 8-2-2　双输尿管腹段结石

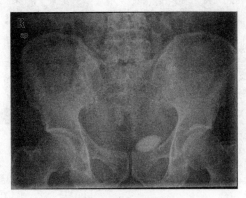

图 8-2-3　膀胱结石

(2) 静脉尿路造影:肾内及膀胱内的阴性结石表现为肾盏、肾盂内及膀胱内的充盈缺损。输尿管结石可见输尿管内的充盈缺损,造影剂排泄变细或中断,结石上方输尿管不同程度扩张,其下方输尿管显示不佳或不显示,同侧肾脏可见积水征象(图 8-2-4)。

2. CT 表现

CT 平扫能明确发现肾脏结石的位置,有些平片难以发现的阴性结石 CT 也可以显示。输尿管结石可见输尿管走行处的高密度影,其上段输尿管扩张,并以高密度影处突然截断,对于难以发现的阴性结石,CT 增强扫描也可以显示输尿管走行处结石部位的充盈缺损。有时对较小的阴性结石较尿路造影相对敏感。CT 检查能准确显示膀胱内的结石,但一般不作为常规检查。CTU 表现类似于 X 线静脉尿路造影检查。

3. MRI 表现

MRI 由于对钙化不敏感,较少用于泌尿系结石的检查。MRU 可显示结石所致上方梗阻扩张及积水的肾盂、肾盏、输尿管(图8-2-5)。

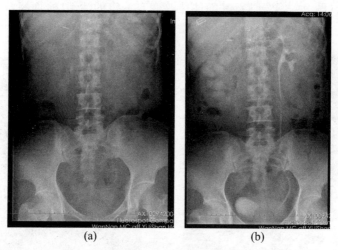

图 8-2-4　右输尿管腹段结石合并有肾积水
(a) KUB 显示右输尿管腹段花生米大小致密阴影；(b) IVU 显示右肾积水

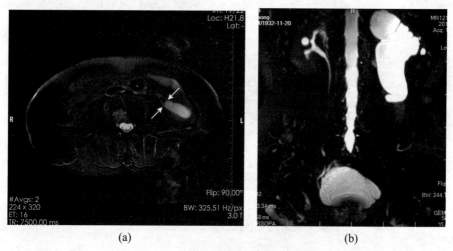

图 8-2-5　左输尿管结石伴肾积水
(a) T_2WI 显示左输尿管区域低信号(↑)；(b) MRU 显示左肾积水,另见双肾小囊肿

【诊断与鉴别诊断】

典型的泌尿系阳性结石诊断不难,但在 KUB 上右肾结石应与胆囊结石鉴别,侧位片上泌尿系结石与脊柱重叠,胆囊结石偏前依此可以鉴别。尿路造影时阴性结石所致的充盈缺损应与肿瘤、血块等鉴别。肾结石应与其他病变引起的钙化鉴别,髓质海绵肾、肾钙质沉着症钙化一般位于肾锥体处,细小且多为双侧发病。部分输尿管、膀胱及尿道结石应与静脉石、前列腺钙化及子宫肌瘤钙化等鉴别。

【比较影像学】

对于泌尿系结石的诊断,平片一般可以作出明确诊断,但对于小的阴性结石以及需要进一步鉴别诊断时,CT 检查及 CTU 具有较高的价值,对严重的肾积水或对含碘造影剂过敏者,则可选择 MRU。

二、肾癌

肾癌又称肾细胞癌(renal cell carcinoma,RCC),是泌尿系统最常见的恶性肿瘤。肾癌约占肾脏恶性肿瘤的 85%,占全身恶性肿瘤的 2%～3%。

【临床与病理要点】

1. 发病年龄:多在 40 岁以上,男女发病比例为 3:1。

2. 病理改变:来源于肾小管上皮细胞,以透明细胞癌和乳头状细胞肾癌常见。肿瘤多为单发,多发少见,多发生于肾脏上下极,肿瘤内可有出血、坏死、囊变、钙化等。部分可侵犯肾静脉及下腔静脉。

3. 临床表现:常见症状为无痛性肉眼血尿,进展期可出现腹痛,腹部可触及肿块。另有少数患者表现为副肿瘤综合征(paraneoplastic syndrome),如红细胞增多症或高血钙症等。部分肾癌可产生类激素,致使临床出现相应表现。

【影像学表现】

1. X 线表现

(1) KUB:部分病例可见点状或弧线状钙化和肾轮廓局限性外突。

(2) IVU:显示邻近肾盏拉长、狭窄和受压变形,也可表现相邻肾盏聚集或分离。部分可以侵犯集合系统,出现肾盂内不规则充盈缺损,肾盂、肾盏截断等征象。肿瘤内可见钙化高密度影,为多发斑点状钙化。

(3) 肾动脉 DSA:直接征象为肾内肿块影,致肾动静脉受压、移位、拉直、包绕。肿瘤内见散在分布、异常扩张或狭窄的肿瘤血管,走形僵直、紊乱。间接征象可见肿瘤血管和肾外血管形成异常的侧枝循环。肾动脉造影或肾静脉造影时可见肾静脉内和下腔静脉内瘤栓形成不规则的充盈缺损。

2. CT 表现

(1) 平扫:通常表现为肾实质单发肿块,少数为多发,呈类圆形或分叶状,常造成局部肾轮廓外突(图 8-2-6(a))。较大的透明细胞型和乳头状型肿瘤,密度常不均一,其内有不规则低密度区,代表陈旧性出血、坏死或囊变。

(2) 增强扫描:透明细胞癌皮质期可见肿瘤实质明显强化,强化后迅速减低,显著低于周围正常的肾实质,呈所谓的"快进快出"型,坏死、囊变区无强化,但囊壁可以强化,呈不规则增厚或结节状改变(图 8-2-6(b)～(d))。病变进一步发展,静脉期有时可见肾静脉及下腔静脉内瘤栓形成不规则充盈缺损区。有时可见肾前筋膜增厚或受侵犯。CT 还可以发现肾蒂周围、主动脉旁等处淋巴结肿大以及远处转移病灶。

3. MRI 表现

在 T_1WI 上,肿瘤的信号强度常等于或低于肾皮质,如果肿瘤内出现出血、坏死、囊变、钙化等病变,可表现为低、等、高或混杂信号,T_2WI 上呈高或等信号,周围常有低信号环影,代表肿瘤的假包膜,具有一定特征。增强扫描强化程度和形式类似 CT 增强检查。MRI 检查还能清楚显示肾静脉、下腔静脉内瘤栓和范围,以及肾周淋巴结转移。

【诊断与鉴别诊断】

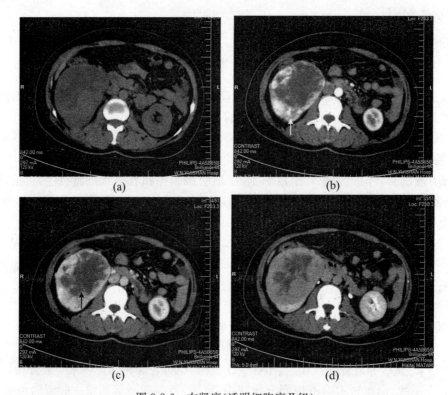

图 8-2-6　右肾癌(透明细胞癌Ⅱ级)
(a) CT 平扫；(b) 增强动脉期；(c) 静脉期；(d) 延迟扫描：平扫表现为肾实质肿块,呈分叶状,致使肾轮廓外突；增强扫描显示不规则强化,囊变坏死区域无强化(↑)

根据影像表现特征,结合临床资料,本病诊断一般不难。需与以下病变鉴别：① 肾血管平滑肌脂肪瘤,其内常含有确切的脂肪成分；② 肾盂癌,病变位于肾窦区,一般不造成肾轮廓的改变,且强化程度不及大多数肾细胞癌；③ 复杂性肾囊肿,其壁和分隔薄而均一,无确切强化的壁结节或明显的实性部分；④ 肾转移瘤及淋巴瘤,表现类似多灶性乳头状细胞癌,但转移瘤常可发现原发瘤或其他部位转移灶。

【比较影像学】

对于 RCC,超声检查具有重要的筛选价值,而 CT 则为诊断的主要方法,不但能大致评估 RCC 的组织学类型,且能较准确显示肿瘤的范围,有利于肿瘤的病理分期,为临床制订治疗方案和预后评估提供了有利依据,MRI 通常作为补充检查方法。

三、肾盂癌

肾盂癌(renal pelvic carcinoma)占肾恶性肿瘤的 8%～12%,多见于 40 岁以上男性。

【临床与病理要点】

1. 病理改变：属于尿路上皮细胞肿瘤,大部分为移行细胞癌,单侧发病多见,双侧同时发病少见,肿瘤可向下种植至输尿管和膀胱。

2. 临床表现：典型症状为无痛性全程血尿。大的肿瘤或合并肾积水时可触及肿块。感染时可以出现脓尿、发热等症状。

【影像学表现】

1. X线表现

KUB无价值。IVU主要表现为肾盂、肾盏内的充盈缺损,形态一般不规则,肾盂、肾盏扩张积水,少数可合并结石。如果肿瘤较大,压迫肾实质或者侵犯肾实质可致肾功能减退,导致显影延迟或不显影,此时肿瘤显示较差,可以采用逆行尿路造影显示肿瘤形态。

2. CT表现

(1) 平扫:可见肾盂内的软组织密度肿块影,边界不规则(图8-2-7(a)),有时瘤体内可见点状、颗粒状或线条状钙化影。

(2) 增强扫描:可见肿块不均匀中度强化,延迟扫描出现残存肾盂、肾盏明显强化时,能清楚显示肿瘤造成的充盈缺损(图8-2-7(b)~(d))。肿瘤较大或侵犯输尿管时可见肾盂积水扩张,CT还可以显示肿瘤向输尿管、肾实质及周围组织的侵犯情况。

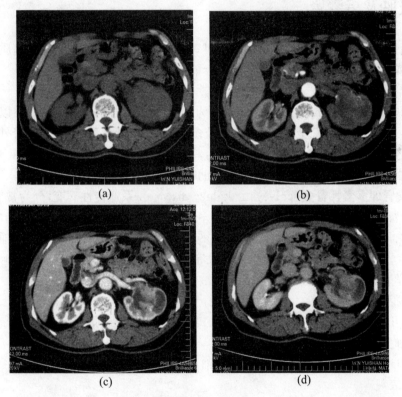

图 8-2-7 左肾盂癌

(a) CT平扫;(b) 增强动脉期;(c) 静脉期;(d) 延迟扫描:平扫可见肾盂内的软组织密度肿块影,边界不规则;增强扫描可见肿块不均匀中度强化,延迟扫描出现残存肾盂、肾盏明显强化时,能清楚显示肿瘤造成的充盈缺损

(3) CTU:能整体观察肾盂、肾盏内肿块的形态。

3. MRI表现

表现类似于CT,在T_1WI上肿瘤的信号强度与正常肾实质相似,高于尿液,T_2WI上呈略高信号,但低于尿液信号。但是MRI可以显示肿瘤的肾外侵犯及肾外转移情况。肿瘤合并尿路梗阻积水时,MRU能清楚显示肿瘤导致的肾盂、肾盏内充盈缺损,并有助于确定梗阻部位。

【诊断与鉴别诊断】

本病出现比较典型的影像学表现,结合临床一般可以作出诊断。有时需与肾癌相鉴别,肾盂癌一般不累及肾静脉与下腔静脉,较易引起肾积水。另外肾盂癌应与肾盂内的阴性结石和血块鉴别,CT增强检查有助于鉴别。

【比较影像学】

平片对软组织分辨能力有限,一般不用于肾盂癌的检查。IVU是较为敏感的检查方法;CT对病灶的发现、定位、定性以及分期有明显的优势;MRI对较小的病灶容易漏诊,且信号强度无明显特异性,主要用于协助显示肿瘤的肾盂外侵犯及肾外转移,适用于对碘对比剂过敏的患者。

四、肾囊肿及多囊肾

肾脏囊性病变有多种,包括肾单纯性囊肿、多囊性肾病、肾衰透析囊肿、髓质海绵肾、肾盂旁囊肿、囊性肾肿瘤等。其中最常见的是肾单纯性囊肿及多囊性肾病。

【临床与病理要点】

1. **肾单纯性囊肿**(simple renal cyst):极为常见,可发生于任何年龄,55岁以上较多见,无性别差异,病因不明。病理上囊肿可单发或多发,多位于肾皮质,常突出于肾外,大小自数毫米直径至数厘米不等。囊肿一般为纤维囊,其内含透明浆液,囊壁偶可发生钙化。临床上多无症状,常属意外发现,囊肿较大时可有季肋部不适或可触及肿块。

2. **多囊肾即多囊性肾病**(polyeystic kidney disease):系遗传性病变,分为常染色体隐性遗传性多囊肾(婴儿型)和常染色显性遗传性多囊肾(成人型)。婴儿型在胎儿期可见羊水减少,生后可有尿毒症、肺发育不全等多脏器病变,最后大多死于尿毒症。成人型通常在30~50岁出现症状,表现腹部肿块、高血压和血尿等,晚期可死于肾衰竭。

【影像学表现】

1. X线表现

(1) KUB:单纯性肾囊肿较小时无阳性发现,偶可见囊壁线样钙化。多囊肾表现为双肾影增大,轮廓呈分叶状。

(2) IVU:可见肾盂、肾盏移位、拉长、变细和分离,呈蜘蛛足样改变。

2. CT表现

(1) 单纯性囊肿可以单发或多发,累及一侧或双侧肾脏,平扫表现为肾内边缘锐利的圆形水样低密度影,常突出于肾外,壁薄而不能显示。增强检查无强化(图8-2-8),偶可发生出血、感染和钙化,表现为囊壁增厚、钙化或囊内高密度。

(2) 多囊肾表现为双肾多发大小不等圆形或卵圆形水样低密度病变。增强检查病变无强化(图8-2-9)。肾外形和大小早期大致正常,随病变进展,囊肿增大且数目增多,肾体积增大,呈分叶状。部分囊肿内可有急性出血,呈高密度,常合并多囊肝。

3. MRI表现

表现类似于CT检查所见,囊肿的信号强度多为类似于水的长T_1和长T_2信号,部分囊内可伴有出血信号。

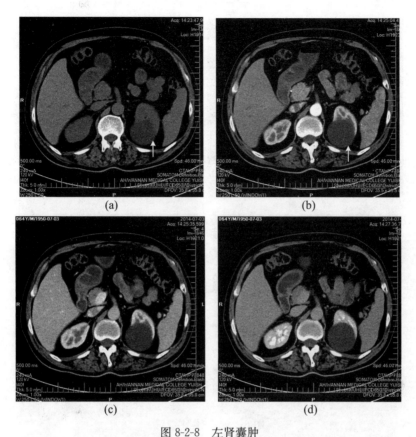

图 8-2-8 左肾囊肿

(a) CT 平扫；(b) 增强动脉期；(c) 静脉期；(d) 延迟扫描：左侧肾脏平扫表现为肾内边缘锐利的圆形水样低密度影，常突出于肾外，增强检查无强化(↑)

【诊断与鉴别诊断】

肾单纯性囊肿单发病灶容易诊断。多发性肾囊肿应与多囊肾鉴别，后者一般合并有其他脏器如肝脏、胰腺、脾脏等的病变，且囊肿较多，皮髓质均有，正常肾实质残存较少，肾脏功能受影响明显，而肾脏多发性囊肿一般大小欠均匀，以皮质分布为主，不合并其他脏器病变，较易鉴别。另外囊肿合并感染、出血时应与囊性肾癌鉴别，有时需穿刺活检。

【比较影像学】

CT 为主要检查方法之一，能准确发现病灶，一般可以明确诊断。静脉尿路造影可以发现病变及观察肾脏功能。MRI 用于观察囊肿内部成分，特别在合并感染及出血时，可以帮助鉴别诊断。

五、肾血管平滑肌脂肪瘤

肾血管平滑肌脂肪瘤(renal angiomyolipoma)是肾内较为常见的良性肿瘤。

【临床与病理要点】

1. 发病年龄：常见于 40～60 岁女性，约有 20% 肿瘤见于结节性硬化患者，此时多为双侧多发病灶，并可发生于任何年龄。

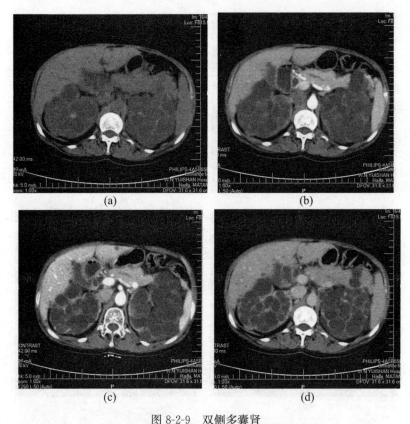

图 8-2-9 双侧多囊肾

(a) CT 平扫;(b) 增强动脉期;(c) 静脉期;(d) 增强延迟扫描:双肾布满多发大小不等圆形或卵圆形水样低密度病变,增强检查病变无强化,囊壁可强化

2. 病理改变:肿瘤多为单发,大小不等;肿瘤为一种无包膜的错构瘤,内含有不同比例的脂肪、平滑肌及血管组织。

3. 临床表现:早期无症状,肿瘤较大时偶可触及肿块,血尿少见。本病是肾脏自发破裂的常见原因,并发出血时导致剧烈腰腹部疼痛。

【影像学表现】

1. X 线表现

(1) KUB 可显示较大肿块所致肾轮廓改变。

(2) IVU 可显示肿瘤较大时肾盂、肾盏受压移位和变形征象。

(3) 肾动脉 DSA 可见肿瘤内血管增多、增粗、迂曲,可有动脉瘤形成,肿瘤周围血管受压移位,呈环行包绕肿瘤表现。

2. CT 表现

(1) 平扫表现取决于其内脂肪成分多少。典型表现为肾实质或突向肾外的边界较清混杂密度影,其内可见脂肪性低密度灶和软组织密度区(图 8-2-10(a))。

(2) 增强后肿块呈不同程度强化,肿块内脂肪性低密度区无强化(图 8-2-10(b)~(d))。并发出血时肿块内或周边甚至肾外可见高密度出血灶。当肿块内密度明显不均或边缘与肾实质分界不清时,应怀疑有恶变可能。

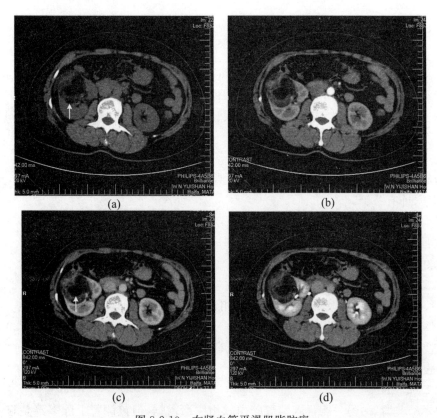

图 8-2-10　右肾血管平滑肌脂肪瘤

(a) CT 平扫；(b) 增强动脉期；(c) 静脉期；(d) 延迟扫描：右肾实质或突向肾外的边界较清混杂密度影，其内显示脂肪性低密度灶和软组织密度区(↑)；增强后肿块呈不同程度强化，其内脂肪性低密度区无强化(↑)

3. MRI 表现

肿瘤形态类似于 CT 表现。在 T_1WI 和 T_2WI 上均呈混杂信号肿块，其内可见脂肪性高信号或中等信号灶，且可被脂肪抑制技术所抑制而转变为低信号，MRI 还可显示病变内血管流空影。并发出血时随期龄不同而信号强度发生变化。

【诊断与鉴别诊断】

本病出现典型影像学表现，诊断一般不难。在鉴别诊断方面，应与其他良性肿瘤如平滑肌瘤、脂肪瘤鉴别。当肿瘤内脂肪成分含量较少或合并囊变、出血、钙化等表现时，应与肾癌、转移瘤鉴别，有时需穿刺活检。发生在肾上极时需与肾上腺髓样脂肪瘤相鉴别，CT 及 MRI 增强检查显示肾上极皮质是否完整有助于两者的鉴别。

【比较影像学】

CT 为本病首选检查方法，可以明确显示肿瘤位置、大小、分布以及周围组织受压移位情况，一般可以明确诊断。尿路造影由于无明显特征性表现，仅可能发现病变，对诊断帮助不大。MRI 由于对脂肪组织敏感并可见血管流空现象，具有特异性，当脂肪组织含量较少或囊变、出血时，对肿瘤内的各种成分具有鉴别诊断意义。DSA 检查由于具有创伤性，一般不作为常规检查。

六、肾与输尿管先天变异

泌尿系统的先天异常相对比较常见。肾脏先天异常常见的有肾缺如、额外肾、同侧或交叉异位肾、融合肾和肾发育不全等。输尿管的先天异常有时与肾盂的先天异常同时出现，包括重复肾、先天性输尿管狭窄、巨输尿管、输尿管瓣膜、输尿管囊肿和输尿管异位开口等。本节仅介绍一些常见肾和输尿管先天异常。

(一) 肾脏数目异常

以肾缺如(renal agenesis)常见，亦称孤立肾。双侧肾缺如者难以存活，故临床上肾缺如均为单侧性，即有一侧肾。

【临床与病理要点】

孤立肾发生代偿性增生、肥大。一般无临床表现，多因体检而意外发现。

【影像学表现】

1. X线表现

(1) KUB可见一侧肾影缺如，对侧肾影相对增大。

(2) IVU仅显示一侧肾显影。

(3) 逆行尿路造影，肾缺如侧的输尿管呈盲端且管径较正常为细。

(4) 腹主动脉造影仅显示一侧肾动脉。

2. CT和MRI表现

仅显示一侧肾影，另一侧肾床为腹腔内软组织所占据，但该侧肾上腺多清楚显示；对侧肾代偿性增大，而密度和信号正常。

【诊断与鉴别诊断】

孤立肾影像学表现具有特征性，容易作出诊断，但应与异位肾、先天肾发育不良及手术切除后鉴别。手术肾切除有明确病史。

(二) 肾脏位置异常

肾脏位置异常包括单纯异位肾、游走肾和肾下垂。本节重点介绍异位肾(ectopic kidney)。

【临床与病理要点】

1. 病理改变：异位肾居同侧腹膜后，并常伴有旋转异常。异位的肾可位于盆腔、髂窝、下腹或胸腔内。

2. 临床表现：常无症状，但可表现为腹部及盆腔肿块，也可因结石、梗阻或感染而出现相应临床表现。

【影像学表现】

1. X线表现

排泄性尿路造影可见肾盂、肾盏及输尿管显影，但位置异常，由于多伴有肾旋转异常，因而肾盂、肾盏的形态有所变化。

2. CT和MRI表现

平扫显示肾床内无肾影，肾上腺位置正常。扫描范围大，有利于显示下腹部、盆腔、膈下或胸内异位肾密度(或信号)和形态类似于正常的肾脏。增强扫描，其强化程度和形态与正常位置肾脏基本相同。

【诊断与鉴别诊断】

根据异位肾影像学表现,易于作出诊断。低位的异位肾应与肾下垂鉴别:肾下垂于 KUB 或 IVP 卧位、立位变换体位检查时,肾盂位置上下移动度范围超过一个半椎体高径。而游走肾在各个方向均有一定的移动度(图 8-2-11)。

(三) 融合肾

融合肾中最常见的是马蹄肾(hoseshoe kidney)。多见于男性。

【临床与病理要点】

1. 病理改变:两肾的下极或上极相互融合,以下极融合多见。融合部称为峡部,多为肾实质,少数为纤维组织相连。

2. 临床表现:可无症状,或因腹部肿块而就诊。部分病例可因尿路梗阻、感染而出现相应的临床表现。

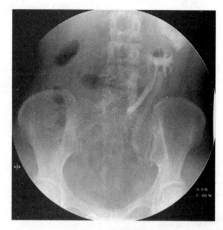

图 8-2-11　右侧游走肾

【影像学表现】

1. X 线表现

平片可显示肾影位置较低且肾脊角发生改变。尿路造影检查可见两肾下盏距离缩短,而上肾盏距离增大,且伴旋转异常(图 8-2-12)。

2. CT 和 MRI 表现

均可于脊柱前方发现连接两肾下极的肾实质,其密度、信号强度及强化表现均同于正常肾实质,并能显示并发的肾积水等表现(图 8-2-13)。

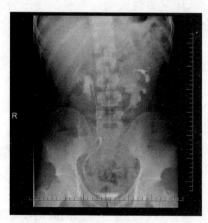

图 8-2-12　马蹄肾
IVU 显示两肾下极相连

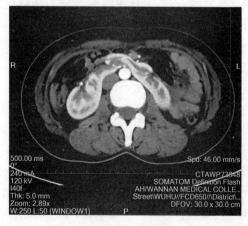

图 8-2-13　马蹄肾
增强 CT 显示两肾下极相连

【诊断与鉴别诊断】

马蹄肾的特征是两侧肾脏上极或下极相连,尿路造影、超声检查均可发现相关异常表现,而 CT 和 MRI 检查能直接显示,容易作出诊断。

(四) 肾发育不全

肾发育不全（renal hypoplasia）又称侏儒肾，较为少见。女性多于男性。

【临床与病理要点】

1. 病理改变：本病一般为单侧性。肾实质总量减少致肾体积小，但组织结构正常。
2. 临床表现：可无症状，如并发高血压、结石或感染则可出现相应的临床表现。

【影像学表现】

1. X 线表现

平片可见一侧肾影小，对侧肾影相对增大；尿路造影检查显示病侧肾盂、肾盏及输尿管均细小。

2. CT 和 MRI 表现

发育不全肾脏的密度、信号强度及强化表现均类似于正常肾脏，仅显示肾脏体积显著缩小。

【诊断与鉴别诊断】

患侧肾脏体积小，但形态、密度及信号均正常，是肾发育不全的特征，诊断不难。在鉴别诊断方面：肾动脉病变造成的肾萎缩在血管成像上显示不同类型的肾动脉狭窄；慢性肾盂肾炎所致的肾萎缩形态不规则，有瘢痕性切迹。

【比较影像学】

对于以上肾脏发育异常病变 X 线平片价值有限，IVU 可显示相应的异常表现，具有重要的价值。CT 平扫及增强均可明确诊断，当伴有尿路梗阻时，MRU 有其独特的优势，可作为进一步检查的补充。

(五) 肾盂输尿管重复畸形

肾盂输尿管重复畸形即重复肾（duplication of kidney），是比较常见的一种发育异常。

【临床与病理要点】

1. 病理改变：患侧肾床内肾脏分为两部，各有一套肾盂和输尿管。重复的输尿管向下走行时可相互汇合，也可分别直接进入膀胱。异位输尿管口可发生狭窄，其上方肾盂、输尿管积水。
2. 临床表现：通常无症状，如有狭窄导致尿路梗阻则可出现相应的临床表现。

【影像学表现】

1. X 线表现

KUB 无异常发现。IVU 显示患侧肾分成两部分，均有肾盂、输尿管连接，并可见两支输尿管汇合或分别进入膀胱及在其他位置开口（图 8-2-14）。若肾盂、输尿管连接狭窄，可致肾盂严重积水，而肾小盏扩张不明显（图 8-2-15）。

2. CT 和 MRI 表现

CTU 和 MRU 均显示一侧肾区有两套肾盂和输尿管，表现类似 IVU。同时可明确扩张积水的肾盂结构。

【诊断与鉴别诊断】

肾盂输尿管重复畸形影像学表现具有特征性，不难作出诊断。

【比较影像学】

KUB 价值不大。IVU 即可明确诊断肾盂输尿管重复畸形，是本病主要检查方法之一，如狭窄合并有上方肾盂输尿管积水时,CTU 和 MRU 检查则可明确诊断,具有一定的优势。

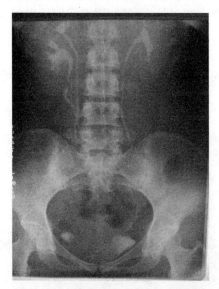

图 8-2-14　右侧肾盂、输尿管重复畸形

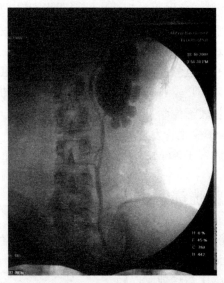

图 8-2-15　左侧肾盂、输尿管重复畸形合并肾积水

(六) 输尿管膨出

输尿管膨出(ureterocele)又称输尿管囊肿。常见于成年女性。

【临床与病理要点】

1. 病理改变:为输尿管末端在膀胱内形成囊状膨出,约 50% 病例合并上方尿路扩张、积水。
2. 临床表现:一般无症状。合并梗阻、感染、结石时可出现相应症状。

【影像学表现】

1. X 线表现

KUB 无异常发现。IVU 显示患侧肾盂、肾盏和输尿管有不同程度扩张、积水。特征性表现是输尿管膀胱入口处有一囊状膨出的末段输尿管,与其上方扩张的输尿管相连犹如伸入膀胱的蛇影,囊肿即为蛇头,称之为蛇头征。如囊肿内无对比剂时,即表现为圆形、边缘光滑的充盈缺损(图 8-2-16);囊肿与膀胱内均有对比剂充盈时,囊壁为一环状透亮影(图 8-2-17)。

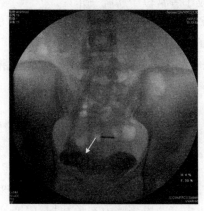

图 8-2-16　右输尿管囊肿
囊肿内无对比剂时,即表现为圆形、边缘光滑的充盈缺损(↑)

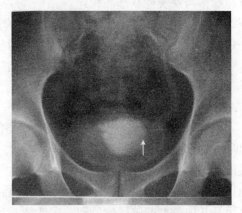

图 8-2-17　左输尿管囊肿
囊肿与膀胱内均有对比剂充盈,囊肿皆呈环状(↑)

2. CT 和 MRI 表现

膀胱三角区可发现薄壁圆形阴影,其内为尿液密度或信号,而壁的密度或信号表现类似于膀胱壁。CTU 和 MRU 表现与 IVU 表现类似。

【诊断与鉴别诊断】

根据上述影像学表现特征,易于作出诊断。当尿路造影难与膀胱肿瘤、前列腺肥大鉴别时,可用 CT 或 MRI 检查,多能作出明确诊断。

【比较影像学】

对于输尿管发育异常,KUB 价值不大。IVU 为主要检查方法,能显示特征性表现而明确诊断。CT 和 MRI 检查对鉴别诊断具有重要价值。

七、膀胱癌

膀胱肿瘤(tumor of ruinary bladder)易发生于 40 岁以上男性,大多数为恶性,即膀胱癌(bladder carcinoma)。

【临床与病理要点】

1. 病理改变:多为移行细胞癌,少数为鳞癌和腺癌。易发生在三角区和两侧壁。突向膀胱腔内生长,并常侵犯肌层;肿瘤较大时,可侵犯膀胱壁全层,内有坏死。

2. 临床表现:无痛性肉眼血尿,并常有尿频、尿急和尿痛等症状。如血块阻塞膀胱出口,则可出现排尿困难。

【影像学表现】

1. X 线表现

(1) 膀胱区平片:一般无异常发现,少数可见点状或不规则钙化。

(2) 膀胱造影:可见乳头状癌自膀胱突向腔内大小不等的结节状或菜花状充盈缺损。局部膀胱壁显示僵硬。

2. CT 表现

(1) 平扫:显示为自膀胱壁突入腔内的结节状、菜花状或不规则状软组织肿瘤(图 8-2-18(a)),肿瘤多与膀胱壁宽基底相连,大小不等,病灶较小者常位于膀胱三角区。

(2) 增强扫描:早期肿瘤多为均一强化,偶见其内有坏死性无强化低密度区(图 8-2-18(b)~(d));延时扫描膀胱内充盈对比剂,肿瘤显示更清晰。

CT 检查还可发现肿瘤向膀胱外及周围组织结构侵犯,以及盆腔和腹主动脉周围淋巴结转移情况。

3. MRI 表现

T_1WI 上肿瘤的信号强度与正常膀胱壁类似,T_2WI 上多为中等信号,高于正常膀胱壁。增强早期,肿瘤强化显示肿瘤范围。

【诊断与鉴别诊断】

对于本病的诊断,根据影像学表现,结合临床不难作出诊断。膀胱癌应与膀胱内阴性结石、血块及其他类型膀胱肿瘤鉴别。阴性结石和血块也可造成膀胱内充盈缺损,但变换体位检查两者多有位置变化。早期膀胱癌与膀胱其他类型肿瘤存在"异病同影"现象,需膀胱镜活检进行明确诊断。

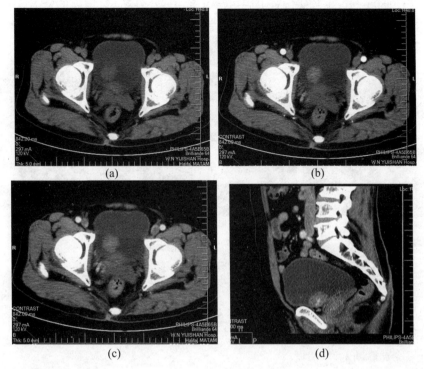

图 8-2-18 膀胱癌

(a) CT 平扫；(b) CT 增强动脉期；(c) 静脉期；(d) 重组矢状位；平扫显示为自膀胱壁突入腔内的结节状软组织肿瘤，增强扫描肿瘤呈均一强化，重组显示肿瘤与周围结构的关系

【比较影像学】

X 线平片应用价值不大。膀胱造影是诊断膀胱癌的主要检查方法之一。CT 及 MRI 检查在鉴别诊断及显示肿瘤对邻近结构的侵犯淋巴结转移方面具有较高的价值，对术前明确诊断和术后评估具有重要意义。

八、肾上腺肿瘤

肾上腺肿瘤分为功能性与非功能性两大类。功能性良性肿瘤常见的有结节性肾上腺增生症、Cushing 腺瘤、Conn 腺瘤、嗜铬细胞瘤等；恶性肿瘤一般有肾上腺皮质癌、肾上腺神经母细胞瘤等。肾上腺非功能性肿瘤一般不影响肾上腺皮髓质功能。

（一）肾上腺增生 (adrenal hperplasia)

【临床与病理要点】

1. 肾上腺皮质增生是 Cushing 综合征最常见的原因。
2. 病理改变：肾上腺增生造成腺体弥漫性增大，甚至边缘出现结节。
3. 临床表现：主要由增生引起内分泌激素过多而产生相应的症状和体征。

【影像学表现】

1. CT 表现

平扫 CT 检查表现双侧肾上腺弥漫性增大，侧肢厚度大于 10 mm（图 8-2-19），或横断面最大面积大于 150 mm²；少数病例肾上腺边缘可有一些小结节影；增大的肾上腺密度和外形与正常基本相似。需要注意的是约有 50% 患者的肾上腺皮质增生虽有功能异常，但无明显形态学改变，CT 检查显示正常，但在病理上显示肾上腺增生。

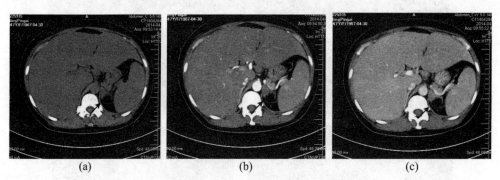

图 8-2-19　左侧肾上腺增生

(a) CT 平扫；(b) 增强动脉期；(c) 静脉期：左侧肾上腺明显增粗，局部呈结节状改变，内支厚度约 15 mm，平扫密度较均匀，增强后强化(↑)

2. MRI 表现

表现与 CT 相同，双侧肾上腺弥漫性增大，信号较均匀。

【诊断与鉴别诊断】

对于 Cushing 综合征患者，若 CT 检查发现双侧肾上腺弥漫性增大，侧肢厚，不难作出诊断。在鉴别诊断方面应注意与其他病因所致的双侧肾上腺弥漫性增大相鉴别，如肢端肥大症，甲状腺功能亢进以及多种恶性肿瘤可能造成双侧肾上腺非特异性增大。

【比较影像学】

CT 是肾上腺增生首选的影像学检查方法，平扫即可发现肾上腺形态改变，无需增强扫描；MRI 检查发现肾上腺增生的敏感性较低，对本病的诊断价值有限。

(二) Cushing 腺瘤

男女任何年龄均可发病，但最常发生于中年女性。

【临床与病理要点】

1. 病理改变：Cushing 腺瘤是 Cushing 综合征中的肾上腺皮质腺瘤，占 Cushing 综合征的 10%～30%。多为单发，直径多为 2～3 cm。

2. 临床表现：典型症状为向心性肥胖、满月脸、皮肤紫纹、痤疮、毛发多、高血压或月经不规律等。

3. 实验室检查：血尿皮质醇增高。

【影像学表现】

1. CT 表现

Cushing 腺瘤表现为单侧肾上腺类圆形肿块，边界清晰，与肾上腺侧肢相连或位于侧肢之间，大小多为 1～3 cm；密度类似或低于肾上腺实质。动态增强检查，肿块快速强化和迅速廓清；同侧肾上腺残部和对侧肾上腺萎缩变小(图 8-2-20)。

2. MRI 表现

表现为肾上腺类圆形肿块，在 T_1WI 和 T_2WI 上信号强度分别类似或略高于肝实质。

第八章 泌尿与生殖系统

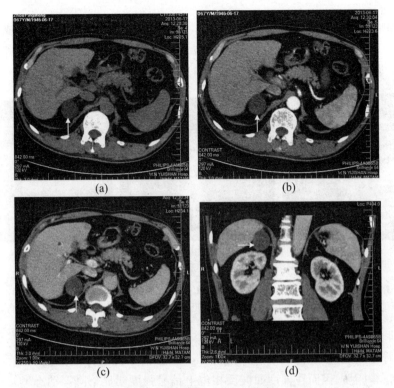

图 8-2-20 右侧 Cushing 腺瘤

(a) CT 平扫；(b) 增强动脉期；(c) 静脉期；(d) 冠状位重组：右侧肾上腺区类圆形低密度影，直径约 3.2cm，密度不均匀，边界清楚(↑)，增强后不均匀强化(↑)；冠状位重组图像清晰显示病灶轮廓(↑)，左侧肾上腺较对侧萎缩

由于腺瘤内富含脂质，因而在梯度回波反相位上信号强度明显下降。动态增强检查表现同 CT 所见。

【诊断与鉴别诊断】

当 CT 或 MRI 检查发现单侧肾上腺类圆形或椭圆形肿块，并有对侧肾上腺萎缩性改变时，通常不难作出 Cushing 腺瘤的诊断。不过，有时仅从影像学表现常难与肾上腺非功能性腺瘤鉴别，诊断必须结合临床资料。

【比较影像学】

CT、MRI 均能查出肾上腺腺瘤，由于 CT 空间分辨力较高，因此易于发现这种较小腺瘤，其显示率要高于 MRI 检查。

（三）Conn 腺瘤

Conn 腺瘤(Conn adenoma)是分泌醛固酮的肾上腺皮质腺瘤。

【临床与病理要点】

1. 发病年龄：以 20~40 岁女性多见。
2. 病理改变：Conn 腺瘤大多为单发，偶为多发或双侧性。瘤体较小，直径多为 1~2cm。包膜完整，含有丰富脂类物质。
3. 临床表现：主要为高血压、肌无力和夜尿增多等。

【影像学表现】

1. CT 表现

Conn 腺瘤表现为单侧肾上腺类圆形肿块,边界清晰,与肾上腺侧肢相连或位于侧肢之间,大小多为 1~3 cm;腺瘤由于富含脂质,常近于水样密度。动态增强检查,肿块强化和迅速廓清(图 8-2-21);病侧肾上腺多能清楚显示,可受压、变形。

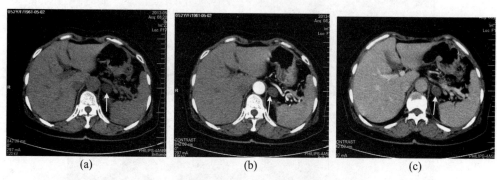

图 8-2-21 左侧 Conn 腺瘤

(a) CT 平扫;(b) 增强动脉期;(c) 静脉期;左侧肾上腺区类圆形软组织密度影,大小约 2.2 cm×1.8 cm,密度均匀,边界清楚,增强后轻度强化,边缘部较明显,轮廓更加清楚(↑)

2. MRI 表现

表现为肾上腺类圆形肿块,在 T_1WI 和 T_2WI 上信号强度分别类似或略高于肝实质。由于腺瘤内富含脂质,因而在梯度回波反相位上信号强度明显下降。动态增强检查表现与 CT 类似。

【诊断与鉴别诊断】

Conn 腺瘤影像表现具有一些特征,即肿瘤较小,直径多在 2 cm 以下,CT 检查为水样密度,病变肾上腺表现无萎缩性改变,结合临床即可作出诊断。

【比较影像学】

CT、MRI 均能查出肾上腺腺瘤,由于 CT 空间分辨力较高,因此易于发现这种较小腺瘤。

(四)嗜铬细胞瘤

嗜铬细胞瘤(pheochromocytoma)是源于交感神经嗜铬细胞的一种肿瘤,大多数发生于肾上腺,也可发生于肾上腺外;大多数是良性,少数是恶性。

【临床与病理要点】

1. 从发生上具有四个 10% 特点:10% 肾上腺外嗜铬细胞瘤;10% 为双侧;10% 为恶性;10% 为家族性。所以也称 10% 肿瘤。

2. 病理改变:肾上腺嗜铬细胞瘤常较大,易发生坏死、囊变和出血,有完整的肿瘤包膜,恶性者可侵犯包膜并发生淋巴结或邻近脏器的转移。

3. 临床表现:可发生于任何年龄,以 20~40 岁居多。典型表现为阵发性高血压、头痛、心悸、多汗和皮肤苍白,发作数分钟后症状缓解。

4. 实验室检查:24 小时尿中儿茶酚胺的代谢产物明显高于正常值。

【影像学表现】

1. CT 表现

表现为肾上腺圆形或椭圆形肿块,多为一侧,双侧性较少。肿瘤较大,直径为 3～5 cm,甚至达 10 cm 以上。肿瘤较小时密度较均匀,类似于肾脏密度;肿瘤较大时常因陈旧性出血、坏死而密度不均匀,或呈囊性表现。少数肿瘤的中心或边缘可见钙化。增强检查显示明显强化(图 8-2-22),其内低密度无强化。

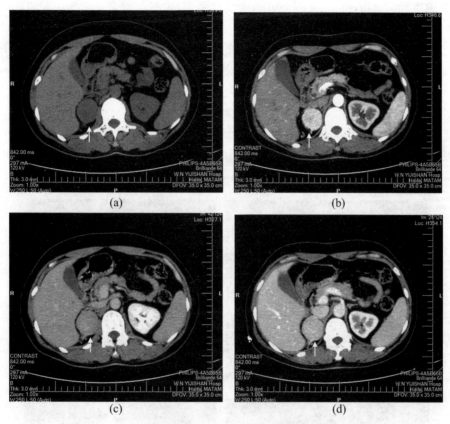

图 8-2-22　右肾上腺嗜铬细胞瘤

(a) CT 平扫;(b) 增强动脉期;(c) 静脉期;(d) 延迟扫描:右侧肾上腺区类圆形团块状软组织密度影,截面大小约 3.8 cm×4.2 cm,密度欠均匀,边界清楚,增强后明显不均匀强化(↑)

2. MRI 表现

肿瘤在 T_1WI 上呈低信号,T_2WI 上呈明显高信号。肿瘤内有坏死或陈旧性出血时,瘤内信号不均匀。增强检查,肿瘤实体部分发生明显强化。

【诊断与鉴别诊断】

肾上腺是嗜铬细胞瘤最常发生的部位,当 CT 或 MRI 检查发现单侧或双侧肾上腺有较大肿块时,结合临床症状和实验室检查一般可作出诊断。在鉴别诊断方面:当发现双肾上腺嗜铬细胞瘤时,应除外多发性内分泌腺肿瘤病Ⅱ、Ⅲ型,家族性嗜铬细胞瘤,神经纤维瘤病和 von Hippel - Lindau 病,各自具有影像学特点和家族史;恶性嗜铬细胞瘤无明显特殊影像表现,但恶性嗜铬细胞瘤易见于肾上腺以外部位,当发现转移征象时,应考虑恶性嗜铬细胞瘤;而对于临床疑为嗜铬细胞瘤时,影像检查未发现肾上腺区肿块,应进行相关部位检查。

【比较影像学】

对于肾上腺嗜铬细胞瘤,MRI 和 CT 为主要影像检查方法,尤其是 MRI 的冠状 T_2WI

预脂肪饱和抑制检查常有助于发现肿瘤,而 CT 和 MRI 的增强检查能反映肿瘤的某些特征;当肿瘤发生在肾上腺以外,MRI 和 CT 检查鉴别有困难时,利用 ^{131}I-MIBG 显像检查具有高度特异性的优点,常能作出肿瘤部位的判断。

(五) 肾上腺髓脂瘤

肾上腺髓脂瘤(adrenal myelolipoma)为良性肿瘤,占肾上腺非功能性病变的 2%~4%。

【临床与病理要点】

1. 病理改变:肿瘤含有丰富成熟的脂肪组织和髓样组织。
2. 临床表现:多无症状,常常是意外发现。

【影像学表现】

1. CT 表现

平扫表现为单侧性肾上腺肿块,呈类圆形或椭圆形,直径多在 10 cm 以下,少数者可更大。肿块呈混杂密度,由低密度脂肪灶和软组织密度构成。增强扫描,肿块的软组织部分显示强化,整个肿块呈不均匀强化(图 8-2-23)。

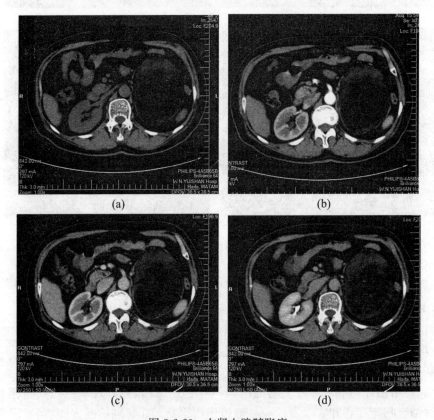

图 8-2-23　左肾上腺髓脂瘤

(a) CT 平扫;(b) 增强动脉期;(c) 静脉期;(d) 延迟扫描:左侧肾上腺区较大类圆形低密度肿块影,密度不均匀,内可见脂性密度,边界清楚,增强后实性成分轻度强化,脂性成分强化不明显

2. MRI 表现

表现为肾上腺肿块信号不均匀,其内含不规则短 T_1 和长 T_2 高信号灶,与皮下脂肪信号

强度相同。这种信号在脂肪抑制序列上强度明显下降。增强扫描呈不均匀强化。

【诊断与鉴别诊断】

不均质含有显著的成熟脂肪组织是髓脂瘤的特征,CT 和 MRI 显示肾上腺肿块内不均匀密度和信号以及脂肪信号特点,本病诊断不难。发生在肾上极并突入肾上腺区的肾血管平滑肌脂肪瘤易与本病相混淆,影像学检查显示肾上极皮质是否完整是鉴别诊断的有力依据。

【比较影像学】

CT 较高的空间及密度分辨力,是目前肾上腺髓脂瘤最佳的影像检查方法。MRI 检查的组织分辨力较高,能较为可靠地辨认脂肪成分,具有重要的诊断价值。

(六) 肾上腺转移瘤

肾上腺转移瘤(adrenal metastasis)是较常见的肾上腺非功能性病变(nonfunctioning adrenal deseases)之一。

【临床与病理要点】

1. 肾上腺是恶性肿瘤易发生转移部位,其中肺癌转移居多。
2. 转移开始发生的部位多为肾上腺髓质,然后累及皮质,多为双侧,也可单侧。
3. 较大肿瘤内可有坏死和出血。肿瘤极少造成肾上腺功能改变。
4. 临床表现主要为原发肿瘤引起的相应症状和体征。

【影像学表现】

1. CT 表现

表现为双侧或单侧肾上腺肿块,呈类圆形或分叶状,直径一般为 2~5 cm。密度类似于肾脏;较大的肿瘤内可有坏死低密度区。增强扫描,肿块均匀强化,当出现坏死时,表现为不均匀强化(图 8-2-24)。

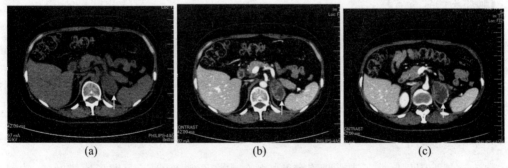

图 8-2-24　左肾上腺转移瘤

(a) CT 平扫;(b) 增强动脉期;(c) 静脉期:左侧肾上腺区团块状软组织密度影,边界清楚,密度较均匀,增强后明显不均匀强化,边缘部显著(↑)

2. MRI 表现

T_1WI 上表现为肿块信号类似或低于肝实质;T_2WI 上表现为信号强度明显高于肝实质,内有坏死时,显示长 T_1、长 T_2 信号。增强扫描显示均匀或不均匀强化(图 8-2-25)。

【诊断与鉴别诊断】

CT 和 MRI 发现双侧或单侧性肾上腺肿块,结合临床有明确原发灶,肾上腺转移瘤诊断并不难,如同时并有其他部位转移,诊断可更明确;如无发现原发瘤,应与其他双侧性肿块如

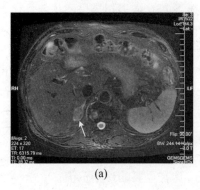 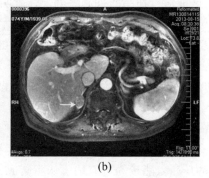

图 8-2-25　右肾上腺转移瘤

(a) T_2WI；(b) 增强 MRI：右侧肾上腺结节状异常信号影，T_2WI 加权像上呈不均匀高信号，增强后呈不均匀性强化(↑)

肾上腺结核、嗜铬细胞瘤等鉴别，依据其临床表现也可鉴别；如为单侧肾上腺转移瘤时，有时单凭影像学鉴别诊断难度较大，需定期随访检查或穿刺活检明确诊断。

【比较影像学】

对于本病的诊断，CT 平扫和增强一般可明确，不需 MRI 检查，但与非功能性腺瘤鉴别困难，MRI 有一定的帮助，可作为进一步补充检查。

九、卵巢囊肿

卵巢囊肿(voarian cyst)包括单纯性囊肿和功能性囊肿，后者可为滤泡囊肿、黄体囊肿和黄素囊肿等。

【临床与病理要点】

1. 囊肿大小不等，大多数为单侧性，部分可为双侧性。

2. 病理改变：囊肿多为单房性、壁薄、无分隔。多囊性卵巢为双侧性，且呈周边分布多发小囊。

3. 临床表现：单纯性囊肿小者无症状，较大者可引起压迫症状及可触及包块。功能性囊肿可有月经异常，多囊性卵巢表现为多毛或不孕。

【影像学表现】

1. CT 表现

典型表现为附件区或子宫直肠陷窝处的均匀水样低密度肿块，呈圆形或椭圆形，边缘光滑、壁薄、无分隔。多囊性卵巢容易与肠管混淆。

2. MRI 表现

囊液在 T_1WI 上呈低信号，T_2WI 上呈高信号(图 8-2-26)。如囊内含蛋白物质较多，T_1WI 和 T_2WI 上均可为高信号，囊壁光滑。多囊性卵巢 T_2WI 显示双侧卵巢增大，被膜下见多发类圆形高信号影。

【诊断与鉴别诊断】

依据影像学表现特征，一般不难作出诊断，但很难确定囊肿的类型，极少数囊肿也可有分隔，不易与卵巢囊腺瘤区别。

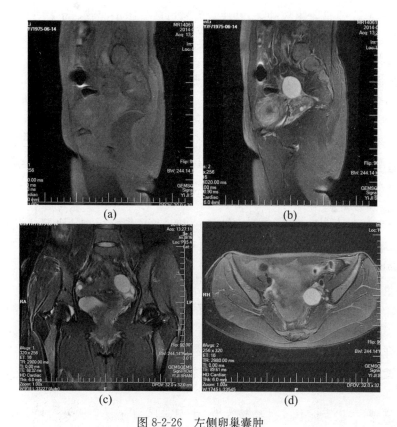

图 8-2-26 左侧卵巢囊肿

(a) T_1WI 矢状位；(b) T_2WI 矢状位；(c) T_2WI 冠状位；(d) T_2WI 横轴位：左侧附件区类圆形长 T_1、长 T_2 异常均匀信号影，边界清晰；右附件区未见明显异常信号影。盆腔内见少许液体信号影聚集

【比较影像学】

CT 检查虽能明确显示卵巢囊肿，但由于有辐射性损伤，对于育龄期女性要慎用。因此 MRI 是检查女性生殖系统最佳的影像学方法，特别是多囊性卵巢的鉴别诊断，MRI 检查表现具有一定的特征性，结合临床可作出明确诊断。

十、卵巢肿瘤

卵巢肿瘤有良恶性之分，良性肿瘤以浆液性囊腺瘤、黏液性囊腺瘤和囊性畸胎瘤为常见，恶性肿瘤则以浆液性囊腺癌和黏液性囊腺癌为常见。

（一）浆液性囊腺瘤和黏液性囊腺瘤

浆液性囊腺瘤（serous cystadenoma）和黏液性囊腺瘤（mucinous cystadenoma）分别占卵巢全部肿瘤的 23% 和 22%。

【临床与病理要点】

1. 发病年龄：好发于中年女性，肿瘤常常较大，尤其黏液性者，直径多大于 10 cm。
2. 病理改变：肿瘤可为多房或单房性，囊壁和内隔均较光滑，内含稀薄或黏稠的液体。浆液性囊腺瘤可含有钙化，恶变率高达 30%～50%。

3. 临床表现：主要是盆腹部肿块，肿块较大时可产生压迫症状，造成大小便障碍。

【影像学表现】

1. CT 表现

盆腔内有较大肿块，有时可占据大部分盆腔，常为多房状，肿块呈水样密度。肿块内多发分隔，常见于黏液性囊腺瘤。壁内分隔较薄，有时可见小乳头状突起。增强扫描显示壁和间隔强化。

2. MRI 表现

浆液性囊腺瘤在 T_1WI 上呈低信号，T_2WI 上呈高信号，黏液性者由于含黏蛋白而致肿瘤在信号上有不同程度增高。

【诊断与鉴别诊断】

依据上述影像学表现特征，一般不难作出诊断。浆液性者出现小的乳头状壁结节，黏液者壁较厚、囊内密度较高及 T_1WI 信号较高，对肿瘤的性质判断具有一定价值。但当肿瘤较小且为单房者时，不易与卵巢囊肿鉴别。

(二) **囊性畸胎瘤**

囊性畸胎瘤（cystic teratoma）是卵巢常见的良性肿瘤，约占全部卵巢肿瘤的 20%。

【临床与病理要点】

1. 发病年龄：可发生于任何年龄。
2. 病理改变：肿瘤呈囊性，表面光滑，囊壁较厚，内含皮脂样物质、脂肪、毛发、牙齿或骨组织。
3. 临床表现：一般无症状。肿瘤较大者，可引起压迫症状和触及包块。肿瘤可发生扭转产生腹痛，囊肿破裂可出现严重的急腹症等表现。恶性发生率很低。

【影像学表现】

CT 和 MRI 检查均能显示畸胎瘤特征：表现为盆腔内边界清楚的混杂密度或信号的囊性肿块，内有脂肪性密度或信号灶，CT 还可发现其内有钙化、牙齿或骨组织。有时肿块内可见脂肪-液面分层现象。

【诊断与鉴别诊断】

囊性畸胎瘤在作 CT 和 MRI 检查时均可见上述特征性表现，一般不难作出诊断。有时需与骶前畸胎瘤鉴别，其影像学表现相似，后者位于骶前，直肠、子宫等器官向前推移。

(三) **浆液性囊腺癌和黏液性囊腺癌**

浆液性囊腺癌（serous cystadenocarcinoma）和黏液性囊腺癌（mucinous cystadenocarcinoma）是卵巢最常见的恶性肿瘤。

【临床与病理要点】

1. 浆液性囊腺癌最为多见，占全部卵巢恶性肿瘤的 40%～60%，双侧者约为 5%，其中绝大多数是由浆液性囊腺瘤恶变而来。
2. 病理改变：肿瘤为囊实性，内有许多大小不等的囊性区，内含陈旧性出血，囊壁上有明显乳头状突起。病灶蔓延包括局部侵犯、腹腔的直接种植和淋巴转移，而血行转移较少见。
3. 临床表现：早期无症状，肿瘤较大时可产生压迫症状，血性腹水，全身乏力、消瘦等。

【影像学表现】

CT 和 MRI 表现为盆腔内较大肿块,边缘多不规则,其内可见形态不规则的囊性部分和软组织的实体部分,其间隔和囊壁厚薄不均。增强检查,囊壁和实性部分发生显著强化,囊液不强化。

肿瘤发生局部蔓延,如侵犯输尿管、子宫时,造成相应的征象。肿瘤常可发生腹膜转移,表现为腹水以及腹膜和肠系膜多发结节状肿块。此外,还可发现盆腔、腹膜后和腹股沟淋巴结转移及肝转移。

【诊断与鉴别诊断】

CT 和 MRI 检查女性盆腔或盆腹腔内有较大的单侧或双侧性囊实性肿块,其壁和内隔厚而不规则并有明显实性部分强化,诊断基本可以确立。当卵巢癌病变不典型时不易与卵巢囊腺瘤鉴别,当发现病变同时有直接蔓延或转移征象时,即可诊断为卵巢囊腺癌。

(四)卵巢转移瘤

卵巢转移瘤(ovarian metastasis)可来源于身体任何部位的恶性肿瘤,其中最多来自于胃肠道或乳腺肿瘤。

【临床与病理要点】

1. 发病年龄:卵巢转移瘤易发生在 30~50 岁。
2. 病理改变:来自消化道印戒细胞的肿瘤,称为库肯勃(Krukenberg)瘤,占卵巢全部恶性肿瘤的 4%~10%,常为双侧。
3. 临床表现:可有原发肿瘤的表现。有时转移瘤症状较原发更明显,常伴腹水和胸水。

【影像学表现】

CT 显示双侧或单侧卵巢肿块,呈软组织密度,增强检查肿块不均匀强化(图 8-2-27)。MRI 显示肿瘤在 T_1WI 上呈低信号和 T_2WI 上呈高信号。常合并有腹水和胸水。

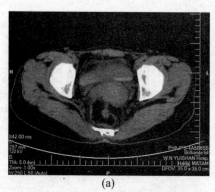 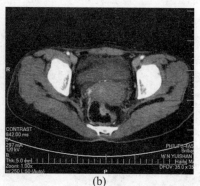

(a)   (b)

图 8-2-27 库肯勃瘤

(a) CT 平扫;(b) CT 增强:胃癌术后,左侧附件区软组织肿块,密度欠均匀,与周围组织
  分界欠清,增强后不均匀强化

【诊断与鉴别诊断】

CT 或 MRI 检查显示双侧卵巢肿块并有腹水或胸水征象,有明确原发恶性肿瘤,应考虑为卵巢转移瘤。但如果原发瘤不明确,不易与卵巢原发性恶性肿瘤相鉴别,此时应进一步检查胃肠道和乳腺等器官,排除有无原发肿瘤的存在。

【比较影像学】

MRI 是检查卵巢良恶性肿瘤最佳的影像学检查方法。虽然 CT 检查对卵巢肿瘤诊断有较大价值,但由于有其辐射性,对于育龄期女性要慎用。MRI 在显示卵巢肿瘤的同时,还可发现腹水、腹腔种植转移、淋巴结转移和邻近结构的直接侵犯等,有利于肿瘤的临床分期。

十一、子宫肌瘤

子宫肌瘤即子宫平滑肌瘤(uterine leiomyoma),是女性生殖系统中最常见的良性肿瘤。

【临床与病理要点】

1. 发病年龄和部位:好发于 30~50 岁。多数发生在子宫体,分为浆膜下、壁内和黏膜下型。

2. 病理改变:肿瘤由增生的平滑肌细胞组成,其中含有少量的结缔纤维组织。当肌瘤增大时,可发生多种变性,包括黏液样变性、玻璃样变性、脂肪样变性等,还可出现坏死、囊变、钙化。

3. 临床表现:依发生部位和类型不同而不一,常见的为月经过多、经期长且间隔时间短、不孕和习惯性流产等。

【影像学表现】

1. X 线表现

平片偶见子宫肌瘤的颗粒状钙化及盆腔肿块影。约 10% 子宫肌瘤绝经后退变可发生钙化。子宫输卵管造影黏膜下肌瘤可显示圆形充盈缺损。

2. CT 表现

平扫显示较大的壁内肌瘤或浆膜下肌瘤,肌瘤可呈分叶状,密度等于或低于正常子宫肌,增强扫描见不同程度强化,多略低于正常子宫肌的强化(图 8-2-28)。

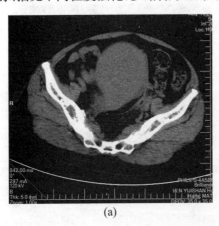 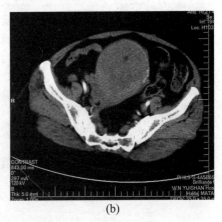

(a) (b)

图 8-2-28 子宫肌瘤

(a) CT 平扫;(b) CT 增强:子宫体积明显增大,宫底部巨大类圆形软组织密度肿块影,向前方突出,并压迫膀胱;病灶密度欠均匀,增强后欠均匀强化,程度近似于子宫肌壁,其周围可见强化高密度血管影包绕

3. MRI 表现

MRI 不仅能发现较小的子宫肌瘤,也易于分辨子宫肌瘤发生的部位。肌瘤在 T_1WI 上信号强度类似子宫肌,在 T_2WI 上呈明显均匀低信号,边界清楚,与周围子宫肌信号形成鲜

明对比,是其典型表现。不过由于肌瘤大小不一,瘤体内变性类型较多,信号变化较大。Gd-DTPA增强扫描,肌瘤常为不均匀强化。

【诊断与鉴别诊断】

MRI检查既能准确显示肌瘤的大小、位置和数目,又能确定肌瘤有无变性和变性的类型,结合临床对本病可作出诊断。对于表现不典型的肌瘤,在T_2WI上呈高信号,应与平滑肌肉瘤相鉴别。

【比较影像学】

X线检查价值有限。CT检查,除钙化外,缺乏典型表现,而且有辐射。MRI是发现和诊断子宫肌瘤最敏感的方法,因此是子宫肌瘤的主要检查方法。

十二、子宫癌

子宫癌是女性生殖系统常见的恶性肿瘤,分宫体癌和宫颈癌,以后者多见。

(一) 宫体癌

宫体癌(carcinoma of uterine body)即子宫内膜癌(endometrial carcinoma),是女性生殖系统常见的恶性肿瘤,发病率仅次于宫颈癌。

【临床与病理要点】

1. 发病年龄:以55~65岁为多。

2. 病理改变:腺癌占大多数。肿瘤最初位于子宫内膜,可发生溃疡和坏死,向外可侵犯子宫肌,向下延伸侵犯宫颈,穿破浆膜后,能直接累及宫旁组织、膀胱和邻近肠管。淋巴转移是常见的转移途径。

3. 临床表现:主要症状为是阴道不规则出血,特别是绝经后女性,出现白带增多并有血性或脓性分泌物。

【影像学表现】

1. X线表现

平片无价值。盆腔动脉造影可显示不规则的肿瘤血管。

2. CT表现

早期瘤体较小时,可表现正常。当肿瘤侵犯肌层或宫颈时,可显示子宫及宫颈不规则增大。增强扫描显示肿瘤强化低于邻近正常子宫肌,边界多不清楚。当宫旁受累时,可显示宫旁正常脂肪消失,显示不规则软组织肿块影。当膀胱或直肠受累时,显示子宫肿块相连的局部膀胱壁或直肠壁增厚或形成肿块,周围可见增大的淋巴结影。

3. MRI表现

早期病变限于子宫内膜时,可无异常表现。当肿瘤侵犯子宫肌时,在T_2WI上可见中等信号,肿瘤破坏子宫内膜与子宫肌界面,使低信号联合带发生中断。增强显示肿块强化程度不同于邻近正常子宫肌,借此可准确评估肿瘤的范围和侵犯深度。DWI显示肿瘤为较高信号(图8-2-29)。正常联合带低信号消失,意味着肌层受侵。

(二) 宫颈癌

宫颈癌(cervical carcinoma)是女性生殖系统中最常见的恶性肿瘤。

【临床与病理要点】

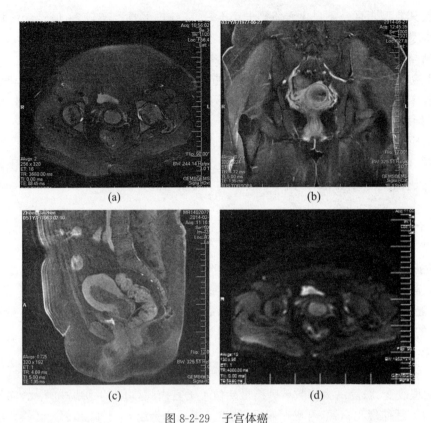

图 8-2-29 子宫体癌

(a) T_2WI＋脂肪抑制;(b) 增强冠状位;(c) 增强矢状位;(d) DWI。显示子宫增大,宫体内膜明显不均匀增厚,向下累及宫颈部,病变呈等 T_1、长 T_2 信号;增强后强化程度弱于子宫,边界欠清;DWI呈明显高信号,盆腔内少量积液

1. 发病年龄:以 45～55 岁为多。

2. 病理改变:多为鳞状上皮癌,约占 90%。肿瘤可破坏宫颈壁而侵犯宫旁组织、输尿管、膀胱和邻近肠管。淋巴转移是常见的转移途径。

3. 临床表现:早期的主要症状是接触性出血,晚期可发生不规则阴道出血和白带增多。腹部可出现剧烈疼痛,侵犯膀胱和直肠可引起相应的症状和体征。妇科检查:可见宫颈糜烂、菜花状或结节状新生物。

【影像学表现】

宫颈癌较小时,CT 和 MRI 可无异常发现。肿瘤较大时,CT 和 MRI 均可发现宫颈增大,甚至形成不规则肿块,增强后呈不均匀强化(图 8-2-30)。MRI 扫描病灶在 T_2WI 上表现为高信号,正常分层消失。当肿瘤侵犯阴道、宫旁组织、膀胱或直肠时,这些结构的密度和信号强度随之发生改变。在 DWI 上,绝大多数宫颈癌表现为局限性高信号,易与正常子宫颈以及邻近结构区别。

【诊断与鉴别诊断】

对于子宫癌,影像学检查可显示肿瘤范围、治疗效果的观察以及判断肿瘤有否复发。最后确诊依赖于细胞学检查。

【比较影像学】

对于子宫癌,CT 检查仅适用于晚期子宫内膜癌或宫颈癌,显示肿瘤侵犯的范围及淋巴结转移等,MRI 检查不但能显示子宫内膜癌或宫颈癌的某些特征,而且能较准确地显示病变范围、有无宫旁侵犯、盆壁或周围器官受侵、淋巴结转移等。

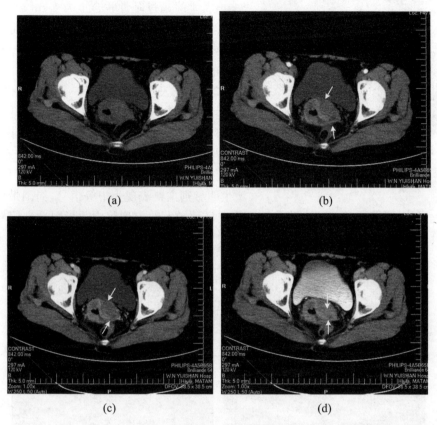

图 8-2-30 子宫颈癌

(a) CT 平扫;(b) 增强动脉期;(c) 增强静脉期;(d) 增强延迟扫描:子宫颈部不规则形软组织密度肿块影,边界模糊,左侧壁明显,左后缘与邻近直肠分界不清,局部脂肪间隙消失,增强后呈不均匀强化(↑)

十三、良性前列腺增生

良性前列腺增生(benign prostatic hyperplasia,BPH)是老年男性常见病变。

【临床与病理要点】

1. 发病年龄:60 岁以上居多。

2. 病理改变:增生主要发生在移行带,腺体组织和基质不同程度的增生形成结节,周围可形成假包膜。增大的移行带或结节可压迫邻近尿道和膀胱出口,从而导致不同程度膀胱梗阻,并继发膀胱感染和结石。

3. 临床表现:尿频、尿急、夜尿增多及排尿困难。直肠指检可触及前列腺体积增大。

4. 实验室检查:血清前列腺特异性抗原(prostate specific antigen,PSA)水平可略高于正常。

【影像学表现】

1. CT 表现

平扫显示前列腺弥漫性对称性增大,横径大于 5 cm,其上缘超过耻骨联合上方 2 cm 或更高层面,常突入膀胱底部(图 8-2-31)。增大的前列腺边缘光滑,密度均匀,其内可有钙化灶;增强扫描显示增大的前列腺呈对称性较均匀强化。

2. MRI 表现

增大的前列腺在 T_1WI 上呈均匀低信号。在 T_2WI 上,中央带和移行带体积明显增大(图 8-2-32),根据增生的腺体和基质比例多少而信号有所不同:以腺体增生为主则呈结节性不均—高信号;以基质增生明显则主要表现为中等信号;周围带仍维持正常较高信号,并显示受压变薄。动态增强检查显示增大的前列腺内无局限性高信号或异常供血区,DWI 显示前列腺内局限性高信号,H^1- MRS 显示移行带 Cit 峰明显升高。

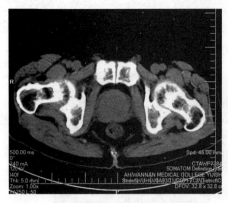

图 8-2-31 良性前列腺增生

前列腺体积增大,中央带显著,周围结构清晰正常

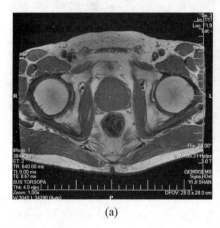 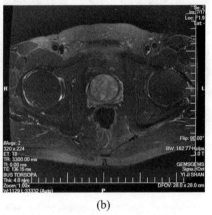

(a)　　　　　　　　　　　(b)

图 8-2-32 良性前列腺增生

(a) T_1WI;(b) T_2WI +脂肪抑制:显示前列腺增大,以中央带显著,信号较均匀,周围边界清晰,高信号脂肪环连续

【诊断与鉴别诊断】

CT 和 MRI 检查均可发现前列腺均匀对称性增大,结合临床可作出诊断。MRI 检查 T_2WI 上显示周围带受压,但信号仍维持正常,是诊断本病的主要诊断依据。在鉴别诊断方面主要与前列腺癌鉴别。

【比较影像学】

MRI 检查由于能清楚分辨前列腺各区,有助于前列腺不同区域病变的诊断及鉴别诊断,其价值明显优于 CT 及超声,是首选的影像学检查方法。

十四、前列腺癌

前列腺癌(prostate carcinoma)是老年男性常见的恶性肿瘤之一。

【临床与病理要点】

1. 主要发生在前列腺周围带,占70%。可发生淋巴转移和血行转移,血行转移以成骨性转移常见。

2. 病理改变:95%为腺癌。肿瘤生长可突破被膜,侵犯前列腺周围脂肪、精囊和邻近结构。

3. 临床表现:早期类似前列腺增生,晚期发生膀胱和会阴部疼痛及转移体征。肛门指检可触及前列腺硬结,表面不规则。

4. 实验室检查:血清前列腺特异性抗原(PSA)显著提高,或者游离 PSA/总 PSA 小于0.1。

【影像学表现】

1. CT 表现

对于早期前列腺癌仅表现为前列腺增大,无异常密度改变。肿瘤进展,突破被膜时,显示前列腺不规则增大,形成软组织肿块。增强扫描显示肿块早期强化。当肿瘤侵犯精囊时,可致精囊增大和精囊角消失(图 8-2-33)。

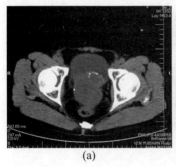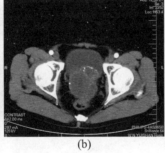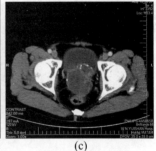

图 8-2-33 前列腺癌

(a) CT 平扫;(b) 增强动脉期;(c) 增强静脉期;前列腺体积明显增大,形态不规则,局部向前突入膀胱腔内,其内密度不均,见斑点状钙化影,边缘欠光整,与膀胱后壁分界不清,邻近膀胱壁增厚,增强后呈明显不均匀强化,膀胱精囊三角区显示模糊

2. MRI 表现

早期前列腺癌可出现典型表现,即 T_2WI 上正常较高信号的周围带内出现低信号结节。进展期前列腺癌,于 T_2WI 上可见前列腺被膜连续中断,低信号肿块突至前列腺周围脂肪组织内,精囊受累时,精囊增大,信号减低。动态增强呈早期强化。DWI 呈高信号。H^1-MRS 表现为 Cit 峰下降,Cho 峰升高,(Cho+Cre)/Cit 比值明显增高。

【诊断与鉴别诊断】

对于进展期前列腺癌,CT 及 MRI 检查结合实验室检测诊断比较容易。早期限于被膜内的前列腺癌,MRI 于 T_2WI 上较高信号的周围带内发现低信号结节是诊断的主要依据。早期前列腺癌需与前列腺增生鉴别,MRI 检查对鉴别有很大帮助,若仍有困难,则应对可疑部位行穿刺活检。

【比较影像学】

对于前列腺癌,MRI 检查是首选方法。其中 DWI、动态增强和 MRS 检查不但能够发现周围带内的早期肿瘤,还能诊断位于中央带内的肿瘤,对前列腺癌早期诊断、分期和随访具有较高价值。CT 检查对晚期前列腺癌盆腔淋巴结转移及远隔器官或骨转移具有重要价值。

(齐晨晖　向军益　陈方宏)

第九章 骨与软组织

骨骼与软组织疾病种类繁多,包括外伤、炎症和肿瘤等,全身性疾病如营养、代谢和内分泌等疾病也可累及骨骼。影像学的各种成像技术都能在不同程度上反映这些疾病的病理变化,对骨与软组织疾病的诊断十分重要。骨与软组织常用的影像学检查技术包括 X 线检查、CT 检查和 MRI 检查等。

第一节 影像检查技术

一、X 线检查

X 线检查迄今仍为骨关节疾病影像诊断的首选方法,除传统 X 线摄影外,目前计算机 X 线成像(computed radiography, CR)、数字 X 线成像(digital radiography, DR)因其对比度、清晰度及空间分辨力较高,摄片条件的宽容度大,具有多种图像后处理功能等优点,应用日益广泛(图 9-1-1)。优质 X 线片能清楚显示密质骨、松质骨及其周围软组织等结构(图 9-1-2),可以发现各种病变及其范围和程度。但 X 线平片不能发现一些骨关节疾病的早期改变,难以观察颅面、脊柱及骨盆等解剖结构复杂部位的病变,由于各种软组织结构之间的对比差,X 线平片难以区别肌肉、软骨、韧带和肌腱等组织结构及其病变。

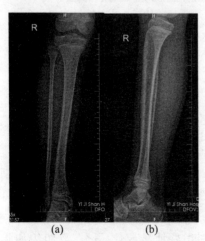

图 9-1-1 正常胫骨、腓骨
(a) 正位片;(b) 侧位片;清晰显示右侧胫骨、腓骨的皮质骨、松质骨及其周围软组织等

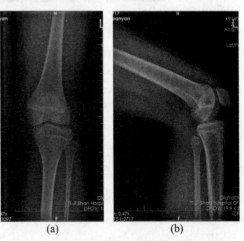

图 9-1-2 正常膝关节
(a) 正位片;(b) 侧位片;清晰显示左侧膝关节的关节间隙、关节面及关节周围软组织等

X线检查主要为X线摄片,摄片时应注意:各部位均需摄正、侧位片,某些部位尚需加拍斜位或轴位片等;应当包括周围软组织,四肢长骨要包括邻近关节;病变不够明显时应加拍对侧,以便对照。

二、CT 检查

CT检查主要为平扫,一般行轴位扫描,尽量双侧同时扫描。应根据病变的性质和范围确定扫描层厚,一般为2～5 mm。需用不同的窗宽和窗位观察骨与软组织结构。对软组织病变和骨骼病变的软组织肿块常需作增强扫描。

CT密度分辨力高,无重叠,显示骨和软组织病变有明显优势,能显示细小病变、细小的钙化和骨化。3D CT及其重组图像对于显示复杂解剖部位和相互重叠区域如颅面骨、肋骨、骨盆、脊柱、肩关节及髋关节的病变优越(图9-1-3,图9-1-4,图9-1-5)。能显示病变内部结构如死骨、瘤骨、骨质增生和钙化等。CT值的测量可识别脂肪、气体、钙化或骨化。CT空间分辨力不如X线平片,对细微征象的显示受限,无整体感,重组图像可部分失真。

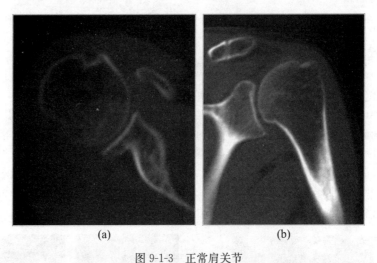

图 9-1-3　正常肩关节

(a) 轴位像;(b) 冠状位重组像:清晰显示左侧肩关节关节间隙、关节面及关节周围软组织等结构

三、MRI 检查

MRI检查主要为平扫,MRI扫描时应根据不同的受检部位选择不同类型的线圈,扫描序列常用自旋回波、快速自旋回波和脂肪抑制等,根据病变的部位和范围行横断、冠状或矢状位扫描(图9-1-6,图9-1-7)。软组织病变和骨骼病变的软组织肿块需MRI增强扫描,以帮助确定病变的性质、范围以及与周围结构的关系。

MRI由于软组织分辨力高及多方位成像特点,能很好地显示骨、骨髓、软组织如脂肪、韧带、肌腱以及软骨等,对骨、骨髓、关节和软组织病变的显示优于X线平片和CT。显示早期的骨破坏、骨挫伤(微骨折)较X线平片和CT敏感。能直接显示软骨、韧带、肌腱、关节囊

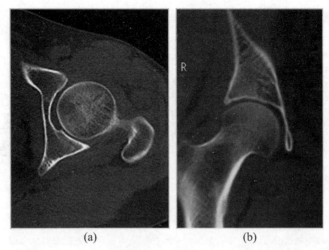

图 9-1-4 正常髋关节
(a) 轴位像;(b) 冠状位重组像:清晰显示右侧髋关节关节间隙、关节面及关节周围软组织等结构

和滑膜病变。能够从冠状或矢状位大视野地观察恶性骨肿瘤的跳跃病灶和转移性骨肿瘤。显示脊柱、脊髓解剖结构和病变及其与椎管内结构关系优于 CT。能更清楚显示软组织病变如肿块及其出血和坏死等细节。MRI 对细小钙化和骨化的显示不如 X 线平片和 CT,显示骨结构细节也不及 CT。

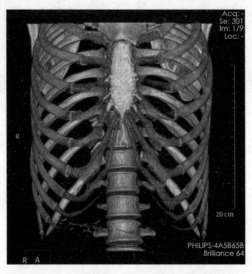

图 9-1-5 胸部肋骨 VRT 像(见彩图)

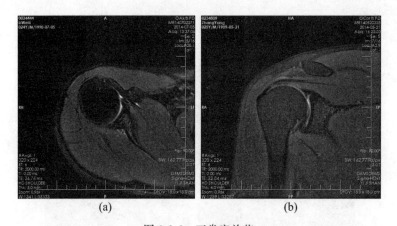

图 9-1-6 正常肩关节
(a) 轴位像;(b) 冠状位抑脂 PdWI:显示右侧肩关节关节软骨、骨性关节面、盂唇及肩袖肌腱等结构

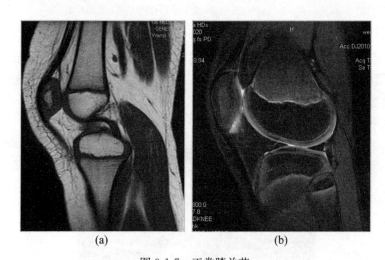

图 9-1-7 正常膝关节
(a) 矢状位 T_1WI;(b) 矢状位抑脂 PdWI:显示左侧膝关节关节软骨、骨性关节面、半月板、交叉韧带及髌韧带等结构

第二节 骨常见疾病

一、骨骼创伤

骨折(fracture)是临床常见病、多发病,影像学检查对骨折的诊断十分重要。影像学检查目的:明确有无骨折或肌腱、韧带断裂,了解骨折错位详情及复位情况,定期复查观察骨折愈合过程和有无并发症,判断轻微外伤引起的骨折是否为病理骨折等。

(一) 骨折的概述

1. 骨折的概念：骨折是指骨或软骨结构断裂，连续性中断。

2. 儿童骨折特点：儿童由于自身骨组织结构的特点，可致特殊类型骨折，如骨骺骨折（epiphyseal fracture），包括骨骺分离、骺软骨骨折和骨骺干骺端骨折等；青枝骨折（greenstick fracture）。

3. 骨折的原因及分类：外伤性骨折，多为直接或间接暴力所致，肌肉的强烈收缩作用也可发生骨折。疲劳骨折（fatigue fracture）或应力骨折（stress fracture）是长期反复外力作用于骨骼渐渐发生的慢性骨折，好发于跖骨、胫骨和腓骨，也见于肋骨和股骨颈等处。病理性骨折（pathological fracture）系指在原有骨病基础上发生的骨折，原有骨病可以是局限性病变，也可以是全身性病变。

4. 骨折类型：从不同角度，骨折有不同的分型方法：根据骨折程度，分为完全性骨折（complete fracture）和不完全性骨折（imcomplete fracture）；根据骨折线形状和走向，分为线形、星形、横形、斜形和螺旋形骨折；根据骨碎片、断端关系等，分为撕脱性骨折（avulsion fracture）、嵌入性骨折（impacted fracture）、压缩性骨折（compression fracture）和粉碎性骨折（comminute fracture）等。各具体解剖部位骨折常有许多分型方法，一些部位骨折尚无统一分型。

5. 骨折的对位和对线：完全性骨折，骨折断端可发生内外、前后和上下移位，即对位不良，还可发生旋转移位；判断方法应以近侧端为基准，判断远折端移位的方向和程度。骨折断端还可发生成角畸形即对线不良。对位、对线不良及旋转移位与治疗和预后关系密切，拍片、诊断时应注意。

6. 骨折愈合：骨折愈合是一个连续过程。纤维性骨痂和骨样骨痂X线平片不能显示，骨性骨痂形成时，X线片上显示骨折线模糊不清，骨折线消失即达骨性愈合。

7. 骨折的并发症：由于各种因素，骨折后可能发生下列并发症，复查时应注意。包括：① 骨折延迟愈合、不愈合及畸形愈合；② 外伤后骨质疏松；③ 骨关节感染；④ 骨质缺血性坏死；⑤ 关节强直；⑥ 关节退行性变；⑦ 骨化性肌炎（又称异位性骨化）。

(二) 长骨骨折

【临床与病理要点】

1. 病理改变：骨折后骨折断端及其周围形成血肿，骨折后2～3天，血肿机化形成纤维性骨痂，渐变为软骨，软骨再分化为骨样骨痂，而后以软骨内化骨和膜内化骨的方式形成骨性骨痂。骨性骨痂桥接骨折断端即达临床愈合。骨折愈合后还要进一步进行改建、塑形。

2. 临床表现：骨折局部疼痛、肿胀和功能障碍，有时患肢缩短畸形，有骨摩擦音。一般有明确外伤史。

【影像学表现】

1. X线表现

骨折X线平片表现为骨折断端不规则的锐利透明裂隙（图9-2-1），称骨折线。应当注意，嵌入性或压缩性骨折的骨折线为骨密度增高影，轻微骨折或X线不通过骨折断面时，骨折线可显示不清。骨骺骨折X线平片显示为骨骺与干骺端距离增宽、骨骺偏移或干骺端骨碎片（图9-2-2）。青枝骨折X线平片只显示骨皮质皱折、凹陷或隆起，不见骨折线（图9-2-3）。疲劳骨折发病1～2周内X线平片可无异常发现，有时可见骨裂。一月左右骨折线周围已有梭形骨痂包围。骨折线常见于一侧骨皮质,多为横行不完全骨折,周围有明显骨质增生硬化。病理性骨折X线平片上除有骨折征象外,还有原发病变的表现,与单纯性骨折易于区别。

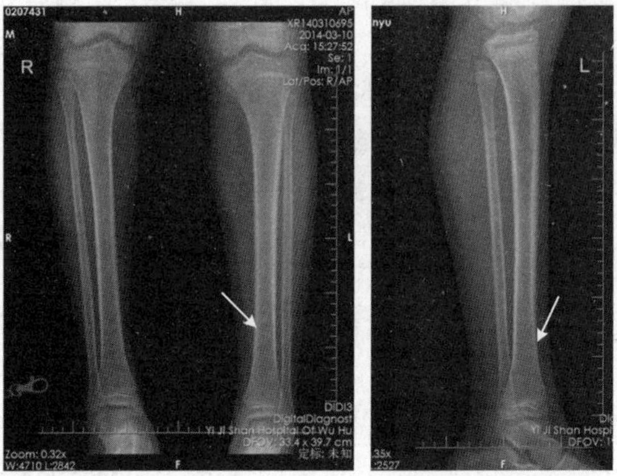

图 9-2-1　左胫骨下段骨折
(a) 双侧正位片;(b) 左侧侧位片:显示左侧胫骨下段斜行线状透亮骨折线(↑),骨折断端无错位

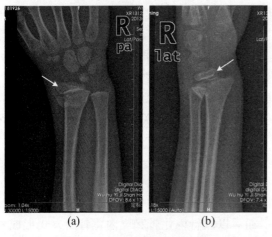

图 9-2-2　桡骨远端骨骺骨折
(a) 正位片;(b) 侧位片:显示右侧桡骨远端骨骺向外侧移位(↑)

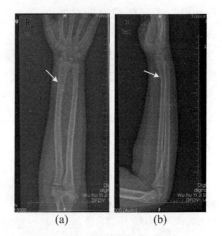

图 9-2-3　桡骨远端青枝骨折
(a) 正位片;(b) 侧位片:显示右侧桡骨远段前部骨皮质局部隆起、凹陷(↑),无骨折线

明确骨折后,还应注意骨折的类型、错位、成角情况、骨折愈合过程及并发症等,为临床治疗和预后判断提供依据。以下重点介绍常见部位的骨折。

(1) 肱骨骨折:肱骨外科颈骨折发生在解剖颈下2～3 cm处,成人多见,可分为裂隙样骨折、外展骨折和内收骨折,常合并肱骨大结节撕脱(图9-2-4)。肱骨髁上骨折多见于3～10岁儿童,骨折线通过鹰嘴窝或喙突窝,分伸直型和屈曲型,前者多见,常有旋转移位(图9-2-5)。

(2) 前臂骨折:桡骨远端Colles骨折(Colles fracture)最常见,是桡骨远端2～3 cm以内的横行或粉碎性骨折,骨折远端向背侧移位和桡侧成角,手呈"银叉状"畸形,可伴尺骨茎突骨折(图9-2-6)。前臂尺、桡骨双骨折是尺骨、桡骨同时发生骨折,此种骨折诊断不难,诊断时应判定有无旋转。蒙泰贾骨折(Monteggia fracture):为尺骨上1/3骨折合并桡骨小头脱位。加莱阿齐骨折(Galeazzi fracture):为桡骨下段骨折合并下尺桡关节脱位。

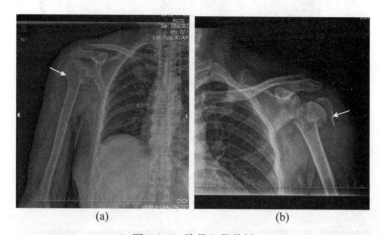

图9-2-4　肱骨上段骨折
(a) 正位片示右侧肱骨解剖颈下2~3 cm处骨折(↑);(b) 正位片示左侧肱骨呈外展骨折,合并肱骨大结节撕脱(↑)

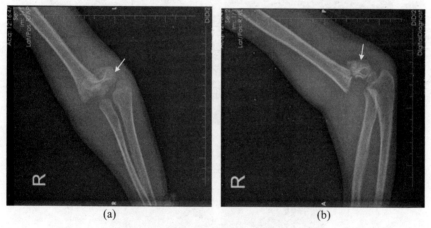

图9-2-5　右肱骨髁上骨折
(a) 正位片;(b) 侧位片:显示肱骨髁上伸直型骨折(↑)

(3) 股骨颈骨折:多见于老年,分错位型和嵌入型(图9-2-7),前者占10%,比较稳定;后者根据骨折部位分为头下型、颈中型和基底部骨折,头下及颈中部骨折为关节囊内骨折,易发生股骨头缺血坏死。

(4) 胫骨、腓骨骨折:以胫骨、腓骨双骨折最多见。胫骨中下1/3骨折易致血供不足,使骨折愈合延迟(图9-2-8)。

2. CT表现

CT检查能显示解剖结构复杂的部位或相互重叠区域有无骨折和骨折碎片的数目及位置等。三维重组可多角度显示骨折的详情(图9-2-9),进行术前评估。CT还可显示X线平片不能发现的隐匿骨折(occult fracture)。

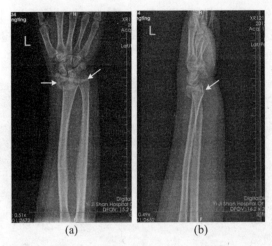

图 9-2-6 左桡骨远端 Colles 骨折
(a) 正位片;(b) 侧位片:显示左桡骨远端横行骨折,骨折远端向背侧移位(↑),伴尺骨茎突骨折(↑)

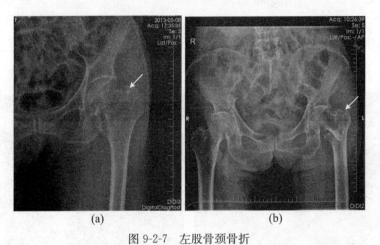

图 9-2-7 左股骨颈骨折
(a) 左髋关节正位片:显示颈中型嵌入性骨折(↑);(b) 骨盆正位:显示左股骨颈基底部骨折(↑)

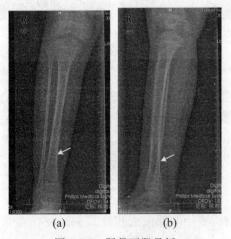

图 9-2-8 胫骨下段骨折
(a) 正位片;(b) 侧位片:显示右胫骨中下 1/3 斜行骨折(↑),无移位性

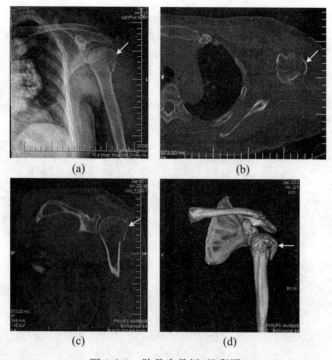

图 9-2-9　肱骨头骨折（见彩图）
(a) 正位片；(b) CT 轴位片；(c) CT 冠状位重组；(d) CT 三维重组片：X 线平片显示肱骨大结节骨折(↑)；CT 显示肱骨大结节骨折，肱骨头后部骨质凹陷，骨皮质断裂(↑)

3. MRI 表现

MRI 显示解剖复杂部位的骨折关系不及 CT，但显示骨折周围软组织和骨髓损伤情况优越（图 9-2-10）。对于 X 线平片、CT 无法诊断或诊断困难的骨挫伤（bone contusion）、软骨骨折和一些无移位骨折，MRI 是唯一的选择。骨挫伤在 T_1WI 上表现为斑片状低信号，T_2WI 或 STIR 像上呈高信号影（图 9-2-11）。MRI 较 CT 可更敏感地发现隐匿性骨折（图 9-2-12）。MRI 是应力性骨折诊断的金标准，高分辨力 MRI 可以对应力性骨折进行分级评价，是可疑应力性相关疾病而致疼痛患者首选的检查方法。MRI 可全面准确显示骨骺损伤，MRI 能多方位精确直观显示骨骺早闭、纤维桥及骨桥的部位和范围等详情。正常骺板 T_2^*WI 为高信号，骺板断裂处为低信号影，干骺端、骨化中心骨折为长 T_1 信号，T_2^*WI 为高信号（图 9-2-13），纤维桥和骨桥为低信号。MRI 可显示创伤所致肌腱、韧带和软骨损伤。

【诊断与鉴别诊断】

结合外伤史绝大多数骨折影像学可作出诊断。但应注意骨干骨折线与骨滋养动脉管、干骺端骨折与骺线的区别，以及与病理性骨折、先天性变异的区别。

【比较影像学】

X 线平片检查简便有效，是首选和主要的检查方法，大多数骨折可通过 X 线平片诊断。CT 尤其 3D CT 及其重组图像对诊断解剖结构复杂部位或相互重叠区域的骨折优越，CT 还可评估复杂骨折的术后情况。MRI 显示骨折周围软组织和骨髓损伤等优越，MRI 较 CT 能

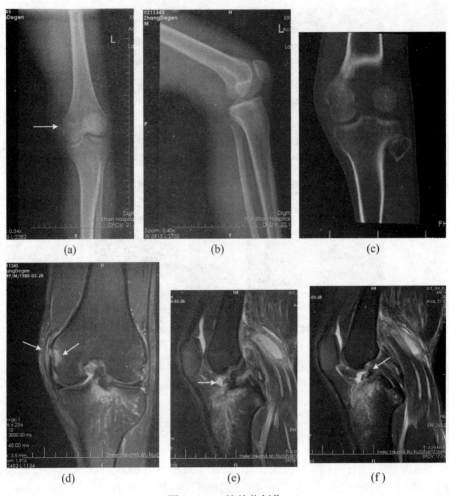

图 9-2-10 膝关节创伤

(a) 正位片;(b) 侧位片;(c) CT 冠状位重组像;(d) 冠状抑脂 PdWI;(e) 矢状抑脂 PdWI;(f) 矢状抑脂 PdWI:X 线平片和 CT 显示股骨内侧髁撕脱性骨折(↑);MRI 显示前后交叉韧带和内侧副韧带股骨内侧髁附着处撕裂(↑),胫骨上段、股骨内侧髁骨挫伤(↑);关节腔及髌上囊积液(↑),关节周围软组织肿胀、渗出

更敏感地发现隐匿性骨折。

(三) 脊柱骨折

脊柱骨折(fracture of vertebral column)临床较常见,可引起脊髓和神经功能障碍甚至截瘫。

【临床与病理要点】

1. 脊柱骨折多为间接暴力所致,患者多有自高处跌下或臀部着地等外伤史。单个椎体受累多见,常见部位为颈椎 5、6,胸椎 11、12 和腰椎 1、2 等活动范围较大的脊椎。

2. 脊柱具有支持体重,维持平衡,吸收震荡,减轻冲击,保护脊髓、内脏和运动的功能。受伤时,暴力突然冲击脊柱可致脊椎(椎体和附件各部)、韧带、脊髓和神经等损伤。按损伤机制,脊柱骨折分为屈曲性创伤、过伸性创伤、轴向压缩性骨折和旋转性骨折等。

3. 临床表现:患者可有局部肿胀疼痛、活动受限、脊柱后突或侧弯畸形。脊髓损伤时可

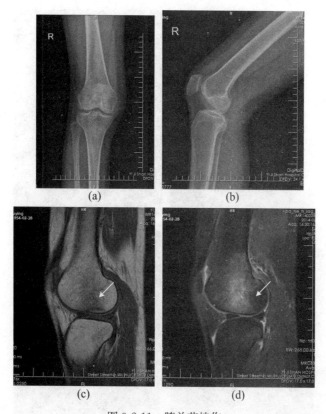

图 9-2-11　膝关节挫伤

(a) 正位片；(b) 侧位片；(c) 矢状 T_1WI；(d) 矢状抑脂 PdWI：X 线平片未见明显异常；MRI 股骨下端呈斑片样长 T_1、长 T_2 信号（↑）

出现完全或不完全性截瘫，或感觉或运动障碍、肠道及膀胱功能障碍。

【影像学表现】

1. X 线表现

脊柱骨折可分为单纯压缩骨折、爆裂骨折和骨折脱位。椎体单纯压缩骨折表现为椎体变扁或呈楔形改变，椎体内可见横行不规则致密骨折线，前侧方皮质嵌压、皱褶或可见碎骨片（图 9-2-14）。椎间隙一般正常，严重时发生脊柱后突成角、侧移，甚至错位。爆裂骨折 X 线平片显示不如 CT。骨折脱位为脊椎骨折伴小关节脱位或绞锁。寰椎、枢椎骨折时，侧位或张口位片可见齿突骨折、寰枢关节脱位等。寰枢关节脱位可表现为齿突与寰椎间隙增宽，成人＞2.5 mm，儿童＞4.5 mm，寰椎前移。

2. CT 表现

由于脊椎结构复杂，脊柱骨折 CT 检查优越。爆裂骨折为粉碎性骨折，表现为椎体正常外形与结构丧失，三维 CT 及多平面重组可充分显示椎体和附件骨折，骨碎片的数目和分布部位，椎管变形、狭窄，椎管内血肿及硬膜囊和脊髓受压（图 9-2-15）。CT 薄层扫描及多平面重组可更精确显示椎间小关节骨折及脱位，尤其对寰椎骨折、寰枢椎旋转脱位、颈椎横突骨折和横突孔受累具有优势。根据脊柱三柱骨折情况可判断脊柱骨折的稳定性。

3. MRI 表现

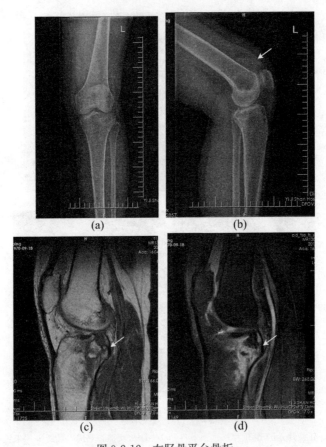

图9-2-12 左胫骨平台骨折
(a) 正位片；(b) 侧位片；(c) 矢状 T_1WI；(d) 矢状抑脂 PdWI；X 线平片左胫骨、股骨及髌骨骨质未见明显异常，髌上囊密度增高（↑）；MRI 显示左胫骨平台骨折（↑）

MRI 因其多方位成像和软组织分辨力高的优点，可多角度显示脊椎骨折、脱位，还可显示椎间盘损伤、韧带撕裂和血肿，直接显示脊髓受压和脊髓挫裂伤（图9-2-16）等。脊髓异常表现为脊髓受压、移位，严重时脊髓内可见水肿、出血甚至脊髓横断，脊髓水肿表现为斑片样长 T_1、长 T_2 信号影，脊髓出血可表现为斑片状短 T_1、长 T_2 信号影。

【诊断与鉴别诊断】

脊柱骨折一般诊断并不困难。应注意与骨质疏松和脊椎肿瘤等脊椎病变所致压缩性骨折鉴别。

【比较影像学】

X 线平片是脊柱骨折基本的检查方法，大多数脊柱骨折可以明确诊断，但脊椎结构复杂，X 线平片对脊柱后部骨性结构难以清晰显示，下颈椎及上胸椎由于体部重叠显示不佳，受胃肠气体干扰横突骨折有时显示不清，复杂骨折难以全面准确评价，不能显示骨折后椎管的变形或狭窄以及脊髓损伤等情况。三维 CT 及其多平面重组可全面准确评价爆裂骨折、骨折脱位，可充分显示脊椎骨折、骨折类型、骨折片移位程度、椎管变形和狭窄以及椎管内骨碎片或椎管内血肿等，还可显示硬膜囊受压，判断脊椎稳定性。脊椎骨折 MRI 检查的突出

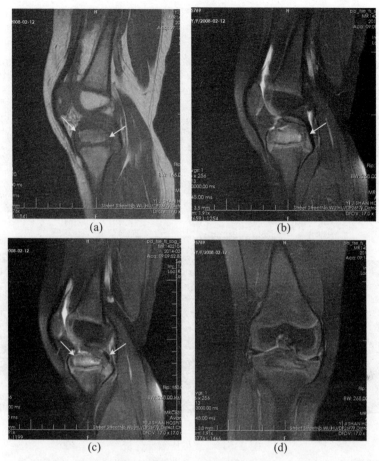

图 9-2-13 胫骨上端骨骺骨折

(a) 矢状 T_1WI；(b) 矢状抑脂 PdWI；(c) 矢状抑脂 PdWI；(d) 冠状抑脂 PdWI：胫骨上端骨骺后外部及骺板断裂，呈低信号影(↑)，骨化中心呈长 T_1、长 T_2 信号(↑)

优点是可显示脊髓损伤、韧带断裂和椎间盘损伤。

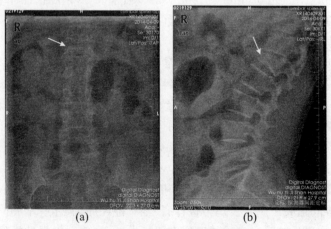

图 9-2-14 L_1 椎体单纯压缩性骨折

(a) 正位片；(b) 侧位片：显示第 1 腰椎椎体变扁，呈楔形(↑)，椎间隙存在

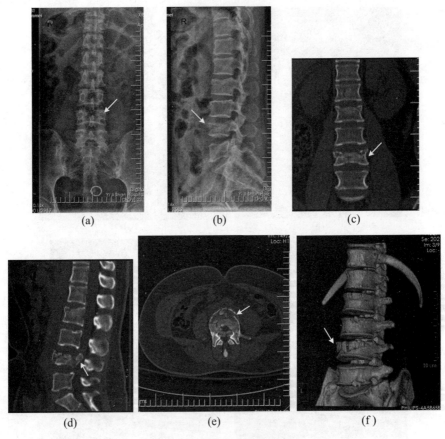

图 9-2-15 腰椎压缩性骨折

(a) 正位片；(b) 侧位片；(c) 冠状重组片；(d) 矢状重组片；(e) CT 轴位片；(f) 三维重组片：X线片显示第 4 腰椎椎体变扁，呈单纯压缩性骨折(↑)；CT 显示第 4 腰椎椎体变扁，正常外形丧失，呈爆裂性骨折，骨碎片突入椎管(↑)

(四) 椎间盘突出

椎间盘突出(protrusion of intervertebral disc)临床常见，系髓核经纤维环向外突出。椎间盘突出多发生在颈椎和腰椎，以下段腰椎最常见。

【临床与病理要点】

1. 多发于 30~50 岁青壮年，男性多见，常有外伤或反复慢性损伤史。

2. 病理改变：椎间盘由纤维环、髓核与软骨板构成。随年龄增长，髓核脱水、变性，纤维环出现裂隙，周围韧带松弛，急慢性损伤时可致纤维环发生部分或完全性局部破裂、髓核突出。由于前方与侧方的纤维环最厚且坚韧，并与前纵韧带紧密附着；后方的纤维环较薄，与后纵韧带疏松相连，因此多数椎间盘突出髓核突向后方或外后方。

3. 临床表现：发病时患部脊椎活动受限，局部疼痛并产生神经根受压症状，可有放射性疼痛。颈椎椎间盘突出主要表现为肢体感觉和运动异常、上肢和颈部疼痛及上下肢麻木、下肢发紧等。腰椎椎间盘突出主要表现为腰背痛、坐骨神经痛、肢体麻木和间歇性跛行。活动时加重，卧硬板床休息后减轻。坐骨神经痛多逐渐发展，为放射性根性疼痛，自腰、骶部放射至臀后部、大腿后外侧、小腿外侧、足跟部或足背部。

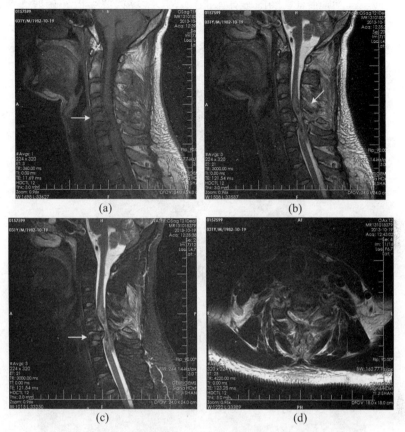

图 9-2-16 颈椎骨折脱位

(a) 矢状 T_1WI；(b) 矢状位 T_2WI；(c) 矢状位 T_2 Ideal－WATER 像；(d) 轴位 T_2WI：颈椎 5 椎体稍前移，颈椎 5、6 脊椎骨折、脱位，椎旁血肿，后纵韧带撕裂(↑)，颈椎 4～6 水平脊髓明显受压、挫裂伤，呈不均匀长 T_1、长 T_2 信号(↑)

【影像学表现】

1. X 线表现

X 线平片不能对椎间盘突出作出明确诊断，但可显示椎间盘突出时脊柱的有关改变，如：① 椎间隙前窄后宽；② 椎体边缘骨赘；③ 脊椎生理曲度变直或侧弯；④ 髓核突入椎体上或下终板呈圆形或半圆形凹陷区，边缘有硬化，称 Schmorl 结节；⑤ 脊椎不稳，相邻椎体前后移位。

2. CT 表现

椎间盘的密度低于椎体但高于硬膜囊。椎间盘突出表现为椎体后缘的局限性弧形软组织密度影，其内可有钙化；硬膜外脂肪层受压、变形甚至消失，硬膜囊和神经根鞘可受压（图 9-2-17）。CT 还可同时显示是否合并有椎管狭窄、后纵韧带钙化、黄韧带肥厚、小关节或椎体骨质增生等。

3. MRI 表现

在轴位像上，突出的椎间盘呈三角形或半圆形局限突出于椎体后方或侧后方；在矢状位像上，突出的髓核呈半球状、舌状向后方或侧后方伸出，边缘规则或略不规则，其信号强度与椎间盘主体一致。CT所能显示的硬膜外脂肪层受压、变形、消失以及硬膜囊受压和神经根鞘受压等均可在MRI上获得很好的显示。MRI还可显示相邻骨结构和骨髓异常改变。能直接显示脊髓受压、水肿和变性坏死,脊髓水肿和变性坏死呈等或长T_1、长T_2异常信号(图9-2-18)。

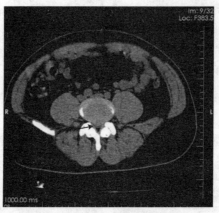

图9-2-17　腰椎椎间盘突出

CT轴位像:腰椎4、5椎间盘向左方后方突出,硬膜囊和神经根受压(↑)

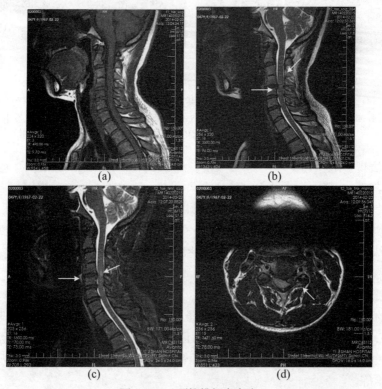

图9-2-18　颈椎椎间盘突出

(a) 矢状T_1WI;(b) 矢状位T_2WI;(c) 矢状位STIR像;(d) 轴位T_2WI:显示颈椎4、5,颈椎5、6和颈椎6、7椎间盘向左方后方突出,硬膜囊、脊髓和神经根受压(↑);颈椎4、5水平脊髓见斑片样等T_1、长T_2信号(↑)

【诊断与鉴别诊断】

椎间盘突出症多有典型的临床表现,CT 和 MRI 上见到突出于椎体后方的局限性类圆形椎间盘,硬膜外脂肪、硬膜囊、神经根鞘受压移位,诊断多可成立。鉴别诊断包括:硬膜外瘢痕,椎管内硬膜外肿瘤如神经纤维瘤、淋巴瘤、转移瘤等,可形成类似椎间盘突出样肿块。

【比较影像学】

X 线平片诊断作用有限。临床拟诊椎间盘突出的患者,一般都应行 CT 或 MRI 检查,后者为首选检查方法。

(五) 膝关节半月板撕裂

膝关节半月板撕裂(menicus tear)是在外伤或在半月板变性的基础上发生部分或完全性撕裂。它是膝关节疼痛的常见原因。

【临床与病理要点】

1. 发病年龄:本病多见于从事剧烈运动的青壮年,中老年人也多见。

2. 病理改变:半月板撕裂系膝在半屈位或完全屈位下的扭转力所致。半月板撕裂可引起关节不稳,可合并关节软骨损伤或交叉韧带损伤。由于损伤机制不同,半月板撕裂可有多种类型:水平撕裂、垂直撕裂、斜行撕裂、纵行撕裂、放射状撕裂、桶柄状撕裂、半月板关节囊分离等。其中以斜行撕裂最常见;放射状撕裂发生率较少,但可使半月板功能完全丧失,常发生在外侧半月板体部和前部交界处。

3. 临床表现:内侧半月板撕裂较外侧常见。内侧半月板撕裂常有扭伤史,关节前内侧疼痛、不能伸直,关节肿胀,局部触痛。外侧半月板撕裂症状轻微,膝关节外侧痛。

【影像学表现】

MRI 是显示半月板结构最为理想的检查方法,主要采用矢状位和冠状位成像;脂肪抑制质子密度加权像和 T_2WI 对半月板的信号变化敏感,由于半月板和关节积液信号对比强烈,半月板的表面很容易分辨。正常半月板在 T_1WI、PdWI 和 T_2WI 上均呈低信号。

半月板撕裂表现为半月板形态异常,或在冠状位和矢状位上半月板内出现线状高信号且达半月板上下表面或附着侧边缘(图 9-2-19)。分析半月板撕裂时应注意撕裂部位、走向、程度,半月板形态及位置等,进行半月板撕裂分型,正确分型对半月板手术方案的制订及预后很重要。膝关节病变手术后的治疗效果的评价以直接关节造影法最佳。

【诊断与鉴别诊断】

半月板撕裂 MRI 多能明确诊断,少数病例诊断、分型与分级存在困难。分析诊断半月板撕裂还应注意勿将膝横韧带、腘肌腱等结构对半月板形态与信号的影响、魔角效应或部分容积效应等使半月板信号的增高误判为半月板撕裂;对于儿童,半月板血管蒂信号类似于半月板撕裂。

【比较影像学】

X 线平片和 CT 检查对本病诊断价值有限,不用于本病的检查诊断。MRI 检查为诊断半月板撕裂的首选方法。

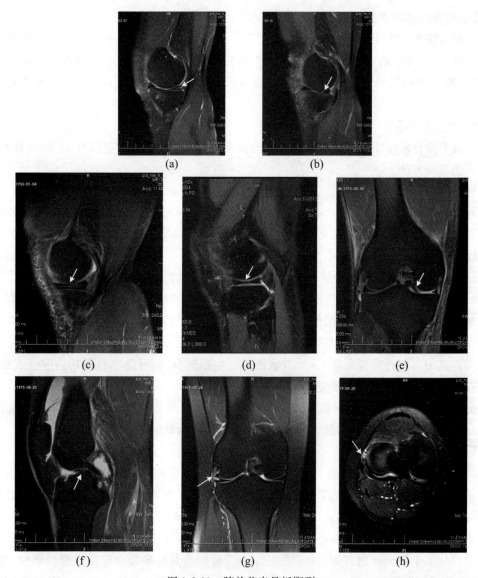

图 9-2-19 膝关节半月板撕裂

(a) 矢状抑脂 PdWI：半月板斜行撕裂(↑)；(b) 矢状抑脂 PdWI：半月板垂直撕裂(↑)；(c) 矢状抑脂 PdWI：半月板纵行撕裂(↑)；(d) 矢状抑脂 PdWI：半月板放射状撕裂(↑)；(e) 冠状抑脂 PdWI；(f) 矢状抑脂 PdWI：半月板桶柄状撕裂(↑)；(g) 冠状抑脂 PdWI；(h) 轴位抑脂 PdWI：半月板关节囊分离(↑)

二、化脓性骨髓炎

化脓性骨髓炎(purulent osteomyelitis)是累及骨髓、骨和骨膜的化脓性炎症。致病菌多为金黄色葡萄球菌，以血行播散最常见。根据病情发展和病理改变，可分为急性化脓性骨髓炎(acute purulent osteomyelitis)和慢性化脓性骨髓炎(chronic purulent osteomyelitis)。

(一) 急性化脓性骨髓炎

【临床与病理要点】

1. 发病年龄：儿童和少年多见。
2. 病理改变：细菌栓子经动脉进入骨髓，常停留在干骺端的骨松质，致局部充血水肿、白细胞浸润、化脓。此病灶可痊愈或形成慢性骨脓肿，但多在骨髓腔直接蔓延，可在短时间内发展至骨干，髓腔充满脓液；随着髓腔压力增高，脓液可突破骨皮质形成骨膜下脓肿，而后再经哈弗氏管进入骨髓腔或穿破骨膜形成软组织脓肿。骺软骨对化脓性感染有一定的阻挡，儿童不易引起关节炎。骨膜下的脓液可刺激骨膜产生骨膜新生骨，骨破坏周围可出现骨质增生。骨膜下积脓以及血栓性血管炎可使骨血供中断而出现坏死，产生死骨。
3. 临床表现：临床起病急，可有高热、寒战等全身中毒症状，血液白细胞数增多；局部红、肿、热、痛；患肢活动障碍和深部疼痛。

【影像学表现】

1. X 线表现

本病早期病理变化在骨髓，X 线平片多为阴性，炎症 7～10 天主要为软组织改变。表现为软组织肿胀，皮下脂肪层与肌肉间隙模糊，皮下脂肪层出现致密条纹状或网状影。

发病 2 周后，骨质改变渐明显。较早改变为干骺端局部骨质疏松，渐渐形成散在虫蚀状或不规则骨质破坏区，边界不清。此后破坏区融合扩大，并向骨干延伸，可达骨干大部或全部。骨皮质破坏表现为局部骨皮质缺损、中断，可有小片或长条状死骨。骨膜可见不同程度增生，病程越长，骨膜增生越明显（图 9-2-20）。

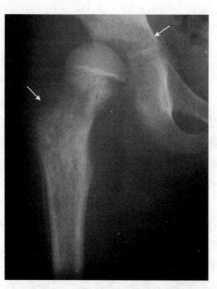

图 9-2-20　右股骨急性化脓性骨髓炎
右股骨正位片：显示右股骨干骺端不规则骨质破坏，边界不清，
破坏区邻近层状骨膜增生（↑），右髋关节半脱位（↑）

2. CT 表现

CT 较 X 线平片能早期显示骨髓腔内炎症，表现为骨髓腔密度增高；能显示软组织感染、骨膜下脓肿；能发现 X 线平片难以显示的小破坏区和小死骨。

3. MRI 表现

MRI 显示骨髓和软组织改变优越，以短时反转恢复序列（STIR）更佳，且可冠状和矢状位大视野多角度地观察。可显示早期骨髓炎性浸润及其范围,骨髓炎表现为斑片状边界模糊的长 T_1、长 T_2 信号影,早期诊断对于临床疗效和预后十分重要。能敏感显示周围软组织充血水肿和脓肿,软组织充血水肿呈长 T_1、长 T_2 信号,脓肿亦呈长 T_1、长 T_2 信号(图 9-2-21),DWI 呈高信号,增强扫描脓肿壁强化。

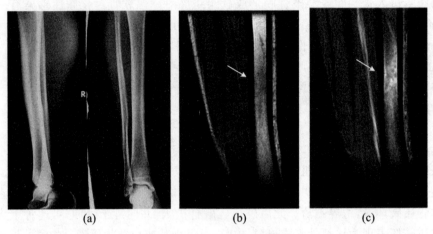

图 9-2-21 急性化脓性骨髓炎
(a) 右胫骨正侧位片;(b) 矢状 T_1WI;(c) 矢状位 STIR 像:同一患者,X 线平片胫骨未见异常,MRI 显示胫骨干骨髓腔呈斑片状长 T_1、长 T_2 信号影,边界模糊(↑)

【诊断与鉴别诊断】

急性化脓性骨髓炎的临床和影像诊断不难。本病有时需与骨结核及尤文肉瘤鉴别。

【比较影像学】

X 线平片是本病基本的检查方法。CT 显示骨内及骨膜下脓肿、小破坏区和小死骨较 X 线平片优越。MRI 能早期显示本病的骨髓及软组织炎性改变,是本病早期首选检查方法。

(二) 慢性化脓性骨髓炎

慢性化脓性骨髓炎多半是由急性化脓性骨髓炎未及时治疗或治疗不彻底而致。硬化性骨髓炎(sclerosing osteomyelitis)及慢性骨脓肿(brodie abscess of bone)也属于慢性骨髓炎。

【临床与病理要点】

1. 病理改变:骨质明显增生硬化,死骨,脓腔或瘘管形成。硬化性骨髓炎又称 Garre 骨髓炎,由低毒感染所致,以骨质增生硬化为主。慢性骨脓肿又称 Brodie 脓肿,为长骨干骺端圆形或类圆形骨破坏,周围骨质硬化。

2. 临床表现:一般无或轻微全身症状,病变局部可肿胀、疼痛,夜间明显。因脓腔或死骨存在,病变时好时坏,呈长期慢性经过,可形成窦道、流脓。

【影像学表现】

1. X 线表现

(1) 主要表现为广泛骨质增生硬化,骨质密度明显增高,骨髓腔变窄或闭塞,骨外膜增生与骨皮质融合使骨干增粗(图 9-2-22),可见脓腔和长条形或大块不规则状死骨。

(2) 硬化性骨髓炎:多位于长骨干,为局部或广泛骨质增生硬化,骨髓腔变窄或闭塞,骨皮质增厚,骨干梭形增粗。一般无死骨,很少发现局部小破坏区。

(3) 慢性骨脓肿:多位于长骨干骺端,病灶呈类圆形,边缘整齐,周围硬化;死骨、骨膜增

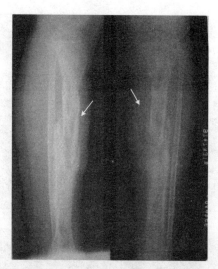

图 9-2-22 慢性化脓性骨髓炎
右胫腓骨正侧位片：显示右侧胫骨骨干骨质增生、增粗，形态不规则，其内见条片状死骨形成，周围见广泛骨膜反应(↑)

生和软组织肿胀少见。

2. CT 表现

CT 可显示骨皮质增厚，骨髓腔变窄，骨密度增高。容易显示小破坏区和小死骨。

3. MRI 表现

MRI 可冠状位、矢状位大视野逐层详细观察慢性化脓性骨髓炎的各种病理变化（图 9-2-23），易于显示骨内脓腔、骨外脓肿。增强扫描可区分肉芽肿和脓液，前者可强化，后者无强化。有时可见瘘管呈稍长 T_1、长 T_2 的点状或粗细不均匀的索条状信号，增强扫描瘘管壁可强化。

【诊断与鉴别诊断】

慢性化脓性骨髓炎影像表现较具特征性，结合病史诊断不难。影像学检查可通过观察有无软组织肿胀渗出、骨膜反应和破坏区大小与边缘等来判断病变有无活动性。

病变不典型者，应与骨样骨瘤、骨肉瘤等进行鉴别。骨样骨瘤内有钙化或骨化，T_2WI 一般为中等信号。

【比较影像学】

X 线平片可显示本病主要表现特征，是首选和主要的检查方法。CT 易于显示小脓腔和小死骨。MRI 显示骨内外脓肿、骨髓和软组织渗出水肿优于 X 线平片和 CT，可评估慢性化脓性骨髓炎的活动性，有助于不典型骨髓炎与肿瘤的鉴别。

三、骨结核

骨结核(tuberculosis of bone)是以骨质破坏和骨质疏松为主的慢性病变。多见于儿童和青少年。95% 继发于肺结核。

(一) 管状骨结核

长骨结核相对少见，骨干结核罕见。

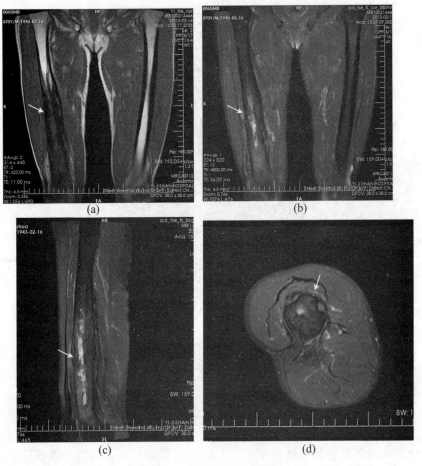

图 9-2-23　慢性化脓性骨髓炎

(a) 冠状位 T_1WI；(b) 冠状位抑脂 PdWI；(c) 矢状位抑脂 PdWI；(d) 轴位抑脂 PdWI：右股骨骨干增粗，形态不规则，广泛骨皮质增生硬化，骨髓腔见多发脓腔，呈长 T_1、长 T_2 的信号（↑）

【临床与病理要点】

1. 发病年龄与部位：长骨结核好发于干骺端和骨骺松质骨，常单发；短骨结核好发于双侧的近节指（趾）骨骨干，5 岁以下儿童多见。

2. 病理改变：分为干酪型和增殖型，以干酪坏死多见，形成骨破坏、小死骨和寒性脓肿。病变好侵犯软骨，形成关节结核。

3. 临床表现：临床经过缓慢。病变局部可有疼痛、肿胀和活动受限，无明显红热。可有寒性脓肿和窦道形成。

【影像学表现】

1. X 线表现

（1）长骨干骺端结核早期为局部骨质疏松，继而出现局限性类圆形骨质破坏，边界较清楚，邻近无明显骨质增生，骨膜新生骨较少或轻微。破坏区内有时可见"泥沙"样死骨。病灶常跨骺线，易破坏骨骺形成关节结核，病变很少向骨干发展。病变破坏骨皮质和骨膜可形成寒性脓肿和瘘管。

(2) 骨干结核以短管骨多见,长骨干结核罕见。表现为局部囊性骨破坏,骨干膨胀形成所谓骨"气鼓",很少有死骨。可见广泛分层骨膜增生。周围软组织肿胀。

2. CT 表现

CT 易于发现骨质破坏区泥沙样小死骨及周围软组织肿胀。结核性脓肿密度低于肌肉,增强后脓肿壁强化。

3. MRI 表现

结核早期为渗出病变,MRI 表现为斑片状长 T_1、长 T_2 信号。局限性骨质破坏呈类圆形长 T_1、长 T_2 信号。MRI 较 CT 能更清楚显示结核性脓肿和瘘管。

【诊断与鉴别诊断】

长骨干骺端和骨骺结核应与以下疾病鉴别:① 成软骨细胞瘤,多发生于骨端,有硬化边,无骨质疏松和软组织肿胀。② 慢性骨脓肿,病灶周围骨质硬化、不跨骺线,无质疏松。短骨干结核应与多发性内生软骨瘤鉴别,后者病灶偏心性生长,内见斑点状钙化,骨皮质变薄,无骨膜增生。

【比较影像学】

X 线平片是管状骨结核诊断首选和主要的检查方法。结核性脓肿有时需行 CT 或 MRI 检查。

(二) 脊椎结核

脊椎结核(tuberculosis of spine)最为常见,占骨结核的 40%～50%,腰椎最多见。

【临床与病理要点】

1. 病理改变:病变多破坏相邻椎体,附件较少受累。椎体结核又分为中心型、边缘型和韧带下型。可有咽后壁或椎旁寒性脓肿形成。

2. 临床表现:临床经过缓慢。脊柱局部可疼痛,活动障碍,可有后突畸形。脊髓受压可出现肢体感觉或运动障碍。全身症状可有低热、盗汗、食欲减退和乏力。血红细胞沉降率可增快。

【影像学表现】

1. X 线表现

脊椎结核主要表现为椎体骨质破坏、变扁,破坏区有时可见沙粒状死骨。软骨板及椎间盘破坏可使椎间隙变窄或消失,为诊断脊椎结核重要依据。椎体严重破坏可致脊柱后突。干酪性物质流入周围软组织形成冷性脓肿(图 9-2-24(a)、(b)),咽后壁脓肿表现为咽后壁软组织增厚并呈弧形前突,胸椎旁脓肿为胸椎旁梭形软组织影,腰大肌脓肿为腰大肌弧形向外突出或显示不清,晚期脓肿可有不规则钙化。

2. CT 表现

CT 易于显示椎体及附件的骨质破坏,尤其是小破坏、小死骨,易于显示不同部位椎旁脓肿及其对硬膜囊和周围组织器官的压迫(图 9-2-24(c)～(f))。结核性冷脓肿呈液性密度,增强时脓肿壁呈环行强化,CT 平扫结合增强可详细了解冷性脓肿的位置、大小及与邻近组织器官关系。

3. MRI 表现

脊椎结核的骨破坏区在 T_1WI 上呈低信号,T_2WI 上为混杂高信号或均匀高信号,STIR 像上呈高信号。矢状位与冠状位像可见椎间隙变窄和 T_2WI 上椎间盘信号改变。

由于 MRI 可多方位成像,对结核性脓肿的部位、大小和椎管内侵犯的显示优于 X 线平片和 CT(图 9-2-25),可显示脊髓受压等。

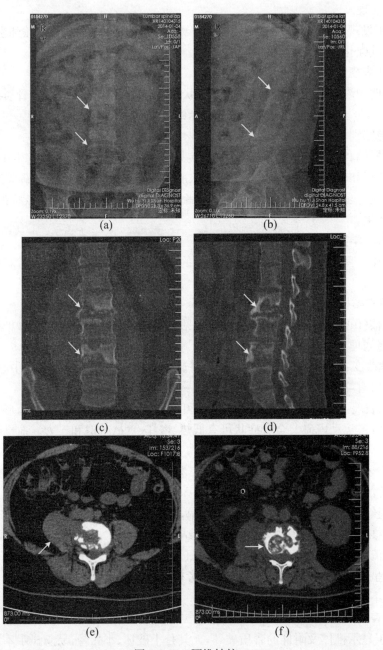

图 9-2-24　腰椎结核

(a) 正位片;(b) 侧位片;(c) CT 冠状重组像;(d) 矢状重组像;(e) CT 轴位像;(f) 轴位像:同一患者,X 线平片显示腰椎 2、3 和腰椎 4、5 椎间隙狭窄(↑),CT 显示第 2 和 4 腰椎体骨质破坏,破坏区见沙粒状死骨,周围软组织见冷性脓肿,局部硬膜囊受压(↑)

【诊断与鉴别诊断】

脊椎结核诊断一般不难。有时需与以下疾病鉴别:① 椎体压缩性骨折,有外伤史,无骨质破坏,椎间隙无变窄。② 脊椎转移瘤,多破坏椎弓根,很少累及椎间盘,软组织肿块局限,DWI像病灶信号增高。

【比较影像学】

X线平片是脊椎结核基本的检查方法。CT可发现隐蔽的小破坏及小死骨,易于显示椎管硬膜外脓肿,以及冷性脓肿的位置、大小及与邻近组织器官关系。MRI对结核性脓肿的部位、大小和椎管内侵犯等的显示优于X线平片和CT,可早期发现脊椎结核病灶,但难以发现小死骨及小钙化。

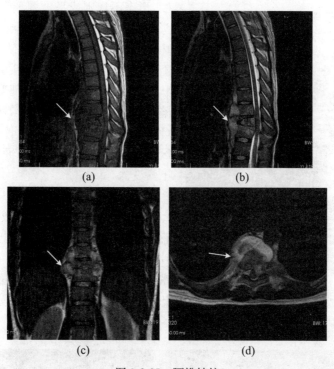

图 9-2-25　腰椎结核

(a) 矢状位 T_1WI；(b) 矢状位 T_2WI；(c) 冠状位 T_2WI；(d) 轴位 T_2WI；MRI 显示胸椎 10、11 椎体骨质破坏,椎间隙狭窄,周围软组织见冷性脓肿,局部硬膜囊、脊髓受压(↑)

四、成人股骨头缺血坏死

成人股骨头缺血坏死(ischemic necrosis of femoral head in adult)为常见骨关节疾病,病因有多种,常见的有外伤、酒精中毒和皮质激素治疗,其他有血液系统疾病、减压病等。及早发现、早期诊断和早期治疗对于临床预后十分重要。

【临床与病理要点】

1. 发病年龄:以30~60岁男性多见。50%~80%患者最终双侧股骨头受累。

2. 病理改变:病变演变过程中病理改变分为细胞坏死带、吸收带、修复增生带。早期骨细胞坏死崩解,骨陷窝变空。此后,坏死骨质周围血管再生、肉芽组织增生,并向死骨浸润,一方面在坏死骨小梁表面形成新骨,另一方面又可将死骨部分吸收。因应力作用坏死骨可发生骨折和塌陷。晚期关节发生退行性改变。

3. 临床表现：病变早期可无任何症状和体征，随病变进展出现髋部疼痛、压痛，夜间疼痛明显，髋关节活动受限、部分患者跛行及"4"字试验阳性。晚期症状加重，还可有肢体缩短、肌肉萎缩和屈曲内收畸形。

【影像学表现】

1. X 线表现

平片征象因病期不同而不同。病变早期，股骨头前上方骨坏死区呈斑片状相对较高密度，形态不规则或呈地图形等，边界模糊，股骨头外形和关节间隙正常。随病变发展，致密骨坏死区周围可出现低密度带，其外周可有修复新骨硬化带环绕。当股骨头关节面下出现条带状低密度后，即所谓"新月征"，预示股骨头可塌陷。继而股骨头塌陷、变形，坏死骨质密度更高（图 9-2-26）。晚期，关节软骨发生退行变，承重区关节间隙变窄，髋臼关节面增生硬化，关节面下囊变。

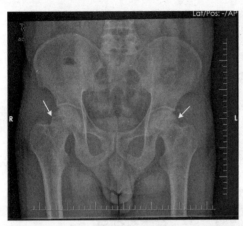

图 9-2-26 股骨头缺血坏死

骨盆平片：双侧股骨头前上方密度不均，见斑片状密度减低，边界硬化，左侧明显，双髋关节间隙未见狭窄

2. CT 表现

CT 显示病变早期密度改变较 X 线平片敏感，病变早期股骨头前上部出现边缘模糊的斑片状或条带状致密影。随病变进展，股骨头致密影的周围出现条带状或类圆形低密度区，其外侧多伴高密度硬化带。股骨头塌陷变形则出现所谓"台阶征""双边征"等（图 9-2-27）。晚期关节面增生硬化，关节间隙变窄。

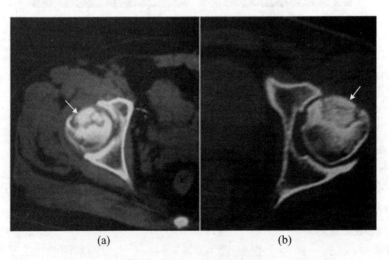

(a)　　　　　　　　(b)

图 9-2-27 股骨头缺血坏死

CT 轴位显示股骨头前上部塌陷、变形、密度增高，周围出现不规则线状低密度影，其外侧伴高密度硬化带（↑）

3. MRI 表现

MRI 优势在于早期发现、早期诊断本病。股骨头前上部缺血坏死区可为正常骨髓信号，病变进展则表现为长 T_1、长 T_2 信号或长 T_1、短 T_2 信号。缺血坏死区边缘异常条带影呈长 T_1、长 T_2 信号或内高外低两条平行信号带，即"双线征"，为股骨头缺血坏死特征表现，内侧高信号带为肉芽组织，外侧低信号带为骨质硬化（图 9-2-28）。

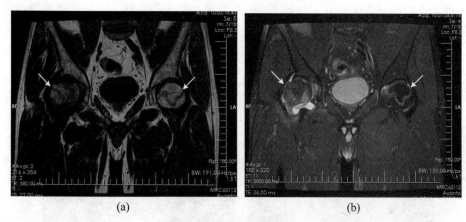

图 9-2-28　股骨头缺血坏死

(a) 冠状位 T_1WI；(b) 冠状位抑脂 PdWI：右侧股骨头局部塌陷，双侧股骨头前上部地图状缺血坏死，右侧病灶呈长 T_1 信号，脂肪抑制像呈稍高信号，左侧病灶 T_1WI 呈高信号、脂肪抑制像呈低信号，边缘均见不规则线状长 T_1、长 T_2 信号（↑）

【诊断与鉴别诊断】

本病的影像表现较具特征性，典型病变诊断不难。病变晚期需与退行性骨关节病鉴别。退行性骨关节病无明显股骨头塌陷，无"双线征"。

【比较影像学】

X 线平片是本病诊断及分期首选和主要的检查方法。CT 较 X 线平片敏感。MRI 是早期发现、早期诊断本病最敏感和特异的方法。

五、维生素 D 缺乏佝偻病

维生素 D 缺乏佝偻病（rickets）是指维生素 D 及其活性代谢产物缺乏，引起钙、磷代谢障碍，使骨样组织缺乏钙盐沉积导致的病变。

【临床与病理要点】

1. 发病年龄：本病多见于 3 岁以下小儿，以 6 个月至 1 岁最多。

2. 病理改变：骨质改为主要在长骨干骺端和骨骺。骺板和骨骺软骨细胞增生正常，但肥大带软骨细胞柱不能进行正常的成熟和退化（钙盐沉积），毛细血管不能长入进而形成骨小梁，结果未钙化或钙化不足的软骨基质和骨样组织大量堆积，使得骺板增厚，干骺端呈杯口状变形。

3. 临床表现：早期多表现为睡眠不安、夜惊及多汗等神经精神症状，以后出现肌肉松弛、肝脏增大、乳牙出现晚、前后囟闭合延迟、串珠肋、鸡胸和小腿畸形。血钙、血磷降低，碱性磷酸酶增高。

【影像学表现】

1. X 线表现

佝偻病早期 X 线平片表现为临时钙化带模糊、变薄以致消失。干骺端宽大、凹陷,明显者呈杯口状变形,可见毛刷状样影。骨骺出现延迟,密度减低,边缘模糊;骨骺与干骺端的距离增宽(图 2-2-29(a))。全身骨密度减低,皮质变薄,骨小梁模糊。承重骨可弯曲变形。肋骨前端膨大形成串珠肋(图 2-2-29(b))。治疗恢复则先期钙化带、骨骺骨化中心相继重新出现,杯口状变形和毛刷状影减轻。

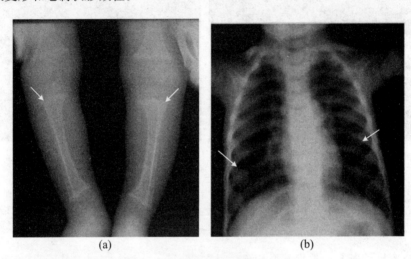

图 9-2-29 维生素 D 缺乏佝偻病
(a) 双侧胫腓骨正位片:先期钙化带模糊,干骺端宽大,骨骺边缘模糊(↑);(b) 正位胸片:双侧多个肋骨前端膨大形成串珠肋(↑)

2. CT、MRI 表现

与 X 线平片相似,临床应用较少。

【诊断与鉴别诊断】

本病激期 X 线平片诊断一般不难,确诊常需结合病史、症状、体征及实验室检查。本病应与可引起普遍性骨密度减低的全身性疾病区别。

【比较影像学】

X 线平片是本病首选和主要的检查方法,CT 及 MRI 应用较少。

六、甲状旁腺功能亢进

甲状旁腺功能亢进(hyperparathyroidism)简称甲旁亢,是甲状旁腺素分泌过多,引起体内钙、磷代谢失常所致内分泌疾病。甲旁亢可引起广泛性骨吸收而致内分泌性骨病。

【临床与病理要点】

1. 甲旁亢分原发性和继发性,前者占 80%～90%,以甲状旁腺腺瘤为主;后者是由于肾脏或其他代谢性疾患引起血钙、磷代谢异常,刺激甲状旁腺引起,多见于慢性肾疾病等。

2. 病理改变:甲旁亢性骨病所致骨骼系统改变主要是甲状旁腺素分泌增多刺激破骨细

胞活动增强,加速骨吸收,引起广泛性骨质疏松,同时伴有新骨形成,但类骨组织钙化不足。骨吸收过度致局部骨质被纤维及肉芽组织替代呈囊性改变,可继发性黏液样变性和出血,称之为纤维性囊性骨炎,因其富含铁血黄素呈棕红色,又称之为棕色瘤。骨膜下及软骨下骨质亦可吸收。

3. 临床表现:本病以 30~50 岁多见,女性多于男性。骨骼病变可引起全身性骨关节疼痛,可发生病理性骨折。钙磷代谢异常可引起肾结石、肾绞痛及血尿。高血钙可致肌张力低下、食欲不振、便秘和心律不齐等。

4. 实验室检查:血甲状旁腺激素(PTH)、血钙、尿钙和血清碱性磷酸酶升高,血磷减低。

【影像学表现】

1. X 线表现

甲旁亢常多骨受累,病变多发,所致骨质异常改变多样。约 1/3 甲旁亢患者骨质可无明显异常改变。约 1/3 全身广泛性骨质疏松,以脊柱、扁骨、指骨及肋骨明显,其中以颅骨改变较有特征,表现为颅骨内外板边缘模糊、密度减低,伴颗粒样骨质吸收。局限性囊状骨破坏(棕色瘤),多见于长骨、下颌骨和骨盆,为大小不一、单发或多发的囊状透光区,边界清楚,有时病变范围较大,可误诊为骨囊肿或骨巨细胞瘤,此等改变治疗后可修复缩小(图 9-2-30)。骨膜下骨吸收好发于中节指骨的桡侧,骨皮质呈花边样骨缺损,可较早出现,为甲旁亢特征性 X 线表现。齿槽硬板骨、长骨、肋骨及骨盆亦见于骨膜下骨吸收。软骨下骨吸收,多见于锁骨肩峰端及耻骨联合处,表现为软骨下骨质缺损。此外甲旁亢可致骨质软化;继发性甲旁亢可发生脊椎、骨盆、颅骨和肋骨等骨质硬化,关节周围软组织亦可发生钙化;原发性甲旁亢患者的肩、膝及腕等部位关节软骨可发生钙化。双侧肾盂常见多发结石。

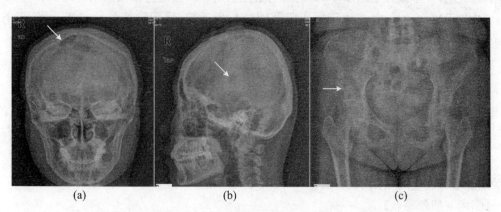

图 9-2-30 甲状旁腺功能亢进骨病变

(a) 头颅正位片;(b) 头颅侧位片;(c) 骨盆正位片:同一患者,颅骨、骨盆见多发性大小不等的囊状透光区 (↑),边界清楚,右侧髂骨病变范围较大

2. CT 表现

纤维性囊性骨炎时,CT 可显示局限性囊状骨破坏(图 9-2-31)。CT 可检出甲状旁腺腺瘤,腺瘤多位于甲状腺后下方的气管与食道旁沟内,呈圆形等密度结节,有明显强化。

3. MRI 表现

骨质囊变呈长 T_1、长 T_2 信号。甲状旁腺腺瘤 MRI 的检出率达 71%~78%。

【诊断与鉴别诊断】

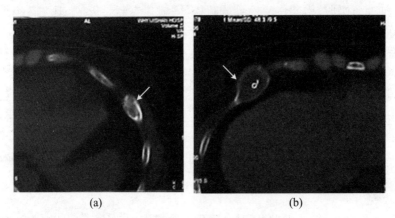

图 9-2-31　甲状旁腺功能亢进骨病变
(a) CT 轴位片:肋骨呈膨胀性磨玻璃样改变,边界欠清楚(↑);(b) CT 轴位片:肋骨呈囊状膨胀性改变,边界清楚(↑)

多骨受累,病变多发,以全身广泛性骨质疏松及局限性囊状骨破坏为主要表现,指骨桡侧骨膜下骨吸收为特征,结合临床和实验室检查一般诊断不难。

本病需与以下疾病进行鉴别:① 骨质软化,多发生于妊娠及哺乳期妇女,主要表现为骨骼弯曲变形,假骨折线,无骨膜下吸收,血钙低,无甲状旁腺腺瘤。② 骨纤维异常增殖症,可多骨受累,骨局部密度呈囊状、磨玻璃或丝瓜瓤样改变,未受累骨正常,血尿生化检查正常。③ 畸形性骨炎,可多骨发病,受累长管骨可增粗弯曲,皮质增厚,骨小梁粗疏,可见镶嵌状结构。颅骨外板呈绒毛状增厚,其内可见虫蚀状破坏。血碱性磷酸酶明显增高。④ 多发性骨髓瘤,老年人多见,多发生于躯干骨及四肢长骨近端,呈圆形溶骨性破坏,无骨膜下吸收。颅骨呈多发穿凿性破坏。尿本-周蛋白可阳性。

【比较影像学】

X 线平片是本病首选和主要的检查方法,甲状旁腺腺瘤诊断则需 CT 或 MRI 检查。

七、骨瘤

骨瘤(osteoma)是一种成骨性良性肿瘤,主要发生于膜内成骨的骨骼。国内统计,约占骨肿瘤及瘤样病变的 4.48%。

【临床与病理要点】

1. 发病年龄与部位:好发于 11~30 岁,男性多于女性。颅骨和鼻窦最多见,也见于其他骨骼有膜内成骨的部分如长骨旁等,即所谓骨旁骨瘤,但很少见。

2. 病理改变:骨瘤主要成分为成熟板层骨或编织骨,根据其结构分致密型、疏松型和混合型。骨瘤可随骨骼发育成熟而停止生长。

3. 临床表现:一般较小者可无症状,较大者随发病部位不同可引起相应压迫症状与体征,如颅外板骨瘤可有局部隆起,颅内骨瘤可引起头晕、头痛等症状,鼻窦骨瘤可闭塞窦口而引起继发性炎症和黏液囊肿,眼眶骨瘤可致突眼。

【影像学表现】

1. X 线表现

骨瘤好发于颅骨外板和鼻窦壁。颅骨骨瘤多单发,以致密型多见,表现为突出于颅骨内外板半球状或分叶状边缘光滑的致密影(图 9-2-32(a)),骨瘤亦可位于板障;疏松型密度似板障或磨玻璃样,可较大;混合型外部致密,内部为松质型表现。鼻窦骨瘤多为致密型,常发生于额窦、筛窦或全鼻窦,大小不一,呈分叶状突出于鼻窦腔内。

2. CT 表现

CT 较 X 线平片能更好地显示骨瘤部位、形态、密度及继发改变(图 9-2-32(b)),可发现发生于骨性外耳道、乳突内侧等隐蔽部位的较小骨瘤。

3. MRI 表现

致密型骨瘤的信号强度与邻近骨皮质一致,在 T_1WI 和 T_2WI 上均为边缘光滑的低信号或无信号影(图 9-2-32(c)、(d))。颅内骨瘤较大者压迫邻近脑组织,可见斑片状长 T_1、长 T_2 水肿信号影。

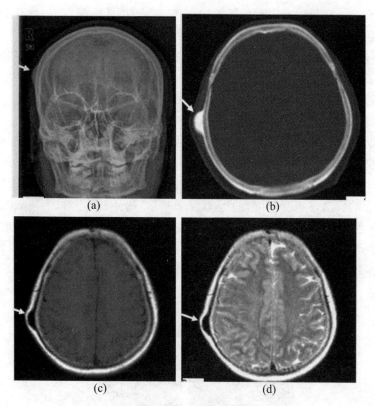

图 9-2-32 颅骨骨瘤

(a) 头颅正位片;(b) 头颅 CT 轴位片:突出于颅骨外板半球状边缘光滑的致密影(↑);(c) 轴位 T_1WI;(d) 轴位 T_1WI:同一患者,突出于颅骨外板半球状边缘光滑的低信号影(↑)

【诊断与鉴别诊断】

骨瘤 X 线平片诊断一般不难。躯干及长骨内的骨瘤又称骨岛,大小 2~20 mm,最大可 4~5 cm,呈圆形或卵圆形致密影,周围可有羽状放射骨针,并渐移行为母体骨小梁,形成羽状边缘。骨内骨瘤需与成骨性转移瘤、骨样骨瘤、内生软骨瘤、硬化性骨肉瘤、骨梗死等鉴别。另外,长骨旁骨瘤还需与骨软骨瘤和骨旁骨肉瘤鉴别。

【比较影像学】

X线平片是本病首选和主要的检查方法。解剖结构复杂部位CT可提供更多信息，一般不需MRI检查。

八、骨样骨瘤

骨样骨瘤（osteoid osteoma）来源于成骨性结缔组织的良性骨肿瘤，由成骨细胞及其产生的骨样组织构成。国内统计，其发生率占良性骨肿瘤的1.92%。

【临床与病理要点】

1. 发病年龄与部位：好发于5～20岁的儿童和青少年，男性多于女性。以胫骨、股骨多见，肱骨、腓骨、掌指骨、跗骨和脊柱等骨骼也可发生。

2. 病理改变：组织学特征为中央部的血管性骨样组织（瘤巢0.5～2 cm）及周围广泛反应性的骨质硬化带。瘤巢由新生骨样组织和血管丰富的结缔组织构成，伴有不同程度钙化，但不会变为成熟的板层骨。瘤巢周围反应性的骨质为成熟的板层骨。

3. 临床表现：以疼痛为主，可由间歇性转为持续性，夜间痛尤为剧烈，疼痛可呈放射性；局部压痛显著；服水杨酸钠类药物疼痛可缓解。

【影像学表现】

1. X线表现

典型表现为瘤巢破坏区及其周围反应性的骨质增生硬化（图9-2-33）。瘤巢多为圆形或椭圆形的透光区，其内可有钙化或骨化。多位于长骨干，可发生于骨皮质、骨松质和骨膜下，但以前者多见，约占85%，少数发生于位于关节囊内的骨；脊椎病变多发生于附件。瘤巢周围骨质增生硬化的程度与病变部位有关。位于骨松质（松质骨型）时，瘤巢较大，周围骨质硬化轻微（仅有轻微硬化环）。位于骨皮质（皮质型）时，周围骨质硬化明显，甚至可遮盖瘤巢。位于骨膜下（骨膜下型）时，邻近骨皮质可无增生硬化。位于指（趾）骨的骨样骨瘤常以破坏为主，骨质增生硬化多不明显或很轻微。

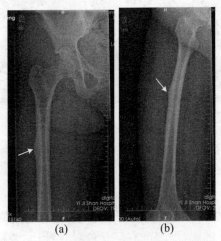

图9-2-33 骨样骨瘤
(a) 右股骨正位片；(b) 侧位片：显示右股骨干外侧骨皮质局部骨质明显增厚、硬化，其内见小圆形低密度影（↑）

2. CT 表现

CT 尤其薄层 CT 扫描是显示瘤巢的最佳方法,能清晰显示 X 线平片不能显示的较小的瘤巢和解剖结构复杂部位的瘤巢(图 9-2-34)。瘤巢表现为类圆形低密度影,中央可有不同程度高密度钙化或骨化影。瘤巢周围可有不同程度的高密度骨质硬化、皮质增厚和骨膜新生骨。

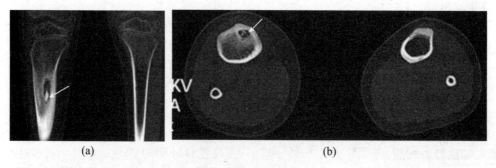

图 9-2-34 骨样骨瘤

(a) CT 冠状重组像;(b) CT 轴位像:显示胫骨前部骨松质见长椭圆形低密度区,其内见斑点状、小片状高密度影,周围骨质硬化(↑)

3. MRI 表现

MRI 对瘤巢的显示能力不如 CT。瘤巢未钙化的部分在 T_1WI 上呈低到中等信号,T_2WI 上呈高信号,钙化或骨化部分在 T_1WI 和 T_2WI 上均呈低信号(图 9-2-35);瘤巢周围骨质硬化、骨皮质增厚及骨膜新生骨在各种序列上均呈低信号。增强后瘤巢明显强化,尤其是骨样组织为主、血管丰富的病灶,少数瘤巢呈环状强化。肿瘤周围的骨髓和软组织常有充血和水肿,呈长 T_1、长 T_2 信号,可有一定程度的强化。MRI 可很好显示关节内肿瘤伴有的关节积液和滑膜炎。

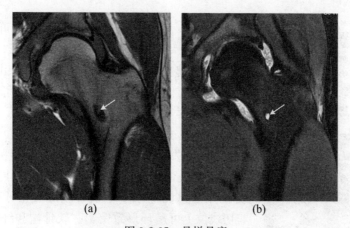

图 9-2-35 骨样骨瘤

(a) 冠状位 T_1WI;(b) 冠状位抑脂 PdWI:股骨颈基底部见斑点状短 T_1 信号影,脂肪抑制像呈高信号,周围环绕长 T_1 信号影,脂肪抑制像呈稍高信号,关节腔积液(↑)

【诊断与鉴别诊断】

X 线检查一般可确立诊断,疑难病例需与以下疾病鉴别:① 应力性骨折,当骨折处的骨质增生及骨膜反应明显时,类似于骨样骨瘤。前者有劳损病史,骨折的好发部位,骨折线的确定是关键,CT 和 MRI 有一定优势。② 慢性骨脓肿(Brodie 脓肿),有炎性症状,病变多位于干骺端。骨破坏区周围增生硬化常不及后者,破坏区内无钙化或骨化。③ 感染性关节炎,位于关节周围的骨样骨瘤表现为关节腔积液、关节周围软组织肿胀,常误诊为关节炎。特征性的瘤巢、夜间痛、服水杨酸类药物缓解等可资鉴别。

【比较影像学】

X 线平片是本病首选和主要的检查方法。CT 对 X 线平片不能显示的较小的瘤巢和解剖结构复杂部位的瘤巢的显示有帮助,一般不需 MRI 检查。

九、骨软骨瘤

骨软骨瘤(osteochondroma)又称骨软骨性外生骨疣(osteocartilagenous exostosis),是最常见的良性骨肿瘤,占骨肿瘤的 10%~17%,占良性骨肿瘤的 20%~50%。可发生于任何软骨内化骨的骨骼,多数认为是骨骺软骨从骺板分离或骨膜软骨内化骨而成的。可单发或多发,多发性骨软骨瘤(multiple osteochondromatosis)又称遗传性多发性外生骨疣(hereditary multiple exostosis),为先天性骨骼发育异常、双亲传递的常染色体显性遗传病。

【临床与病理要点】

1. 发病年龄与部位:好发于 10~20 岁,男性多于女性。骨软骨瘤可发生恶变。恶变率:单发者约 1%,多发者 1%~3%,以肩部及骨盆病灶发生率最高。

2. 病理改变:肿瘤大小不一,由骨性基底、软骨帽和纤维包膜构成。骨性基底为骨小梁和骨髓,外被薄层骨皮质,均与母体骨质相应部位连续;根据骨性基底的形态不同分为带蒂和广基两种。软骨帽为透明软骨,其厚度与患者年龄及肿瘤生长活跃程度等有关,停止生长后,良性者可逐渐变薄、消失,至成人可完全骨化,镜下软骨帽与骺软骨相似,可通过软骨内化骨形成骨质。

3. 临床表现:早期一般无症状,局部可触及无痛性硬结。肿瘤增大可有轻度压痛和局部畸形,可压迫邻近血管、神经引起相应症状,关节附近肿瘤可引起关节活动障碍。肿瘤突然长大或生长迅速,则有恶变可能。

【影像学表现】

1. X 线表现

肿瘤好发于长骨干骺端,以股骨下端和胫骨上端最常见。多背离关节生长。X 线平片上肿瘤可为锥形、半球形或不规则形(图 9-2-36)。骨性基底可宽可窄,骨性基底在非切线位上可呈环形致密影。软骨帽和纤维包膜 X 线平片上不显影,软骨钙化时,出现点状或环状钙化影;发生于扁骨或不规则骨的肿瘤多有较大的软骨帽,瘤体内常有多量的钙化而骨性基底相对较小,软骨帽厚薄可反映肿瘤生长活跃程度。肿瘤可压迫相邻骨骼产生移位或畸形。骨软骨瘤恶变时表现为肿瘤突然长大或生长迅速,软骨帽增

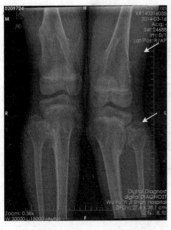

图 9-2-36 骨软骨瘤
双侧膝关节正位片:显示双侧胫骨、腓骨上段及股骨下段变形,见多发锥形或不规则骨性突起(↑)

厚或出现大量不规则钙化,已钙化软骨帽变淡或边缘模糊,肿瘤和母体骨不规则破坏,出现软组织肿块。

2. CT 表现

对于显示骨盆、肩胛骨及脊椎等复杂部位病灶,以及肿瘤与母体骨的解剖关系优越(图9-2-37)。软骨帽呈软骨样密度,边缘光整、可见钙化,增强扫描无明显强化。

3. MRI 表现

能更清楚显示肿瘤的构成、肿瘤与母体骨及周围组织关系,尤其软骨帽的厚度和信号等(图 9-2-38)。肿瘤的形态特点与 X 线平片及 CT 表现相同。骨性基底的骨皮质和骨松质的信号特点与母体骨相同。软骨帽信号特点与关节透明软骨相似,在 T_1WI 上为等信号,脂肪抑制 T_2WI 上为明显高信号。软骨帽突然增厚(>2 cm)、形态不规则、信号不均匀、周围软组织肿胀,提示恶变。

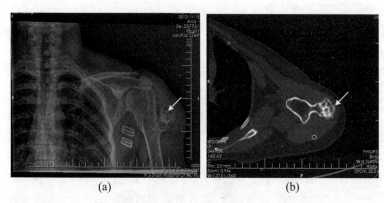

图 9-2-37 骨软骨瘤

(a) 左肩关节正位片;(b) 左肱骨 CT 轴位像:显示左肱骨上段欠规则菜花状骨性突起(↑)

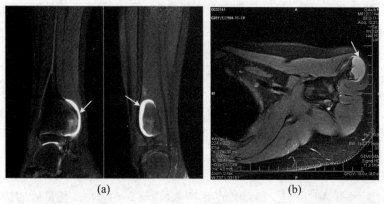

图 9-2-38 骨软骨瘤

(a) 冠状、矢状位抑脂 PdWI;(b) 轴位抑脂 PdWI:显示胫骨下段、肱骨上段骨性突起,脂肪抑制像软骨帽呈高信号,边缘光整(↑)

【诊断与鉴别诊断】

骨软骨瘤一般容易诊断。颅底骨软骨瘤需与脊索瘤鉴别。脊索瘤位于斜坡,为溶骨性破坏,可有钙化,并有软组织肿块,增强可强化。骨软骨瘤亦需与骨旁骨瘤鉴别,骨旁骨瘤位于骨皮质表面,不与母体骨髓腔相通。

【比较影像学】

X线平片是本病首选和主要的检查方法。解剖结构复杂部位的骨软骨瘤CT可帮助诊断。一般不需MRI检查,MRI对于判断骨软骨瘤早期是否恶变有一定帮助。

十、软骨瘤

软骨瘤(chondroma)是一组良性透明软骨肿瘤,组织学特征相似。软骨基质易钙化、骨化和黏液变性,对S-100标记阳性。软骨瘤可发生于髓腔、骨皮质、骨膜或软组织,以发生于骨髓腔的内生软骨瘤最多见。软骨瘤分单发性软骨瘤(solitary chondroma)和多发性软骨瘤(multiple chondroma),单发性软骨瘤多见于干骺端和骨干髓腔,为成熟软骨的肿瘤。多发性软骨瘤可发生于骨髓腔、骨皮质(哈氏管)和骨膜。Ollier病(Ollier disease)是伴有软骨发育障碍和肢体畸形的多发性软骨瘤。Maffucci综合征是多发性软骨瘤并发软组织血管瘤。

【临床与病理要点】

1. 发病年龄与部位:内生软骨瘤多见于11~30岁男性,好发于手足短管骨(47.9%),其次是股骨、肱骨、肋骨、胫骨、肩胛骨和骨盆。

2. 病理改变:内生软骨瘤最常见,可能为发育时骺板异位到髓内所致。内生软骨瘤大小从几毫米至几厘米不等,由半透明软骨团融合而成,有明显分叶结构。软骨细胞较少,细胞和胞核较小,一般为单核;软骨基质钙化,血管侵入经软骨内化骨形成编织骨或小梁骨。发生于指(趾)骨及骨膜、滑膜软骨瘤与长骨和扁骨的软骨瘤的细胞学改变、诊断标准存在差异,长骨、扁骨肿瘤影像学和组织学浸润比细胞学更为可靠。

3. 临床表现:病程进展缓慢,早期可无症状,随病变发展,局部可有轻微疼痛和压痛,病变表浅可触及肿块,患指可增粗畸形。多发性软骨瘤可有关节变形,肢体畸形。软骨瘤恶变则肿瘤生长迅速,疼痛加剧,长骨、扁骨者恶变机会多,胸骨、颅底软骨性肿瘤几乎均为恶性。

【影像学表现】

1. X线表现

病变始于干骺端,随骨骼生长肿瘤渐移向骨干,呈中心性生长。指骨病灶多位于中、近端(图9-2-39),掌、跖骨多位于中远部。病灶多为类圆形,边界清楚,边缘波浪或花边状硬化,其内可见小环形、点状或不规则钙化影。病变邻近骨皮质可变薄或偏心性膨出、变形。长骨病灶体积多较大,边界常不清,常无硬化边,肿瘤钙化多明显,无明显骨皮质变薄、膨胀(图9-2-40(a)、(b))。

2. CT表现

肿瘤呈软组织影,病灶内见小环形、点状钙化(图9-2-40(c))。长骨肿瘤边界常不清,邻近骨皮质可变薄,内缘凹凸不平。增强扫描肿瘤可轻度强化。

3. MRI表现

MRI可清晰显示肿瘤的边界范围。肿瘤多呈长T_1、长T_2均匀或混杂信号,软骨小叶呈特征性结节状高信号,部分病灶呈花环状表现;钙化部分呈低信号,MRI显示小钙化困难(图9-2-40(d)、(e))。增强扫描呈环形或弧形强化,或无明显强化。

【诊断与鉴别诊断】

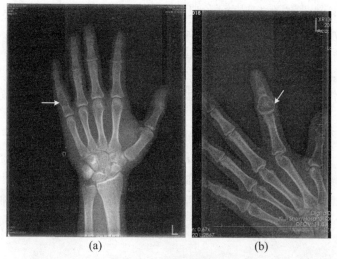

图 9-2-39 内生软骨瘤
(a) 左手正位片:小指近节指骨欠规则密度减低区,边界清楚,边缘波浪,其内见斑片状稍高密度影(↑);(b) 另一患者左手正位片:食指中节指骨见卵圆形膨胀性密度减低区,其内见斑片状钙化影,边界清楚(↑)

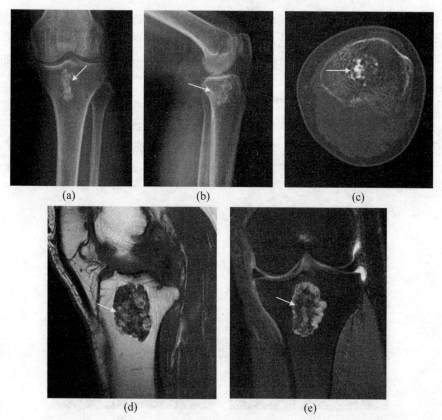

图 9-2-40 内生软骨瘤
(a) 膝关节正位片;(b) 侧位片;(c) CT 轴位片;(d) 矢状位 T_1WI;(e) 冠状位抑脂 PdWI:X 线平片和 CT 显示胫骨上段斑片状钙化影,边界不清楚(↑);MRI 呈卵圆形等 T_1 混杂信号影,脂肪抑制像呈混杂高信号(↑),其内见斑片状短 T_1 信号影,脂肪抑制像呈低信号;病灶边缘不规则,呈波浪状

手足短管状骨软骨瘤 X 线平片征象典型,不难诊断。发生于长管状骨及其他少见部位软骨瘤应与软骨肉瘤鉴别,CT 尤其 MRI 显示肿瘤髓内浸润、骨皮质侵蚀、破坏、软组织浸润应高度怀疑为恶性。本病还应与骨囊肿、骨巨细胞瘤等鉴别。

【比较影像学】

X 线平片是本病首选和主要的检查方法。CT 及 MRI 可帮助诊断,CT 易于发现小钙化。

十一、软骨母细胞瘤

软骨母细胞瘤(chondroblastoma)又称成软骨细胞瘤,据刘子君等统计,约占良性骨肿瘤的 2.9%。软骨母细胞瘤偶可发生转移,WHO 在 2013 年初出版的骨肿瘤分类中将其归为软骨源性肿瘤的中间型(偶见转移型)。20%~25% 软骨母细胞瘤可并发动脉瘤样骨囊肿。

【临床与病理要点】

1. 发病年龄与部位:80% 发生于 11~13 岁,男性多于女性。多发生于四肢长骨,以股骨和肱骨最常见,典型发病部位为长骨骨骺,也可发生于扁骨、跟骨、距骨等不典型发病部位。

2. 病理改变:肿瘤主要由软骨母细胞构成,其间散在多核巨细胞;软骨母细胞周围软骨基质呈特征性粉红色,软骨基质钙化呈特征性窗格样。

3. 临床表现:肿瘤发病缓慢,病程长。临床症状轻微,患部可有肿胀、疼痛、活动受限。

【影像学表现】

1. X 线表现

肿瘤多位于未愈合骨骺,约 1/4 病例位于骨突,可向干骺端发展,也可破入关节。病灶呈圆形或椭圆形骨质破坏区,20%~50% 破坏区有斑点状或斑片状钙化,边界清楚,周边有硬化(图 9-2-41(a))。偶可穿破骨皮质形成软组织肿块。不典型部位肿瘤常呈膨胀性改变,周边常缺乏硬化。

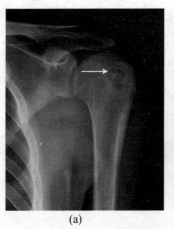 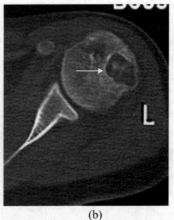

图 9-2-41 软骨母细胞瘤

(a) 左肩关节正位片;(b) CT 轴位片:左肱骨上段跨骺线可见类圆形低密度区,其内见斑点状钙化影,边界稍硬化(↑)

2. CT 表现

可清晰显示低密度的骨质破坏，对于病变钙化、软组织肿块显示较 X 线平片敏感（图 9-2-41（b））。

3. MRI 表现

肿瘤呈长 T_1、长 T_2 信号，或 T_2WI 呈混杂高信号。MRI 显示病变钙化不敏感。STIR 像可清晰显示肿瘤邻近骨髓水肿和软组织肿胀呈高信号。增强后肿瘤呈不同程度强化。

【诊断与鉴别诊断】

本病发病部位及 X 线平片表现较有特征性，诊断多不困难。有时需与以下疾病鉴别：① 骨巨细胞瘤，多位于骨骺愈合的骨端，破坏区无钙化，周边无硬化。② 内生软骨瘤，多见于成人短管骨，发生于长管骨者，病变多位于干骺端，且向骨干方向发展。③ 骨骺、干骺端结核，病灶较小，病变内钙化密度高，无硬化边，临近骨可有骨质疏松。

【比较影像学】

X 线平片是本病首选和主要的检查方法，一般无需 CT 或 MRI 检查。

十二、纤维性骨皮质缺损

纤维性骨皮质缺损（fibrous cortical defect）为一种非肿瘤性纤维性病变。一般认为是儿童发育期正常变异，多自行消失。

【临床与病理要点】

1. 发病年龄与部位：本病好发年龄为 6～15 岁，男性多于女性。股骨远端和胫骨近端好发，双侧可对称出现。

2. 病理改变：纤维性骨皮质缺损系局部骨化障碍、纤维组织增生或骨膜下纤维组织侵入骨皮质所致，骨质缺损处主要由梭形成纤维细胞和数量不等胶原纤维形成的席纹状或漩涡状结构构成。

3. 临床表现：一般无明显症状，少数病例劳累后疼痛，局部可有轻压痛。

【影像学表现】

1. X 线表现

病变好发生于长骨距骺板 3～4 cm 处，可单发或多发，可一处消失而另处扩大，少数可消退后再出现。表现为干骺端骨皮质不规则缺损，病灶直径多小于 2 cm，可呈卵圆形或多囊状，早期界限模糊，渐向骨干扩展，髓腔侧渐渐形成锐利薄层硬化边，无骨膜反应（图 9-2-42（a）、（b））。晚期修复，皮质缺损区渐渐缩小而硬化愈合，数年后硬压灶骨密度渐减低成正常结构，少数硬化灶可长期存在，类似骨岛。

2. CT 表现

骨皮质呈不规则、无膨胀性缺损，边界清楚，病灶 CT 值 37～85 HU（图 9-2-42（c）），病变邻近软组织可有轻度肿胀。无骨膜反应。

3. MRI 表现

病灶多呈中长 T_1 和中短 T_2 信号，边缘硬化为低信号（图 9-2-42（d））。增强扫描病灶边缘可强化。

【诊断与鉴别诊断】

本病诊断一般不难。本病应与骨囊肿、骨样骨瘤等鉴别：① 骨囊肿，为中心性发病，常呈对称膨胀性生长。② 骨样骨瘤，局部有明显疼痛和压痛，瘤巢常见钙化，周围有广泛骨质硬化和骨膜反应。

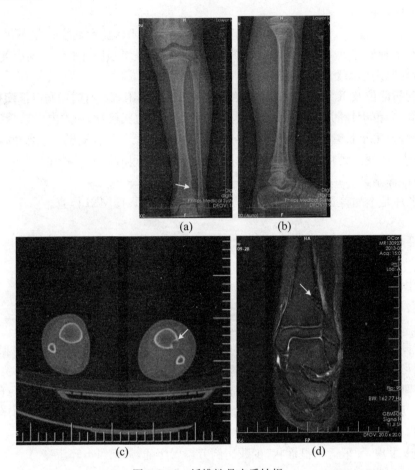

图 9-2-42　纤维性骨皮质缺损
(a) 左胫腓骨正位片；(b) 侧位片；(c) CT 轴位片；(d) 冠状抑脂 T_2WI；X 线平片和 CT 显示胫骨下段干骺端外侧骨皮质呈卵圆形缺损，边界清楚(↑)；MRI 脂肪抑制像呈低信号(↑)

【比较影像学】

X 线平片是本病首选和主要的检查方法，一般无需 CT 检查，MRI 检查较少应用，其信号特点可提示本病的纤维构成。

十三、骨化性纤维瘤

骨化性纤维瘤(ossifying fibroma)起源于骨髓腔，是由纤维结缔组织与骨组织构成的一种少见的良性肿瘤。据国内统计，约占良性骨肿瘤的 5.05%。

【临床与病理要点】

1. 发病年龄与部位：多发生于 20~30 岁女性。好发于颅面骨，少数发生于长管骨。肿瘤生长缓慢，病程可长达数年甚至十几年之久。

2. 病理改变：肿瘤具有向骨组织和纤维组织双向分化的特点，既有纤维组织瘤样增生，又有瘤骨形成。镜下可见致密纤维组织中散在数量不等的骨组织，随病程发展，骨化逐渐明显。

3. 临床表现：临床症状轻微，主要表现为患部肿块，可有颅面畸形。

【影像学表现】

1. X线表现

肿瘤为局限性囊状骨质破坏，其内有散在分布的致密骨化影，边界清楚，可有硬化边，局部骨皮质轻度膨胀变薄。骨化明显者病灶密度增高（图9-2-43(a)），可呈棉花团状致密影；纤维组织为主者病灶密度较低，其内可见斑点状和条纹状高密度骨化影。部分病灶表现为毛玻璃样。长骨病变多位于胫骨中上段前部皮质及皮质下，可占据骨干1/3～1/2，易出现胫骨弯曲畸形。

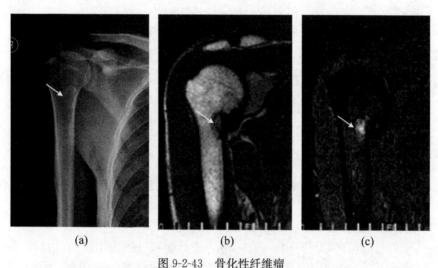

图9-2-43 骨化性纤维瘤

(a) 右肩关节正位片；(b) 冠状 T_1WI；(c) 冠状 STIR 像；X线平片肱骨上段见卵圆形密度增高影，边界尚清楚(↑)；MRI 呈稍短 T_1 信号影，脂肪抑制像呈高信号(↑)

2. CT表现

肿瘤主要位于骨松质内，受侵犯的骨松质骨小梁失去正常形态。病灶密度随肿瘤内骨化程度不同而不同，可为低密度或呈等、高密度，边缘可有硬化，骨皮质完整，无骨膜反应和软组织肿块（图9-2-44）。

3. MRI表现

病变的信号特点与其构成成分有关。T_1WI 多呈等或稍低信号，T_2WI 多为低信号，局灶性黏液变性则呈等或长 T_1、长 T_2 信号（图9-2-43(b)、(c)）。增强后病变呈中度强化。

【诊断与鉴别诊断】

本病诊断有时有一定困难，需与以下疾病鉴别：① 颅面骨纤维异常增殖症，多为硬化型，病变范围广泛，受累骨膨大，常表现为颅面骨不对称增大，自行消失者罕见，术后易复发；CT上呈典型的"磨玻璃"改变。② 非骨化性纤维瘤，为骨纤维组织细胞性良性肿瘤，好发于8～20岁，以四肢长骨干骺端多见，多偏于骨干一侧，位于骨皮质内或皮质下，病变髓腔侧有多弧状的硬化缘为其特征性表现，囊状骨缺损区内无钙化或骨化。部分可自愈。

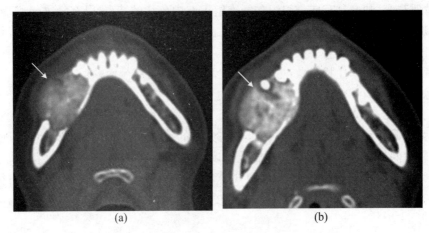

图 9-2-44　骨化性纤维瘤
CT 轴位像(a) 骨窗；(b) 软组织窗：显示下颌骨体部右侧见卵圆形密度增高影，边界尚清楚(↑)

【比较影像学】

X 线平片是本病首选和主要的检查方法，CT 检查可提供更多信息，MRI 检查较少应用。

十四、骨巨细胞瘤

骨巨细胞瘤(giant cell of bone)是一种较常见的骨肿瘤。据国内统计，约占良性骨肿瘤的 25.78%。

【临床与病理要点】

1. 发病年龄与部位：常见于 20～40 岁，好发于骨骺板已闭的四肢长骨骨端，约占 75%，以股骨下端、胫骨上端和桡骨远端常见；约 5% 的骨巨细胞瘤发生于扁骨，主要是骨盆；发生于中轴骨者，骶骨是最常发生的部位，好发于骶骨上部，颌骨、颞骨和手足骨罕见。

2. 病理改变：肿瘤富含血管，似肉芽组织，易出血，可囊变。肿瘤膨胀性生长、骨皮质可变薄，形成菲薄骨壳，生长活跃者可穿破骨壳形成软组织肿块。镜下肿瘤主要由单核基质细胞和多核巨细胞构成，前者决定肿瘤性质。根据肿瘤细胞分化程度不同，分为良性、生长活跃与恶性。约 14.5% 的骨巨细胞瘤可合并动脉瘤样骨囊肿。

3. 临床表现：局部疼痛、肿胀和压痛，部分肿瘤压之可有似捏乒乓球样的感觉，随肿瘤生长，局部可触及渐增大的肿块。恶性者疼痛持续加重，肿瘤突然生长迅速。

【影像学表现】

1. X 线表现

长管状骨巨细胞瘤常位于骨端，直达关节面下，一般不穿破关节软骨。肿瘤有横向生长倾向，多呈偏侧膨胀性骨破坏，边界清楚，边缘无骨质增生硬化，邻近无骨膜反应。破坏区多呈分房性，少数为溶骨性，其内无钙化或骨化。肿瘤增大明显时邻近骨皮质膨胀变薄呈一层骨性包壳，严重时可包绕关节对侧骨端(图 9-2-45(a)、(b))。生长活跃者的骨壳不完整，形成软组织肿块。恶性骨巨细胞瘤有较明显的侵袭性表现，如肿瘤边界模糊，出现筛孔状或虫蚀状骨破坏，骨性包壳残缺不全，骨膜增生明显，可有 Codman 三角，局部出现软组织肿块。

脊柱骨巨细胞瘤几乎均始于椎体,可向椎弓延伸。

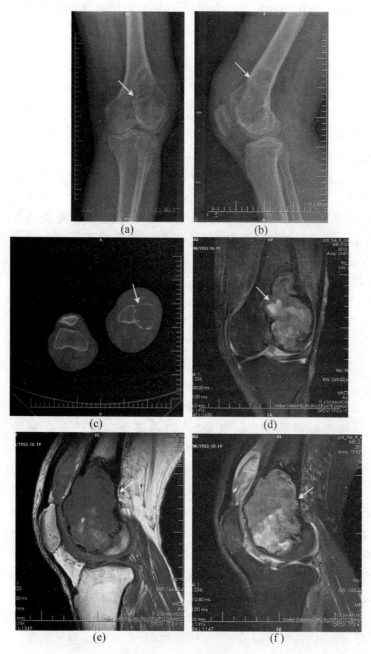

图 9-2-45　骨巨细胞瘤

(a) 左膝关节正位片;(b) 侧位片;(c) CT 轴位像;(d) 冠状抑脂 PdWI;(e) 矢状 T_1WI;(f) 矢状抑脂 PdWI:显示左股骨下端偏外侧多房状膨胀性骨破坏,边界清楚(↑),边缘无骨质增生硬化,无骨膜反应;CT 可见破坏区边缘突起的骨脊(↑);MRI 呈等 T_1 不均匀信号影,脂肪抑制像呈不均匀高信号(↑)

2. CT 表现

CT 显示骨端呈膨胀性骨破坏,其内为软组织密度影,CT 值约 44 HU,肿瘤无钙化和骨化影,如肿瘤坏死液化则可见更低密度区,囊变区偶见液-液平面,破坏区边缘可见向内突起的骨嵴(图 9-2-45(c))。CT 可清楚显示骨性包壳,生长活跃者和恶性者的骨壳不完整,并常见软组织肿块影。增强扫描肿瘤可明显强化。

3. MRI 表现

肿瘤边界清楚,信号多样,T_1WI 多呈中等或低信号,T_2WI 为不均匀高信号,部分肿瘤内可见更高信号的大小不一的坏死囊变区,坏死囊变区的范围大小不等,可占据肿瘤的大部分。MRI 显示肿瘤液-液平面及肿瘤周围软组织肿块更清楚(图 9-2-45(d)~(f))。增强扫描肿瘤呈不均匀强化。

【诊断与鉴别诊断】

根据发病年龄、发病部位及偏心膨胀性生长等特点一般可作出骨巨细胞瘤诊断,同时应注意肿瘤的侵袭性。本病应与以下疾病鉴别:① 骨囊肿,多发生于干骺端,其膨胀性不如骨巨细胞瘤明显且沿骨干长轴发展。② 成软骨细胞瘤,多发生于未愈合的骨骺,破坏区内可见钙化,边缘硬化。③ 动脉瘤样骨囊肿,多位于干骺端,沿骨干长轴生长,可见液-液平面,可有钙化或骨化,边缘硬化。

【比较影像学】

X 线平片是本病首选和主要的检查方法。复杂部位骨巨细胞瘤 CT 或 MRI 检查可帮助诊断及鉴别诊断。

十五、骨肉瘤

骨肉瘤(osteogenic sarcoma)起源于骨间叶组织,肿瘤细胞能直接形成骨样组织或骨质,是最常见的原发性恶性骨肿瘤。国内统计,髓内型骨肉瘤约占原发性恶性骨肿瘤的41.04%。WHO 在 2013 年发布的骨肿瘤分类中将骨肉瘤分为:低度级别中心型骨肉瘤,普通型骨肉瘤(包括成软骨型骨肉瘤、成纤维型骨肉瘤、成骨型骨肉瘤),毛细血管扩张型骨肉瘤,小细胞骨肉瘤,继发性骨肉瘤,骨旁骨肉瘤,骨膜骨肉瘤,高级别表面骨肉瘤。

【临床与病理要点】

1. 发病年龄:青年男性多见,75% 发病年龄在 25 岁以下,发病高峰为 11~20 岁,40 岁以后是骨肉瘤第二发病高峰,但多为继发性骨肉瘤或非典型部位骨肉瘤,如颌骨、椎体等。

2. 病理改变:肿瘤细胞在髓腔内产生数量不等的肿瘤性骨样组织和肿瘤骨、瘤软骨及纤维组织,形成不同程度的不规则骨破坏和骨质增生,病变发展侵蚀破坏骨皮质,产生骨膜增生,进一步发展破坏骨膜新生骨产生软组织肿块,其内可见数量不等的肿瘤新生骨。

3. 临床表现:局部进行性疼痛、肿胀和功能障碍,皮热及浅静脉怒张。病变进展快,早期可发生肺转移。

【影像学表现】

1. X 线表现

肿瘤好发于股骨下端、胫骨上端和肱骨上端,以干骺端多见。

(1) 骨质破坏:由于肿瘤性骨样组织、肿瘤骨、瘤软骨及纤维组织等成分数量不等,病灶可为溶骨性、硬化性或混合性,以混合性多见,边界不清。

(2) 肿瘤骨及瘤软骨:位于骨破坏区和软组织肿块,数量不等,溶骨性肿瘤较少,肿瘤骨是骨肉瘤的特征表现,也是最重要的诊断依据,肿瘤骨可呈云絮状、斑块状或针状。

(3) 骨膜增生:约 90% 骨肉瘤有不同形式的骨膜新生骨,骨膜新生骨可被再破坏,54.1%~68%形成骨膜三角。

(4) 软组织肿块:其内可见肿瘤骨。儿童可破坏骺板和关节软骨侵入关节内。

根据骨破坏及瘤骨的多少,骨肉瘤可分为三种类型:成骨型、溶骨型和混合型(图 9-2-46 (a)~(c))。

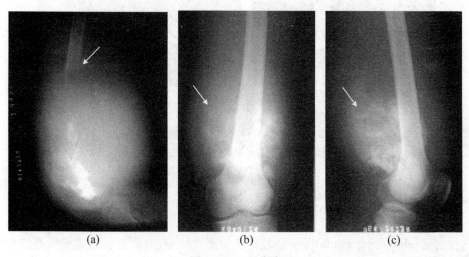

图 9-2-46 骨肉瘤
(a) 右股骨下端溶骨性骨破坏,见 Codman 三角形成(↑);(b)、(c) 另一患者:右股骨下端软组织肿块内大量肿瘤骨形成(↑)

2. CT 表现

CT 发现肿瘤骨较 X 线平片敏感,能清楚地显示软组织肿块及其与邻近结构关系,能较好地显示肿瘤在髓腔内的蔓延范围。增强扫描肿瘤的实质部分有较明显强化。

3. MRI 表现

骨肉瘤由于成分复杂,肿瘤信号多样,大多数骨肉瘤在 T_1WI 上为不均匀的低信号,在 T_2WI 上为混杂的高信号。MRI 显示细小、淡薄的肿瘤骨、瘤软骨的能力不及 CT,但 MRI 多方位成像可更清楚地显示肿瘤在髓腔内蔓延、发现跳跃病灶及肿瘤侵犯骨骺和关节,更清楚地显示软组织肿块及其与邻近结构的关系(图 9-2-47)。

【诊断与鉴别诊断】

根据骨肉瘤好发年龄和发病部位以及影像表现特征,一般可作出诊断。但应注意与化脓骨髓炎鉴别,后者早期骨破坏模糊,新生骨密度低,骨膜反应轻;晚期骨破坏清楚,新生骨密度高,骨膜反应光滑完整;骨质破坏周围有新生骨;软组织肿胀早期明显,骨破坏出现后反而消退。此外本病还需与成骨性转移、溶骨性转移等鉴别。

【比较影像学】

X 线平片是本病首选和主要的检查方法。CT 发现肿瘤骨较 X 线平片敏感。MRI 的重要价值在于可清楚显示肿瘤在髓腔内蔓延、发现跳跃病灶及肿瘤侵犯骨骺和关节,显示软组织肿块及其与邻近结构的关系。

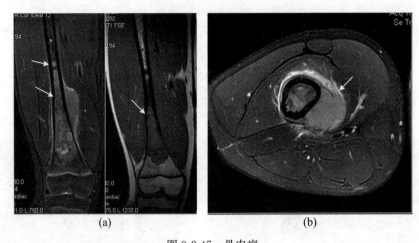

图 9-2-47 骨肉瘤
(a) 冠状抑脂 PdWI、T_1WI；(b) 轴位抑脂 PdWI：股骨下端干骺端见大片等 T_1 不均匀信号影，脂肪抑制像呈不均匀高信号，髓腔见跳跃病灶(↑)；周围见软组织肿块影(↑)

十六、软骨肉瘤

软骨肉瘤(chondrosarcoma)是一种较常见的恶性肿瘤，起源于软骨或成软骨结缔组织，亦可为骨软骨瘤等恶变，据国内统计，占所有恶性骨肿瘤的 26.6%。软骨肉瘤按部位可分为中心型(髓腔型)、外围型(骨膜型、骨皮质旁型)和骨外型(软组织)，也可分为原发性和继发性。中心型以原发性多见，外围型以继发性多见。组织学将软骨肉瘤分为普通型软骨肉瘤、间叶性软骨肉瘤、去分化软骨肉瘤及透明细胞软骨肉瘤。

【临床与病理要点】

1. 发病年龄与部位：男性多于女性。发病年龄范围较广，国内外报告不一，原发性发病年龄较继发性低。软骨内化骨的骨骼均可发生，以四肢长骨多见，股骨和胫骨最多见，扁骨多见于骨盆。中心型多发生于长骨，周围型多发生于扁骨。

2. 病理改变：软骨肉瘤由分化程度不同的肿瘤性软骨和软骨基质构成，软骨细胞常成团、成簇聚集分布，细胞形态多样，分化好的瘤细胞类似于正常骺软骨板肥大带的软骨细胞，也可轻度增大或明显畸形，可以为单核，也可以为双核或多核。可见钙化和软骨内成骨，肿瘤表面的纤维性假包膜伴随血管伸入瘤内，将肿瘤分成大小不等的不规则小叶结构，软骨基质钙化沿小叶边缘进行，故呈环状；分化差者，钙化不明显，可呈点状、线状或半环状。普通型软骨肉瘤组织学分为Ⅰ级、Ⅱ级、Ⅲ级，以Ⅰ级多见。WHO 2013 年的骨肿瘤分类将Ⅰ级普通型软骨肉瘤归为中间型(局部侵袭性)。

3. 临床表现：常见症状为局部疼痛和肿胀，病变表浅者常可触及质硬的肿块。

【影像学表现】

1. X 线表现

(1) 中心型软骨肉瘤多位于长骨干骺端，多为Ⅰ级软骨肉瘤，主要表现为局部溶骨性破坏，肿瘤早期呈卵圆形，破坏区边界不清，生长缓慢肿瘤边缘可有反应性硬化，肿瘤增大可达长骨总长 1/3~2/3，邻近骨皮质可膨胀、变薄，局部侵蚀破坏，穿破骨皮质可形成软组织肿块。破坏区及软组织肿块内可见数量、分布及疏密不一的钙化影,钙化可为环形、半环形或沙砾样(图9-2-48(a))。瘤软骨基质钙化范围、大小和程度,在一定程度上反映了瘤软骨细胞的分化程度。分化较好者,软骨基质钙化较多,密度高,环形钙化多,此种钙化最为特征,具重要诊断价值。分化差者可仅为点状钙化或无钙化。病变区可见斑片状骨化影。骨膜反应不明显。

(2) 周围型软骨肉瘤多为骨软骨瘤恶变,表现为软骨帽不规则增厚,边缘模糊,并形成不规则软组织肿块,其内可见数量不等和形态不一的钙化影。肿瘤及肿瘤邻近骨质不规则破坏。

2. CT 表现

CT 显示软骨肉瘤局部溶骨性破坏、软组织肿块及其钙化、骨化较 X 线平片优越(图9-2-49(a))。典型钙化可为点状、环形或半环形(图9-2-48(b))。增强扫描病灶呈不同程度的不均匀强化。

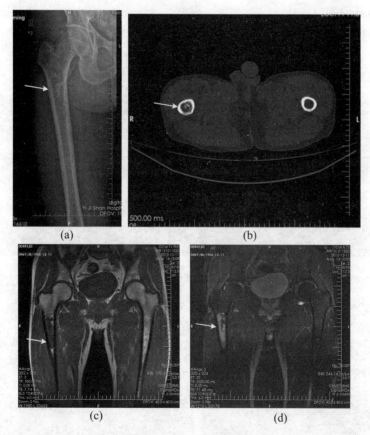

图 9-2-48 软骨肉瘤

(a) 右股骨正位片;(b) CT 轴位片;(c) 冠状 T_1WI;(d) 冠状抑脂 T_2WI;显示右股骨上段骨髓腔见斑片钙化影,无清楚边界;CT 见骨髓腔内斑点状钙化,无明显边界;MRI 呈长椭圆形等 T_1 欠均匀信号影,脂肪抑制像呈不均匀高信号,边界清楚,骨皮质尚完整(↑)

3. MRI 表现

显示软骨肉瘤对骨髓和骨皮质侵蚀及其范围、软组织肿块大小及其与邻近关系优于

CT，但显示基质小钙化、骨化及其细节不及 CT。软骨肉瘤呈以长或等 T_1、长 T_2 信号为主的混杂信号(图 9-2-48(c)、(d)，图 9-2-49(b)、(c))。软骨小叶在 T_2WI 上多为结节状均匀显著高信号。小叶间隔在 T_1WI、T_2WI 上呈环形或弓状低信号。基质钙化、骨化均呈低信号。MRI 能清楚显示软骨帽，对估计骨软骨瘤是否恶变有一定的帮助。增强扫描肿瘤可呈环形、弧形或线状强化或不均匀强化，以线状或网状强化常见(图 9-2-49(d))。动态增强软骨肉瘤 10 s 即出现强化，软骨瘤则较晚发生强化，有助于两者区别。

【诊断与鉴别诊断】

软骨肉瘤的影像学诊断有时较困难。有时无论是病理还是影像学表现，软骨肉瘤均很难与软骨瘤鉴别。发病部位、骨髓腔内浸润、局部骨皮质破坏和软组织肿块，MRI 动态增强表现有助于两者鉴别。当钙化、骨化少且累及骨骺时，难以与骨巨细胞瘤鉴别。本病还应与骨肉瘤鉴别。由于软骨肉瘤可有斑片状骨化影，而骨肉瘤有瘤软骨的钙化影，当肿瘤同时既有钙化又有骨化影时两者鉴别困难。一般肿瘤主体或中心部分为瘤软骨钙化影而边缘部分为瘤骨时，以软骨肉瘤可能性大，反之，骨肉瘤可能性大。肿瘤有多种形式骨膜增生，镜下见瘤内有膜内成骨，则为骨肉瘤。当软骨肉瘤有大量斑片状骨化影时，须与硬化型骨肉瘤鉴别。前者斑片状骨化影是由点状或小环钙化影密集而成的，密度高，边界清楚，骨膜反应少；后者呈大块状或片状致密影，边界模糊，骨膜反应多。

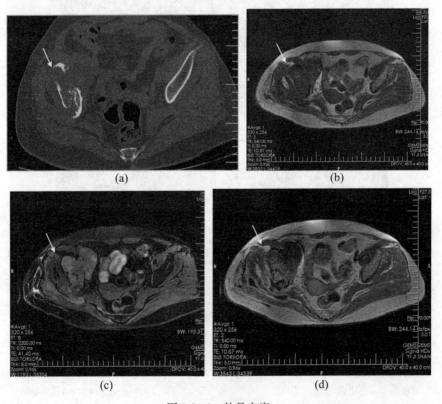

图 9-2-49 软骨肉瘤

(a) CT 轴位像；(b) 轴位 T_1WI；(c) 轴位抑脂 PdWI；(d) 轴位 T_1WI 增强像：显示右侧髂骨骨质破坏，周围见软组织肿块(↑)；MRI 呈等 T_1 欠均匀信号影，脂肪抑制像呈欠均匀性高信号，增强病灶呈斑片状、网状强化(↑)

【比较影像学】

X 线平片是本病首选和主要的检查方法。CT 显示钙化、骨化的效果优于 X 线平片。MRI 有助于软骨肉瘤与软骨瘤两者区别。MRI 能清楚显示软骨帽,对评估骨软骨瘤是否恶变有一定的帮助。

十七、尤文肉瘤

尤文肉瘤(Ewing sarcoma)是一种高度恶性的骨肿瘤,可能为神经外胚瘤的一种类型。本病相对少见,据国内统计,占恶性骨肿瘤的 4%。

【临床与病理要点】

1. 发病年龄与部位:好发于 5~15 岁,5 岁以前和 30 岁以后极少发生。男性多于女性或相近。发生部位与发病年龄、红骨髓的分布有关,20 岁以前好发长骨骨干,以股骨、胫骨、肱骨及腓骨多见,其中股骨发病约占 23%;20 岁以后好发于扁骨,以髂骨、肩胛骨和肋骨多见。

2. 病理改变:起源于骨髓,组织学不具分化特点,肿瘤组织富含小圆细胞和血管,易向周围浸润扩散,引起骨膜反应和软组织肿块。

3. 临床表现:患者往往有类似骨髓炎的全身症状,表现为发热、白细胞增多和血沉增速等。局部常见症状为疼痛及软组织肿块,可有压痛、皮肤红热等。肿瘤生长迅速,早期可有骨骼、肺和其他器官转移,以骨转移最多见。尤文肉瘤对放疗敏感。

【影像学表现】

1. X 线表现

不同病期、不同部位的肿瘤 X 线平片表现不同,肿瘤多发生于长骨骨干,也可发生于干骺端,两者均可分为中心型和周围型,以骨干中心型最多见、最为典型。骨干中心型肿瘤早期髓内浸润 X 线平片表现不明显,或仅有骨膜反应,病变发展表现为弥漫性溶骨性破坏,边界不清,范围广泛,有时为整个骨干,骨皮质可呈筛孔样或花边样缺损。骨膜新生骨多为葱皮样,也可为放射状骨针,可形成骨膜三角。肿瘤穿破骨皮质可形成软组织肿块,软组织肿块多较大,可早期出现,边界不清(图 9-2-50)。少数病例为骨干周围型,表现为局部骨皮质呈碟形破坏及较大软组织肿块。发生于扁骨和不规则骨肿瘤亦表现为溶骨性破坏,骨膜反应常呈细骨针状,可有反应性骨质增生。根据骨破坏和增生多少不同,尤文肉瘤可分为溶骨型、硬化型和混合型。

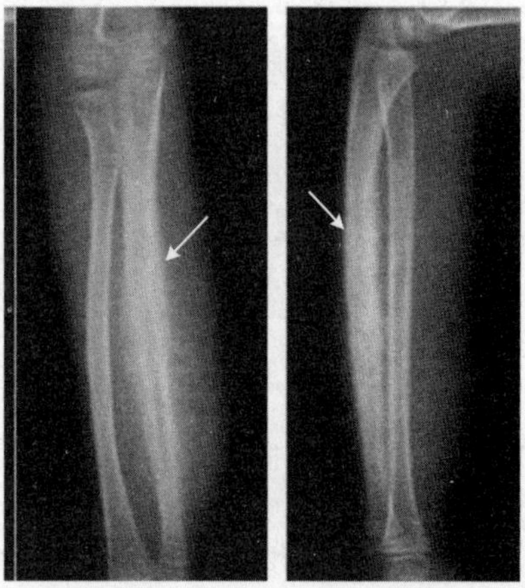

图 9-2-50 尤文肉瘤
(a) 尺桡骨正位片;(b) 侧位片:显示尺骨骨干多种形式骨膜反应,可见骨膜三角;软组织肿块明显,其内见放射状骨针(↑)

2. CT 表现

较 X 线平片,CT 可早期显示肿瘤骨髓浸润和软组织病变及其范围,病变进展骨皮质呈筛孔样、虫蚀样或斑片状破坏。增强扫描肿瘤可有不同程度强化。

3. MRI 表现

MRI 显示肿瘤骨髓内浸润及软组织肿块优于 X 线平片和 CT,冠状与矢状位大视野可准确显示病变范围、骺板是否受累及软组织病变。肿瘤呈不均匀长 T_1、长 T_2 信号,STIR 像呈高信号(图 9-2-51);增强扫描肿瘤可有不同程度强化。

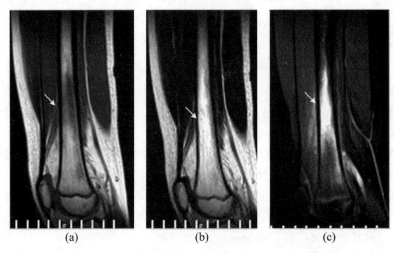

图 9-2-51 尤文肉瘤

(a) 矢状位 T_1WI;(b) 矢状位 T_2WI;(c) 矢状 STIR;MRI 显示股骨干骺端骨髓腔欠均匀性片状长 T_1、长 T_2 信号,STIR 像呈高信号(↑);周围软组织均匀斑片长 T_1、长 T_2 信号,STIR 像呈高信号

【诊断与鉴别诊断】

本病主要表现为骨质破坏、骨膜反应和软组织肿块,缺乏特征性。本病应与急性骨髓炎鉴别,骨髓炎有明确急性发病史,病程短,软组织肿胀范围大,有死骨,骨质破坏与骨增生联系紧密。诊断困难者,可活体组织检查或诊断性放疗加以区别。此外,发生在干骺端肿瘤还需与骨肉瘤等鉴别。

【比较影像学】

X 线平片是本病首选的检查方法,CT 优于 X 线平片,MRI 可早期显示肿瘤骨髓浸润及软组织受侵。

十八、骨髓瘤

骨髓瘤(myeloma)又称浆细胞瘤,是单克隆浆细胞异常增生的恶性肿瘤。据国内统计,占所有恶性骨肿瘤的 4.4%。绝大多数为多发性,常同时累及多骨,而每一骨又多病灶;单发者少见;少数原发于骨髓外组织,如硬脑膜、垂体及甲状腺等。

【临床与病理要点】

1. 发病年龄与部位:成年男性多见。好发于富含红骨髓的部位,如椎体、肋骨、颅骨和骨盆,晚期长骨如肱骨和股骨近端也受累。

2. 病理改变:骨髓瘤细胞在骨髓内弥漫浸润发展,晚期破坏骨皮质,侵入软组织。

3. 临床表现:多系统受累,其临床表现复杂,骨骼系统表现为全身性骨痛、软组织肿块及病理性骨折等,骨痛是常见和早期出现的症状,以脊椎、肋骨及骨盆骨痛常见。分泌型可引起急慢性肾功能衰竭,称为"骨髓瘤肾"。肿瘤对周围神经的浸润和压迫以及类淀粉样物质沉积可致多发性神经炎。其他还可有反复感染、贫血和紫癜等。

4. 实验室检查:红细胞、白细胞及血小板减少,高蛋白血症、高血钙、本-周氏蛋白尿,骨髓涂片可找到骨髓瘤细胞。

【影像学表现】

1. X线表现

本病主要表现为中轴骨和四肢骨近端弥漫性骨质疏松和骨质破坏。不同部位、不同病期及类型的骨髓瘤表现不同。X线平片表现取决于正常骨结构被肿瘤组织取代的程度,约10%患者临床已确定但X线平片表现正常,系病灶太小只累及骨髓腔。部分患者可仅表现为广泛性骨质疏松,以脊柱和肋骨明显,约20%伴病理性骨折,以胸腰椎压缩性骨折最常见。典型表现为弥漫性溶骨性破坏(图9-2-52)。生长迅速者,病灶呈穿凿状,大小从数毫米到数厘米,无骨质增生和骨膜反应,多见于颅骨、脊椎和肋骨等,以颅骨表现典型。生长缓慢者,破坏区呈蜂窝状或皂泡状膨胀性改变,以脊椎、长骨、肋骨和肩胛骨多见,脊椎等部位的单发皂泡状膨胀性改变易误诊为骨巨细胞瘤等。少数病例表现为骨质增生硬化,又称硬化型骨髓瘤,表现为单纯硬化或破坏与硬化并存。破坏区周围可见软组织肿块。

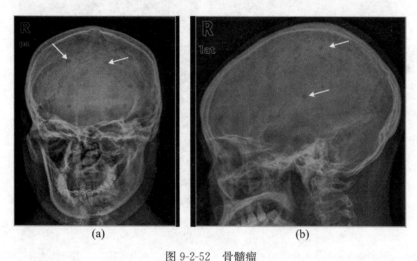

图9-2-52 骨髓瘤
(a)头颅正位片;(b)侧位片:显示颅骨见多发大小不等圆形透光影,呈穿凿样表现(↑)

2. CT表现

CT显示脊柱、骨盆等部位骨质细微破坏和软组织肿块较X线平片优越(图9-2-53(a))。

3. MRI表现

MRI对于早期检出病变,确定病变范围和软组织肿块的显示优越。骨破坏或骨髓浸润 T_1 WI 呈低信号, T_2 WI 为高信号,STIR像信号更高(图9-2-53(b)~(d))。有人将多发性骨髓瘤的MRI表现分为正常型、弥漫型、局灶型、弥漫加局灶型和"盐和胡椒型",其中正常型和"盐和胡椒型"骨髓浸润较轻,弥漫型、局灶型和弥漫加局灶型骨髓浸润较重,所谓"盐和胡椒型"指病变弥漫时,多发、散在的点状低信号分布于高信号骨髓背景中呈黑白相间表现,较有特征性。

【诊断与鉴别诊断】

诊断依赖于临床特征、影像学表现、实验室资料和病理所见综合确定。本病所致骨质疏松需与老年性骨质疏松鉴别。后者骨皮质完整,无骨小梁缺损区,以脊柱骨质疏松明显,颅骨一般无异常;两者实验室检查也不同。本病多发性溶骨性破坏需与骨转移瘤鉴别。转移瘤病灶大小不一,不伴骨质疏松,椎弓根常受累,椎体塌陷,MRI 表现为更粗大颗粒状或片状异常信号。

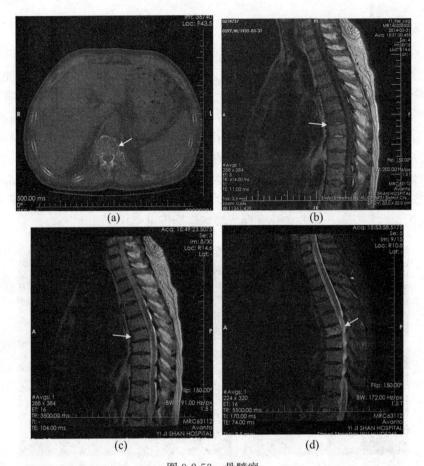

图 9-2-53　骨髓瘤

(a) CT 轴位像;(b) 矢状位 T_1WI;(c) 矢状位 T_2WI;(d) 矢状 STIR;CT 显示胸椎骨质疏松(↑);MRI 显示胸椎呈所谓"盐和胡椒"型表现,第 7 胸椎轻度压缩性骨折(↑)

【比较影像学】

X 线平片是诊断病变首选的检查方法。CT 显示骨质轻微破坏和软组织改变优越。MRI 早期检出病变、确定范围非常敏感,可检出 X 线平片及 CT 不能显示的骨髓内病变。

十九、转移性骨肿瘤

转移性骨肿瘤(metastatic tumor of bone)是最常见的恶性骨肿瘤。据国内统计,占恶性骨肿瘤的 38.35%。主要经血行转移。原发性肿瘤多为乳腺癌、肺癌、甲状腺癌、前列腺癌、肾癌、鼻咽癌。

【临床与病理要点】

1. 发病年龄与部位:多中年后发病,常为多发性,多见于胸腰椎、肋骨和股骨上端,其次为髂骨、颅骨和肱骨,膝关节和肘关节以下很少累及。

2. 病理改变:一般引起溶骨性破坏,有的可引起反应性骨质增生。

3. 临床表现:主要为进行性骨痛,有时可出现软组织肿块、病理性骨折,常伴有消瘦、贫血和发热等。

【影像学表现】

1. X线表现

(1) 分型:根据病变所致骨质改变可分为溶骨型、成骨型和混合型,以溶骨型最多见。

(2) 长骨溶骨型转移多位于骨干或干骺端,表现为多发或单发的骨质破坏(图 9-2-54),一般无骨膜增生,常并发病理性骨折。脊椎转移则多表现为椎体破坏,严重时椎体变扁,椎弓根多受侵蚀、破坏,椎间隙正常,可形成软组织肿块(图 9-2-55)。

(3) 成骨型转移少见,见于生长缓慢肿瘤;如前列腺癌,少数为乳腺癌、肺癌或膀胱癌等。好发于腰椎与骨盆,成骨型转移呈斑片或结节状均匀一致高密度影(图 9-2-56(a)、(b)),边界不清,骨皮质一般完整,病灶往往多发。

(4) 混合型转移兼有溶骨型和成骨型转移的骨质改变。

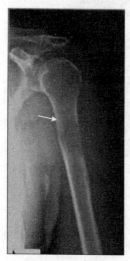

图 9-2-54 转移瘤
左肱骨正位片:左肱骨上段骨质破坏,边界不清楚,无骨膜反应(↑)

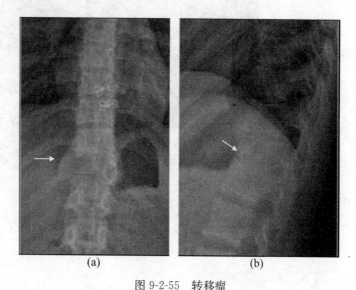

图 9-2-55 转移瘤
(a) 胸椎正位片;(b) 胸椎侧位片:T_{12}椎体变扁,椎体、椎弓根破坏,软组织肿块形成(↑)

2. CT 表现

CT 对显示结构复杂部位骨骼如脊柱、骨盆等转移瘤病灶较 X 线平片优越,能清楚显示脊柱转移瘤所致椎体与附件骨破坏、椎旁软组织肿块及其对硬膜囊、脊髓和神经根的压迫。

3. MRI 表现

MRI 尤其抑脂像对检出骨髓中的肿瘤组织及其水肿非常敏感,能明确转移瘤的数目、大小、分布和邻近组织是否受累(图 9-2-56(c)、(d))。大多数骨转移瘤 T_1WI 为低信号,T_2WI 为程度不同的高信号,STIR 像呈高信号。MRI 由于多平面成像,可冠状与矢状位大视野更清楚显示脊柱转移灶、椎旁软组织肿块及其对硬膜囊、脊髓和神经根的压迫。

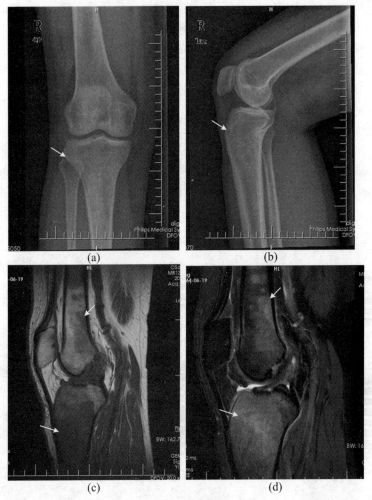

图 9-2-56 转移瘤

(a) 右膝关节正位片；(b) 侧位片；(c) 矢状 T_1WI；(d) 矢状抑脂 PdWI：X 线平片右胫骨上段密度呈斑点状稍增高(↑)；MRI 显示胫骨上段、股骨下段多发大小不等斑片状长 T_1 信号，脂肪抑制像呈高信号(↑)

【诊断与鉴别诊断】

本病一般有原发病史，发病年龄较大、病变多发，结合影像表现可作出诊断。骨转移瘤需与多发性骨髓瘤区别，骨髓瘤病灶大小多较一致，呈穿凿样骨质破坏，多伴有骨质疏松，可有本-周氏蛋白尿，骨髓涂片可找到骨髓瘤细胞。

【比较影像学】

X 线平片是首选和主要的检查方法。CT 对显示骨骼结构复杂部位骨质轻微破坏和软组织改变优越。MRI 早期检出病变非常敏感，能更清楚显示脊柱转移瘤对硬膜囊、脊髓和神经根的压迫。

二十、骨囊肿

骨囊肿(bone cyst)是一种较常见的骨肿瘤样病变，囊腔内含棕色液体。据国内统计，约占骨肿瘤及肿瘤样病变的 3.05%,约占肿瘤样病变的 28.29%。

【临床与病理要点】

青少年好发,常单发,多发生于长骨干骺端,以股骨及肱骨上端多见。一般无明显症状,或仅有隐痛,多因发生病理性骨折而被发现。

【影像学表现】

1. X 线表现

病变始于骺板部位,随着骨的生长而渐移向骨干,骺线闭合即停止生长。囊肿多为圆形或卵圆形,边界清楚,有硬化边(图 9-2-57(a)),有时呈多囊状。可呈膨胀性生长,一般不超过干骺端的宽度,无骨膜反应。骨囊肿易骨折,骨皮质断裂处,骨折碎片可插入囊内形成所谓骨片陷落征(fallen fragment sign)。

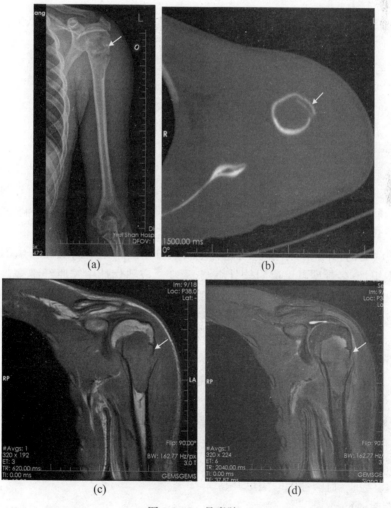

图 9-2-57 骨囊肿

(a) 左肱骨正位片片;(b) CT 轴位片;(c) 冠状 T_1WI;(d) 冠状抑脂 PdWI;X 线平片胫骨类圆形密度减低,局部骨皮质不连续(↑);CT 见皮质下骨片(↑);MRI 显示肱骨上段椭圆形等 T_1 信号,脂肪抑制像呈高信号(↑)

2. CT 表现

囊肿为圆形或卵圆形、边界清楚的水样密度骨缺损区(图 9-2-57(b))，增强无强化。

3. MRI 表现

囊肿为圆形或卵圆形，呈长 T_1、长 T_2 水样信号影(图 9-2-57(c)、(d))。囊内合并出血很少见，在 T_1WI 和 T_2WI 上均为高信号。

【诊断与鉴别诊断】

本病青少年好发，一般无症状，多数根据影像学表现可作出诊断。本病应与以下疾病鉴别：① 骨巨细胞瘤，多发生于骨骺闭合的骨端，呈多房状或皂泡状偏心性生长。② 囊状骨纤维异常增殖症，病变范围多较大，囊内可有骨化或呈磨玻璃样改变。③ 动脉瘤样骨囊肿，多为偏心性明显膨胀生长，常呈多房状，囊内可有点状钙化或骨化。

【比较影像学】

X 线平片是本病首选和主要的检查方法，不典型者可进一步作 CT 或 MRI 检查。

二十一、骨纤维异常增殖症

骨纤维异常增殖症(fibrous dysplasia of bone)又称纤维结构不良，是骨骼内纤维异常大量增殖，代替了正常骨组织。占良性骨肿瘤的 5%～7%。

【临床与病理要点】

1. 发病年龄与部位：本病大多数发病于儿童和青少年，11～30 岁约占 70%，多骨型发病年龄较早。男女比例为 3:2。发病部位大多数在四肢骨，也发生于颅面骨和骨盆等。病变进展缓慢，病程自数年至数十年不等，在骨骼生长期发展较快，骨骼停止生长后，病变逐渐减慢静止，若病变又进展加快、疼痛加剧，应注意是否恶变。

2. 病理改变：病骨呈膨胀性改变，病变主要成分为纤维结缔组织和新生不成熟的原始骨组织，即编织骨，多骨型可见透明软骨小结、囊变。成熟病灶中胶原纤维多，血管较少；幼稚病灶组织中，胶原纤维少，血管丰富，骨化现象较明显。

3. 分型：分为单骨型和多骨型，单骨型多见，占 75%～80%，多骨型病变范围较广，有单侧发病倾向，常累及一侧肢体的多骨，单骨型很少会发展为多骨型。本病 2%～4% 可恶变为骨肉瘤、骨纤维肉瘤、软骨肉瘤等，其中以骨肉瘤最多见。

4. 临床表现：早期常无任何症状，病变晚期可出现骨骼畸形、跛行和疼痛。颅面骨病变可表现为头颅或颜面不对称和突眼等，称为"骨性狮面"。颅底病变可有脑神经受压症状。除骨骼病变外，多骨型病变还可合并皮肤色素沉着、性早熟和内分泌紊乱，称为 Albright 综合征。皮肤色素沉着常见于口唇周围、背部、腰臀部和大腿部皮肤，呈褐色。女性性早熟表现为月经初潮和第二性征过早出现等。

5. 实验室检查：血碱性磷酸酶可升高。

【影像学表现】

1. X 线表现

(1) 本病单骨型病变以股骨、颌骨、胫骨、肋骨和肱骨多见，多骨型病变以股骨、骨盆和胫骨多见。长骨病变多始于干骺端或骨干并渐向远端扩展，骨骺较少受累。

(2) 四肢躯干骨病变可侵及骨髓腔或发生于骨皮质内，X 线平片表现多样，可分为磨玻璃样、囊状膨胀性、丝瓜瓤样和虫蚀样改变,可多种类型病变共同存在。磨玻璃样改变具有特征性,系病变由编织骨构成所致,多见于长骨和肋骨(图9-2-58(a))。约1/3病变表现为单发或多发囊状膨胀性透亮区,边缘常有硬化,邻近骨皮质变薄,囊内常有条索状骨纹和斑点状钙化或骨化。丝瓜瓤样改变少见,膨胀性病灶内骨小梁粗大扭曲,呈纵向走行,似丝瓜瓤样改变,多见于肋骨、股骨和肱骨(图9-2-59(b))。虫蚀样改变很少见,表现为单发或多发的溶骨性破坏,边界清楚。

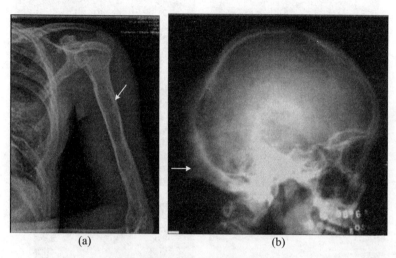

图 9-2-58 骨纤维异常增殖症
(a) 左肱骨正位片:肱骨呈毛玻璃样膨胀性改变;多根肋骨发病,部分肋骨消失,呈磨玻璃样表现。(b) 头颅侧位片:枕骨颅板增厚,内外板结构不清楚,密度增高(↑)

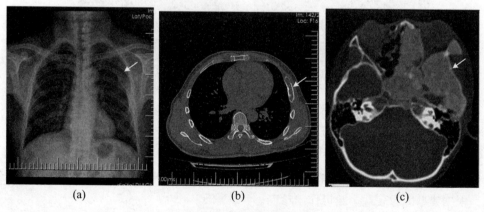

图 9-2-59 骨纤维异常增殖症
(a) 正位胸片;(b) 胸部 CT;(c) 头颅 CT 轴位片:X 线平片显示左侧第 5 肋骨膨大,呈磨玻璃样密度(↑),CT 呈软组织密度,骨皮质变薄(↑),颅底、颞骨及筛骨增大变形,密度增高(↑)

(3) 颅面骨病变以下颌骨、颞骨和枕骨好发,常为局部不对称增大,密度增高,亦可呈囊状或混合性改变(图 9-2-58(b))。病变骨骼膨大突出、突眼、上颌窦消失,呈所谓"骨性狮面"。

2. CT 表现

CT 显示结构复杂部位如颅面骨和颅底骨及骨盆等病变更清楚,可准确显示病变范围及特征,以及眼眶、上颌窦、颅底相应孔裂等受累(图 9-2-59(b)、(c))。

3. MRI 表现

病变 MRI 表现与病理构成有关,T_1WI 上多为低信号,由于病变纤维组织、编织骨含量及囊变、出血等不同,T_2WI 上可为低信号、高信号或混杂信号(图 9-2-60)。

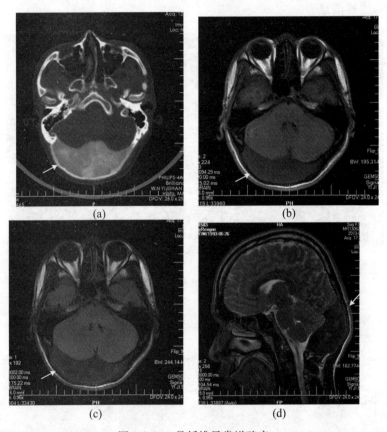

图 9-2-60 骨纤维异常增殖症
(a) 头颅 CT 轴位片;(b) 轴位 T_2FLAIR;(c) 轴位 T_1FLAIR;(d) 矢状 T_2WI:显示枕骨明显增厚,内外板结构不清楚,密度增高;MRI 各序列均呈低信号(↑)

【诊断与鉴别诊断】

本病特点为病变范围较广、形态不规则、生长不对称、病骨可膨胀、病灶可有斑点或条状钙化。根据典型影像表现多数可作出诊断。

本病需与以下疾病鉴别:① 畸形性骨炎,又称 Paget 病,成年和老年人多见,长管骨弯曲,皮质增厚,可见镶嵌状结构,颅骨外板呈绒毛状增厚,其内可见虫蚀状破坏。血碱性磷酸酶明显增高。② 非骨化性纤维瘤,多为偏心性骨破坏,有明显硬化边,无钙化及磨玻璃样表现。

【比较影像学】

X 线平片是本病首选和主要的检查方法,不典型者及解剖结构复杂部位可进一步作 CT 或 MRI 检查。CT 可更清楚显示本病颅面骨和颅底骨及骨盆等改变,准确显示病变范围、特征及邻近结构改变。

二十二、骨嗜酸性肉芽肿

郎格汉斯细胞组织细胞增生症(Langerhans cell histiocytosis,LCH)是一种病因不明的疾病,可能与免疫调节功能紊乱有关。既往临床将 LCH 分为勒-雪病(Letterer-Siwe disease)、韩-薛-柯病(Hand-Schuller-Christian disease)和骨嗜酸性肉芽肿(eosinophilic granuloma),其临床表现不同,病变范围和预后也不同。其中骨嗜酸性肉芽肿最多见,占60%~80%,可自愈或复发。

【临床与病理要点】

1. 发病年龄与部位:骨嗜酸性肉芽肿好发于儿童及青少年,好发年龄5~10岁,男性多于女性。多为单骨发病(50%~75%),约一半发生于颅骨,其次为股骨、脊椎、骨盆、下颌骨、肋骨和上肢长骨。

2. 病理改变:肉芽组织位于骨髓腔,形成局部骨破坏,常伴有出血、坏死和囊变。

3. 临床表现:局部疼痛、肿胀和软组织肿块,可有病理性骨折。

【影像学表现】

1. X线表现

本病多为单发,亦可多发,典型表现为类圆形的溶骨性破坏。活动期,破坏区边界模糊,骨皮质可变薄,甚至穿破进入周围软组织。病灶修复时,破坏区内可见小片状致密性骨硬化,边界清楚,病变范围逐渐缩小或消失,但也可反复出现新病灶。不同部位病灶各有特点:

(1) 颅骨病变多累及额、顶骨,起于板障,渐累及内外板。呈单发或多发大小不等的圆形或类圆形密度减低区,少数骨质破坏区可相互融合呈"地图样",破坏区内可有"纽扣样"死骨,周边可有轻度硬化。病变可跨越颅缝,破坏外板后可形成软组织肿块(图9-2-61(a)、(b))。

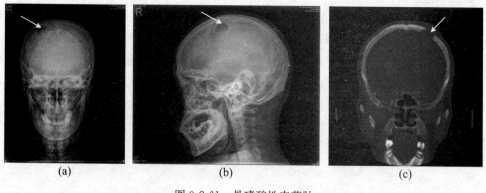

图 9-2-61　骨嗜酸性肉芽肿
(a) 头颅正位片;(b) 头颅侧位片;(c) 头颅CT冠状重组像:X线显示右侧顶骨见卵圆形低密度影,边界清楚(↑);CT显示颅板局部缺损,周围软组织稍肿胀(↑)

(2) 长骨病变多累及干骺端和骨干,破坏区位于骨髓腔,呈圆形或类圆形低密度区,病变亦可较广泛,具膨胀性,常见有层状骨膜反应(图9-2-62(a)、(b))。

(3) 脊椎病变多为单发,亦可多个脊椎受累,表现为椎体骨质破坏,发生病理性压缩呈楔形或平板状,椎旁可有软组织肿胀,椎间隙正常。修复期,椎体密度增高。

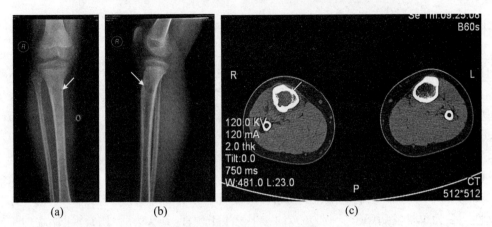

图 9-2-62　骨嗜酸性肉芽肿
(a) 右胫骨正位片;(b) 右胫骨侧位片;(c) 双胫腓骨 CT 轴位片:X 线显示右侧胫骨上端干骺端见卵圆形低密度影,边界清楚(↑);CT 显示髓腔局部呈软组织密度,邻近骨质受侵(↑)。

(4) 颌骨病变多位于下颌骨后部,常沿牙根分布,呈囊状骨破坏,边缘不整,牙根可被吸收,牙槽骨受累可出现"悬浮牙"。

(5) 骨盆病变多呈多房状或地图状破坏,边缘可有硬化。

2. CT 表现

CT 对结构复杂部位如颅骨、脊椎及骨盆等病变及其细节显示更清楚,可准确显示溶骨性破坏及其周围软组织肿块(图 9-2-61(c)、图 9-2-63(a))。增强扫描病变轻度强化。

3. MRI 表现

病变多呈长 T_1、稍长 T_2 信号,病灶周围可有不同程度水肿。MRI 显示软组织改变优越,可清晰显示病变与邻近颅内结构的关系(图 9-2-63(b)～(d))。

【诊断与鉴别诊断】

本病儿童、青少年多见,结合影像学特点,多可作出诊断。鉴别诊断主要包括:① 骨干结核,常有泥沙样死骨,极少有膨胀性改变;② 脊椎结核,破坏区常有泥沙样死骨,可有椎旁脓肿形成,椎体极少呈盘状或薄板状,椎间隙变窄;③ 骨 Brodie 脓肿,破坏区周围增生硬化明显,骨骼可增粗。

【比较影像学】

X 线平片是诊断本病首选和主要的检查方法,CT 对结构复杂骨骼病变价值较大,可提供更多病变细节,MRI 显示软组织改变优越。

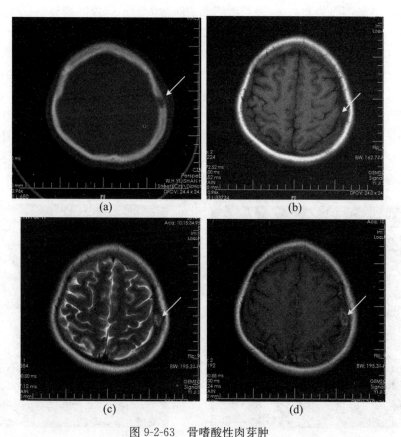

图 9-2-63 骨嗜酸性肉芽肿

(a) 头颅 CT 轴位片；(b) 轴位 T_1FLAIR；(c) 轴位 T_2WI；(d) 轴位 T_1WI 增强像：左侧颅骨局部破坏，周围软组织稍肿胀(↑)；MRI 呈等 T_1、长 T_2 信号，增强扫描病灶周边强化(↑)

第三节 软组织常见疾病

一、软组织损伤

软组织损伤(trauma of soft tissue)包括肌肉拉伤、挫伤，关节周围韧带和肌腱撕裂等，是运动医学常见病和多发病。

(一) 肩袖撕裂

肩袖为肩关节囊外肌肉、肌腱和韧带复合体，包括冈上肌、冈下肌、小圆肌和肩胛下肌。肩袖撕裂(rotator cuff tears)多为冈上肌及肌腱撕裂，严重时可累及冈下肌和肩胛下肌，常发生在冈上肌肌腱的所谓"关键区"。

【临床与病理要点】

肩袖撕裂主要由肩关节退行性变、创伤和撞击等引起，分部分性和完全性撕裂，以部分性多见。部分性撕裂可为肩袖关节面、滑膜面或肌腱内的不同程度撕裂；完全性撕裂贯穿肩袖全层，肩峰-三角肌下滑囊与关节腔直接相通。

肩袖撕裂多见于 50 岁以上，主要表现为肩关节疼痛，活动受限。

【影像学表现】

MRI 可以明确肩袖撕裂的部位、范围、程度和伴发损伤。肩袖撕裂主要在 FS-PdWI 或 FS-T_2WI 的斜冠状位观察。完全性撕裂表现为肌腱中断、回缩，常伴肩峰-三角肌下滑囊积液（图 9-3-1）。部分性撕裂表现为肌腱局部连续性中断，呈线状或弥漫性高信号（图 9-3-2）。Gd-DTPA 关节腔直接造影的脂肪抑制 T_1WI 能准确显示肌腱关节面不完全小撕裂，并可与假性撕裂鉴别，但诊断上表面和肌腱内部分撕裂困难（图 9-3-3）。

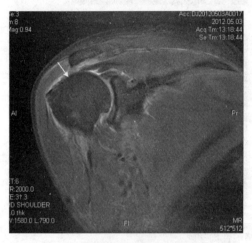

图 9-3-1　冈上肌肌腱完全撕裂

冠状抑脂 PdWI：冈上肌肌腱中断、回缩，肩峰-三角肌下滑囊积液（↑）

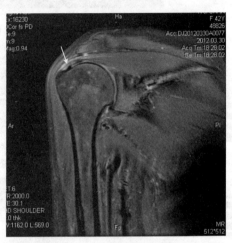

图 9-3-2　冈上肌肌腱部分撕裂

冠状抑脂 PdWI：冈上肌肌腱局部不连续，见斑片状高信号（↑）

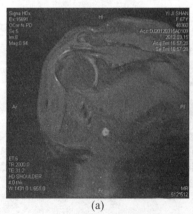 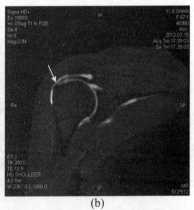

(a)　　　　　　　　　　　　　　　(b)

图 9-3-3　冈上肌肌腱完全撕裂

(a) 冠状抑脂 PdWI；(b) 冠状抑脂 T_1WI：平扫显示冈上肌肌腱形态、信号未见异常；关节造影显示冈上肌肌腱细小、中断，关节腔及肩峰-三角肌下滑囊有对比剂（↑）

【诊断与鉴别诊断】

肩袖撕裂 MRI 多能明确诊断，部分病例诊断与分型困难，甚至漏诊。肩袖撕裂的误判：

肩袖在 T_1WI、PdWI 等短 TE 序列上可出现局部高信号,类似于肩袖撕裂表现,系魔角效应、运动伪影、脂肪和肌肉的不均质性、部分容积效应等所致。

【比较影像学】

X 线平片和 CT 检查对本病诊断价值有限,不用于本病检查诊断。MRI 检查为诊断肩袖撕裂首选和主要的检查方法,还可观察肩袖撕裂的合并损伤;肩关节造影可进一步提高肩袖撕裂诊断的敏感性和准确性,但系有创检查,应选择使用。

(二) 膝关节交叉韧带损伤

前、后交叉韧带撕裂是临床常见病和多发病,常由运动不当或暴力引起。

【临床与病理要点】

1. 发病年龄与原因:前、后韧带损伤以青少年多见,男性多于女性。前交叉韧带损伤多见于滑雪、足球、跳远、高速踢蹬等运动;后交叉韧带损伤多由于交通事故、压砸或屈膝位坠落伤等所致。

2. 病理改变:前、后交叉韧带撕裂分完全性和部分性,以部分性多见。前交叉韧带 (anterior cruciate ligament, ACL) 损伤大多数位于韧带中段,最常发生于胫骨固定、股骨外翻或外旋时,单纯前交叉韧带损伤少见,约 70% 合并其他损伤,常并发内侧副韧带和内侧半月板撕裂。后交叉韧带 (posterior cruciate ligament, PCL) 损伤不常见,撕裂常位于韧带中段,其次为近段,可伴发多韧带损伤。

3. 临床表现:前、后韧带损伤主要表现为膝关节疼痛、肿胀和活动受限,膝关节抽屉试验阳性,常引起膝关节不稳。

【影像学表现】

前、后交叉韧带撕裂主要在 FS-PdWI 或 $FS-T_2WI$ 序列上观察。MRI 对部分性撕裂显示相对困难,尤其前交叉韧带的部分性撕裂,需结合冠状位、矢状位和轴位观察,各向同性 3D MR 成像由于减少部分容积效应的影响以及可以按 ACL 走行方向进行重建,能更精确显示 ACL 的双束结构,可进一步提高前交叉韧带部分性撕裂诊断的敏感性和准确性。前、后交叉韧带部分撕裂表现为韧带局灶性或弥漫性增厚、轮廓不规则,$FS-T_2WI$ 或 FS-PdWI 显示韧带内局灶性或弥漫性信号增高。完全性韧带撕裂时韧带连续性中断或显示不清楚,$FS-T_2WI$ 或 FS-PdWI 显示断端信号增高(图 9-3-4)。

【诊断与鉴别诊断】

前、后交叉韧带损伤 MRI 多能明确诊断,部分病例诊断与分型困难。诊断前交叉韧带损伤时要注意合并其他结构损伤。注意假阳性和假阴性,假阳性原因:韧带内黏液样变性、股骨髁附着部分容积效应(主要在矢状位)及扫描方向未和前交叉韧带方向平行等;假阴性可为瘢痕等所致。

【比较影像学】

X 线平片和 CT 检查对本病诊断价值有限,一般不用于检查诊断,MRI 检查为交叉韧带损伤首选和主要的检查方法,还可观察交叉韧带损伤的合并损伤。

二、软组织炎症

软组织炎症(soft tissue inflammation)的病因多样。多数有典型的临床表现,可以确

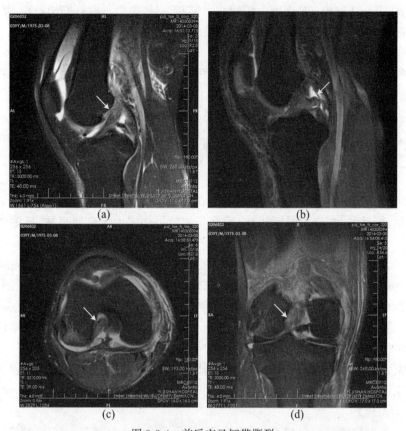

图 9-3-4 前后交叉韧带撕裂

(a) 矢状抑脂 PdWI；(b) 矢状抑脂 PdWI；(c) 轴位抑脂 PdWI；(d) 冠状抑脂 PdWI；(a)、(c)、(d) 前交叉韧带部分撕裂，前交叉韧带增粗，局部不连续，信号增高(↑)；(b) 后交叉韧带完全带撕裂，后交叉韧带中断、扭曲，局部信号增高(↑)

诊，影像学检查可明确炎症部位、范围、有无脓腔和瘘管、邻近骨关节受累情况。某些毒性较低的致病菌引起的肌肉和软组织脓肿，病程长，临床症状不典型时，CT 和 MRI 检查可帮助区别是炎症还是肿瘤等。

【临床与病理要点】

1. 病理改变：多数细菌感染的急性期主要为软组织局部充血、水肿、炎性细胞浸润和组织坏死，继而形成脓肿，脓肿可局限，也可沿着肌肉间隙蔓延、扩散。慢性期病灶可钙化，边缘有时包绕一层纤维组织。

2. 临床表现：起病急，可合并全身发热，局部有红肿、热、痛，血象中白细胞总数及分类均高。少数毒性较低的致病菌引起的感染，进展慢，临床表现不典型。

【影像学表现】

1. X 线表现

X 线平片可表现为局部软组织肿胀、密度增高，肌间隙、皮下脂肪层模糊，皮下脂肪层内出现网状影等(图 9-3-5)。

2. CT 表现

炎症急性期，CT 多表现为局部软组织肿胀，分界不清晰，密度呈弥漫性增高，组织间隙模糊消失。脓肿形成后，CT 表现为局部圆形或分叶状低密度坏死区，CT 值在 10～20 HU

之间，病灶与周围组织结构分界不清晰；增强扫描呈环形强化，坏死区无强化（图9-3-6）。

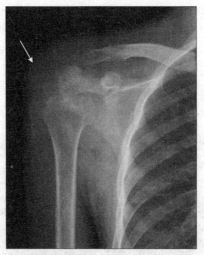

图 9-3-5　软组织炎症

右肩关节正位片：右肩部软组织肿胀、密度稍增高，皮下脂肪层及肌间脂肪层模糊（↑）

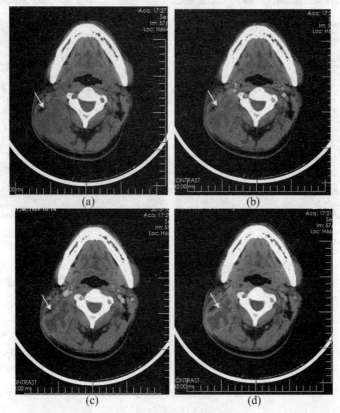

图 9-3-6　软组织脓肿

(a) CT 轴位；(b) 轴位（增强动脉期）；(c) 轴位（增强静脉期）；(d) 轴位（增强延迟期）；颈部右侧软组织肿胀，其内见不规则低密度坏死区，分界不清晰，增强扫描边缘花环状强化，坏死区无强化（↑）

3. MRI 表现

MRI 尤其是脂肪抑制像对软组织炎症特别是早期急性炎症的显示敏感,可清晰显示皮下脂肪层、肌肉、肌间隙受累情况。急性炎症表现为受累软组织肿胀,肌间隙模糊,病变 T_1WI 呈低或略低信号甚至等信号,T_2WI 呈高信号,边界模糊不清。脓肿形成后,MRI 可清楚显示脓肿轮廓及边缘。脓肿多呈圆或类圆形,中央液化坏死区呈长 T_1、长 T_2 信号,DWI 呈高信号,边缘可见一圈一致性低信号环绕,边界较光整;脓肿周围伴有局限性水肿影;增强扫描脓肿边缘呈环状强化(图 9-3-7)。

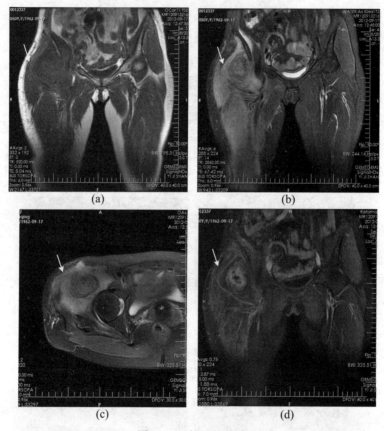

图 9-3-7 软组织脓肿
(a) 冠状 T_1WI;(b) 冠状 IDdeal T_2WI;(c) 轴位抑脂 T_2WI;(d) 冠状抑脂 T_1WI 增强:显示右侧臀部软组织肿胀,其内见不规则等 T_1、长 T_2 信号的坏死区,分界不清楚,增强扫描边缘环状强化,坏死区无强化(↑)

【诊断与鉴别诊断】

软组织炎症多数有典型的临床表现,可以确诊,无需影像学检查。影像学检查可明确炎症部位、范围、有无脓腔和瘘管、邻近骨关节受累情况;不典型时,MRI 和 CT 检查可帮助区别是炎症还是肿瘤。本病有时需与以下疾病鉴别:① 血液外溢,范围较广泛,但多局限于肢体的一侧;② 淋巴组织外溢,主要为皮肤和皮下组织增厚,脂肪层水肿,并见广泛的网状结构致密影,肌肉较少受累。

【比较影像学】

X 线平片对本病诊断价值有限,MRI 较 CT 优越,为首选检查方法。

三、软组织肿瘤

软组织肿瘤起源于纤维、脂肪、肌肉、脉管、神经和滑膜等组织。软组织肿瘤种类繁多，分类复杂，WHO 在 2013 年初出版了新的软组织肿瘤 WHO 分类（第 4 版），根据肿瘤组织发生基础和生物学行为的不同，分良性和恶性，一些为中间型（局部侵袭性或偶见转移性）。

（一）脂肪瘤

脂肪瘤（lipoma）是常见的软组织良性肿瘤，约占良性软组织肿瘤的 25.7%。

【临床与病理要点】

1. 发病年龄与部位：好发于 50~60 岁，一般单发，也可多发。大小不等。位置可浅可深，浅在的脂肪瘤多位于颈部、肩部、乳腺、大腿等处的皮下；深部的多位于腹膜后、胸壁、手和足的深部组织内。

2. 病理改变：脂肪瘤多呈圆形，也可为分叶状，具完整包膜。肿瘤主要为成熟的脂肪细胞构成，也含有其他间叶成分。含纤维结缔组织的称纤维脂肪瘤，富含血管者称血管脂肪瘤，少数有软骨或骨化生者称软骨脂肪瘤或骨脂肪瘤。

3. 临床表现：典型表现为缓慢生长的无痛性包块，质地柔软，边界较清楚。

【影像学表现】

1. X 线表现

病变较小时，平片可示异常发现。较大的脂肪瘤表现为边缘清楚的圆形或类圆形低密度区（图 9-3-8）。

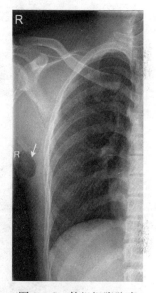

图 9-3-8 软组织脂肪瘤

右胸部正位片：右腋窝处见梭形低密度影，边界清楚（↑）

2. CT 表现

平扫呈密度均匀、边缘清楚的低密度灶，CT 值 -50~-120 HU，内部可有线样略高密度分隔影；增强扫描时无强化，但分隔可有强化（图 9-3-9）。

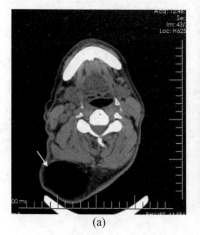
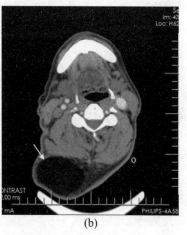

图 9-3-9 软组织脂肪瘤

(a) CT 轴位平扫；(b) 增强扫描：右侧颈部皮下见卵圆形低密度影，边界清楚（↑），增强扫描无强化（↑）

3. MRI 表现

MRI 上脂肪瘤的典型表现与皮下脂肪组织信号一致,在脂肪抑制像上脂肪信号被抑制呈低信号;注射 Gd-DTPA 后,肿瘤无明显强化,脂肪瘤内纤维间隔可轻度强化(图 9-3-10)。

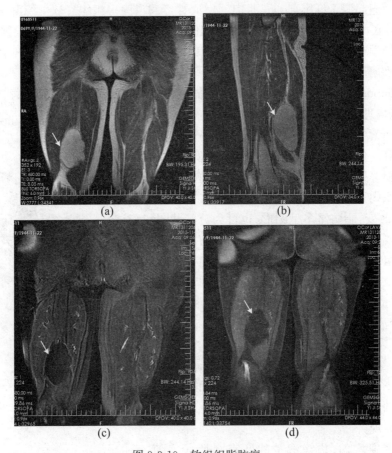

图 9-3-10 软组织脂肪瘤

(a) 冠状 T_1WI;(b) 矢状 T_2WI;(c) 冠状抑脂 T_2WI;(d) 冠状抑脂 T_1WI 增强:右大腿肌间见卵圆形短 T_1、长 T_2 信号影,脂肪抑制像呈低信号,边界清楚,增强扫描无强化(↑)

【诊断与鉴别诊断】

脂肪瘤 CT 和 MRI 表现具特征性,诊断不难。有时需与以下疾病鉴别:① 分化良好的脂肪肉瘤,除脂肪成分外,CT 和 MRI 还显示肿瘤含有软组织成分。② 畸胎瘤,CT 和 MRI 除显示脂肪成分外,还显示肿瘤含有钙化、骨骼、牙齿和液体等组织成分。

【比较影像学】

本病主要依赖 MRI 或 CT 检查。

(二) 血管瘤

血管瘤(hemangioma)是常见的软组织良性肿瘤,由异常血管组织形成,占软组织良性肿瘤的 1.5%~1.8%。

【临床与病理要点】

1. 发病年龄与部位:多发生于儿童和青年人,女性发病率较男性多 2~3 倍。好发于四肢皮肤、皮下组织和深部软组织,颜面、口腔及颈部也较常见。

2. 病理改变：血管瘤按血管腔的粗细和血管类型分为毛细血管型、海绵型、静脉型和混合型。肌间血管瘤好发于青少年下肢，为骨骼肌肉内的一种血管性错构瘤，由血管、纤维及脂肪等组成；肿瘤分局限性和弥漫性，以后者多见。

3. 临床表现：一般多无明显自觉症状，有时可有间歇性疼痛、肿胀，少数可继续发展，特别是在外伤后，常可迅速增长而侵犯和破坏周围组织造成畸形或并发溃疡、感染和出血。

【影像学表现】

1. X 线表现

X 线平片对诊断帮助不大，有时可见静脉石。血管造影是血管瘤最可靠的诊断方法，可显示紊乱、迂曲成团的血管影，具有早进晚出的特征；但系有创检查，临床较少应用。

2. CT 表现

病灶多呈边界欠清楚、密度不均匀的结节状、索条状或分叶状肿块，特征性表现为病灶内见钙化和静脉石；增强扫描多呈明显强化，动态增强扫描海绵状血管瘤表现为逐渐强化的增强特点（图 9-3-11）。靠近骨骼的血管瘤常可引起局部骨质增生和侵蚀等改变。

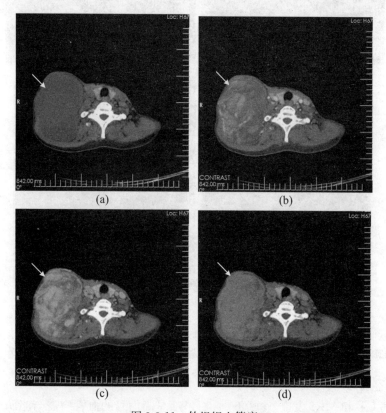

图 9-3-11　软组织血管瘤
(a) CT 平扫轴位；(b) 增强动脉期；(c) 静脉期；(d) 延迟期：右颈部肌间见团块状稍低密度影，增强扫描渐近强化，延迟 3 分钟呈均匀稍高密度，边界清楚（↑）

3. MRI 表现

MRI 是血管瘤最佳的检查方法，尤其对位于深部组织或肌肉内者，T_2WI 尤其脂肪抑制 T_2WI 能清楚地显示肿瘤形态、大小、部位、范围及肿瘤与周围结构的关系。典型表现为 T_1WI 上呈边缘模糊且与骨骼肌相等的信号，其内可见到与皮下脂肪相似的细线状或宽带状高信号；T_2WI 上呈高信号，并随 T_2 权重的增加，病变信号也越来越高，范围和边界也越清楚。静脉石及钙化呈小圆形无信号区，亚急性及慢性反复出血表现为不规则斑点、片状短 T_1、长 T_2 信号，含铁血黄素沉着 T_2WI 呈低信号。注射 Gd-DTPA 增强，大多数血管瘤呈结节状、条索状或管状，中到重度强化，动态增强扫描海绵状血管瘤表现同 CT 动态增强（图 9-3-12）。受累的肌肉和皮下脂肪可出现肥大或萎缩改变。

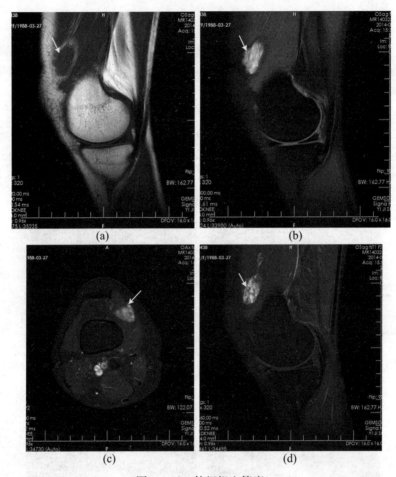

图 9-3-12　软组织血管瘤

(a) 矢状 T_1WI；(b) 矢状抑脂 PdWI；(c) 轴位抑脂 T_1WI 增强；(d) 矢状抑脂 T_1WI 增强：大腿前部肌肉间隙见卵圆形等 T_1、长 T_2 信号影，脂肪抑制像呈高信号，增强扫描明显强化(↑)

【诊断与鉴别诊断】

根据本病 CT 和 MRI 表现，诊断不难。T_1WI 呈高信号的血管瘤需与脂肪瘤鉴别，血管瘤在 T_1WI 上的高信号常不均匀，应用脂肪抑制序列和增强 T_1WI 检查有助于鉴别。

【比较影像学】

X 线平片对本病诊断帮助不大，MRI 较 CT 优越，为首选检查方法。

(三) 脂肪肉瘤

脂肪肉瘤(liposarcoma)起源于原始间叶组织，由不同分化程度和特异性脂肪细胞组成，占所有软组织肉瘤的 10%～18%。

【临床与病理要点】

1. 发病年龄与部位:多见于 40～60 岁,男性多于女性。好发于深部软组织,最常见于大腿及腹膜后。

2. 病理改变:肿瘤体积常较大,其直径多在 5～15 cm 之间,呈结节状或分叶状,可伴有坏死和囊变,一般无包膜,可向周围组织浸润。组织学上分为多个亚型:高分化型、黏液样型、圆形细胞型、多形性型、去分化型和混合型等,其中黏液样型最常见。

3. 临床表现:多数为无痛性肿块,晚期出现疼痛和功能障碍。

【影像学表现】

1. X 线表现

X 线平片对脂肪肉瘤检出不敏感,较大的病灶可表现为边界不清楚的软组织密度肿块或低密度透亮区。

2. CT 表现

分化良好的脂肪肉瘤以脂肪成分为主,表现为边界清楚的低密度透亮区,类似于良性脂肪瘤表现。而恶性程度较高的脂肪肉瘤主要表现为不均匀软组织密度肿块,呈圆形或不规则形,边界不清楚。肿瘤脂肪含量少,CT 密度高,其恶性程度高;肿瘤脂肪含量多,CT 密度低,其恶性程度也低。增强扫描实性部分呈不均匀强化(图 9-3-13)。

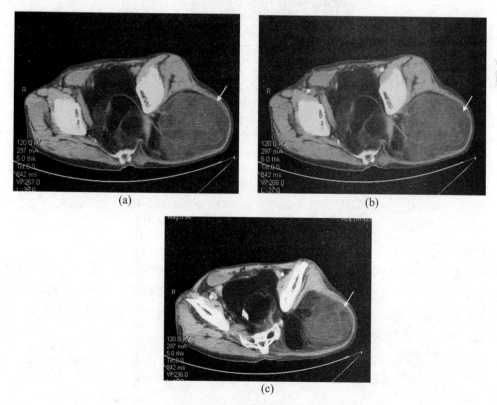

图 9-3-13 软组织脂肪肉瘤

(a) CT 平扫轴位片;(b) 增强动脉期;(c) 增强静脉期:左侧臀部皮下肌间及盆腔见不规则稍低软组织及低密度脂肪影,边界尚清楚,增强扫描软组织密度影强化(↑)

3. MRI 表现

MRI 表现与肿瘤的分化程度有关。分化良好者表现为以脂肪信号为主的肿块,T_1WI 上呈高信号,T_2WI 上呈中高信号,其内可见低信号的纤维间隔。分化不良者病灶内信号不均匀,并向周围组织浸润生长,多表现为形态不规则等或长 T_1、等或长 T_2 混杂信号,边界模糊(图 9-3-14);注射 Gd-DTPA 增强后,脂肪肉瘤呈不均匀强化,其内部坏死和囊变区无强化。

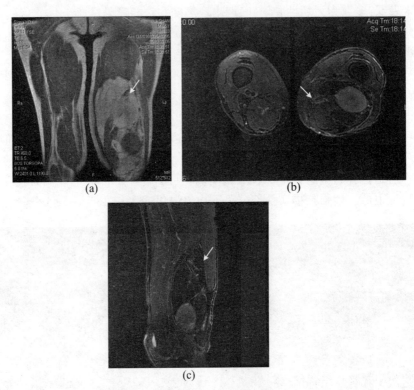

图 9-3-14　软组织脂肪肉瘤

(a) 冠状 T_1WI;(b) 矢状抑脂 T_1WI 增强;(c) 轴位抑脂 T_2WI:左大腿后部深部肌间见团块状脂肪信号及软组织信号影,增强扫描软组织肿块明显强化(↑)

【诊断与鉴别诊断】

本病影像表现无明显特异性,需与以下疾病鉴别:① 脂肪瘤,多发生于皮下软组织内,边界清楚,类似于正常脂肪组织的密度和信号。② 其他类型的软组织肿瘤,如纤维肉瘤、恶性纤维组织细胞瘤等,与脂肪含量少的脂肪肉瘤鉴别困难,薄层 CT 及 MRI 上发现有脂肪密度或信号影时,有助于脂肪肉瘤的诊断。

【比较影像学】

X 线平片对本病诊断帮助不大,MRI 较 CT 优越,为首选检查方法。

(陈基明)

第十章 关 节

关节（joint）为骨与骨之间的间接连接，具有关节面、关节腔及关节囊。

关节疾病种类繁多，医学影像学检查对关节病变的诊断极其重要，但不同的影像学检查技术有各自的优势和不足，因此，应根据不同的病变选择有效、安全、经济、简单的影像学检查方法来进行疾病的诊断。

第一节 影像检查技术

一、X线检查

（一）透视

透视可以动态观察关节的解剖和运动功能情况，简便、廉价。多用于关节脱位的复位等。但图像分辨力较差，患者接受X线辐射量较大。

（二）X线平片

X线平片，尤其数字X线成像，因其对比度和空间分辨力较高，可清晰显示细微骨质结构及其病变，初步观察软组织结构（图10-1-1），是观察关节主要的影像学检查方法。摄片要求包括正、侧位，对称关节有时需两侧同时摄片进行对比，一些关节需要拍摄特殊位片。由于关节囊、关节软骨等结构，因缺乏自然对比X线平片显示不清，不少关节病变的异常X线表现晚于临床和病理改变，结构复杂的关节影像相互重叠不易观察，因此当关节X线平片表现特征不明显或与临床不相符时，需选用CT或MRI进一步检查加以明确。

二、CT检查

关节的CT检查多在X线平片检查的基础上选用。CT密度分辨力高，无重叠，可通过窗技术来分别观察骨与软组织的病变（图10-1-2），3D CT及其重组图像对于显示复杂解剖部位如肩关节及髋关节的病变及解剖关系更为优越，可对关节结构紊乱等病例进行术前评估。

CT检查主要为平扫，层厚2~5 mm。拟行三维后处理如多平面重组（MPR）或表面重组（SSD）等，应以1~2 mm层厚扫描。

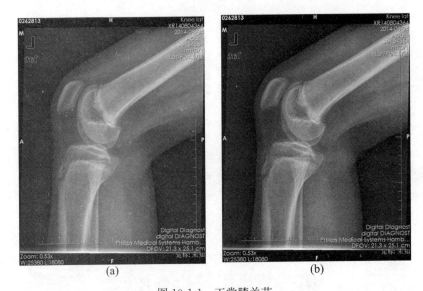

图 10-1-1 正常膝关节

(a) 左膝关节正位片;(b) 左膝关节侧位片:膝关节面、关节间隙及其周围软组织等结构清楚显示

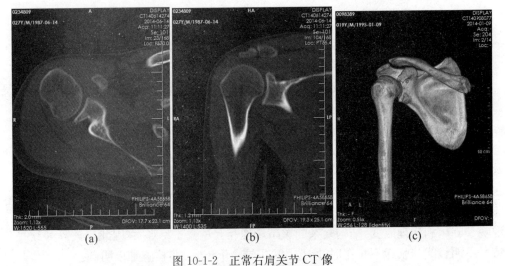

图 10-1-2 正常右肩关节 CT 像

(a) 平扫轴位像;(b) 冠状重组像;(c) 三维重组像:关节面、关节间隙及其周围软组织等结构清楚显示

三、MRI 检查

MRI 软组织分辨力高,具有多参数和多方位成像特点,能很好地显示关节软骨、关节囊、韧带及肌腱等组织结构及其病变(图 10-1-3)。

关节的 MRI 检查主要为平扫,滑膜等病变有时需增强扫描。应尽量选用表面线圈,扫描序列常用自旋回波、快速自旋回波和脂肪抑制等,应根据病变的部位和范围行横断、冠状或矢状位扫描,至少需要进行两个方位的检查。

少数不能明确诊断的关节病变需 MR 关节造影。将造影剂注入关节腔扩张关节囊后作

MRI扫描。MRI关节造影在诊断关节盂唇、肌腱等结构的部分和完全撕裂、评价关节手术后疗效等方面的价值尤为突出,但属有创的检查方法。

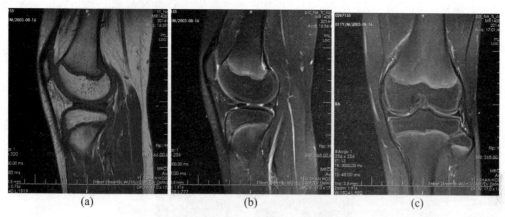

图 10-1-3 正常右膝关节 MRI 像
(a) 矢状 T_1WI 像;(b) 矢状 PdWI 像;(c) 冠状 PdWI 像;关节软骨、骨性关节面、半月板及韧带等结构清楚显示

第二节 常见疾病

一、关节外伤

关节外伤为临床常见病,关节外伤包括关节脱位(dislocation of joint)和关节软骨损伤。关节脱位是指关节组成骨之间的对位关系脱离、错位,可伴有骨折,合并关节囊和韧带撕裂、血管或(和)神经损伤。根据关节脱位的程度可分为完全性脱位和半脱位。

【临床与病理要点】

外伤性关节脱位易发生在活动范围大,关节囊和周围韧带相对松弛、薄弱的关节,以肘关节、肩关节等脱位多见。多有明确的外伤史,患者有关节疼痛、肿胀、变形以及功能障碍等。治疗不及时或治疗不当,可造成骨性关节炎、关节功能障碍、习惯性脱位等。

【影像学表现】

1. 肩关节脱位(dislocation of shoulder):根据创伤机制分为肱骨头前脱位和肱骨头后脱位,前脱位以肱骨头盂下脱位常见,也可发生喙突下、锁骨下脱位,后脱位少见。肩关节脱位可伴有肱骨大结节骨折。X线平片易于显示肩关节脱位及并发的骨折(图 10-2-1),但肱骨头向后方的移位容易漏诊。CT检查能明确关节脱位及并发的骨折,可以显示X线平片难以诊断的后脱位、肱骨头后部微小压缩骨折和肩胛盂骨折(图 10-2-2)。MRI可显示关节脱位合并盂唇、肌腱和韧带的损伤。

2. 肘关节脱位(dislocation of elbow):较常见,青少年和成人发生率高,多因肘关节过伸引起,常合并骨折、关节囊、韧带、血管和神经损伤。肘关节脱位常为后脱位或侧后脱位,尺、桡骨同时向肱骨后方移位,一般X线平片能明确诊断(图 10-2-3)。儿童轻微肘关节脱位因其关节面之间对位关系难确定,有时诊断困难,应根据桡骨纵轴线与肱骨小头在正侧位的位置关系有无异常或拍摄双侧肘关节片对比观察进行判断。此外,小儿肘关节脱位与肱骨远端全骨骺分离易混淆。CT 尤其 3D CT 及其重组图像能明确 X 线平片难以诊断的关节脱位及并发的骨折(图 10-2-4)。MRI 可显示关节脱位、合并的伸肌及屈肌总肌腱和内外侧副韧带的损伤。

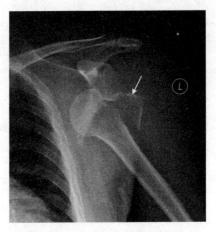

图 10-2-1　左肩关节前脱位(正位)
左肱骨头向肩胛盂前下方移位,伴肱骨大结节撕脱骨折(↑)

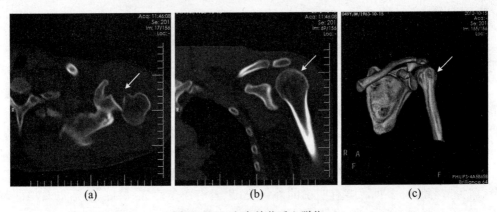

图 10-2-2　左肩关节后上脱位
(a) CT 平扫轴位像;(b) 冠状重组像;(c) 三维重组像;左肱骨头向肩胛盂后上方移位,SSD 图像更直观

【诊断与鉴别诊断】
结合外伤史,大多数关节脱位影像学可作出诊断。
【比较影像学】
X 线平片是本病首选和主要的影像学检查方法,大多数关节脱位 X 线平片能作出诊断。对于 X 线平片难以诊断的关节脱位,如胸锁关节前、后脱位和骶髂关节脱位以及成人小关节脱位和儿童骨骺未完全骨化的关节脱位,尤其是不完全脱位,CT 或 MRI 检查可帮助明确诊断。MRI 检查还能显示关节脱位合并关节腔内积血、盂唇损伤、关节囊内外韧带和肌腱断裂以及关节周围的软组织损伤等。

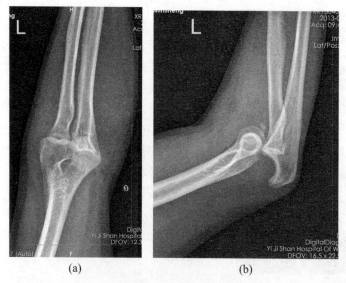

图 10-2-3 左肘关节后脱位
(a) 正位;(b) 侧位:左尺桡骨向后移位

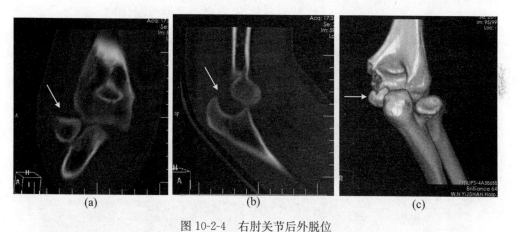

图 10-2-4 右肘关节后外脱位
(a) CT 冠状重组像;(b) 矢状重组像;(c) 三维重组像:显示右尺桡骨向后外侧脱位(↑),伴肱骨内上髁骨折(↑)

二、化脓性关节炎

化脓性关节炎(pyogenic arthritis)由化脓性细菌感染滑膜引起,以金黄色葡萄球菌最为常见。儿童多见,常为单关节受累,以髋、膝关节多见。

【临床与病理要点】

1. 病理改变:化脓性细菌血行感染引起滑膜充血、水肿,关节腔内渗液,渗液中白细胞分解释放大量蛋白溶解酶,溶解关节软骨和软骨下骨质,引起关节间隙狭窄,骨质破坏,严重骨质及关节囊、韧带破坏可致关节半脱位或脱位,病变愈合时可导致关节强直。

2. 临床表现:发病急,有畏寒、发热、不适等全身症状;局部关节有红肿热痛及功能障碍。

3. 血常规检查：外周血白细胞总数及中性粒细胞增多，中性粒细胞百分比增高。

【影像学表现】

1. X线表现

早期，关节囊及周围软组织肿胀，邻近骨端骨质疏松（图10-2-5）。关节囊及韧带破坏易引起关节半脱位或脱位；病变进展，关节间隙狭窄，承重面关节下骨质破坏。愈合时呈修复表现，出现骨质增生硬化等，晚期严重病变可发生关节骨性强直。

2. CT表现

CT显示关节积液、细微骨质破坏、软组织脓肿及判断病变的范围较X线平片敏感。增强CT脓肿壁呈环形强化。

3. MRI表现

MRI可敏感显示滑膜炎症、关节内积液、软骨与骨破坏和骨髓充血水肿、关节周围软组织受累范围及脓肿形成等，有助于早期诊断（图10-2-6）。

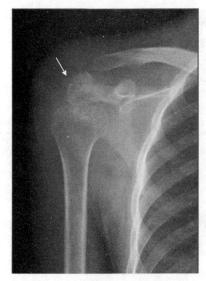

图10-2-5 右肩关节化脓性关节炎

正位X线平片显示关节周围软组织明显肿胀，关节间隙未见变窄，骨端骨质疏松（↑）

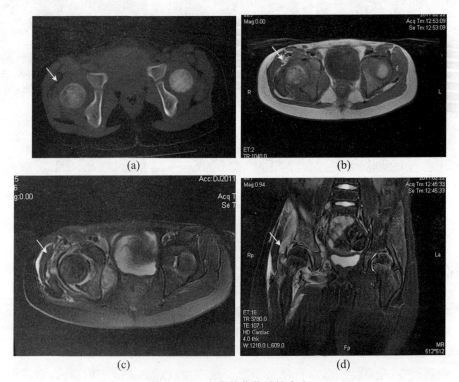

图10-2-6 右髋关节化脓性炎症

(a) CT轴位像；(b) 轴位T_1WI像；(c) 轴位PdWI像；(d) 冠状PdWI像：CT显示右髋关节间隙稍增宽，关节腔积液（↑）；MRI显示髂骨斑片状渗出水肿改变，关节腔少量积液，关节周围软组织广泛肿胀渗出、局部脓肿形成（↑）

【诊断与鉴别诊断】

本病主要依赖临床及影像学的表现作出诊断。需与关节结核鉴别,关节结核发病缓慢、病程较长,无急性症状及体征,骨质破坏常先发生于关节边缘,关节间隙变窄发生较晚。

【比较影像学】

X 线平片是本病首选的影像学检查方法,但对早期诊断价值有限。CT 对关节肿胀、积液及细微骨质破坏等方面比 X 线平片敏感。MRI 可全面评估骨与软组织改变,有助于早期诊断。

三、关节结核

关节结核(tuberculosis of joint)大多数继发于肺结核。根据病变先累及的部位,分为滑膜型关节结核和骨型关节结核。

【临床与病理要点】

1. 发病年龄与部位:多见于儿童和青少年,常单发,好发于髋、膝关节。

2. 病理改变:滑膜型结核早期滑膜充血、水肿,滑膜表面可有纤维素性炎性渗出或干酪样坏死物。增殖型结核可见大量结核结节,病变进展滑膜增厚和肉芽组织增生,关节软骨及骨端破坏出现较晚。

3. 临床表现:起病缓慢,全身症状轻微或无明显症状,部分患者可有低热、盗汗、逐渐消瘦等症状。局部关节疼痛、肿胀、活动受限。

【影像学表现】

1. X 线表现

(1) 骨型关节结核

X 线平片表现为在骨骺、干骺端结核的基础上,出现关节周围软组织肿胀、骨质破坏及关节间隙不对称性狭窄等(图 10-2-7)。

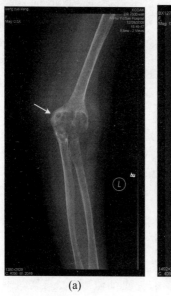 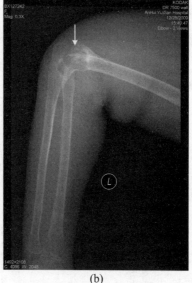

(a)   (b)

图 10-2-7 左肘关节结核

(a) 左肘关节正位片;(b) 肘关节侧位片:显示左肘关节面骨质破坏,关节间隙消失,周围软组织肿胀(↑)

（2）滑膜型关节结核

较常见。病变早期 X 线平片无特点，可表现为关节囊和周围软组织肿胀，密度增高，肌间隙模糊，关节间隙正常或稍增宽，邻近骨质疏松。病变发展，关节边缘出现虫蚀状骨质破坏，常对称受累，逐渐破坏承重区关节软骨，关节间隙变窄较晚；关节周围软组织可形成冷性脓肿，肌肉萎缩。病变愈合，骨质破坏停止，骨质疏松逐渐消失，可出现关节纤维性强直。

2. CT 表现

显示关节囊和关节周围软组织肿胀、关节腔积液、早期骨质破坏较 X 线平片更清晰。关节周围冷性脓肿表现为略低密度影，增强 CT 显示脓肿壁呈环形强化。

3. MRI 表现

可敏感显示早期病理改变，可全面显示关节周围软组织肿胀渗出、滑膜增厚、关节腔积液，软骨及软骨下骨破坏，关节周围结核性脓肿。增强扫描，增厚的滑膜、肉芽组织明显强化，结核性脓肿壁呈环状强化（图 10-2-8）。

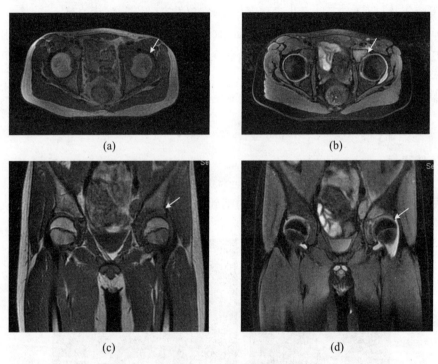

图 10-2-8　左髋关节结核

(a) 轴位 T_1WI 像；(b) 轴位 PdWI 像；(c) 冠状位 T_1WI 像；(d) 冠状 PdWI 像；MRI 显示关节腔积液，髋臼前上部见斑片样骨质破坏，闭孔内肌下脓肿形成（↑）

【诊断与鉴别诊断】

滑膜型关节结核早期影像学的表现缺乏特征性，需结合临床表现诊断。滑膜型关节结核应与化脓性关节炎、类风湿性关节炎鉴别。

【比较影像学】

X 线平片是首选的影像学检查方法，CT 显示骨质细微破坏、关节周围冷性脓肿敏感，MRI 检查可全面显示本病的病理改变，有助于早期诊断。

四、退行性骨关节病

退行性骨关节病(degenerative osteoarthropathy)又称骨性关节炎(osteoarthritis),是以关节软骨退变、关节面及其边缘形成新骨为特征性的一种非炎症性的慢性骨关节病。分原发性和继发性,以原发性多见。

【临床与病理要点】

1. 病理改变:病变始于软骨,早期软骨变性和坏死,逐渐被纤维组织或纤维软骨所取代,软骨表面不规则、变薄,甚至碎裂,引起关节间隙变窄;骨性关节面骨质反应性增生硬化,关节边缘骨赘(osteophyte)形成,关节软骨下可形成囊变;关节囊肥厚、韧带骨化。

2. 临床表现:原发性常见于中老年人,起病缓慢,逐渐加重,髋、膝关节和脊椎等承重关节多见;继发性见于任何原因引起的关节软骨损伤,任何年龄及关节均可发病。常见症状有关节活动受限,局部疼痛,关节变形。

【影像学表现】

1. X线表现

(1) 四肢关节退行性骨关节病:关节间隙变窄,关节面硬化,关节边缘骨赘形成,关节面下方出现圆形或不规则形透明区;晚期可见关节排列不良和关节内游离体(图10-2-9)。

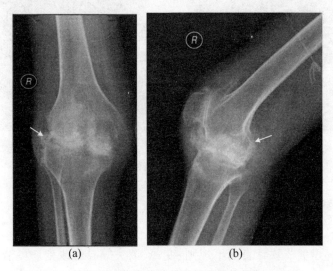

图 10-2-9　右膝关节退行性骨关节病
(a) 正位;(b) 侧位:右膝关节间隙明显变窄,骨端骨质硬化,边缘骨赘形成(↑)

(2) 脊椎退行性骨关节病:脊椎小关节面骨质硬化、关节间隙变窄;颈椎钩突骨质硬化、变形,钩椎关节间隙变窄;椎间隙变窄,椎体终板骨质硬化,椎体边缘出现骨赘,骨桥形成;上下椎体可相对移位(图10-2-10)。

2. CT表现

CT可显示退行性骨关节病的各种表现,对复杂关节及脊椎退行性骨关节病显示较X线平片优越,尤其是脊柱。CT可显示椎间盘膨出、椎体边缘骨赘、小关节突增生、后纵韧带和黄韧带增厚、钙化及其对神经根和硬膜囊的压迫和推移(图10-2-11)。

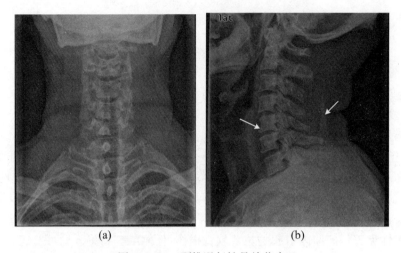

图 10-2-10 颈椎退行性骨关节病
(a) 正位;(b) 侧位:颈椎生理曲度变直,颈 5—6 椎体边缘骨赘形成(↑),颈 6 钩突骨质增生硬化、项韧带钙化(↑)

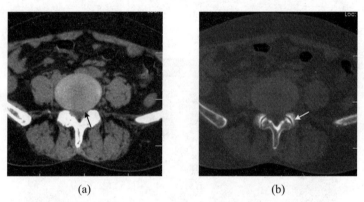

图 10-2-11 腰椎退行性骨关节病
CT 轴位像(a) 软组织窗;(b) 骨窗:椎间盘膨出,硬膜囊及神经根受压(↑),骨窗显示骨突小关节骨质增生硬化(↑)

3. MRI 表现

MRI 可直接显示关节软骨表面不规则、变薄、消失等异常改变。可清楚显示关节面的骨质增生、骨赘形成。关节面下的囊变区 T_1WI 为低信号,T_2WI 为高信号。MRI 对显示椎间盘变性、膨出,椎体终板下区骨髓水肿、骨质硬化及脂肪沉积优越,能更清楚显示脊椎退行性病变所引起的神经根、硬膜囊、脊髓受压和脊髓变性水肿(图 10-2-12)。

【诊断与鉴别诊断】

本病影像学多能作出诊断。

【比较影像学】

X 线平片是退行性骨关节病首选和主要的影像学检查方法,大多数可作出诊断。MRI 可直接显示关节软骨异常改变,CT、MRI 尤其 MRI 对脊椎退行性病变及其所致神经根、硬膜囊、脊髓受压和脊髓变性水肿显示优越。

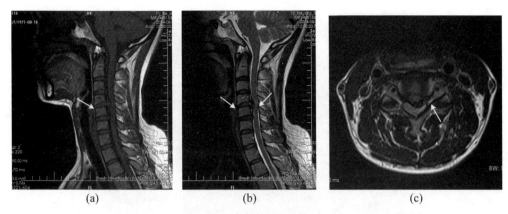

图 10-2-12 颈椎退行性骨关节病

(a) 矢状位 T_1WI 像；(b) 矢状位 T_2WI 像；(c) 轴位 T_2WI 像；颈椎生理曲度变直，颈 4—5 椎间盘向左后方突出，局部硬膜囊、脊髓及神经根受压，颈 4—5 水平脊髓见小斑片状高信号(↑)

五、类风湿性关节炎

类风湿性关节炎(rheumatoid arthritis,RA)是一种以对称性侵犯手足小关节为特征的全身性自身免疫性疾病，病因不明。

【临床与病理要点】

1. 病理改变：基本病理是滑膜炎和血管翳。初期滑膜充血、水肿、渗出，关节腔积液。反复发作，滑膜肥厚，滑膜血管翳形成，富含毛细血管的肉芽组织血管翳引起关节软骨及骨质破坏，关节邻近骨质疏松。

2. 临床表现：本病女性多见，男女发病率约为 1：3。起病隐匿，发展缓慢，呈对称性、进行性发展，病程可长达数年至数十年不等。好发于手足小关节，常累及近侧指间关节及掌指关节。受侵关节疼痛伴有压痛，呈梭形肿胀，晨起常有僵硬感，活动受限，晚期关节附近软组织萎缩，关节畸形、半脱位。

3. 实验室检查：血清类风湿因子阳性、血沉增快。

【影像学表现】

1. X 线表现

早期手足小关节多发对称性梭形肿胀，进而关节邻近骨质疏松、边缘性骨侵蚀、软骨下囊性变(图 10-2-13)，晚期关节间隙变窄，周围肌肉萎缩，关节半脱位或脱位，以指间、掌指关节半脱位明显，且常造成手指向尺侧偏斜畸形，关节可强直，以纤维性强直多见。少数可侵犯膝、肘、肩和髋关节。中轴骨中以颈椎最常受累，主要引起寰枢关节半脱位。

2. CT 表现

本病 CT 检查较少应用。

3. MRI 表现

可早期显示关节滑膜增厚，以脂肪抑制增强扫描敏感，可准确显示血管翳、骨侵蚀破坏情况，动态增强扫描可判断病变活动性及疗效评价(图 10-2-14)。

【诊断与鉴别诊断】

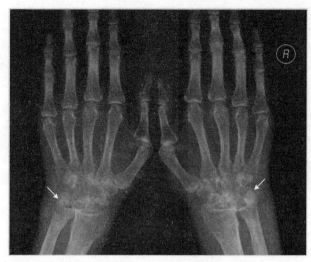

图 10-2-13　双腕关节类风湿关节炎

双腕正位显示多个腕骨及掌骨近端关节面边缘不规则侵蚀性破坏,关节间隙变窄(↑)

本病影像学的表现具特征性,结合临床表现多可作出诊断。本病需与关节结核等进行鉴别,后者好发于大关节,多关节受累少见。

【比较影像学】

X线平片是首选和主要的影像学检查方法。CT检查较少应用。MRI对RA敏感,平扫加增强检查结合动态增强量化指标,有助于早期诊断和评估病变活动性及疗效。

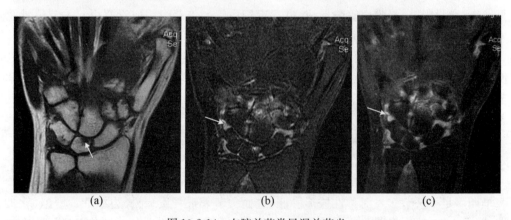

图 10-2-14　左腕关节类风湿关节炎

(a) 冠状位 T_1WI 像;(b) 冠状位 PdWI 像;(c) 冠状位 T_1WI 增强像:右腕关节间隙变窄,腕部多个腕骨关节面边缘不规则侵蚀性破坏(↑),增强扫描滑膜、血管翳广泛增厚强化(↑)

六、强直性脊柱炎

强直性脊柱炎(ankylosing spondylitis,AS)是一种以中轴关节慢性、非特异性炎症及脊柱强直为主的全身性疾病,病因不明。

【临床与病理要点】

1. 发病年龄：最常见于 20 岁左右，有家族倾向性。以男性多见。
2. 病理改变：为关节滑膜的慢性增生性炎症，类似于 RA 的病理改变。几乎所有病例的骶髂关节受累，且双侧对称性发病，病变进展，大多数逐渐上行性侵犯脊柱。
3. 临床表现：本病起病隐匿，早期为臀部、腰背部、骶髂关节等部位隐痛不适。疼痛多为单侧、间隙性，随着病变发展，数月后变为双侧、持续性，活动后可缓解。病变进一步发展，可出现胸或颈椎疼痛、进行性脊柱活动受限。
4. 实验室检查：血清类风湿因子多呈阴性，90% 以上人类组织相容性抗原 B27（HLA-B27）阳性，急性期，部分患者 C-反应蛋白升高、血沉增快。

【影像学表现】

1. X 线表现

骶髂关节受累最早，开始髂骨侧关节面模糊、呈鼠咬或虫噬状破坏，病变进展，可累及骶骨，破坏的边缘逐渐出现增生硬化。关节间隙"假性增宽"，随后变窄，最终骨性强直（图 10-2-15(a)）。骶髂关节发病后，逐渐上行侵及脊柱，开始病变侵蚀椎体前缘上下角和椎小关节，前者加重可形成"方椎"。晚期纤维环、前纵韧带（深层）骨化形成"竹节状脊柱"（bamboo spine），纤维环、纵韧带及关节囊广泛的骨化使脊柱强直（图 10-2-16）。髋关节是最常受累的周围关节，多双侧受累，表现为关节间隙变窄、关节面侵蚀、囊变等。

2. CT 表现

主要用于骶髂关节检查，发现小病灶敏感，可早期显示关节面侵蚀（图 10-2-15(b)）。

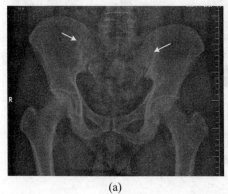 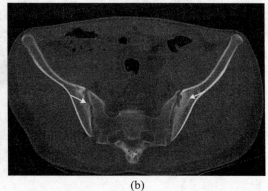

图 10-2-15 强直性脊柱炎

(a) 骨盆平片；(b) CT 平扫轴位像；X 线平片显示双侧骶髂关节间隙未见狭窄，关节面模糊、呈虫噬状破坏，破坏区边缘增生硬化（↑）；CT 显示病变更清晰（↑）

3. MRI 表现

发现本病敏感，病变早期关节软骨表面不规则，软骨下水肿，T_1WI 呈低信号，T_2WI 呈高信号，以髂侧为主；增强检查病变的滑膜、血管翳强化，动态增强扫描可判断病变活动性（图 10-2-17）。随病变进展，侵蚀范围增大，关节面呈锯齿样，关节间隙狭窄。晚期关节骨性强直，关节面下出现脂肪沉积（图 10-2-18）。MRI 可早期显示脊柱 Romanus 病灶、韧带附着处炎症，发现脊柱骨折及假关节敏感。

【诊断与鉴别诊断】

主要依靠临床和影像学的表现而诊断本病。需与 RA 鉴别。

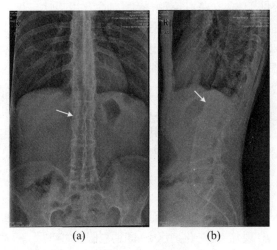

图 10-2-16 强直性脊柱炎
(a) 腰椎正位;(b) 腰椎侧位:胸腰椎生理曲度变直,脊椎呈方形,脊柱呈竹节样改变(↑)

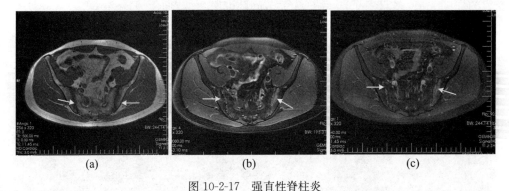

图 10-2-17 强直性脊柱炎
(a) 轴位 T_1WI 像;(b) 轴位 PdWI 像;(c) 轴位 T_1WI 增强像:显示左侧骶髂关节间隙稍狭窄,双侧关节面模糊,呈虫蚀状破坏,关节面见斑片样长 T_1、长 T_2 信号,增强检查滑膜、血管翳强化(↑)

【比较影像学】

X 线平片为首选的影像检查方法。CT 和 MRI 检查有助于早期诊断,以 MRI 更有价值。

七、痛风

痛风(gout)是嘌呤代谢紊乱性疾病,血液、体液中尿酸增加,尿酸盐结晶沉着于各种间叶组织引起的炎症反应。分原发性和继发性,前者多见。当关节受累时称之为痛风性关节炎。

【临床与病理要点】

1. 病理改变:尿酸盐结晶沉着于关节软骨、软骨下骨质、关节周围结构和肾脏等组织中引起局灶性坏死,发生炎性反应,形成肉芽肿。关节病变主要为软骨变性、滑膜增生和边缘

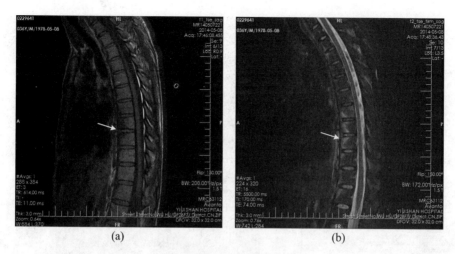

图 10-2-18　强直性脊柱炎

(a) 矢状位 T_1WI 像;(b) 矢状位抑制像:显示多个胸椎体前上下部见斑片样长 T1 信号、抑制像呈高信号(↑)

性骨侵蚀。

2. 临床表现:本病 90% 以上发生于男性,急性痛风性关节炎的发病高峰为 40～60 岁,发病越早,病情越重。患者可持续很长时间仅有高血尿酸症。痛风性关节炎急性发作时,起病急骤,患处皮肤红、肿、痛。早期多侵犯单关节,以第一跖趾关节最为多见(50%～90%),其次为踝、手、腕、膝等关节,持续数日到两周症状自行缓解。随病情发展发作愈频繁,受累关节逐渐增多。

3. 实验室检查:血尿酸升高。

【影像学表现】

1. X 线表现

病变多始于第一跖趾关节,早期仅表现为关节软组织肿胀;随着病情发展,关节周围软组织可见结节状密度增高影,并逐渐增多、增大(图 10-2-19);局部骨皮质可出现硬化或多处波浪状凹陷。晚期,痛风结节邻近骨质及关节面下出现囊状或穿凿状破坏,边缘锐利,周围无硬化,多个破坏区可相互融合、膨胀(图 10-2-20)。

2. CT 表现

CT 显示骨侵蚀和痛风结节较 X 线平片敏感。可检出钙盐含量不同的痛风结节。

3. MRI 表现

由于钙盐含量不同,痛风结节呈多种信号,一般 T_1WI 呈低信号,T_2WI 呈等信号至高信号。

【诊断与鉴别诊断】

主要依赖临床表现和实验室检查发现高血尿酸诊断。本病应与类风湿性关节炎鉴别。

【比较影像学】

X 线平片为首选及主要的影像检查方法,CT 或 MRI 检查较少应用。

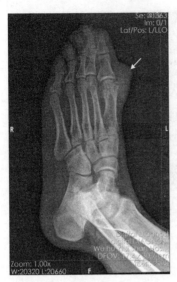

图10-2-19 痛风(右足正位)
右足第一跖趾关节未见狭窄,第一跖骨远端关节下见多发侵蚀性骨质破坏,边缘欠清楚,周围软组织肿胀,其内见团块样高密度影(↑)

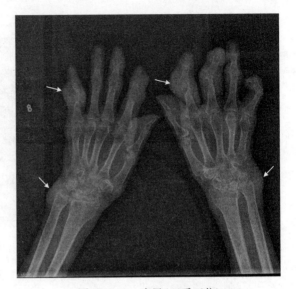

图10-2-20 痛风(双手正位)
双手痛风结节邻近骨质及关节面下出现囊状或穿凿状破坏,部分骨质消失,关节脱位,周围软组织肿胀

(陈基明 黄新宇)

第十一章　中枢神经系统

中枢神经系统包括脑和脊髓，分别由颅骨和脊椎保护，所以常规 X 线不能显示其结构，而 CT、MRI 可清晰地显示脑和脊髓，对其病变的诊断有非常重要的价值。

第一节　影像检查技术

正确选择影像检查方法对于颅脑疾病的诊断至关重要。选择好的检查方法，不仅可以及早诊断疾病，而且可以降低检查费用及减少患者的痛苦。如对于外伤患者应首选 CT 检查，一般 CT 平扫就可以了，不仅可以显示颅骨有无骨折，还可以显示颅内有无损伤、出血。脑血管意外应首选 CT 平扫，排除脑出血后可进一步 MRI 检查，急性期应加扫 DWI 序列，对显示超急性脑梗死敏感性很高。一般头痛的患者可根据情况选择 CT 或 MRI。怀疑血管性病变的应选择 MRA 或 CTA。

一、X 线检查

（一）头颅平片

常用的是头颅正（后前位）、侧位（图 11-1-1）。这种检查方法简单、经济，但价值有限。对颅骨的骨折有一定的诊断价值，对颅内病变的诊断价值有限，目前临床上已很少应用。其他的体位有切线位、颅底位、汤氏位及各种乳突位等。切线位对诊断颅骨表面隆起性病变及凹陷性骨折有一定帮助，颅底位可显示颅底血管或神经穿过的孔，汤氏位主要观察内听道。

（二）脑血管造影

是利用导管将造影剂（含碘水溶性造影剂）直接注入血管显示脑血管的方法。常用的技术有常规血管造影和数字减影血管造影（digital subtraction angiography, DSA）。造影的方法有颈总动脉造影、颈内外动脉造影、椎动脉造影。脑血管造影是一种创伤性检查，因此造影时应尽量作全脑血管造影，连续摄影至静脉期。常规应行正侧位摄影，必要时应行斜位摄影，需要与血管扭曲鉴别及明确瘤颈时应行旋转 DSA。全脑血管造影包括双侧颈内动脉、双侧椎动脉及双侧颈外动脉（图 11-1-2）。对怀疑血管狭窄的患者，应行锁骨下动脉及主动脉弓造影，以观察颈总动脉及椎动脉起始部有无异常。

（三）脊柱平片

常规摄脊柱正侧位，观察颈椎椎间孔时可摄双斜位片。

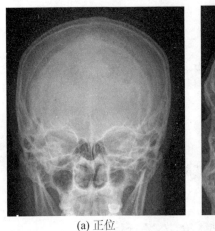

(a) 正位　　　　　　　　　(b) 侧位

图 11-1-1　正常头颅正侧位

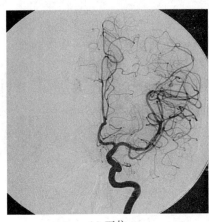 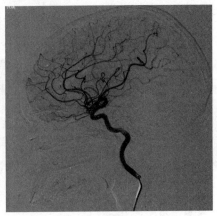

(a) 正位　　　　　　　　　(b) 侧位

图 11-1-2　正常颈内动脉正侧位 DSA

(四) 脊髓造影

是经腰穿注入对比剂来显示椎管内情况，现临床已基本不作，由 CT、MRI 所取代。

二、CT 检查

(一) 颅脑平扫 CT

是临床应用最多的检查方法，尤其是外伤及急性脑血管病。常用的是轴位扫描，对于外伤的患者要同时观察脑组织窗和骨窗(图 11-1-3)。观察垂体可进行冠状位扫描，现基本被 MR 取代。螺旋 CT 扫描后的原始图像可见进行各种重组如表面重组及多平面重组(图 11-1-4)。

(二) 颅脑增强 CT

是经静脉注入造影剂后进行的颅脑 CT 扫描。主要用于怀疑颅内有占位性病变或血管性病变等。

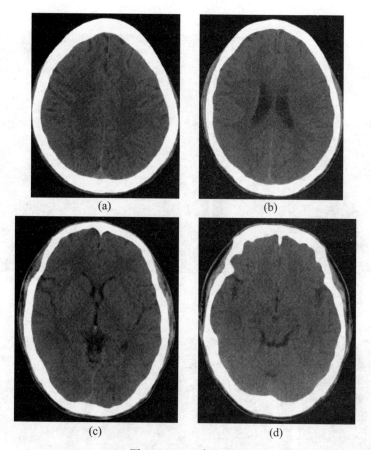

图 11-1-3 正常脑 CT
(a) 侧脑室顶部层面；(b) 侧脑室体部层面；(c) 内囊层面；(d) 四叠体层面

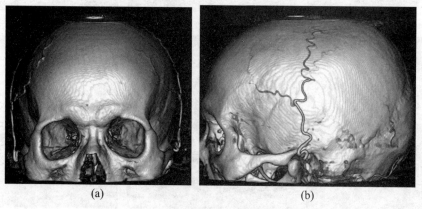

图 11-1-4 正常颅骨 CT 表面重组（见彩图）
(a) 正面观；(b) 侧面观

(三) CTA 及 CT 灌注成像

CTA 是经静脉注入造影剂后扫描、采集图像、进行重组（图 11-1-5），主要用于血管性病变的诊断。CT 灌注成像是快速静脉注入碘对比剂并进行连续扫描，以获取脑组织在对比剂首次通过的时间-密度曲线(图 11-1-6)。

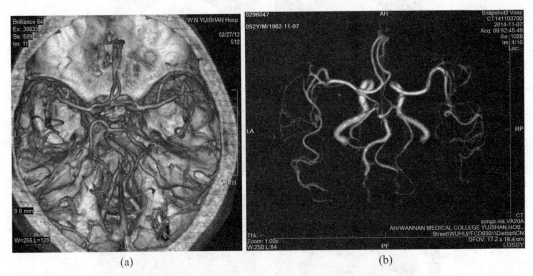

图 11-1-5 正常颅内动脉 VRT 像(见彩图)

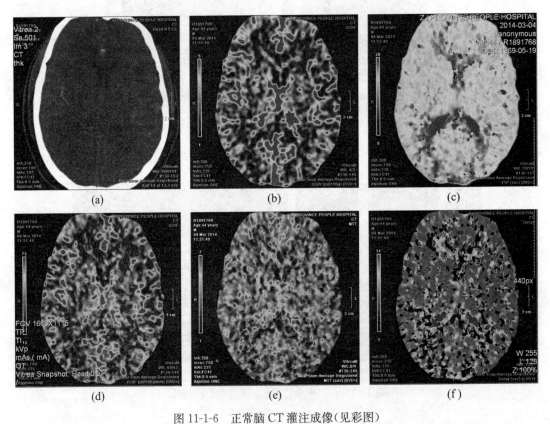

图 11-1-6 正常脑 CT 灌注成像(见彩图)
(a)脑灌注原始图;(b)脑血容量图;(c)峰值时间图;(d)脑血流量图;(e)平均通过时间图;(f)延迟图

(四) 脊髓 CT

常作为椎管内病变的初查方法。对于脊椎骨质改变、椎间盘病变及周围软组织的显示优于脊柱平片;对椎管内病变的诊断价值有限。常规行横断面扫描,根据临床定位选定扫描范围,以层厚3~10 mm连续扫描病变区,必要时可行增强扫描。在螺旋扫描的基础上可进行重组,更能直观显示病变。脊髓造影CT(CTM)是将5~10 ml非离子型水溶性碘对比剂注入蛛网膜下腔中再进行CT扫描,可清晰显示硬膜囊及脊髓的结构,由于需要腰椎管穿刺,现已基本被MRM取代。

三、MRI 检查

(一) 颅脑 MR 平扫

通常使用轴位扫描,根据情况再选用矢状位及冠状位扫描。常用的扫描序列有 T_1WI、T_2WI 及 FLAIR。一般选择层厚 6~8 mm,如需要观察的组织结构较小或病灶较小时可选用 1~3 mm 的薄层扫描。另外,可根据需要选用其他序列如 DWI、质子加权、脂肪抑制序列等(图 11-1-7)。

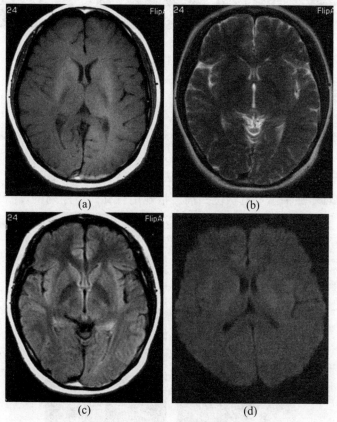

图 11-1-7 正常颅脑 MRI
(a) T_1WI;(b) T_2WI;(c) FLAIR;(d) DWI 轴位

(二) 颅脑增强 MRI

是经静脉注入磁共振对比剂后再进行扫描的方法。常用的对比剂是 Gd-DTPA,剂量按 0.1~0.2 mmol/kg 计算。磁共振造影剂缩短组织的 T_1 时间,在增强扫描时通常选用

T_1WI扫描。增强扫描对显示病变及疾病的鉴别诊断有着重要的价值,对发现微小病灶也有很大的价值。

(三) 脑 MRA

包括增强 MRA 和非增强 MRA,其中在颅脑应用最多的是非增强 MRA。非增强 MRA 包括 TOF 法及 PC 法。其优点是不需要造影剂就可清晰显示血管(图 11-1-8)。增强 MRA 是静脉注入对比剂后根据对比剂达到兴趣血管时连续扫描,再进行最大密度投影(MIP)和 MPR 重建获得血管成像,主要用于颈部血管的成像。

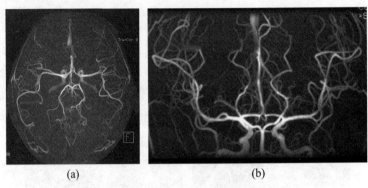

图 11-1-8 正常脑动脉 MRA

(四) 功能性 MRI

利用 MR 成像技术反映脑组织的生理过程和物质代谢等功能变化。主要有 MR 扩散成像(DWI)、MR 灌注成像(PWI)、MR 波谱成像(MRS)及 MR 脑功能成像(BOLD)。

(五) 脊髓 MR

是临床上最常用也是最有价值的检查方法,是椎管内病变的首选检查方法。常以矢状位为主,根据需要可增加轴位及冠状位扫描。常规用自旋回波序列的 T_1WI、T_2WI,需要时可进行增强扫描(图 11-1-9)。MR 脊髓造影(MRM)是和 MRCP 类似的水成像,不需造影剂就可得到类似脊髓造影的图像。MRA 主要用于椎管内血管性病变的诊断。

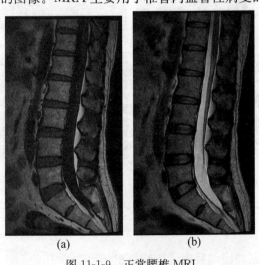

图 11-1-9 正常腰椎 MRI
(a) T_1WI;(b) T_2WI 中矢状位

第二节 常见疾病

一、脑外伤

脑外伤是临床常见疾病,是一种严重的损伤,致死率高。临床上对于脑外伤的诊断需要及时、准确,这样才能降低死亡率及致残率。检查手段主要是CT平扫。

【临床与病理要点】

1. 直接外力作用导致局部头皮、颅骨、脑组织的损伤,脑外伤包括头皮损伤、颅骨骨折、脑挫裂伤、脑内血肿、硬膜外血肿、硬膜下血肿、蛛网膜下腔出血等。

2. 颅骨骨折按骨折部位分为颅底骨折和颅盖骨折,其中颅盖骨折最常见;按骨折类型分为线样骨折、凹陷性骨折及穿入骨折。颅骨骨折引起脑膜血管的破裂致硬膜外出血。桥静脉的损伤引起硬膜下血肿。

3. 脑挫伤是指脑组织受到外力导致脑组织水肿、散在出血点等表现。脑裂伤是指在脑挫伤的基础上伴有脑、脑膜或血管的撕裂,多发生在额叶和颞叶。两者常并存,统称为脑挫裂伤。

4. 临床表现:头皮损伤表现为局部肿胀、出血甚至撕裂。颅骨骨折和脑挫裂伤可导致头痛、昏迷、意识障碍等,主要取决于损伤的部位和程度。颅底骨折可出现脑脊液鼻漏、耳漏等症状。

【影像学表现】

(一) 颅骨骨折(fracture of skull)

1. X线表现

主要用于判断骨折、颅缝分离、颅内积气、颅内异物。线样骨折X线平片表现为边缘锐利的线状透亮影,颅盖线样骨折可清晰显示,凹陷性骨折是由于钝器伤导致颅骨断裂呈锥形向颅内凹陷。以切线位观察最佳,可观察凹陷的程度。由于不能显示颅内损伤的程度,临床上已很少应用,大部分被CT取代。

2. CT表现

头颅CT扫描可显示颅底骨折的间接征象,如颅内积气或窦腔积液等。颅底骨折需CT薄层高分辨力扫描。颅缝分离表现为颅缝增宽,以人字缝多见,正常颅缝不超过1.5mm。颅盖骨的线形骨折应与正常颅缝相鉴别。CT扫描不仅可以观察凹陷的程度,还可以显示局部脑组织有无损伤。穿入骨折为锐器伤所致,表现为局限性颅骨缺损、骨片内移,脑组织损伤及颅内异物。

(二) 脑挫裂伤(contusion and laceration of brain)

1. CT表现

脑组织挫裂伤表现为不均匀低密度影,边界不清,形态、大小不一,脑白质和脑灰质同时受累(图11-2-1)。其

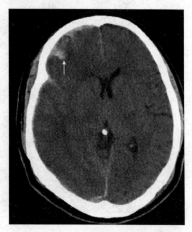

图11-2-1 右侧额叶脑挫裂伤
CT平扫:右侧额叶片状高密度出血及周围低密度水肿(↑)

内可见散在斑点状高密度出血灶,大片出血可表现为血肿。可有一定的占位效应,表现为局部脑沟变浅及周围组织受压、变形甚至移位。颅脑损伤往往是对冲伤,如后枕部受直接外力可导致额叶脑组织的挫裂伤。因此在发现脑裂挫伤时应同时观察对面有无颅骨损伤。晚期可形成局部软化灶,表现为水样密度影,邻近脑沟增宽、脑室扩大。

2. MRI 表现

表现为脑灰、白质界限模糊消失。早期T_1WI呈片状等或稍低信号,T_2WI呈高信号,信号不均,边界不清晰(图11-2-2),如伴有出血不同时间血肿有不同信号特征,但急性期脑出血 MRI 一般为等信号而不显示。晚期形成软化灶后表现为T_1WI低信号,T_2WI呈高信号,边界清晰,可见负占位效应,表现为局部脑沟增宽,脑室扩大。有出血者可见含铁血黄素沉积的低信号。

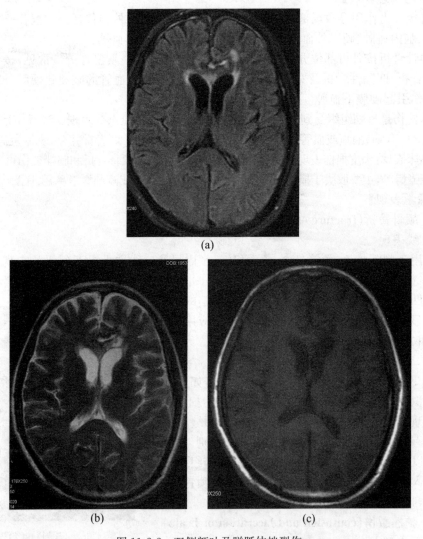

图 11-2-2 双侧额叶及胼胝体挫裂伤

(a) FLAIR:双侧额叶及胼胝体膝部混杂信号;(b) 同一病例,T_2WI以高信号为主的混杂信号;(c) T_1WI呈低信号,内可见稍高信号

(三) 脑内血肿

1. CT 表现

多发生于额叶及颞叶，一般发生在直接外伤的部位或对冲部位。表现为圆形或类圆形的高密度影，边界清晰，周围可伴有水肿，并可见占位效应（图 11-2-3）。亚急性期及慢性期表现为等密度或低密度影，进一步可演变成软化灶呈水样密度。

2. MRI 表现

急性期由于 T_1WI、T_2WI 均呈等信号（图 11-2-4），MRI 可能不显示出血，因此急性期不宜选用 MR 扫描，否则可导致漏诊而延误治疗。在亚急性及慢性期，T_1WI、T_2WI 均表现为高信号（图 11-2-5），T_2WI 上周围可见含铁血黄素沉着的低信号环（图 11-2-6）。囊性变期表现为长 T_1、长 T_2 信号改变，并可见负占位效应。血肿在 MRI 上表现多种多样，不同场强的磁共振扫描的图像也不同。

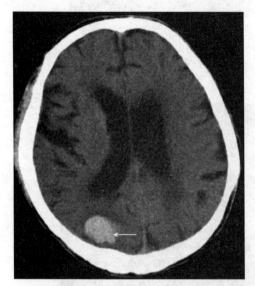

图 11-2-3 右侧顶叶急性血肿
CT 轴位平扫：右侧顶叶高密度（↑），周围轻度水肿及占位效应

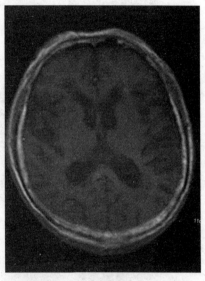

图 11-2-4 右侧顶叶急性血肿
T_1WI 轴位：血肿呈等信号（与图 11-2-3 同一病例）

(四) 硬膜外血肿 (epidural hematoma)

是脑膜血管损伤，血液聚集在颅骨与硬脑膜之间的狭小的硬膜外间隙，常伴有局部的颅骨骨折，以颞部最常见。3 天内为急性期，3 天至 3 周为亚急性期，3 周以上为慢性期。

1. CT 表现

急性期表现为颅骨内板下梭形或半圆形高密度影，边缘光整，局部脑组织受压内移。骨窗观察可见局部颅骨骨折（图 11-2-7）。亚急性期可表现等密度，如不仔细观察可能漏诊，这时应仔细观察局部脑沟脑回的改变及有无脑白质受压变形来判断有无等密度的血肿。

2. MRI 表现

急性期一般不选用。亚急性期和慢性硬膜外血肿 T_1WI、T_2WI 均表现为高信号，脑组织受压内移。慢性血肿后期 T_1WI 呈低信号。

(五) 硬膜下血肿

硬膜下血肿（subdural hematoma）是由桥静脉或静脉窦损伤出血，血液聚集在硬膜下腔

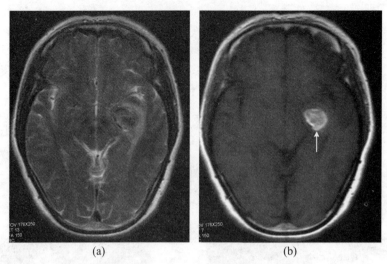

图 11-2-5　左侧颞叶早期亚急性血肿
(a) T_2WI 血肿呈等、稍高信号,周围轻度水肿;(b) T_1WI 呈高信号(↑)

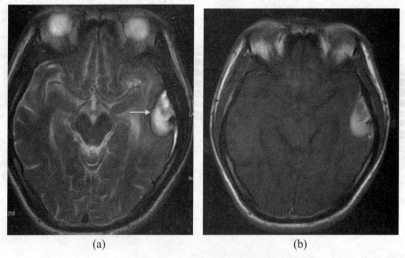

图 11-2-6　左侧颞叶亚急性血肿
(a) T_2WI;(b) T_1WI 血肿均呈高信号,周围低信号的含铁血黄素沉着(↑),局部水肿、脑沟变浅及少量硬膜下血肿

内形成的血肿,沿脑表面广泛分布。3 天内为急性期,3 天至 3 周为亚急性期,3 周以上为慢性期。

1. CT 表现

急性期见内板下新月形或半月形高密度影,范围较广,局部脑组织受压,往往有明显的占位效应,局部脑沟消失,同侧脑室受压变形,中线结构向对侧移位(图 11-2-8)。亚急性期早期可表现高密度,后期呈等密度(图 11-2-9)或分层征象,上层为低密度,下层为等高密度(图 11-2-10)。呈等密度的硬膜下血肿易漏诊,因此应根据局部脑组织的受压改变来判断,必要时可行 MR 检查。慢性期呈新月形或 3 字形的低密度影。

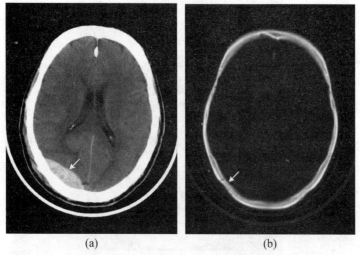

图 11-2-7 右侧顶部急性硬膜外血肿

(a) 软组织窗；(b) 骨窗：CT 平扫脑组织窗显示右侧顶部颅板下梭形高密度影(↑)，边界清晰，脑白质受压塌陷，骨窗显示局部颅骨骨折(↑)

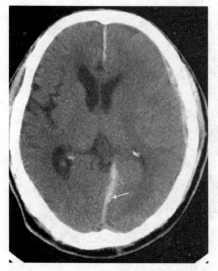

图 11-2-8 左侧额颞部急性硬膜下血肿

CT 平扫：左侧额颞部颅板下新月形高密度，边界清晰；与中线结构稍向右移位，另见急性大脑镰硬膜下血肿(↑)

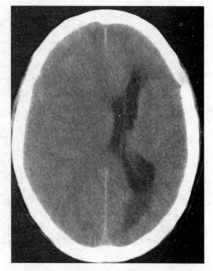

图 11-2-9 右侧额颞部亚急性硬膜下血肿

CT 平扫：右侧额颞部颅板下新月形等密度，脑组织分界不清，右侧脑沟变浅及占位效应

2. MRI 表现

亚急性期和慢性期可表现为 T_1WI、T_2WI 高信号(图 11-2-11)。

(六) 蛛网膜下腔出血 (subarachnoid hemorrhage, SAH)

CT 表现为低密度的脑沟脑池被高密度影代替，出血多见于大脑纵裂、侧裂池及鞍上池，表现为大脑纵裂纵形带状高密度影及鞍上池星芒状高密度影(图 11-2-12)。

【诊断与鉴别诊断】

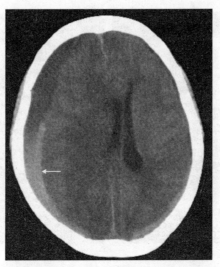

图11-2-10　右侧额顶部亚急性硬膜下血肿

CT平扫：右侧额颞部颅板下新月形高低密度，边界清晰，呈分层状（↑），占位效应明显

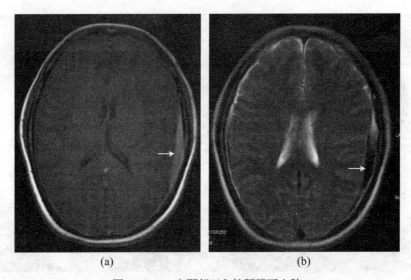

图11-2-11　左颞部亚急性硬膜下血肿

（a）T_1WI轴位：左侧颞部颅板下新月形高信号（↑）；（b）T_2WI轴位：左侧颞部颅板下新月形高低信号（↑）

临床有外伤史，颅内典型的CT表现，诊断明确。

【比较影像学】

外伤急性期应首选CT平扫检查，亚急性期和慢性期可选择CT或MRI检查，此时MRI往往优于CT。对检查后怀疑有血管性病变者，可进一步进行MRA、CTA或DSA以明确诊治。

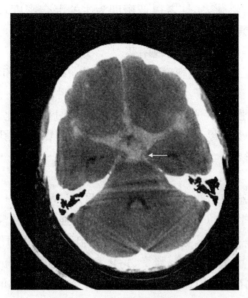

图 11-2-12 蛛网膜下腔出血
CT 平扫:鞍上池密度增高,呈星芒状(↑)

二、脑肿瘤

(一) 星形细胞瘤

星形细胞瘤(astrocytic tumors)是脑肿瘤中发病率最高的肿瘤。可发生于中枢神经系统任何部位。成人多见于大脑半球,儿童则多发生在小脑。

【临床与病理要点】

1. 大多缓慢发病,自出现症状至就诊时间一般为数周至数月,少数可达数年。恶性程度高的病史较短,较良性的肿瘤病史较长。

2. 病理改变:按细胞分化程度不同分为Ⅰ~Ⅳ级,Ⅰ级属低恶度,Ⅲ、Ⅳ级为高恶度,Ⅱ级介于其间。

3. 临床表现:可分两方面,一是颅内压增高症状,如头痛、呕吐、视力减退、复视、精神症状等;另一是肿瘤压迫、浸润、破坏脑组织所产生的局灶症状,早期可表现为刺激症状如癫痫,后期表现为神经功能缺失症状如瘫痪等。肿瘤若有出血或囊变,症状会突然加重,甚至有类似脑血管病的发病过程。

【影像学表现】

1. CT 表现

(1) 平扫:发生在幕上Ⅰ、Ⅱ级星形细胞瘤大多数表现为脑内低密度影,少数为混合密度,边界多不清楚。90%瘤周不出现水肿,少数有轻度或者中度水肿,水肿明显者可有占位效应,压迫邻近结构,局部脑沟变浅。Ⅲ、Ⅳ级星形细胞瘤密度不均匀,以低密度或等密度为主的混合密度最多见。肿瘤内的高密度常为出血或钙化,低密度为肿瘤的坏死或囊变区,且其边缘清楚光滑。多数肿瘤周围有脑水肿,常有占位效应,压迫邻近脑室及中枢结构,压迫第三脑室者可致梗阻性脑积水。小脑星形细胞瘤囊性者为均匀低密度,囊液CT值高于脑脊液,边界清楚,囊壁可有钙化,实性者以低密度为主的混合密度,多数有坏死囊变区,小脑星形细胞瘤多有水肿,表现为占位效应,第四脑室受压移位、闭塞,上位脑室扩大,肿瘤较大或水肿明显者可压迫脑干,桥脑小脑角池闭塞。

(2) 增强扫描:Ⅰ、Ⅱ级星形细胞瘤常无明显强化,少数囊壁和囊内间隔轻微强化,少数可有壁结节样强化。Ⅲ、Ⅳ级星形细胞瘤肿瘤实质部分明显强化,呈不规则的环状或者花环状强化,在环壁上还可见强化不一的瘤结节;囊变和坏死区不强化。发生在胼胝体,常向对侧生长,可见蝶状强化。小脑星形细胞瘤囊性区无强化,囊壁残留肿瘤或瘤结节不规则强化,实性部分有明显强化。

2. MRI 表现

幕上Ⅰ、Ⅱ级星形细胞瘤多数 T_1WI 为略低信号,T_2WI 为高信号,边界多不清楚,无或少数有轻度水肿。增强扫描与 CT 增强相同,常无明显强化,少数囊壁和囊内间隔轻微强化及壁结节样强化(图 11-2-13)。幕上Ⅲ、Ⅳ级星形细胞瘤 T_1WI 为低信号,T_2WI 为高信号。肿瘤的信号常不均匀,与其坏死、出血、囊变、钙化和肿瘤血管有关。肿瘤内出血多数 T_1WI、T_2WI 均为高信号。钙化在 T_1WI、T_2WI 上均为低信号,不全钙化的组织在 T_1WI 上可呈高信号,其敏感性不如 CT。有时可在肿瘤区看到粗短的条状低信号,尤其在 T_2WI 上更清晰,为肿瘤血管。周围水肿明显,压迫邻近结构,局部脑沟变浅。增强扫描肿瘤多有增强,其表现多种多样,可呈均匀一致性增强,亦可呈不均匀或花环状增强。发生在胼胝体,常向对侧生长,增强扫描可见蝶状强化(图 11-2-14)。

【诊断与鉴别诊断】

根据病变的发生部位、病灶影像及增强特征,结合水肿及占位征象,可诊断星形细胞瘤。星形细胞瘤需与无钙化的少突胶质细胞瘤、单发转移瘤,近期发病的脑梗死、脑脓肿、恶性淋巴瘤等鉴别。Ⅰ级星形细胞瘤应与脑梗死鉴别,脑梗死临床有急性病史,有一定的血管供应区分布,形状多呈楔形,皮髓质同时受累,增强可见脑回状强化,随访可发展成软化灶;脑脓肿环形强化壁厚薄不一致,无壁结节,DWI 呈明显高信号。单发脑转移瘤有原发肿瘤史,小结节样或环形强化,水肿明显,老年多见。小脑星形细胞瘤尚需与髓母细胞瘤、室管膜瘤及血管母细胞瘤鉴别。髓母细胞瘤常见于小脑蚓部,增强扫描呈环形强化,有壁结节。室管膜瘤多位于第四脑室,两者呈明显不均匀强化。血管母细胞瘤发病年龄偏大,增强后结节强化明显,囊壁不强化。

【比较影像学】

CT 和 MRI 对星形细胞瘤定位准确性达 85.8% 以上,MRI 优于 CT,特别是幕下肿瘤。但 CT 在显示肿瘤钙化或急性出血方面要优于 MRI。要显示肿瘤与大血管的关系,可行 MRA 及 CTA。

(二) 脑膜瘤

脑膜瘤(meningioma)是最常见的颅内脑外肿瘤,占颅内肿瘤的 15%~20%。

【临床与病理要点】

1. 发病年龄及部位:成年多见。女性稍多于男性。好发于矢状窦旁、大脑凸面、大脑镰、蝶骨嵴、鞍结节、嗅沟、小脑桥脑角与小脑幕等部位,生长在脑室内及脑内者很少。

2. 病理改变:肿瘤包膜完整,大部分为良性,少数有侵袭性生长方式。常有钙化、纤维化,少数可见出血、坏死及囊变。按组织学可分为纤维型、砂粒体型、过渡型及血管型。肿瘤

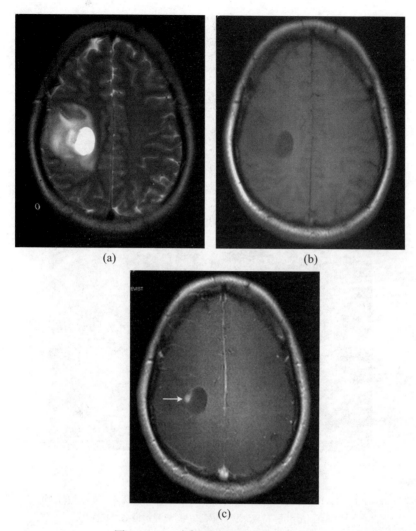

图 11-2-13 右侧顶叶 II 级星形细胞瘤

(a) T_2WI 囊样高信号,周围明显水肿;(b) T_1WI 低信号,周围明显水肿,局部脑沟变浅;增强扫描囊壁轻度强化,壁结节明显强化(↑)

较大时压迫邻近脑组织、颅神经,而非肿瘤浸润。

3. 临床表现:主要取决于肿瘤的部位。小的脑膜瘤无任何症状,常常在临床上偶尔发现。较大的脑膜瘤可出现相应脑组织或神经功能缺损及颅内高压的表现。由于瘤体大,影响脑部血液回流或阻碍脑脊液的循环与吸收,因而出现颅内压增高的症状包括头痛与视力障碍,晚期可能双目失明。

【影像学表现】

1. 头颅平片表现

大多数无异常表现,少部分可出现局部颅骨的增生或破坏性改变。有颅内压增高可出现颅内高压的间接征象,如蝶鞍骨质侵蚀与扩大,脑回压迹明显及松果体钙化斑移位等。可出现肿瘤局部骨质增生与破坏,肿瘤血运增加引起的脑膜动脉沟变宽与增多,肿瘤可钙化,局部骨质变薄等。

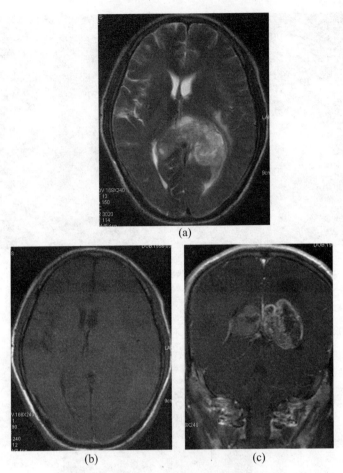

图 11-2-14 胶质母细胞瘤
(a) T_2WI；(b) T_1WI；(c) 增强：T_2WI 左侧颞叶及胼胝体不均匀高信号，明显占位效应及周围水肿 T_1WI 呈等、稍低信号，增强扫描呈蝶状强化

2. CT 表现

平扫肿块呈类圆形等或稍高密度影，以广基与脑膜相连，瘤内常有钙化，边界清晰（图 11-2-15）。如肿瘤呈侵袭性生长时边界不清晰。与肿块相连的颅骨可出现增生或破坏性改变。周围脑组织水肿较轻或无水肿，如肿瘤压迫或侵犯静脉及静脉窦时可出现明显水肿。增强扫描肿块呈明显均匀性强化。肿块位于静脉窦旁，可进行 CTA 检查，以观察肿瘤的血供来源及静脉窦有无受侵等，以便制订最佳的手术方案。

3. MRI 表现

T_1WI 呈等、稍低信号，T_2WI 呈等、稍高或高信号。增强扫描可见均匀性明显强化，邻近脑膜增厚并明显强化称为"脑膜尾征"，具有一定特征性（图 11-2-16）。根据肿瘤生长的部位不同"脑膜尾征"可在不同的体位上出现，如生长在颅底的脑膜瘤，"脑膜尾征"可在矢状位和冠状位上显示。MRA 可有助于观察血管侵犯及供血动脉的来源，对手术治疗有一定的帮助。MRI 优于 CT 之处是能够提供多方位图像，冠状面及矢状面可显示中颅窝或大脑半球凸面的脑膜瘤。此外还能显示脑膜瘤与血管结构的关系，例如与颈内动脉虹吸部、静脉窦的

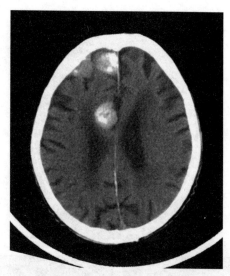

图 11-2-15 颅内多发脑膜瘤
CT 平扫右额部脑表面及大脑镰多发等高密度影

关系,能判断血管是否被肿瘤包绕、压迫或阻塞。

4. 血管造影表现

大部分血供来源于颈外动脉的分支,主要是脑膜中动脉的分支,少数肿瘤可有颈内动脉分支供血。血管造影并不是常规诊断脑膜瘤的方法,而是手术前用来观察肿瘤血供的来源及肿瘤供血动脉(颈外动脉的分支)栓塞以减少术中出血。脑血管造影对某些脑膜瘤仍是必要的,尤其是深部脑膜瘤,它的血液供应常常是多渠道的,只有通过脑血管造影,才能够全面了解肿瘤的血供来源、肿瘤的血运程度和邻近的血管分布情况,这些对制订手术计划、研究手术入路与手术方法都有重要价值。常规作颈外动脉、颈内动脉及椎动脉造影。

【诊断与鉴别诊断】

具有典型的 CT 及 MRI 表现使脑膜瘤的诊断并不难,不典型的脑膜瘤需与脑脓肿、胶质瘤、转移瘤及动脉瘤鉴别。脑膜瘤以广基底与硬脑膜相连,局部脑组织推移,可见脑白质塌陷征,与脑灰质间有蛛网膜下腔相隔;脑脓肿和转移瘤呈明显环形强化,周围水肿明显,再结合临床可以鉴别;无血栓形成的动脉瘤具有典型的血管流空征象,进一步 CTA、MRA 或 DSA 检查可明确诊断。

【比较影像学】

平片价值有限,应用较少。CT 和 MRI 对显示脑膜瘤均较好,MRI 可以多方位显示肿瘤与周围组织的关系,CT 检查有利于显示肿瘤的钙化。如需进一步观察血管的情况,可进一步选择 CTA、MRA 或 DSA。

(三) 垂体瘤

垂体瘤大部分为腺瘤,相当常见,占原发颅内肿瘤的 10% 左右。

【临床与病理要点】

1. 分类:根据大小分为微腺瘤及大腺瘤,小于 10 mm 称微腺瘤。依据腺细胞着色的差异,可将其分为嗜色细胞和嫌色细胞两大类。

2. 临床表现

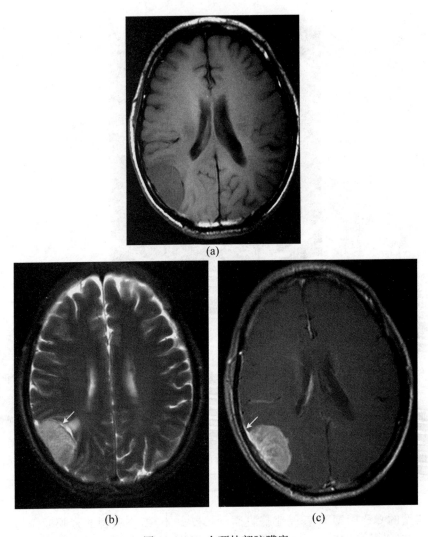

图 11-2-16 右顶枕部脑膜瘤
(a) T_1WI：右侧顶枕部颅骨下半月形等、稍低信号,边界清晰,脑组织受压,以宽基底紧贴颅骨内板；(b) T_2WI 呈高信号,与脑皮质间可见脑脊液信号(↑),局部脑组织轻度水肿；(c) 增强扫描肿块明显均匀强化,可见脑膜尾征(↑)

(1) 分泌激素引起的临床表现：① 分泌生长激素的腺瘤在未成年患者中可致生长过速,甚至发育成巨人；在成人中为肢端肥大的表现,如额头变大、下颌突出、鼻大唇厚、手指变粗等。② 分泌催乳素的腺瘤在女性中主要表现为闭经、溢乳、不育,重者腋毛脱落、皮肤苍白细腻、皮下脂肪增多,还有乏力、易倦、嗜睡、头痛、性功能减退等。男性则表现为性欲减退、阳痿、乳腺增生、胡须稀少,重者生殖器官萎缩、精子数目减少、不育等。③ 分泌促肾上腺皮质激素会引起身体向心性肥胖、满月脸、水牛背、腹部及大腿部皮肤有紫纹等,重者闭经、性欲减退、全身乏力,甚至卧床不起。有的患者并有高血压、糖尿病等。

(2) 肿瘤压迫邻近组织出现相应的临床表现：最多见的是视神经压迫症状,如出现视野缺损、视力减退甚至全盲。

【影像学表现】

1. X 线表现

蝶鞍平片在垂体瘤很小时蝶鞍可以没有变化,由于肿瘤日渐长大,可致蝶鞍扩大、前后床突骨质破坏、鞍底下陷等。颅内高压者可引起相应的影像表现。

2. CT 表现

蝶鞍扩大,鞍内肿块向上突向鞍上池,于鞍上池内可见等或稍高密度影。当肿瘤内有囊变或出血者可出现相应的低或高密度影。增强扫描可见不均匀明显强化。肿瘤可侵犯一侧或两侧海绵窦,向上压迫视交叉。微腺瘤在颅脑 CT 轴位扫描无法显示,要进行冠状位平扫及增强扫描。直接征象是垂体内可见等、低或稍高密度结节影;间接征象有垂体高度 $\geqslant 8$ mm,垂体上缘隆突,垂体柄偏移及鞍底下陷。

3. MR 表现

显示垂体瘤比 CT 有明显优势,尤其对微腺瘤的显示,多方位扫描可清晰显示垂体的形态、大小。微腺瘤呈结节状长 T_1、长 T_2 信号,在动态增强的早期,由于正常垂体组织强化明显,肿瘤表现为低信号,动态延迟扫描肿瘤逐渐强化。垂体动态增强扫描可大大提高垂体微腺瘤的检出率。通常肿瘤在 T_1WI 上呈稍低信号,有囊变者可呈明显低信号,有出血者可呈高信号。在 T_2WI 上呈等或高信号,伴出血及囊变者可表现明显高信号。增强扫描表现为明显均匀或不均匀强化,囊变、出血及钙化区不强化。垂体大腺瘤向上突破鞍隔进入鞍上池,因受鞍隔的限制中间可见明显凹陷,称束腰征。大腺瘤易囊变、出血及坏死。进一步向上压迫视交叉及三脑室导致梗阻性脑积水;向下侵入蝶窦;向两侧侵入海绵窦包绕颈内动脉(图 11-2-17)。

【诊断与鉴别诊断】

根据 CT 及 MRI 的影像特点,结合临床特征,大部分垂体瘤可作出正确诊断。巨大垂体瘤需与脑膜瘤、颅咽管瘤鉴别,能否见到正常垂体为主要鉴别点。脑膜瘤呈等信号,增强扫描明显均匀强化,可见脑膜尾征,少见出血、坏死;颅咽管瘤多位于鞍上,可见囊壁钙化等特点。

【比较影像学】

平片价值有限。MRI 是首选检查方法,常规 MRI 扫描正常而临床高度怀疑垂体瘤时,应行垂体 MRI 动态增强扫描。

(四)听神经瘤

听神经瘤(acoustic neurinoma)系成人常见的后颅窝肿瘤,占脑肿瘤的 8%~10%,占桥小脑角肿瘤的 70%~80%。

【临床与病理要点】

1. 病理改变:多起源于听神经鞘膜,早期局限于内听道内,以后长入桥小脑角池内,包膜完整,常出现坏死、囊变。多为单侧,偶可累及双侧,可并发神经纤维瘤病或脑膜瘤。

2. 临床表现:早期多表现为缓慢发生的耳鸣、听力减退、眩晕以及步态不稳感等前庭功能障碍的症状,但亦表现为突发性耳聋。肿瘤扩展至桥小脑角,可累及三叉神经,出现患侧面部感觉异常和麻木、角膜反射迟钝或消失等;肿瘤压迫小脑、脑干,可导致相应的症状和体征。肿瘤增大到一定程度压迫四脑室,可致颅内压增高,出现头痛、恶心、呕吐等症状。

【影像学表现】

1. X 线表现

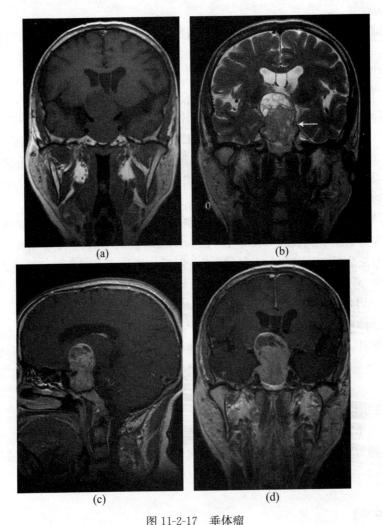

图 11-2-17 垂体瘤
(a) T_1WI 呈等低信号；(b) T_2WI 呈等高信号，蝶鞍扩大，鞍内肿块向上生长突破鞍隔呈束腰征(↑)，肿块向上压迫三脑室，向两侧部分包绕颈内动脉；(c)、(d) 矢状位及冠状位增强扫描：肿块明显强化，囊变区不强化

平片主要表现为内听道扩大。

2. CT 表现

微小听神经瘤 CT 容易漏诊，肿瘤长入桥小脑角池内时，平扫见桥小脑角区等密度(50%～80%)或稍高密度圆形或椭圆形肿块，有时可见一"蒂"伸入内听道，肿瘤可有囊变，偶可见钙化或出血，边界清楚。瘤周可见轻、中度水肿。肿块多以内听道口为中心生长，常引起内听道扩大或骨破坏，肿瘤多与岩骨相交成锐角。增强扫描肿块实质部分呈均匀、不均匀或环形明显强化，囊变部分不强化。肿瘤较大时可压迫脑干及第四脑室，第四脑室受压变窄致梗阻性脑积水。

3. MRI 表现

肿瘤位于桥小脑角区，呈圆形或分叶状，多呈不均匀长 T_1、长 T_2 信号，可见囊变区。囊变区在 T_1WI 上呈明显低信号，T_2WI 上呈明显高信号，实质部分 T_1WI 呈等低信号，T_2WI

呈等高信号。增强扫描实质部分明显强化,可见肿瘤呈尖角样向内听道生长,囊变区无强化(图 11-2-18)。MRI 薄层扫描对微小听神经瘤有很大的价值,可以显示 3 mm 的听神经瘤,特别是增强扫描显示更加清晰,表现为小结节样明显强化(图 11-2-19)。所以临床高度怀疑听神经瘤者,内听道平扫正常,应进一步增强扫描。

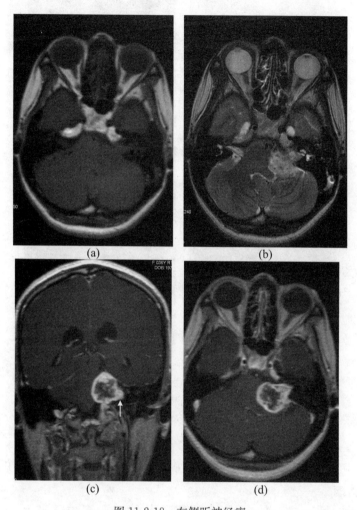

图 11-2-18　左侧听神经瘤
(a) T_1WI 呈等、稍低信号;(b) T_2WI 呈高信号,边界清晰:左侧桥小脑角区可见肿块,脑干及第四脑室受压,左侧听神经增粗;(c)、(d) 冠状位及轴位增强扫描:肿块明显不均匀强化,坏死区不强化,可见肿块向内听道生长(↑)

【诊断与鉴别诊断】

发生在桥小脑角区肿瘤,向内听道内生长,内听道扩大,具有这些特征,诊断并不难。有时需与桥小脑角区的脑膜瘤、胆脂瘤、三叉神经瘤鉴别。脑膜瘤内听道不扩大,与岩骨呈钝角相连并常伴有骨质增生。胆脂瘤增强前后均为低密度,MRI 呈水样及脂肪样信号,沿蛛网膜下腔生长,无强化。三叉神经瘤位于岩骨尖,常有骨质破坏或吸收,内听道无改变,肿瘤可骑跨两个颅窝呈哑铃状。

【比较影像学】

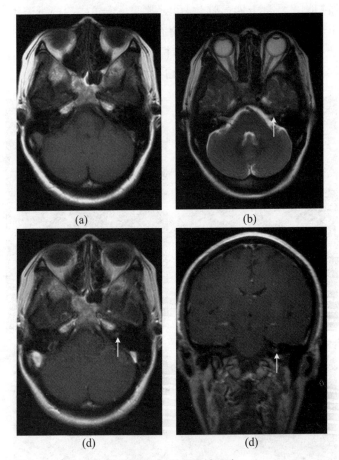

图 11-2-19 微小听神经瘤
(a) T_1WI 听神经未见明显异常信号;(b) T_2WI 轴位示左侧听神经小结节状低信号(↑)(与脑脊液比);(c)、(d) 轴位及冠状位增强扫描:左侧听神经可见小结节高信号(强化)(↑)

平片价值有限。MRI 明显优于 CT,如需观察内听道骨质改变,可行 CT 扫描。

(五) 颅咽管瘤

颅咽管瘤(craniopharyngioma)是颅内较常见的肿瘤,多位于鞍上,占脑肿瘤的 2%～6%。

【临床与病理要点】

1. 发病年龄:儿童和青少年多见。
2. 病理改变:来源于颅咽管的残留细胞的良性肿瘤,多数为囊性,少数为实性,囊壁钙化多见。囊性瘤内富含胆固醇结晶和液体,呈暗棕色或柴油状,并有角质斑块和钙化。
3. 临床表现:主要表现为发育障碍、侏儒、尿崩症、肥胖、嗜睡和精神障碍、视觉症状和颅内压增高。

【影像学表现】

1. X 线表现

无钙化者头颅平片表现正常,有钙化者表现为鞍上蛋壳样及斑片状钙化,不能显示肿瘤的大小及形状,诊断价值有限。

2. CT 表现

表现为鞍上池内圆形或椭圆形的异常密度影,边界清晰,囊性病灶表现为较均匀的低密度影,囊实性表现为不均匀的低密度影。大部分实体部分及囊壁可见斑片状及蛋壳样钙化。冠状位扫描或冠状位重建可清晰显示肿块与视交叉、垂体及三脑室的关系,对肿块的定位有很大的帮助。肿块向上可压迫视交叉及三脑室,可出现梗阻性脑积水;向下可压迫垂体。增强扫描后囊壁及实质部分可见明显强化,囊性部分无强化。

3. MRI 表现

肿瘤位于鞍上,多方位扫描观察肿瘤与视交叉、垂体及三脑室的关系明显优于 CT 检查。肿瘤组织所含的成分不同其信号不同,在 T_1WI 上可呈等、高、低或混杂信号,T_2WI 大部分呈高信号。增强扫描囊壁及实质部分强化,而钙化及囊变部分无强化(图 11-2-20)。

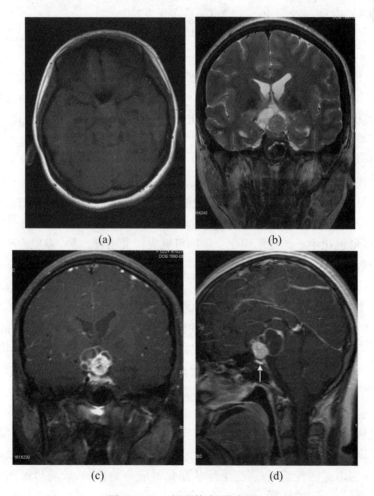

图 11-2-20　颅咽管瘤(囊实型)

(a) T_1WI 轴位示鞍上等、低信号肿块;(b) T_2WI 冠状位示肿块呈稍高、高信号;(c)、(d) 矢状位及冠状位增强扫描:鞍上肿块实质部分及囊壁明显强化,囊变部分不强化,垂体正常(↑)

【诊断与鉴别诊断】

鞍上囊性或囊实性肿块，有钙化，颅咽管瘤的诊断并不难。有时需与垂体瘤鉴别，垂体瘤可突向鞍上，常引起蝶鞍扩大，鞍底下陷，海绵窦受累，钙化罕见。鞍上实性肿瘤应与鞍上脑膜瘤鉴别，脑膜瘤平扫呈均匀稍高密度，可有钙化，囊变少见，肿瘤常位于鞍上偏前的位置，鞍结节骨质增生，MR 增强扫描可见"脑膜尾征"。

【比较影像学】

应首选 MRI 检查，如怀疑有钙化或需要确定肿块有无钙化、邻近颅骨的改变时可进一步进行 CT 检查。

（六）脑转移瘤

脑转移瘤(metastatic tumor of brain)较常见，其发病率占颅内肿瘤的 20%。

【临床与病理要点】

1. 发病年龄：发病高峰为 40~60 岁，男性多于女性。
2. 病理改变：大多发生于脑灰白质交界处，常为多发。肿瘤常发生囊变和出血，钙化少见。
3. 转移途径：血行转移最多见，以肺癌脑转移最多见，其次是乳腺癌、胃癌、结肠癌、肾癌、甲状腺癌等，亦有一部分患者找不到原发灶。也可直接侵犯或脑脊液种植转移。
4. 临床表现：头痛、恶心、视物模糊、呕吐、语言障碍、肢体肌力减退、共济失调、颅神经麻痹等。

【影像学表现】

1. CT 表现

平扫病灶呈等密度、低密度或高密度，高密度常常是瘤内出血。增强扫描时病灶呈中等至明显强化，多呈结节状强化、环状强化或不均匀片状明显强化，肿瘤小者呈实性小结节状强化，大者呈环形强化中心坏死不强化。周围可见大片低密度水肿，表现为小结节、大水肿。有明显的占位效应。

2. MRI 表现

病变形态多样，可为结节状或囊实相间的肿块，T_1WI 为低或略低信号，T_2WI 为高信号。瘤内出血时 T_1WI 可见高信号，有出血的转移瘤，提示来自黑色素瘤、绒癌、甲状腺癌和肺癌等。周围可见明显指状水肿，占位效应明显。增强后瘤体呈结节状、环状或点状强化。小于 5 mm 的肿瘤周围常无水肿，平扫无法检出肿瘤，因此应常规行增强扫描(图 11-2-21)。文献报道用双倍剂量造影剂增强比常规剂量造影剂增强可发现更多转移病灶。

【诊断与鉴别诊断】

脑内多发病灶，水肿明显，增强扫描呈结节状或环形强化，临床有原发肿瘤病史，诊断比较容易。当临床无原发肿瘤病史，表现为单个肿块时，应与胶质瘤等鉴别；表现为单个或多个小结节时，应与肉芽病变鉴别；病变呈环状强化时应与脑脓肿、胶质母细胞瘤鉴别。脑脓肿 DWI 呈高信号有一定的特征。

【比较影像学】

MRI 扫描对脑转移瘤的诊断有明显的优势，特别是增强扫描，可显示 5 mm 以下的早期转移灶。

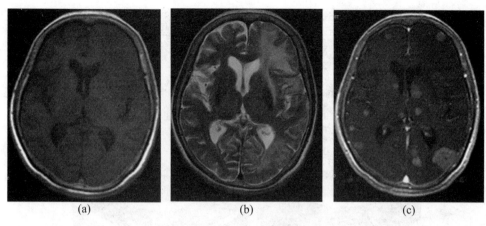

图 11-2-21 转移瘤

(a) T_1WI;(b) T_2WI 轴位:脑内多发水肿,未见明显肿块;(c) T_1WI 轴位增强扫描可见弥漫性结节状强化

三、脑血管疾病

(一) 脑出血

脑出血(cerebral hemorrhage)是出血性脑血管病,血液从血管溢出至脑实质、脑室内或蛛网膜下腔内。

【临床与病理要点】

1. 病因及好发部位:最常见的原因是高血压,特别是老年人,年轻人脑出血常见于血管畸形。其他原因有血液病、脑肿瘤等。出血可发生于脑实质、脑室及蛛网膜下腔。脑内出血好发于基底节区、丘脑、脑干及小脑。

2. 病理改变:急性期血肿内含新鲜血液;吸收期血肿内红细胞破坏,血肿液化。周围出现吞噬细胞并逐步形成肉芽组织;囊变期坏死组织被清除,周围胶质增生,血肿较大时囊腔形成。

3. 临床表现:头痛及相应的神经损伤症状、体征。蛛网膜下腔出血临床表现为剧烈头痛、脑膜刺激征,脑脊液检查呈血性脑脊液。

【影像学表现】

1. CT 表现

急性期血肿呈肾形或不规则形均匀高密度影,CT 值一般为 60~80 HU,周围水肿及占位效应明显。亚急性期(3 天~2 周)高密度影向中心缩小,周边呈等、低密度,边缘模糊(图 11-2-22)。周围水肿及占位效应明显减轻。慢性期血肿呈低密度,2 个月后血肿呈囊性灶,表现边界清晰的低密度影,局部出现负占位效应。蛛网膜下腔出血表现为正常脑脊液的低密度被高密度所替代。脑室内出血,表现为脑室内高密度影,脑室内出现液液分层征象。

2. MRI 表现

超急性期及急性期(三天内)脑血肿 T_1WI 呈等信号,T_2WI 呈稍低信号。在超急性期及急性期进行 MR 检查容易漏诊,所以一般不选用。亚急性期(3 天~2 周)T_1WI 呈高信号,

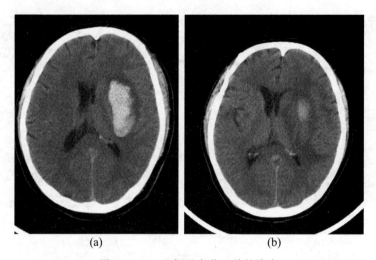

图 11-2-22　左侧基底节血肿的演变

(a) CT 平扫:血肿呈高密度,边界清晰,轻度水肿,占位效应明显;(b) CT 平扫 2 周后血肿周边呈等低密度,边缘模糊

T_2WI 早期呈低信号,6～8 天后呈等高信号(图 11-2-23)。慢性期血肿 T_1WI、T_2WI 均呈高信号;囊变完全形成时 T_1WI 呈低信号,T_2WI 呈高信号,亚急性后期、慢性期及囊变期周围可见含铁血黄素沉积的低信号。

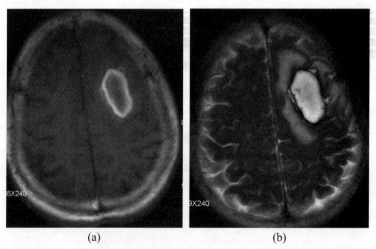

图 11-2-23　左侧额叶亚急性血肿

(a) T_1WI 显示血肿均呈高信号;(b) T_2WI 可见周边含铁血黄素沉积的低信号及高信号水肿带

【诊断与鉴别诊断】

根据临床突发病史及典型的 CT 表现,脑出血诊断并不难。有时需与肿瘤出血鉴别,需进行 CT 或 MRI 增强扫描来鉴别。临床症状不明显的脑出血在吸收期 CT 检查时呈等密度,需与肿瘤鉴别,增强扫描、MRI 检查及随访对鉴别诊断有很大的价值。

【比较影像学】

对急性出血的患者应选 CT 检查。亚急性或慢性期可选用 CT 或 MRI 随访,此期 MRI

优于 CT。对怀疑有血管性病变伴出血者可进一步选择 CTA、MRA 或 DSA。

(二) 脑梗死

脑梗死(cerebral infarction)是脑血管闭塞所致脑组织缺血性坏死,其发病率居脑血管病首位。

【临床与病理要点】

1. 发病原因:是脑动脉粥样硬化,继发脑血栓形成,导致管腔的狭窄、闭塞,病变血管供应区域脑组织的坏死,以大脑中动脉最多见。其次的病因是动脉瘤、血管畸形、炎性或非炎性脉管炎及脑栓塞。

2. 病理改变:梗死分为缺血性、出血性和腔隙性脑梗死。梗死发生后 4~6 小时脑组织发生缺血与水肿,继而发展成坏死。1~2 周后脑组织液化,水肿减轻。8~10 周后形成软化灶。少数缺血性梗死在发病 24~48 小时后因再灌注而发生梗死区内出血,转为出血性梗死。

3. 临床表现:主要取决于梗死的部位与范围。有偏瘫、偏身感觉运动障碍、偏盲、失语等,小脑和脑干的梗死有共济失调、吞咽困难、呛咳等症状。腔隙性梗死可无明显症状。

【影像学表现】

1. 缺血性梗死(ischemic infarction)

(1) CT 表现:脑血管闭塞后 24 小时内,CT 可无阳性发现。此时 CT 检查的目的是排除急性脑出血,因为急性期单纯从临床症状上是很难区别出脑出血和脑梗死。24 小时后则出现低的或混杂密度区,累及髓质和皮质,多为楔形,边缘不清,其范围与闭塞血管供血区一致,常并发脑水肿和占位表现,1~2 周后边缘变清楚,2~3 周后病灶变成等密度,与脑水肿消失和巨噬细胞反应有关。1~2 个月则形成软化灶,边缘清楚,近于脑脊液密度的囊腔,患侧脑室扩大。脑梗死一般不需要增强扫描,在梗死后第 4 天至 4 周时增强扫描可出现脑回状、斑状或环状增强。

(2) MRI 表现:MRI 对诊断脑梗死敏感性高,发病 6 小时内 MR 就可见异常表现,表现为脑回肿胀、脑沟变浅,随后出现 T_1WI 呈低信号,T_2WI 呈高信号,FLAIR 呈高信号。DWI 及 PWI 可检出 3 小时内的梗死,DWI 呈明显高信号(图 11-2-24)。形成软化灶后 T_1WI 呈低信号,T_2WI 高信号,DWI 呈低信号,局部脑沟增宽,脑室扩大。

(3) CTA、MRA 可帮助查找梗死的原因,大范围脑梗死 CTA 或 MRA 可显示较大动脉闭塞。为临床进一步治疗提供影像学依据。

2. 出血性脑梗死(hemorrhagic ingarction)

少数缺血性脑梗死在发病 24~48 小时后因再灌注而发生梗死区内出血,从而形成出血性脑梗死。好发于皮质和基底节,CT 表现为低度区中出现不规则斑点状、片状高密度影。MRI 表现为 T_1WI 出现斑点状或片状高信号(图 11-2-25),出血的亚急性期可见含铁血黄素沉积。

3. 腔隙性脑梗死(lacunar infarction)

多位于基底节与脑干,直径大小 5~15 mm。CT 表现为点状或小圆形边缘清楚的低密度灶。MRI 表现为 T_1WI 低信号,T_2WI 高信号。急性梗死 DWI 呈明显高信号。MRI 对基底节、丘脑、小脑和脑干的腔隙性梗死灶十分敏感。

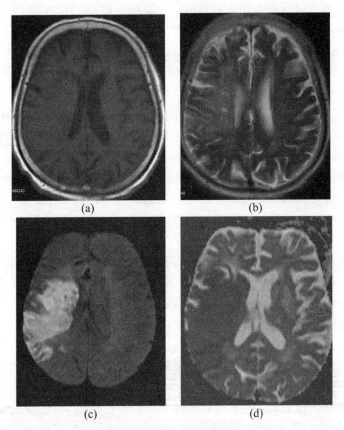

图 11-2-24 右侧颞叶急性脑梗死

(a) T_1WI 轴位:右侧颞叶呈稍低信号,边界不清,局部脑沟变浅,右侧侧脑室稍受压;(b) T_2WI 轴位:右侧颞叶呈稍高信号,边界不清;(c)、(d) DWI 轴位:右侧颞叶呈大片明显高信号,边界清晰,ADC 图呈低信号

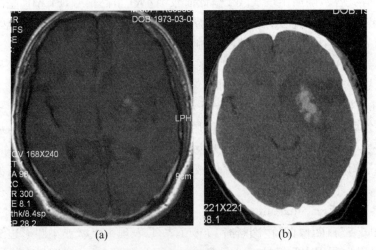

图 11-2-25 左侧基底节区出血性梗死

(a) T_1WI 示左侧基底节区大片稍低信号中可见不均匀高信号;(b) CT 平扫:大片低密度区内可见不规则高密度

【比较影像学】

MRI在脑梗死的诊断敏感性要明显高于CT,尤其是在显示脑干和小脑腔隙性梗死灶方面。临床怀疑脑梗死首选MRI检查。

(三) 颅内动脉瘤

颅内动脉瘤(intracraninal aneurysm)是指颅内动脉的局限性异常扩张,可发生于任何年龄,女性略多于男性。约半数以上自发性蛛网膜下腔出血是由于动脉瘤破裂所致。

【临床与病理要点】

1. 发病原因:主要有先天性、损伤、感染、动脉硬化及肿瘤等原因。

2. 病理改变:约90%起自颈内动脉系统,常发生于脑底动脉环和大脑中动脉的分叉部。按形状可分为粟粒状、囊状、梭形及夹层动脉瘤。按大小分为直径小于1 cm的一般动脉瘤,直径在1.0~2.5 cm之间的大动脉瘤,直径大于2.5 cm的巨大动脉瘤。

3. 临床表现:中小型动脉瘤未破裂出血,临床可无任何症状。较大动脉瘤可压迫邻近的脑神经和脑组织出现相应的临床表现,常见的有动眼神经麻痹症状、三叉神经痛、面部感觉减退、突眼、抽搐、偏瘫等。压迫下丘脑可导致尿崩征、体温调节障碍等。体征方面可听到颅内杂音。动脉瘤一旦破裂出血,表现为严重的蛛网膜下腔出血症状,发病急剧,患者剧烈头痛,形容如"头要炸开"。频繁呕吐,大汗淋漓,体温可升高;颈项强直,克氏征阳性。也可能出现意识障碍,甚至昏迷。

【影像学表现】

1. X线表现

平片诊断价值有限,部分可见局部骨质吸收和破坏、瘤壁呈弧形或环形钙化及颅内高压表现。

2. CT表现

无血栓的动脉瘤平扫呈圆形高密度影,增强扫描呈均一性强化;部分血栓动脉瘤,平扫有血流部分呈中心或偏心性高密度区,增强后血栓部分为等密度,无血栓部分呈均匀明显强化;完全血栓动脉瘤,平扫呈等密度灶,可有弧形或斑点状钙化,增强扫描血栓不强化,瘤壁环形强化。动脉瘤破裂可见并发的蛛网膜下腔出血、脑内血肿、脑积水、脑水肿和脑梗死等改变。

3. MRI表现

无血栓的动脉瘤瘤腔在T_1WI和T_2WI上呈无或低信号灶,部分流速慢的在T_1WI上呈高信号,尤其是巨大动脉瘤,瘤腔中心因血流缓慢(涡流)而呈高信号(图11-2-26)。动脉瘤内血栓则呈高低相间的混杂信号。巨大动脉瘤可压迫邻近组织,周围可见水肿。

4. DSA、CTA和MRA表现

可直观地显示动脉瘤腔及载瘤动脉(图11-2-27,图11-2-28),但对血栓部分难以显示,尤其是DSA。颅脑MRA一般使用TOF法,不需要造影剂就可以清晰显示脑动脉,尤其是颅底的动脉,无颅底的影响。CTA是经静脉注入造影剂后进行CT扫描来显示血管,与MRA比较,其缺点为需要静脉注射造影剂、X线辐射、颅骨的影响等。CTA与MRA均有MIP和MPR及SSD图像,但在诊断时一定要结合原始图像,否则容易误诊或漏诊。尽管CTA及MRA在一定程度上可部分取代DSA,但DSA仍然是诊断脑血管性病变的金标准,对判明动脉瘤的准确位置、形态、内径、数目、血管痉挛和确定手术方案都十分重要,但对完全血栓形成的则无法显示。首次造影阴性,可能因脑血管痉挛而动脉瘤未显影。高度怀疑

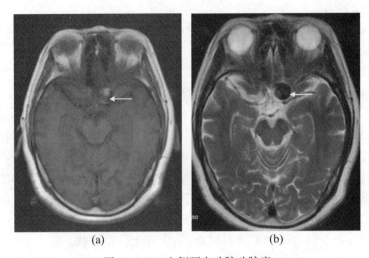

图 11-2-26 左侧颈内动脉动脉瘤

(a) T_1WI 轴位：鞍上池左前方可见圆形稍高信号，周边呈低信号(↑)；(b) T_2WI：呈圆形流空(↑)

动脉瘤者，应在 3 个月后重复造影。小于 5 mm 的动脉瘤容易漏诊，在造影中对高度怀疑的部位应行放大摄影和旋转摄影。

【诊断与鉴别诊断】

根据 CT、MRI 的特征表现，可初步作出诊断，如进一步 CTA、MRA 或 DSA 检查可明确诊断。发生在鞍区的不典型动脉瘤要与脑膜瘤鉴别。

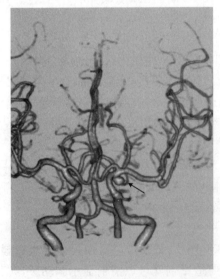

图 11-2-27 左侧颈内动脉动脉瘤（见彩图）
CTA：左侧颈内动脉囊袋状突起(↑)，狭颈与颈内动脉相连

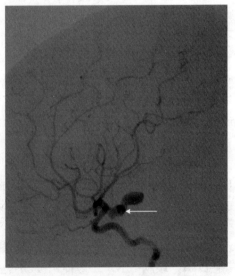

图 11-2-28 颈内动脉动脉瘤
侧位颈内动脉 DSA：颈内动脉不规则突起(↑)

【比较影像学】

急诊 CT 诊断为蛛网膜下腔出血及临床怀疑脑动脉瘤的患者，应选择 CTA、MRA 或 DSA 检查以明确诊断。MRI 仍然是怀疑动脉瘤的首选方法，不仅可以显示完全血栓形成的

动脉瘤,还可显示瘤周情况。

(四) 脑动静脉畸形(arteriovenous malformation,AVM)

脑血管畸形属先天性中枢神经系统血管发育异常,表现为颅内某一区域的血管异常增多,是引起蛛网膜下腔出血和脑内出血的重要原因。

【临床与病理要点】

1. 分型:动静脉畸形、海绵状血管瘤、毛细血管扩张、静脉畸形等四种类型。以动静脉畸形最常见。

2. 病理改变:可发生在颅内任何区域,但常见于大脑中动脉供血区,由供血动脉、畸形血管团和引流静脉构成,病变中畸形血管团呈粗细不等的团块状,其中有的血管极度扩张、扭曲。管壁极薄,仅有一层内皮细胞,容易破裂出血。

3. 临床表现:出血、癫痫和头痛。

【影像学表现】

1. CT 表现

未破裂出血前 CT 表现较为典型,平扫表现为一局灶性高、低密度或低、等混杂密度区,病灶形态不规则,多呈团块状,亦可呈点、线状影,边缘不清,常伴有斑点状及蔓状钙化。病灶周围可出现局限性脑萎缩,偶有轻度占位效应,但不出现周围脑水肿现象。注射造影剂后 AVM 表现为团块状强化,有时可见迂曲的索条状及结节状血管影,其周围可见到增粗供血动脉和引流静脉,大约 50% 的患者伴有颅内出血。

2. MRI 表现

扩张迂曲的畸形血管团,T_1WI、T_2WI 均呈低信号或无信号,流空征象以 T_2WI 明显。血流缓慢者 T_1WI 呈低信号,T_2WI 呈高信号。增强扫描可见畸形血管团的异常强化及粗大引流静脉(图 11-2-29)。MRI 在颅内 AVM 的诊断中有其特有的优越性,它不仅可显示病灶本身及其周围脑组织情况,还可反映畸形血管内血流情况,显示血肿和水肿。

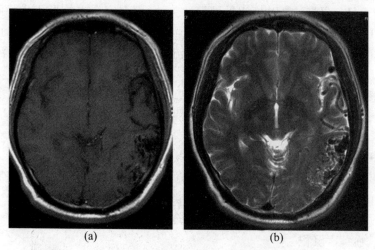

图 11-2-29 左侧颞叶动静脉畸形(AVM)

(a) T_1WI;(b) T_2WI:左侧颞叶均见不规则增粗的流空血管,呈无信号,周围可见异常增粗的血管影,无占位效应

3. DSA、CTA 和 MRA 表现

可直观地显示畸形血管团、供血动脉和引流静脉（图 11-2-30、图 11-2-31）。DSA 可明确供血动脉的来源，造影时应分别行颈内外动脉及椎动脉造影，以明确血供的来源。大多数 AVM 有多支动脉供血及多支引流静脉。

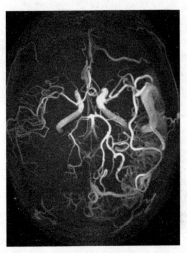

图 11-2-30　左侧颞叶动静脉畸形（AVM）
MRA：显示异常血管团、粗大的引流静脉及供血动脉

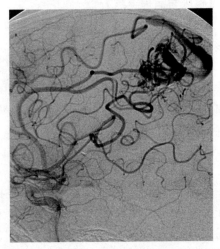

图 11-2-31　大脑前中动脉供血的动静脉畸形（AVM）
侧位颈内动脉 DSA：大脑前中动脉增粗、畸形血管团及粗大（左侧大脑前、中动脉）、粗大的引流静脉（引流至上矢状窦）

【诊断与鉴别诊断】

典型 CT 及 MRI 表现基本可明确诊断脑 AVM，CTA、MRA 或 DSA 可进一步明确供血动脉及引流静脉。

【比较影像学】

脑血管造影目前仍是诊断 AVM 最可靠的方法，但对完全血栓形成或隐匿型 AVM 往往呈阴性。CT 对显示典型的 AVM 甚为可靠，而当 AVM 在 CT 上表现为出血或梗死时诊断较难，此时 MRI 可明确诊断。MRI 对血管流空非常敏感，无需增强就可清晰显示异常血管。

（五）海绵状血管瘤

海绵状血管瘤（cavernous angioma）是较常见的脑血管畸形，特别是 MRI 问世后，临床病例明显增多。

【临床与病理要点】

1. 发病年龄及部位：可发生于大脑任何部位，多见于大脑皮质下白质、基底节区及脑干等区域，常为单发，10%~20% 为多发。好发年龄 20~40 岁，女性多于男性。

2. 病理改变：是由众多薄壁血管组成的如桑葚样的异常血管团，断面呈海绵状，内有钙化、出血及含铁血黄素沉积。

3. 临床表现：可无任何临床症状，部分以癫痫为首发症状，部分患者因颅内出血而头痛。

【影像学表现】

1. CT 表现

表现为边界清楚的高密度影,多伴钙化,周围无水肿及占位效应,增强扫描轻度或无强化。

2. MRI 表现

为目前诊断此病最有效的手段,因反复出血,T_1WI 表现为等、高混杂信号,T_2WI 也呈高、低混杂信号,周边有环形低信号(黑环征),形态不规则呈"爆米花"状,具有一定的特征(图 11-2-32)。

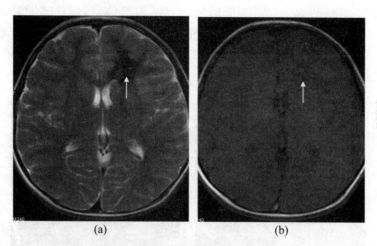

图 11-2-32　左侧额叶海绵状血管瘤

(a) T_2WI 轴位:右侧额叶脑白质内簇状不均匀高信号,周围可见低信号,呈"爆米花状"(↑),无水肿;(b) T_1WI 轴位:右侧额叶脑白质内簇状不均匀高信号(↑),边界清晰

【诊断与鉴别诊断】

典型的上述 CT 及 MRI 表现,海绵状血管瘤的诊断并不难。

【比较影像学】

海绵状血管瘤 MRI 有一定的特征,CT 可显示其钙化的程度。CTA、MRA 及 DSA 诊断价值有限。如怀疑有异常血流而需要进一步治疗者,可选择应用。

四、颅内感染

(一) 脑脓肿

脑脓肿(brain abscess)是由化脓性细菌进入脑组织引起炎性改变,进一步发展而导致脓肿形成。可单发或多发,幕上多见,颞叶占幕上脓肿的 40%。

【临床与病理要点】

1. 感染途径:邻近脏器感染的蔓延,如耳源性脓肿、鼻源性脓肿、血源性脓肿、外伤性脓肿、隐源性脓肿。

2. 病理改变:分急性脑炎期、化脓期、包膜形成期。按病程分为早期脑炎、早期脓肿壁形成、成熟脓肿。

3. 临床表现:初期患者除原发感染症状外,一般都有急性全身感染症状。脓肿形成以后,上述症状好转或消失,并逐渐出现颅内压增高和脑定位症状与体征。

【影像学表现】

1. CT 表现

急性脑炎期表现为大片低密度影,边缘模糊,有一定的占位效应,无强化。脓肿形成后,脓肿壁在平扫上呈等密度影,脓液呈低密度影,增强脓肿壁呈明显环形强化,一般完整、光滑、均匀。周围明显水肿,可见占位效应。

2. MRI 表现

急性脑炎期 MRI 表现 T_1WI 为低信号,T_2WI 为高信号,强化不明显。脓肿形成期 MRI 特点为脓腔在 T_1WI 上为低信号,T_2WI 为高信号,脓肿壁为等信号,增强扫描脓肿壁明显强化,周围水肿明显。脓液在 DWI 上由于弥散受限呈高信号,有一定特征性(图 11-2-33)。

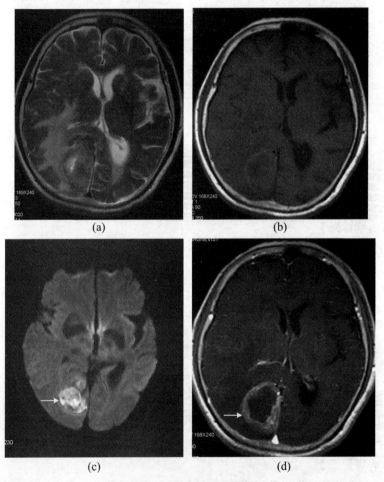

图 11-2-33 右侧枕叶脑脓肿

(a) T_2WI 轴位:右侧枕叶团块状等高信号,周围明显水肿及占位效应;(b) T_1WI 轴位:右侧枕叶团块状低信号,周围呈高信号,有明显占位效应;(c) DWI 轴位:右侧枕叶团块状高信号(↑);(d) T_1WI 增强扫描轴位:呈明显环形强化(↑),中心无强化

【诊断与鉴别诊断】

出现典型 CT 及 MRI 表现,尤其是 MRI 检查中 DWI 上呈高信号的特点,结合临床可明

确诊断。但不典型者需与胶质瘤及转移瘤鉴别:胶质瘤环状强化厚薄不均,形态不规则,可有钙化;转移瘤多表现为病灶多发及临床原发肿瘤史。

【比较影像学】

CT 及 MRI 是诊断脑脓肿的主要检查方法,且 MRI 的应用价值更大。

(二)颅内结核

颅内结核(intracranial tuberculosis)属 V 型结核,是继发于肺或其他肺外结核,经血行播散而引起的,常发生于儿童及青少年。

【临床与病理要点】

1. 病理改变:结核杆菌引起脑膜弥漫性炎性反应,主要累及脑底鞍上池处软脑膜。累及脑实质可见单个或多个干酪样结节,中心有坏死。慢性期脑膜粘连导致脑积水。

2. 临床表现:头疼、呕吐、发热、全身中毒表现、脑膜刺激征、颅内高压、癫痫等,严重者可出现意识障碍。

【影像学表现】

1. CT 表现

结核性脑膜炎平扫表现为蛛网膜下腔密度增高,以鞍上池、外侧裂池明显,后期可见斑点状钙化。脑实质受累时可表现为粟粒样结节及结核瘤。粟粒样结节表现为多发小的等或低密度结节,增强扫描可见强化;结核瘤表现为等、高或混杂密度,增强环形强化,周围有轻度水肿。后期可出现脑积水。

2. MRI 表现

脑膜炎以脑底为重,表现为视交叉和桥前池结构分辨不清,T_1WI 信号增高,T_2WI 为更高信号,增强扫描明显异常强化(图 11-2-34)。结核瘤表现为 T_1WI 低信号,包膜为等信号,T_2WI 信号不均匀,有钙化者 T_1WI 及 T_2WI 均呈低信号。增强扫描可见环形强化。

【诊断与鉴别诊断】

结核性脑膜炎的 CT 和 MR 表现与其他病菌引起的脑膜炎表现相似,必须结合临床才能作出诊断,尤其是有结核病史者。脑底脑膜的钙化有助于鉴别诊断。脑结核瘤的诊断同样也要结合病史,表现不典型要与脑内原发肿瘤或转移瘤鉴别。

【比较影像学】

CT 及 MRI 是诊断颅内结核的主要检查方法,CT 对病变的钙化显示更好。

五、脱髓鞘疾病

脱髓鞘疾病(demyelinating diseases)是一组以神经组织髓鞘脱失为主要病理改变的疾病。多发硬化(multiple sclerosis,MS)是最常见的一种脱髓鞘病变。本节重点介绍。

【临床与病理要点】

1. 病因及发病过程:病因不明,可能与早年病毒感染有关。病程较长,多呈迁延性、进行性加重的趋势,部分患者的病程表现为发作和缓解交替进行,好发于中青年,女性稍多。

2. 病理改变:病灶主要位于脑和脊髓的白质内,呈弥散分布。以侧脑室周围髓质和半卵圆中心多发硬化斑为主,也可见于脑干、脊髓和视神经。

3. 临床表现:癫痫、感觉运动障碍、精神症状等,或伴有视神经和脊髓损害的症状。病

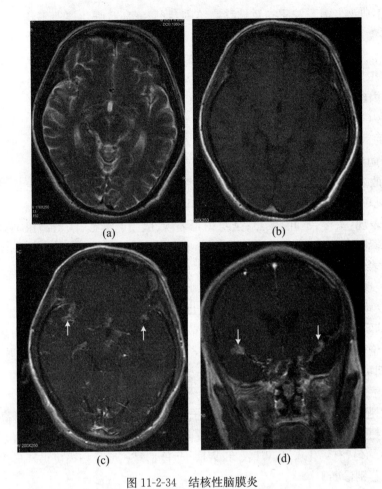

图 11-2-34 结核性脑膜炎
(a) T_2WI 轴位:双侧侧裂池及脚间池不均匀稍高信号,部分呈结节状;(b) T_1WI 轴位:呈不均匀等低信号;(c)、(d) T_1WI 轴位及冠状位增强扫描:双侧侧裂池及脚间池不均匀明显强化,部分呈结节状环形强化(↑)

程缓解与发作交替且进行性加重。

【影像学表现】

1. CT 表现

急性期或复发加重期,CT 平扫显示侧脑室周围,尤其在前角和后角旁、皮质下显示多发数毫米至 4~5 cm 大小不等的低密度斑,大多数病灶无占位效应,少数低密度灶周围有水肿,可引起轻度的占位表现。增强扫描低密度斑多呈均匀强化,少数环状强化。稳定期低密度病灶无占位效应,无强化。慢性期病例,CT 显示低密度病灶边界清楚、不强化,呈软化灶表现,局部脑室扩大,脑沟增宽,脑回变平等脑萎缩改变。多发硬化可各期病灶并存。

2. MR 表现

能清晰显示多发硬化病灶大小、形态和分布,T_1WI 呈多发斑片状低或稍低信号病灶,T_2WI 及 FLAIR 像病灶呈高信号,通常与侧脑室壁垂直排列,与脑室周围白质内小血管的走行方向一致(图 11-2-35)。质子密度加权像有利于显示靠近脑室边缘、脑干及小脑 MS 病灶。增强扫描 T_1WI 急性脱髓鞘病灶强化,陈旧病灶无强化。MRI 可判断 MS 的分期:病灶大小不变、病灶缩小或数目减少,则提示为缓解期;若病灶增大或数目增多,则提示病情加重。MRI还可用来随访治疗效果。

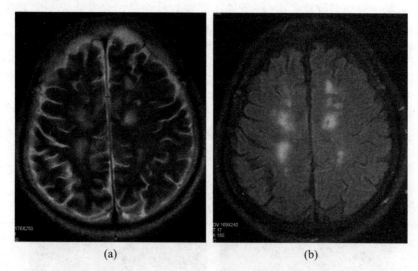

图 11-2-35 多发性硬化
(a) T_2WI 轴位:双侧半卵圆区多发斑片状高信号,边界欠清晰;(b) FLAIR 轴位:斑片状高信号显示更清晰,部分垂直于侧脑室体部

【诊断与鉴别诊断】

CT 及 MRI 有典型的影像学表现即可诊断。但需与多发脑梗死鉴别。多发脑梗死具有发病年龄较大、增强扫描无强化或呈脑回样强化等特点。

【比较影像学】

对本病的诊断,应首选 MRI 检查,CT 可作为辅助检查。

六、先天性畸形

临床上脑先天性发育畸形较多,比较常见的是胼胝体发育不全和 Chiari 畸形。

(一) 胼胝体发育不全(dysplasia of corpus callosum)

胼胝体发育不全是常见的先天性颅脑发育畸形。包括胼胝体部分或完全缺如,常合并脂肪瘤。

【临床与病理要点】

1. 病理改变:伴有三脑室上移,两侧侧脑室体部分离,也可伴有颅脑其他发育畸形,如胼胝体脂肪瘤、多小脑回畸形及脑膜脑膨出等。

2. 临床表现:可有癫痫、智力低下、运动障碍等及伴随其他先天性畸形等症状。部分患儿无明显症状。

【影像学表现】

1. CT 表现

表现为双侧侧脑室明显分离,后角扩大,呈"蝙蝠翼"状。三脑室扩大上移,居于分离的双侧侧脑室之间。合并脂肪瘤可见局部脂肪密度影。

2. MRI 表现

MRI 不仅可显示 CT 的所有表现，在矢状位及冠状扫描可清晰显示胼胝体的发育情况，可直接显示胼胝体缺如部位及程度，胼胝体压部缺如最常见。合并脂肪瘤者可见 T_1WI 及 T_2WI 均呈高信号的脂肪组织，脂肪抑制像上呈低信号，边界清晰（图 11-2-36）。合并其他畸形时，MRI 可见相应征象。

【诊断与鉴别诊断】

根据 MRI 及 CT 表现可明确诊断，尤其是 MRI 矢状位。

【比较影像学】

MRI 是诊断胼胝体发育不全的最有价值的方法，可准确诊断。单纯 CT 扫描，部分胼胝体发育不全容易漏诊。

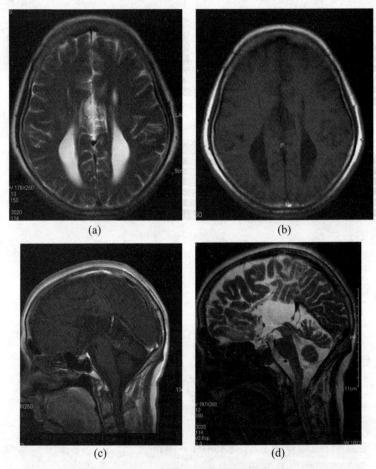

图 11-2-36　胼胝体发育不全（完全缺如）

(a)、(b) T_2WI 及 T_1WI 轴位：双侧侧脑室明显分离，后角扩大，呈"蝙蝠翼"状，胼胝体未显示；(c)、(d) T_1WI 矢状位增强及 T_2WI 正中矢状位平扫：均未见胼胝体显示，也未见异常强化

(二) Chiari 畸形 (Chiari malformation)

Chiari 畸形又称小脑扁桃体下疝畸形，是后脑的先天性畸形。原因是由于后颅窝先天

发育不良、容积小而使小脑扁桃体下部疝入到枕骨大孔所致。

【临床与病理要点】

1. 病理改变：小脑扁桃体下部疝入到椎管内，部分延髓和第四脑室向下移位。此畸形大约 56% 伴有脊髓空洞。

2. 临床表现：常出现脑积水及小脑、脑干、颈髓受压症状。

【影像学表现】

1. CT 表现

诊断价值有限，可表现为脑积水，椎管上端后部类圆形软组织影，由于后颅窝伪影明显，常常显示不清。

2. MRI 表现

矢状位扫描可见小脑扁桃体变尖、下移，尖端位于枕大孔以下 5 mm 者即可确诊。可伴有第四脑室和延髓变形、下移。幕上脑积水征象。常伴有脊髓空洞，在 T_2WI 矢状位扫描上显示更佳（图 11-2-37）。

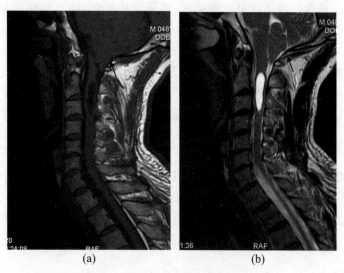

图 11-2-37 小脑扁桃体下疝畸形

(a)、(b) 颈部正中 T_1WI、T_2WI 矢状位：小脑扁桃体向下(↑)，位于枕大孔以下 7 mm，颈髓可见脊髓空洞

【诊断与鉴别诊断】

MRI 即可明确诊断。单纯 CT 扫描可误认为占位性病变。

【比较影像学】

MRI 是首选影像学检查方法，尤其是矢状位及冠状位。

七、椎管内肿瘤

椎管内肿瘤（intraspinal tumors）根据发生部位可分为髓内肿瘤、髓外硬膜内肿瘤、硬膜外肿瘤。

【临床与病理要点】

1. 病理改变：髓内肿瘤约占椎管肿瘤的15%，常见有星形细胞瘤、室管膜瘤。髓外硬膜内肿瘤占椎管肿瘤的60%，常见有神经纤维瘤、神经鞘瘤、脊膜瘤等。硬膜外肿瘤占椎管肿瘤的25%，多数是转移瘤、淋巴瘤。

2. 临床表现：主要表现为脊髓和神经根受压症状，以局部疼痛最为多见，逐渐出现下肢运动、感觉障碍和括约肌功能紊乱。

(1) 髓内肿瘤出现肿瘤节段以下的运动障碍和感觉异常，表现为肢体无力、肌肉萎缩和截瘫、肌张力和腱反射异常。

(2) 髓外硬膜内肿瘤典型症状为神经根疼痛，以后出现肢体麻木、酸胀感或感觉减退。随着症状的进展可出现瘫痪及膀胱、直肠功能障碍。

(3) 硬膜外肿瘤如转移瘤多见于老年人，病程进展较快，疼痛是最常见的首发症状，很快出现严重的脊髓压迫症。

【影像学表现】

1. X线表现

平片可无明显异常。转移瘤可见椎弓根、椎体骨质破坏，神经鞘瘤可见椎间孔扩大，髓内肿瘤可见椎弓根间距离增宽等。

2. CT表现

平扫和增强扫描对于椎管肿瘤的诊断作用不如MRI，椎管造影后行CT扫描可在横断面上显示肿瘤与硬膜外、蛛网膜下腔和脊髓三者的关系，定位诊断更加准确。但由于需要椎管内注入造影剂，临床应用很少，现已被MRI所取代。CT对肿瘤的急性出血、钙化及骨质的改变敏感。

3. MR表现

(1) 髓内肿瘤：脊髓局限性增粗，病灶在T_1WI上为略低信号，T_2WI为略高信号或明显高信号，信号常不均匀。病灶范围大时，周围水肿较明显。病灶周围蛛网膜下腔变窄或闭塞。室管膜瘤可发生在脊髓的任何节段，包括圆锥和终丝，可沿蛛网膜下腔转移，病灶强化明显。星形细胞瘤范围更广泛，以颈、胸段居多，出血和囊变多见，增强扫描有或无强化(图11-2-38)。

(2) 髓外硬膜内肿瘤：病灶较局限，边缘光滑清楚；坏死囊变少。脊髓受压变形，并向对侧移位。肿瘤侧蛛网膜下腔增宽，而肿瘤对侧蛛网膜下腔变窄。脊膜瘤和神经鞘瘤T_1WI和T_2WI接近等信号，囊变T_2WI为高信号影，增强后呈均匀一致强化。脊膜瘤以胸段多见，肿瘤广基底与脊膜相连，并出现脊膜增厚和强化。神经鞘瘤位于脊髓的后外侧，常伴有相应椎间孔扩大、椎弓根吸收破坏，瘤体常呈哑铃状(图11-2-39)。

(3) 硬膜外肿瘤：硬膜外肿块形态常不规则，瘤体与脊髓之间可见线状低信号硬膜影，硬膜外脂肪影消失。肿块向内压迫脊膜囊，造成邻近蛛网膜下腔变窄，脊髓受压向对侧移位。肿块向外生长位于椎旁，伴有椎体和附件的骨质破坏，或可见到以椎旁为中心的病变，通过椎间孔向椎管外延伸。肿瘤T_1WI呈低或略低信号，T_2WI为高信号影，增强后，肿瘤常呈中等度强化。转移性肿瘤常有原发瘤的病史，病情发展快。

【诊断与鉴别诊断】

髓内肿瘤有时需与脊髓空洞症鉴别，其髓内空腔信号特点与脑脊液相似，表现为脊髓内长T_1、长T_2信号区，空腔边缘清晰，一般没有增强，脊髓外形膨胀。

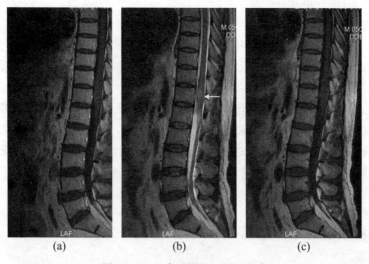

图 11-2-38 脊髓圆锥星形细胞瘤

(a)腰椎 T_1WI 矢状位:脊髓圆锥肿胀,信号稍低,局部蛛网膜下腔稍窄;(b) T_2WI 矢状位:脊髓圆锥可见结节状高信号(↑),边界尚清晰;(c)增强矢状位:未见明显强化

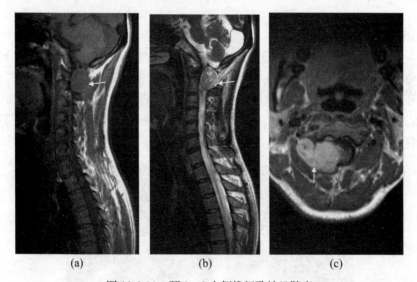

图 11-2-39 颈 1-2 右侧椎间孔神经鞘瘤

(a)颈椎 T_1WI 矢状位:颈 1-2 右侧椎间孔可见结节状等信号(↑),边界清晰;(b)颈椎 T_2WI 矢状位:肿块呈稍高信号(↑);(c)增强轴位:肿块明显强化,部分位于椎管内,呈哑铃状(↑)

【比较影像学】

MRI 是诊断椎管内肿瘤的最有价值的检查方法,CT 检查对骨质的改变、急性出血及钙化显示清楚。

八、脊髓损伤

脊髓损伤的主要原因是外伤,如交通事故、工矿事故、高处坠落、运动损伤(如跳水或体操等)及暴力行为(如刀枪伤)等。

【临床与病理要点】

1. 病理改变:脊髓挫裂伤脊髓内出现点片状及局灶性出血,常合并水肿、液化坏死及蛛网膜下腔出血,严重者脊髓可部分或完全断裂。脊髓损伤包括脊髓震荡、脊髓挫裂伤、脊髓内血肿及脊髓横断。

2. 临床表现:主要依据损伤的程度,轻度损伤仅表现相应区域感觉运动障碍。严重损伤在脊髓休克期间表现为受伤平面以下出现弛缓性瘫痪,运动、反射及括约肌功能丧失,感觉丧失及大小便失禁等,2~4周后逐渐演变成痉挛性瘫痪,表现为肌张力增高、腱反射亢进,并出现病理性椎体束征。

【影像学表现】

1. X 线表现

平片可观察脊椎骨折情况、椎体有无滑脱及椎管的连续性。

2. CT 表现

脊髓震荡患者 CT 无阳性发现;脊髓挫裂伤表现为脊髓外形膨大,边缘模糊,脊髓内出血或硬膜外血肿者可显示椎管内高密度影。还可清楚显示椎体及附件的骨折,椎管内可见骨片压迫脊髓的情况。螺旋 CT 扫描可进行脊柱重组,显示脊柱的连续性及观察骨折移位的情况。

3. MRI 表现

是检查脊髓损伤的首选方法,可直观显示脊髓损伤的部位、程度及范围。脊髓挫裂伤可表现为局部脊髓肿胀,T_2WI 可见斑片状高信号。有出血者亚急性期可见 T_1WI、T_2WI 均呈高信号。严重损伤者可致脊髓完全横断,局部可见水肿、出血征象及椎体完全错位(图 11-2-40)。后期合并脊髓囊性变、软化灶及空洞形成者表现为边界清晰的 T_1WI 低信号、T_2WI 高信号。

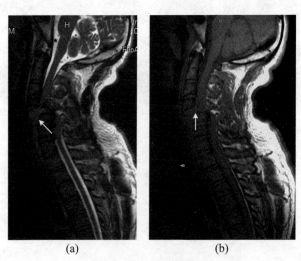

图 11-2-40 颈髓横断

(a)、(b) 颈椎 T_1WI 及 T_2WI 矢状位:颈 4-5 椎体水平脊髓完全离断,局部脊髓信号不均,颈 4、5 椎体完全错位(↑)

【诊断与鉴别诊断】

脊柱有骨折或错位,脊髓 MRI 表现为水肿或出血等,脊髓损伤可明确诊断。

【比较影像学】

CT 对显示骨折、急性出血灶敏感,MRI 显示脊髓损伤非常清晰,因此临床上应两者结合起来应用。

九、脊髓空洞症

脊髓空洞症(syringomyelia)属慢性退行性疾病。

【临床与病理要点】

1. 病理改变:可分为先天性及后天性,先天性多伴有小脑扁桃体延髓联合畸形;后天性主要由外伤、肿瘤、蛛网膜炎及脊髓炎症引起。

2. 临床表现:肌肉萎缩,相应节段痛温觉消失,触觉和本体觉相应保留,肢体瘫痪及营养障碍等。

【影像学表现】

1. CT 表现

平扫价值有限,偶可见脊髓内见囊性低密度影,病变区脊髓增粗。

2. MRI 表现

在矢状位上可清晰显示囊腔的大小、范围及流体动力学变化等。T_1WI 呈低信号,T_2WI 呈高信号,边界清晰,往往呈长条状(图 11-2-41),脂肪抑制 T_2WI 能清楚显示小的脊髓空洞。增强扫描先天性及外伤性均无明显强化,如继发于肿瘤的可见不均匀强化。

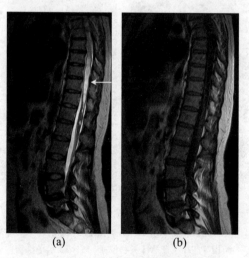

图 11-2-41 脊髓(胸腰段脊髓)空洞
(a)、(b) 胸腰段 T_1WI 及 T_2WI 矢状位;胸 9—腰 1 水平脊髓内可见长条状 T_1WI 低信号,T_2WI 高信号(↑),边界清晰

【诊断与鉴别诊断】

典型的 MRI 表现结合临床即可明确诊断。

【比较影像学】

MRI 是诊断脊髓空洞症首选及最具有诊断价值的检查方法。

十、椎管内血管畸形

椎管内血管畸形系脊髓血管先天发育异常性疾病,可发生于脊髓各节段,脊髓内外可同时受累。

【临床与病理要点】

1. 分类:类型很多,以动静脉畸形(AVM)最多见,分为硬膜内及硬膜外。

2. 临床表现:神经根分布区疼痛、间歇性跛行、肢体麻木等。血管畸形可因节段动脉血栓形成、出血或压迫脊髓而产生症状,可呈缓慢进展性的脊髓受压而产生感觉运动和大小便障碍。

【影像学表现】

1. CT 表现

可见病变部位脊髓增粗,伴出血者可见斑点状高密度影,有时可见斑点状钙化点。增强扫描可见条状及团块状强化,部分可显示异常增粗的供血动脉及引流静脉。

2. MRI 表现

脊髓膨大,脊髓内及表面可见 T_1WI、T_2WI 均呈流空的条状及管状的低信号影。在 T_2WI 像上,在高信号的脑脊液衬托下,流空的血管显示更加清晰(图 11-2-42)。增强后可见畸形血管团明显强化。

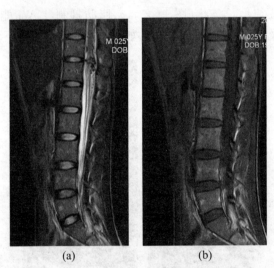

图 11-2-42 胸 11—12 椎体水平椎管内动静脉畸形(AVM)
(a)、(b) 腰椎 T_1WI 及 T_2WI 矢状位:胸 11—12 水平椎管内脊髓表面可见流空的条状及管状的低信号影

3. DSA、CTA 及 MRA 表现

可直观显示畸形血管团的大小、范围和供血动脉及引流静脉。需要注意的是脊髓血管畸形的供血非常复杂,往往有多支动脉供血,造影时应尽量寻找多支可能的供血动脉。

【诊断与鉴别诊断】

典型的血管畸形MRI诊断并不难,不典型者需要行DSA、CTA或MRA检查进一步明确诊断。

【比较影像学】

MRI平扫加增强扫描是诊断脊髓血管畸形的主要手段,如需进一步手术或介入治疗者,可行血管造影(DSA、CTA或MRA)进一步了解供血动脉及引流静脉情况。

(陈方宏)

第十二章　头　颈　部

头颈部是人体头部与体部神经、血管的交通枢纽,解剖结构精细复杂,生理功能重要,可发生包括炎症、肿瘤等在内的多种类型的病变。头颈部常用的影像学检查方法包括X线、CT、MRI和超声等。

第一节　影像检查技术

一、X线检查

常规X线摄影在头颈部较少适用,主要检查鼻窦和口腔颌面部病变(图12-1-1、图12-1-2)。对部分骨折、骨质破坏和钙化的病变有一定的价值。

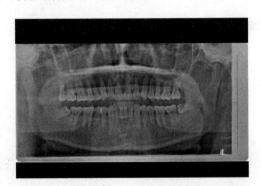

图12-1-1　口腔全景

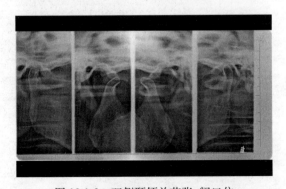

图12-1-2　双侧颞颌关节张、闭口位

二、CT 检查

1. 扫描方位：一般用横断面，鼻窦需冠状位扫描或重组。
2. 扫描方法（图 12-1-3、图 12-1-4、图 12-1-5、图 12-1-6、图 12-1-7）：

(1) 平扫：基本扫描，中耳乳突需行薄层扫描。

(2) 增强：静脉内注入含碘对比剂后再行 CT 扫描。增强目的：病灶显示更清楚，定位，定性诊断，鉴别诊断。增强效果，与病变血供、充血、过度灌注等有关。

(3) CTA：静脉团注碘剂后，当对比剂流经颈部血管时，进行螺旋 CT 扫描，并行三维血管重组。

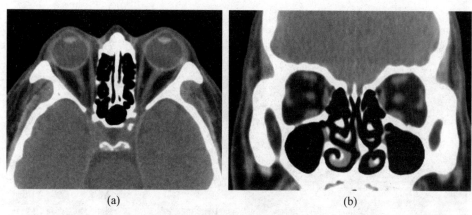

图 12-1-3　正常眼眶 CT 表现
(a) 横轴位；(b) 冠状位

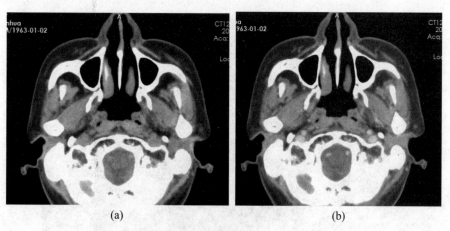

图 12-1-4　正常鼻咽部 CT 表现
(a) 横轴位 CT 平扫；(b) 横轴位 CT 增强

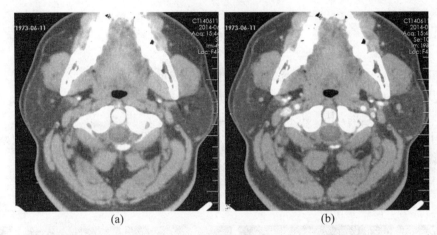

图 12-1-5　正常腮腺 CT 表现
(a) 横轴位 CT 平扫；(b) 横轴位 CT 增强

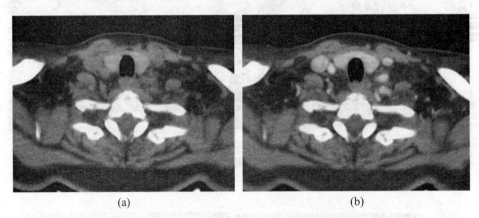

图 12-1-6　正常甲状腺 CT 表现
(a) 横轴位 CT 平扫；(b) 横轴位 CT 增强

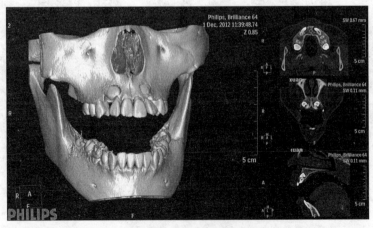

图 12-1-7　齿科轴位 CT 扫描及重组像（见彩图）

三、MRI 检查

1. 扫描方位:一般用横轴位,加冠状面、矢状面(图 12-1-8、图 12-1-9)。
2. 扫描方法:

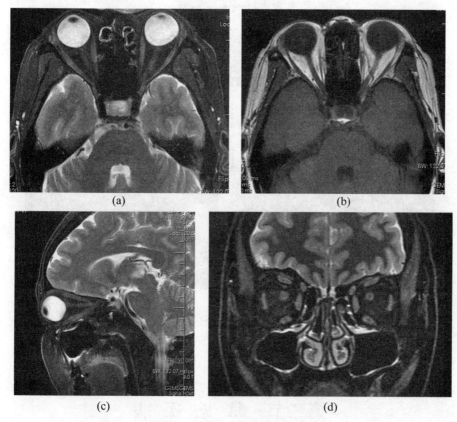

图 12-1-8　正常眼眶 MRI 表现
(a) 横轴位 T_2WI;(b) 横轴位 T_1WI;(c) 矢状位 T_2WI;(d) 冠状位 T_2WI

(1) 平扫:基本扫描,T_1WI 像、T_2WI 像;根据需要加扫 STIR、DWI 等。

(2) 增强:静脉内注入含钆对比剂(Gd-DTPA)后再行 T_1WI 扫描。增强目的,同 CT。增强效果,同 CT,但比 CT 敏感。

(3) MRA:增强(注射对比剂)MRA 可获得清晰、细小分支的血管图像。常用 TOF 法和 PC 法。也可不必注射对比剂,采用动脉自旋标记技术获得颈部大血管的三维、四维图像,为无创血管成像技术。

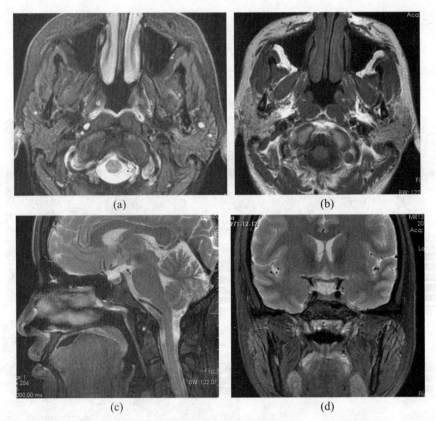

图 12-1-9 正常鼻咽部 MRI 表现
(a) 横轴位 T_2WI；(b) 横轴位 T_1WI；(c) 矢状位 T_2WI；(d) 冠状位 T_2WI

第二节 常见疾病

一、眼部炎性假瘤

眼部炎性假瘤(inflammatory pseudotumor)为原因不明的眼眶内软组织的非特异性炎症，可能与机体免疫功能异常有关。

【临床与病理要点】

1. 分型及分期：根据炎症累及范围分为隔前型、肌炎型、泪腺炎型、巩膜周围炎型、视神经束膜炎型、肿块型及弥漫型。根据病程分为急性期、亚急性期和慢性期。

2. 病理改变：急性期表现为水肿和轻度炎性浸润；亚急性期和慢性期表现为大量纤维血管基质形成，病变渐纤维化。

3. 临床表现：急性期发病急，表现为突眼、疼痛、复视和视力下降，运动障碍，球结膜充血水肿，眼睑红肿。慢性期症状和体征可于数周至数月缓慢发生，持续数月至数年。

【影像学表现】

1. CT 表现

(1) 隔前型：眼睑软组织肿胀增厚。

(2) 肌炎型：眼外肌增粗，典型表现为肌腹和肌腱同时增粗，上直肌和内直肌最易受累（图 12-2-1）。

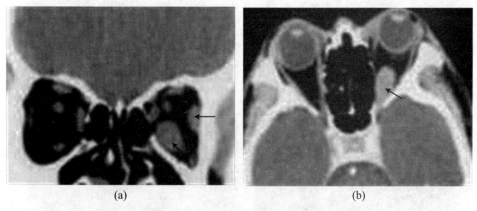

图 12-2-1　肌炎型炎性假瘤 CT 表现

(a) 冠状位 CT 平扫显示左侧外直肌及下直肌增粗(↑)；(b) 横轴位 CT 增强显示左侧增粗的下直肌强化(↑)

(3) 巩膜周围炎型：眼环增厚。

(4) 视神经束膜炎型：视神经增粗，边缘模糊。

(5) 弥漫型：患侧眶内弥漫性软组织影，可累及眶隔前软组织、肌锥内外、眼外肌、泪腺以及视神经等（图 12-2-2）。

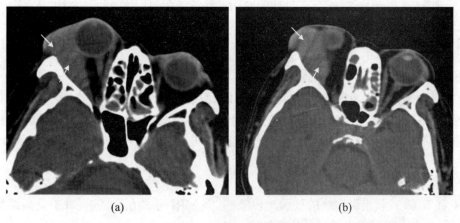

图 12-2-2　弥漫型炎性假瘤

CT 表现：右侧眼外肌增粗(↑)，泪腺肿大(↑)

(6) 泪腺炎型：泪腺增大，一般单侧，也可累及双侧。

(7) 肿块型：眶内软组织肿块。

2. MRI 表现

(1) 急性期：由于炎性细胞浸润，病灶在 T_1WI 上呈略低信号，在 T_2WI 上呈高信号

(图 12-2-3、图 12-2-4)。

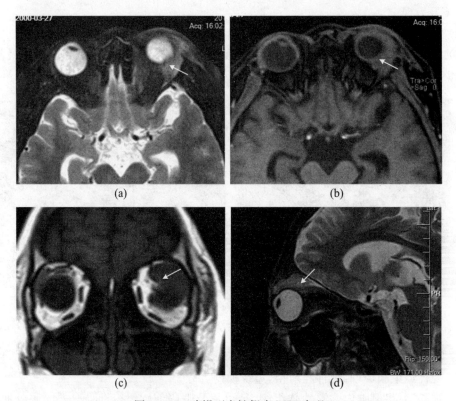

图 12-2-3 弥漫型炎性假瘤 MRI 表现

(a) 横断位 T_2WI 压脂像;(b) 横断位 T_1WI 压脂像;(c) 冠状面 T_1WI;(d) 矢状位 T_2WI 压脂像:左侧眼球外上方不规则团块状稍长 T_1、稍长 T_2 信号灶(↑),邻近眼环、上直肌及眼睑软组织增厚、肿胀

(2) 慢性期:又称纤维化期,病灶在 T_1WI 上呈等信号,在 T_2WI 上呈等或低信号。增强扫描后中度至明显强化,且强化较均匀。

【诊断与鉴别诊断】

根据以上影像学表现特点,一般可作出诊断,但需与以下疾病进行鉴别:① 颈动脉海绵窦瘘,常有多条眼外肌增粗,眼上静脉增粗,易鉴别。② 转移瘤,眼外肌呈结节状增粗并可突入眶内脂肪内,邻近骨质破坏。③ 淋巴瘤,眼外肌肌腹和肌腱均受累,呈结节状,增强后明显强化。

【比较影像学】

CT 和 MRI 对软组织病灶的显示均较敏感,但 MRI 可多方位显示,对于受累结构的辨别更为明确,尤其对后期纤维化的诊断较为敏感。

二、视网膜母细胞瘤

视网膜母细胞瘤(retinoblastoma,RB)起源于视网膜的神经元细胞或神经节细胞。

【临床与病理要点】

1. 发病年龄:婴幼儿最多见。

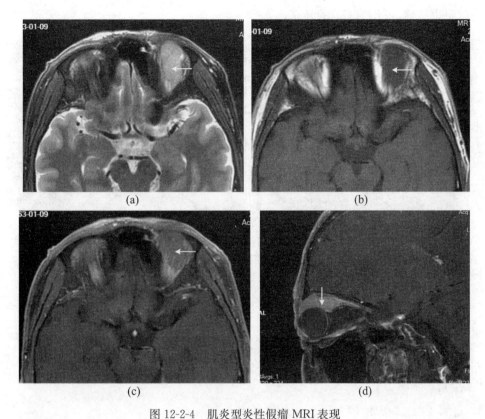

图 12-2-4 肌炎型炎性假瘤 MRI 表现

(a) 横断位 T_2WI；(b) 横断位 T_1WI；(c) 横断位增强；(d) 矢状位增强：左侧上直肌远端眼环附着处明显增粗，呈长 T_1、长 T_2 信号软组织肿块影，增强后明显强化(↑)

2. 病理改变：特征为瘤细胞呈菊花团状，95% 瘤组织中可有钙化。
3. 临床表现：症状为"猫眼"，表现为"白瞳症"。

【影像学表现】

1. CT 表现

眼球内不规则软组织肿块影，其内可见团块、片状或斑点状钙化，为本病特征。肿块可沿视神经向眼球外侵犯，甚至沿视神经侵犯至颅内，也可有远处转移征象。增强后未钙化的肿瘤部分明显强化(图 12-2-5)。

2. MRI 表现

肿块呈不均匀长 T_1、长 T_2 信号，肿块内部分钙化呈长 T_1、短 T_2 信号。增强后，病变呈中度至明显强化。MRI 显示钙化不如 CT 敏感，但是 MRI 在观察视神经转移及颅内侵犯等情况下有明显优势。

【诊断与鉴别诊断】

婴幼儿眼球内钙化性肿块，首先考虑视网膜母细胞瘤，需与以下疾病相鉴别：① 原始永存玻璃体增生症，表现为眼球小，整个玻璃体腔密度增高，但钙化少见。② Coats 病，MRI 上表现为视网膜下积液信号，增强后脱离的视网膜明显强化。

【比较影像学】

CT 易发现钙化，薄层扫描及多方位观察，可提高对本病的诊断；MRI 观察视神经转移及颅内侵犯更敏感,可作为 CT 的补充。

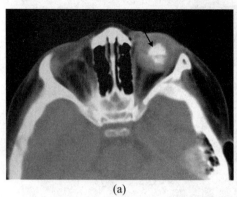 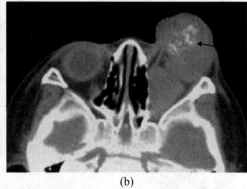

图 12-2-5 视网膜母细胞瘤 CT 表现

(a) 男,3 岁,左侧眼球内见软组织肿块,病灶大部分钙化(↑);(b) 另一病例,左侧眼球明显增大,球内及球后见较大软组织肿块灶(↑),其内可见斑点状钙化

三、泪腺良性混合瘤

泪腺良性混合瘤(benign mixed tumor)又称良性多形性腺瘤。

【临床与病理要点】

1. 发病年龄:多见于 30～50 岁中年女性。

2. 病理改变:多源于泪腺眶部,肿块为类圆形,常有包膜,表面可见小结节状突起,为瘤细胞浸润包膜所致,肿瘤生长缓慢,可恶变。

3. 临床表现:常表现为眼眶前外上方相对固定、无压痛包块,眼球向前下方突出,肿瘤增大可致视力下降。

【影像学表现】

1. CT 表现

泪腺窝区软组织肿块影,边界清晰,多数密度均匀,少见钙化;泪腺窝区扩大,骨皮质受压凹陷或变薄,无骨质破坏征象。增强后,肿块呈不均匀明显强化。邻近眼球、眼外肌及视神经可受压、移位(图 12-2-6(a))。

2. MRI 表现

肿块多呈略长 T_1、长 T_2 不均匀信号,边界清楚,其内可有小囊变,部分病灶有包膜。增强后,病灶呈不均匀明显强化(图 12-2-6(b)～(d))。

【诊断与鉴别诊断】

本病需与以下疾病鉴别:① 泪腺恶性上皮性肿瘤,肿块边缘常不规则,且伴有泪腺窝区骨质破坏性改变。② 泪腺淋巴瘤,形态不规则,且多包绕眼球生长。

【比较影像学】

CT 可鉴别肿块内是否有钙化,是否破坏邻近骨质;MRI 可反映肿块内部不同成分的信号。

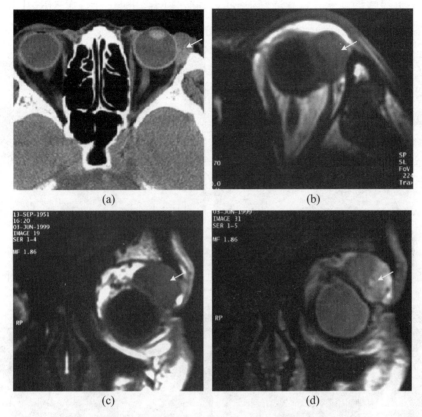

图 12-2-6　泪腺良性混合瘤 CT 和 MRI 表现

(a) CT 平扫；(b) T_1WI 横断位；(c) T_1WI 冠状位；(d) T_2WI 冠状位；(a) CT 显示左侧泪腺窝区类圆形软组织密度影(↑)，密度均匀，边界清楚；(b)、(c)、(d) 另一病例的 MRI 表现左侧泪腺窝区类圆形肿块(↑)，边界清楚，肿块呈稍长 T_1、长 T_2 不均匀信号

四、视神经胶质瘤

视神经胶质瘤(optic nerve glioma)为发生于视神经胶质细胞的低度恶性肿瘤。

【临床与病理要点】

1. 发病年龄：多见于学龄前儿童。

2. 临床表现：最早表现为视野盲点，95%患者以视力减退就诊，另外可有眼突、视乳头水肿或萎缩等表现。

【影像学表现】

1. CT 表现

视神经呈条状或梭形增粗，边界清楚，密度均匀，无钙化。肿瘤可向视神经管内段侵犯，引起视神经管扩大；若肿瘤侵犯颅内段视神经及视交叉，可形成鞍上池内肿块。增强后，肿瘤呈轻到中度强化。有时其内可见无强化的低密度区(图 12-2-7)。

2. MRI 表现

肿瘤在 T_1WI 上呈中等偏低信号，在 T_2WI 上呈明显高信号。肿瘤侵犯视神经管内段时,可引起眶内段蛛网膜下腔脑脊液回流受阻,导致蛛网膜下腔扩大,在 MRI 上可清晰显示病变周围长 T_1、长 T_2 信号。增强后,肿瘤呈明显强化(图 12-2-8)。

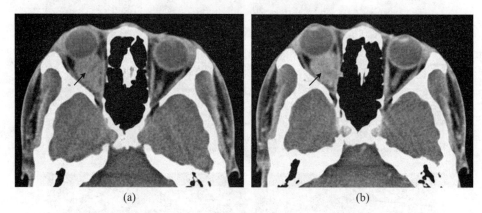

图 12-2-7 视神经胶质瘤 CT 表现

右侧视神经呈梭形增粗(↑),边界清楚,密度均匀,增强后呈均匀性中度强化,右侧眼球向前突出

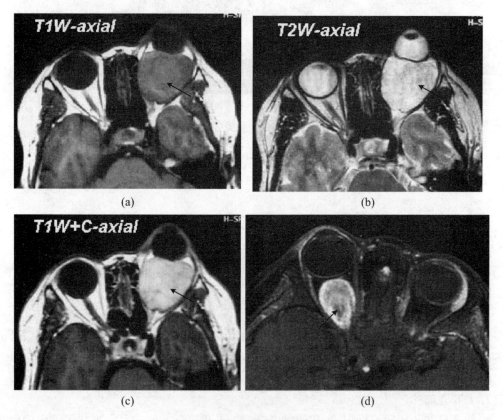

图 12-2-8 视神经胶质瘤 MRI 表现

(a) 横断位 T_1WI;(b) 横断位 T_2WI;(c) 横断位增强;(d) 横断位增强:(a)、(b)、(c) 左侧眼球突出,视神经增粗(↑),呈等 T_1、长 T_2 信号肿块灶,增强后肿块明显强化;(d) 另一病例,MRI 增强后表现右侧眼球突出,视神经增粗(↑)

【诊断与鉴别诊断】

需与以下疾病相鉴别：① 视神经鞘脑膜瘤，主要见于成年人，CT 表现为高密度，且可见钙化，边界欠清，MR 在 T_1WI 和 T_2WI 上均呈低或等信号，肿瘤明显强化但视神经不强化，呈"轨道"征。② 视神经炎，主要表现为周围视神经鞘的炎性病变。③ 视神经蛛网膜下腔增宽，见于颅内压增高，一般有颅内原发病变。

【比较影像学】

MRI 为该疾病的首选检查方法，MRI 更容易发现肿瘤累及球壁段、管内段和颅内段；较易区别肿瘤和蛛网膜下腔增宽。

五、中耳乳突炎

中耳乳突炎（otomastoiditis）为最常见耳部感染性病变。

【临床与病理要点】

1. 病理改变：根据病程分为急性、慢性；慢性中耳炎根据病原体不同可分为非化脓性、化脓性；慢性化脓性中耳炎又分为单纯型、肉芽肿型、胆脂瘤型。

2. 临床表现：表现为耳部疼痛、耳道分泌物及传导性耳聋。

【影像学表现】

1. CT 表现

（1）单纯型：主要表现为鼓室与乳突气房透明度低，鼓室黏膜及气房间隔增厚，密度增高，少量骨质破坏或增生硬化改变（图 12-2-9）。鼓室硬化症：CT 显示鼓室内条状软组织影，并有钙化。

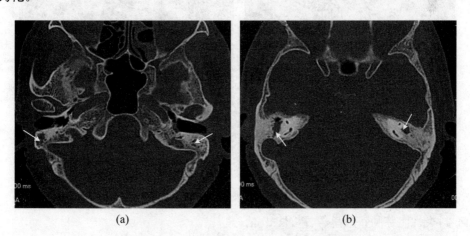

(a) (b)

图 12-2-9 单纯型中耳乳突炎 CT 表现

双侧乳突呈板障型，双侧乳突蜂房及鼓室鼓窦腔内见软组织密度影（↑）

（2）肉芽肿型：表现为鼓室或上鼓室软组织肿块影，伴骨质侵蚀及听小骨破坏，增强后肿块有强化。

（3）胆脂瘤型：上鼓室、乳突窦入口及乳突窦内软组织密度肿块影，并骨质破坏，乳突窦入口、鼓室腔扩大，增强后胆脂瘤本身无强化（图 12-2-10）。

2. MRI 表现

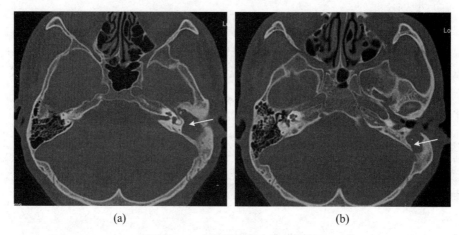

图 12-2-10 胆脂瘤型中耳乳突炎

CT 表现:右侧鼓室、乳突窦含气稍差;左侧鼓室、乳突窦充满软组织密度影(↑),窦入口扩大,听小骨吸收、破坏,鼓室及鼓窦壁骨质硬化

(1) 单纯型:一般呈长 T_1、长 T_2 信号,其内可见骨性分隔,若积液中蛋白质含量较高,可呈短 T_1、长 T_2 信号(图 12-2-11)。

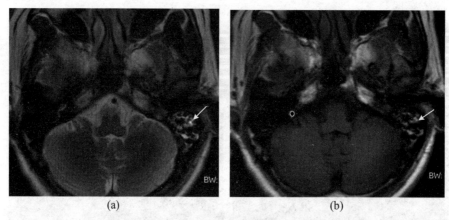

图 12-2-11 单纯型中耳乳突炎

MRI 表现:(a) 横断位 T_2WI;(b) 横断位 T_1WI。左侧鼓室、乳突窦含气差,其内可见蜂窝状短 T_1、长 T_2 信号影(↑)

(2) 肉芽肿型:因其成分不同,在 MRI 上的表现也可不同。胆固醇肉芽肿一般呈短 T_1、长 T_2 信号;炎性肉芽肿一般呈等 T_1、长 T_2 信号。

(3) 胆脂瘤型:多呈短 T_1、长 T_2 信号,增强后无强化(图 12-2-12)。

【比较影像学】

HRCT 检查为颞骨及其病变的常规检查技术。病变累及颅内或迷路时应行 MRI 检查。观察面神经、前庭窝神经时首选 MRI 检查。肿瘤性病变及炎性病变还需增强检查。

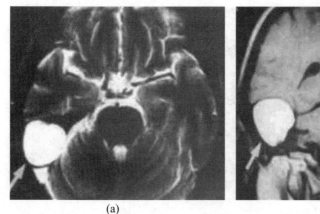
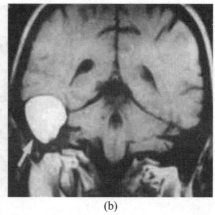

图 12-2-12　胆脂瘤型中耳乳突炎

(a) 横断位 T_2WI；(b) 冠状位 T_1WI。MRI 表现：右侧乳突区类圆形肿块(↑)，呈短 T_1、长 T_2 信号，边界清楚

六、鼻窦恶性肿瘤

【临床与病理要点】

1. 病理改变：包括上皮性恶性肿瘤和非上皮性恶性肿瘤，上皮性恶性肿瘤是鼻窦最常见的恶性肿瘤，鳞癌最多见。非上皮性恶性肿瘤少见。

2. 临床表现：早期临床症状缺乏特异性，晚期可表现为面部肿胀、畸形，若肿瘤侵及邻近结构则可引起相应症状。

【影像学表现】

1. CT 表现

表现为鼻窦软组织肿块，形态不规则，肿瘤较大时密度常不均匀，内可见液化坏死，部分病例可见钙化。肿瘤呈侵袭性生长，恶性上皮性肿瘤可直接侵及邻近结构如鼻腔、眼眶、前颅窝、面部软组织甚至颅内。有明显的虫蚀状骨破坏。增强后呈中度或明显强化（图 12-2-13）。

2. MRI 表现

肿瘤在 T_1WI 上呈等或低信号，在 T_2WI 上呈等或高信号，信号均匀或不均匀，鼻窦内伴有分泌物或炎症时，呈长 T_1、长 T_2 信号。增强后，肿瘤呈中度或明显强化，分泌物不强化。此外，MRI 可清楚地显示肿瘤侵犯周围软组织的情况。

【诊断与鉴别诊断】

主要是与该部位的炎症及良性肿瘤相鉴别，后两者均没有骨质破坏，而本病可有明显的骨质破坏，易鉴别。

【比较影像学】

HRCT 为鼻腔鼻窦病变的常规检查技术。肿瘤性病变时需软组织窗观察或行 MRI 检查，并需要增强检查。MRI 软组织的分辨力高，能直接显示黏膜、肌肉、间隙、血管、神经等结构。

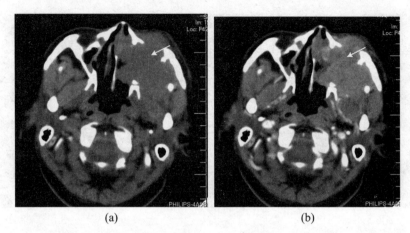

图 12-2-13 左侧上颌窦癌

CT 表现：左侧上颌窦不规则软组织肿块(↑)，边界不清，窦壁骨质破坏，并侵及鼻腔及邻近结构，增强后病灶呈明显欠均匀强化(↑)

七、咽部脓肿

【临床与病理要点】

1. 发病年龄及原因：根据病情可分为急性脓肿、慢性脓肿。急性脓肿多见于儿童，常因局部外伤、耳部感染或化脓性淋巴结炎等引起。

2. 病理改变：根据感染部位分为扁桃体周围脓肿、咽后脓肿、咽旁间隙感染或脓肿。

3. 临床表现：急性脓肿有全身性炎症反应、咽痛、吞咽和呼吸困难等。慢性脓肿多见于颈椎或淋巴结结核。

【影像学表现】

1. X 线表现

侧位片可见咽后壁肿胀，软组织超过正常厚度，咽气道变窄。

2. CT 表现

局部软组织肿胀，呈略低密度，有气泡或气液平可确定诊断。结核所致者可见钙化灶，增强后脓肿呈环形强化。脓肿突向咽腔，气道受压、变形。

3. MRI 表现

脓肿在 T_1WI 上呈不均匀低信号，在 T_2WI 上呈高信号，在 DWI 上呈高信号，增强后脓肿壁呈环形强化，脓肿范围清楚，周围组织器官受压(图 12-2-14)。

【诊断与鉴别诊断】

本病需与以下疾病相鉴别：① 血肿，CT 上呈高密度，边界清，MRI 上 T_1WI、T_2WI 上均呈高信号，信号不均匀。② 囊性淋巴管瘤：病变侵及范围较广，与脓肿改变不同。③ 鼻咽血管纤维瘤，CT 和 MRI 上增强后强化明显，是富血供肿瘤。

【比较影像学】

CT 和 MRI 对脓肿的显示均较明确，边界较清，增强后脓肿壁强化明显。CT 对脓肿壁钙化的显示较好。

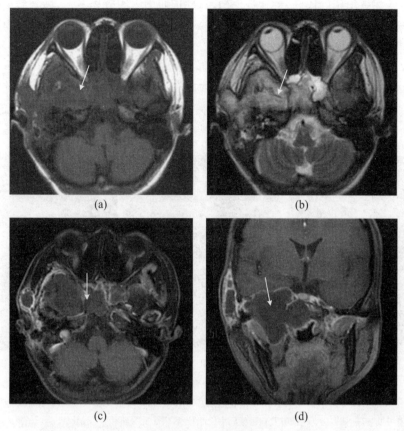

图 12-2-14 鼻咽部脓肿

(a) 横断位 T_1WI；(b) 横断位 T_2WI；(c) 横断位增强；(d) 冠状位增强。MRI 表现：鼻咽腔及颅底右侧软组织内见团片状异常信号影(↑)，在 T_1WI 上呈不均匀低信号，在 T_2WI 上呈高信号，增强后脓肿壁明显环形强化，脓肿范围清楚，邻近结构受压

八、鼻咽血管纤维瘤

鼻咽血管纤维瘤(nasopharyngeal angiofibroma)又称青少年出血性纤维瘤。

【临床与病理要点】

1. 病理改变：肿瘤由丰富的血管组织和纤维组织基质构成，血管壁薄，缺乏弹性，易引起大出血。

2. 临床表现：以进行性鼻塞和反复顽固性鼻出血为主，肿瘤较大时可压迫邻近鼻窦、耳、眼等结构而出现相应症状。

【影像学表现】

1. X线表现

临床价值不大，侧位片可见鼻咽腔软组织肿块，边界不清。DSA 检查显示肿瘤血供丰富，可进行介入治疗。

2. CT 表现

鼻咽顶后部软组织肿块影,密度较均匀,与邻近肌肉组织分界不清,鼻咽腔变形,周围骨质可受压、破坏,肿瘤可侵犯邻近结构,如鼻腔、鼻窦、眼眶翼腭窝等部位,也可向脑内侵犯。增强后病变明显强化。

3. MRI 表现

肿瘤在 T_1WI 上呈等或稍高信号,在 T_2WI 上呈明显高信号,其内可见少许低信号,与肿瘤富含血管及其与纤维成分比例有关。增强后肿瘤强化明显,瘤内可见点状低信号流空影,称"椒盐征",此征象为本病的特征性表现(图 12-2-15、图 12-2-16)。

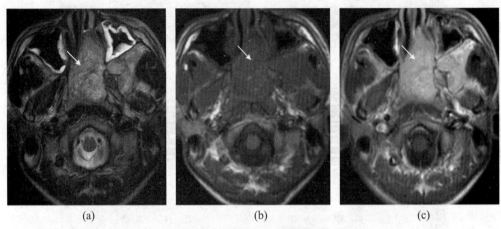

图 12-2-15 鼻咽血管纤维瘤

(a) 横断位 T_2WI;(b) 横断位 T_1WI;(c) 横断位增强。MRI 表现:鼻咽腔见稍长 T_1、长 T_2 混杂信号占位灶(↑),其内可见"椒盐征",病变向前方及左侧蔓延生长,增强后病灶呈明显不均匀强化

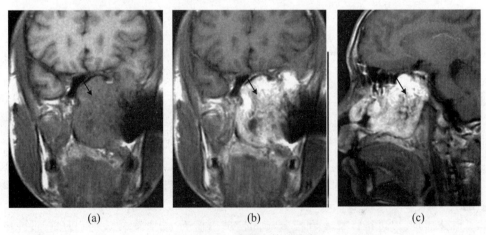

图 12-2-16 鼻咽血管纤维瘤

(a) 冠状位 T_1WI;(b) 冠状位增强;(c) 矢状位增强。MRI 表现:鼻咽腔较大不规则形软组织肿块灶(↑),边界不清,在 T_1WI 上呈稍低信号,其内可见"椒盐征",增强后病灶呈明显不均匀强化

【诊断与鉴别诊断】

应与鼻咽淋巴瘤相鉴别:鼻咽淋巴瘤的常见部位在咽淋巴环,表现为咽扁桃体、咽鼓管口扁桃体及咽壁淋巴组织广泛受侵,软组织增厚。

【比较影像学】

在 CT 和 MRI 上表现相似,但在 MRI 上有具特征性的"椒盐征"表现。

九、鼻咽癌

鼻咽癌(nasopharyngeal carcinoma)是我国最常见的恶性肿瘤之一,且发病具有地域分布特征。

【临床与病理要点】

1. 病理改变:分为鳞癌,腺癌,泡状核细胞癌,未分化癌,以低分化鳞癌多见。
2. 临床表现:主要表现为涕血、鼻出血、鼻塞、耳鸣、头痛。可以颈部肿块或脑神经损害为首发症状而就诊。

【影像学表现】

1. X 线表现

鼻咽侧位显示鼻咽顶后壁软组织增厚,相应部位气道变窄。

2. CT 表现

咽隐窝变浅、消失、隆起,咽顶、后、侧壁肿块突向鼻咽腔。病变向前突向后鼻孔,侵犯翼腭窝,破坏蝶骨翼板及上颌窦、筛窦后壁进入眶内。向后侵犯头长肌、枕骨斜坡等。向外侵犯咽鼓管圆枕、翼内、外肌等。向上破坏颅底并进入颅内累及海绵窦。向下侵犯口咽、喉。可见颈部淋巴结肿大。增强后,病变呈不均匀明显强化(图 12-2-17)。

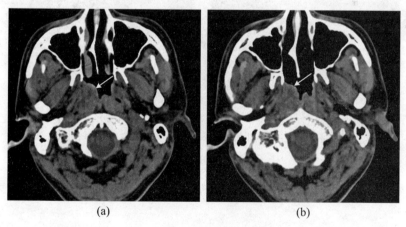

图 12-2-17 鼻咽癌

CT 表现:右侧鼻咽顶后壁软组织肿块(↑),右侧咽隐窝及咽鼓管开口消失

3. MRI 表现

肿瘤在 T_1WI 上呈低或中等信号,在 T_2WI 上呈中或高信号,增强后呈明显强化。MRI 显示颅底骨质破坏不及 CT 敏感,但在显示颈部淋巴结转移及放疗后评价方面占有很大优势。此外,MRI 可敏感发现斜坡和海绵窦受侵及下颌神经受侵(图 12-2-18)。

【诊断与鉴别诊断】

需与以下疾病相鉴别:① 腺样体增生,年龄小于 20 岁,增强 T_1WI 可见内部分隔强化。② 鼻咽部非霍奇金淋巴瘤,系统性疾病,黏膜下肿块明显,广泛累积咽部淋巴组织,增强

T_1WI 多为轻度强化。

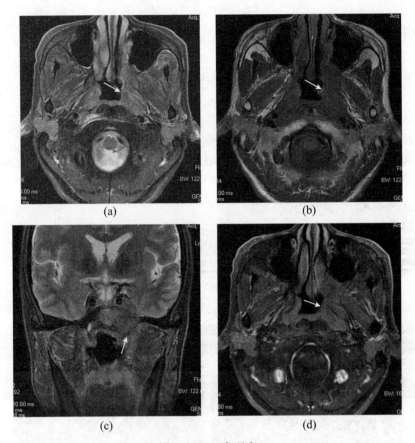

图 12-2-18 鼻咽癌

(a) 横断位 T_2WI；(b) 横断位 T_1WI；(c) 冠状位 T_2WI；(d) 横断位增强。MRI 表现：鼻咽侧后壁软组织肿胀、增厚(↑)，以左侧为主，呈稍长 T_1、T_2 信号占位灶，左侧咽隐窝变浅，病变向前方及左侧蔓延生长，咽旁间隙缩小，增强后病灶呈不均匀强化

【比较影像学】

CT 对鼻咽癌颅底骨质破坏、吸收较清楚；MRI 对鼻咽癌分期、放疗后复查鉴别纤维化或复发较准确。

十、喉癌

喉癌(carcinoma of the larynx)是最常见的恶性肿瘤之一，约占全身恶性肿瘤的 2%。

【临床与病理要点】

1. 病理改变：以鳞癌多见，多发生于声门区。
2. 分型：根据肿瘤累及部位的不同可以分为声门上型、声门型、声门下型和贯声门型。
3. 临床表现：主要表现为喉异物感、喉痛、声嘶、呼吸困难、喉部肿块及颈部淋巴结肿大等。

【影像学表现】

1. X 线表现

平片价值有限，一般较少应用。正位片示肿块向喉腔内突出，声带或室带活动度减弱固定；侧位片示声门下区肿块，局部密度增高。

2. CT 表现

肿瘤部位软组织肿块影，边界不清，形态不规则，突向喉腔内，梨状窝变窄。增强后肿块强化明显。颈部间隙可见肿大的淋巴结影。

（1）声门上型：肿块位于声门裂水平以上的区域，颈部间隙可受累，表现为正常的低密度脂肪影消失，为软组织密度影取代。

（2）声门型：肿块位于声门裂向下 5～10 mm 的区域及前后部位，早期局限于声带内，表现为声带毛糙、增厚，肿瘤易侵犯前联合，并由此向前破坏甲状软骨（图 12-2-19）。

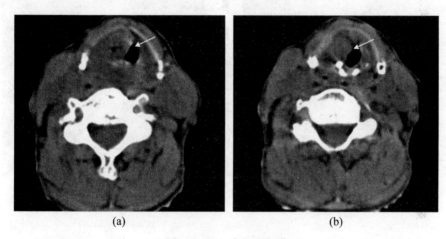

图 12-2-19　声门型喉癌

CT 表现：右侧声门区软组织肿块（↑），边界不清，密度欠均匀，突向喉腔内，喉腔狭窄

（3）声门下型：肿块位于声门区以下至环状软骨下缘的区域，该型少见。

（4）贯声门型：肿块累及声门区及声门上、下区，并向周围侵犯，伴颈部淋巴结转移，多为晚期表现（图 12-2-20）。

3. MRI 表现

肿瘤在 T_1WI 上等信号，在 T_2WI 上呈稍高信号，其内可见液化坏死区，呈长 T_1、长 T_2 信号。喉软骨受侵时，在 T_1WI 上呈低信号，在 T_2WI 上呈中或高信号。增强后，肿瘤呈明显不均匀强化。

【诊断与鉴别诊断】

需与喉息肉和乳头状瘤相鉴别：后两者多见于声带前端，病变仅限于黏膜面，不侵犯深层组织。

【比较影像学】

影像学检查对喉癌的侵犯范围和程度及颈部淋巴结转移显示准确全面，是术前必不可少的检查手段。相对于其他检查方法，MRI 检查显示肿瘤累及范围更加准确。

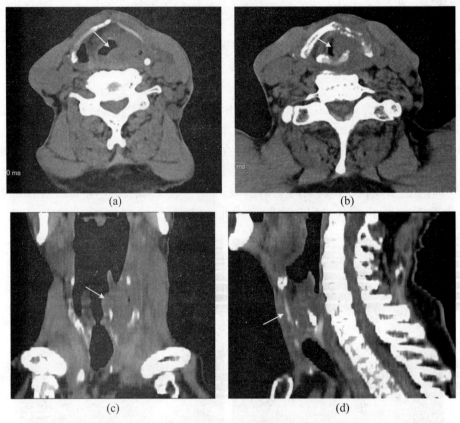

图 12-2-20　贯声门型喉癌

(a)、(b) 横断位；(c) 冠状位重建；(d) 矢状位重建。CT 表现：左侧声门上区及声门区软组织肿块（↑），边界不清，形态不规则，喉腔狭窄，左侧梨状窝变窄，左侧喉旁间隙消失，邻近的甲状软骨骨质吸收、破坏

十一、造釉细胞瘤

造釉细胞瘤（ameloblastoma）是颌面部常见的良性肿瘤，约 5% 可发生恶变。

【临床与病理要点】

1. 发生部位：多发生于下颌骨。
2. 病理改变：起源于牙板和造釉器残余上皮和牙周组织残余上皮。
3. 临床表现：初期无症状，后期可表现为颌骨膨大，面部畸形，牙齿松动、脱落。

【影像学表现】

1. X 线表现

表现为多囊状、单囊状及蜂窝状低密度影，其内可见骨隔，囊壁可见硬化边，囊内有时可见牙齿。病变局部骨质受压、变形。

2. CT 表现

病变表现为囊状低密度灶，边界清楚，因肿瘤膨胀生长，致颌骨膨大、破坏，骨皮质变薄，囊壁呈锐利高密度。增强后，病灶实性部分明显强化（图 12-2-21、图 12-2-22(a)）。

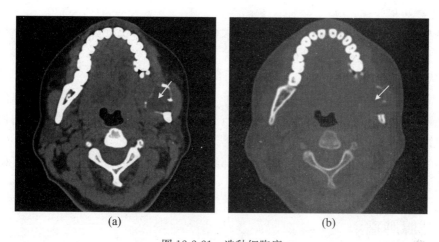

图 12-2-21 造釉细胞瘤

(a) 软组织窗；(b) 骨窗。CT 表现：左侧下颌体及下颌支膨胀、破坏、骨质缺损，形成囊性低密度灶（↑），骨破坏区边缘硬化，皮质变薄，部分中断

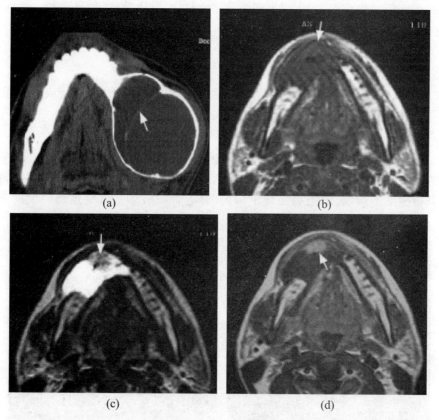

图 12-2-22 造釉细胞瘤

CT 和 MRI 表现：(a) CT 平扫；(b) T_1WI 横断位；(c) T_2WI 横轴位；(d) 横断位增强。(a) CT 显示左侧下颌骨囊性低密度灶，边界清楚，囊壁呈锐利高密度，其内可见线样高密度分隔影（↑）；(b)、(c)、(d) 另一病例的 MRI 表现，右侧下颌骨见长 T_1、T_2 囊实性混杂信号灶，近囊壁处可见等 T_1、T_2 信号结节影（↑），增强后壁结节呈明显均一强化，囊性部分无强化

3. MRI 表现

病灶呈长 T_1、长 T_2 囊性信号影,且信号不均匀,囊壁及囊内间隔呈低信号。增强后,病灶实性部分明显强化(图 12-2-22(b)~(d))。

【诊断与鉴别诊断】

本病需与牙源性囊肿和骨巨细胞瘤相鉴别:① 牙源性囊肿,局部圆形低密度影,边缘光滑规整,囊壁硬化完整,囊内可见牙齿影。② 骨巨细胞瘤,病灶表现为分隔状,瘤壁无骨质硬化。

【比较影像学】

CT 可清晰地观察肿瘤的位置、边缘、内部结构、密度及局部骨皮质情况,更有利于对该病的诊断。

十二、腮腺肿瘤

【临床与病理要点】

1. 病理改变:腮腺肿瘤多起源于腺上皮,以良性肿瘤多见,其中以良性混合瘤最多。
2. 临床表现:良性病史长,主要表现为无痛性包块、肿块质软、边界清楚。恶性病史短,表现为疼痛、面神经麻痹、开口困难等。

【影像学表现】

1. X 线表现

平片无价值。腮腺造影可显示导管情况:良性者导管变直、聚拢、撑开或移位等;恶性者可显示导管破坏、中断或造影剂外溢等。

2. CT 表现

良性者表现为圆形或分叶状的边界清楚的等或稍高密度影,边缘光整,增强后轻度到中度强化,当肿瘤内有囊变时,可见其内的液体密度影(图 12-2-23)。恶性呈边界不清的稍高密度影,其内密度不均匀,增强后强化不均匀,邻近骨质破坏。可见颈部肿大的淋巴结影(图 12-2-24)。

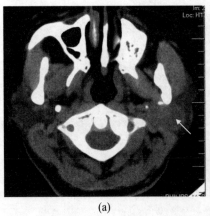 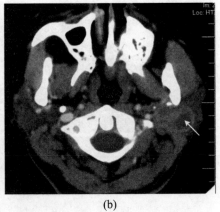

图 12-2-23 腮腺混合瘤

(a) CT 平扫;(b) CT 增强:左侧腮腺区类圆形软组织肿块(↑),边界尚清,其内见散在低密度影,增强后边缘及实性部分呈中度强化,囊性部分无强化(↑)

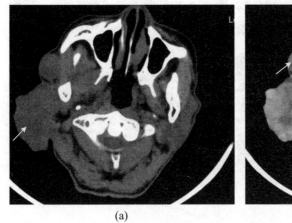
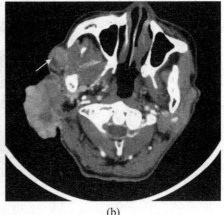

(a)　　　　　　　　　　　　　(b)

图 12-2-24　腮腺癌

(a) CT 平扫；(b) CT 增强：右侧腮腺区不规则较大软组织肿块灶(↑)，边界不清，密度不均匀，增强后肿块呈明显不均匀强化，肿块前方见结节状转移灶(↑)

3. MRI 表现

肿瘤在 T_1WI 上表现为低到中等信号，在 T_2WI 上表现为低到稍高信号。良性肿瘤边界清，增强后强化均匀。恶性者肿瘤呈不规则形，信号不均匀，增强后呈不均匀强化，且伴有淋巴结肿大。

【诊断与鉴别诊断】

主要和发生在腮腺的血管瘤和脂肪瘤鉴别，在 MRI 和增强扫描上较易鉴别。

【比较影像学】

CT 检查为颌面部及其病变的常规检查方法。MRI 由于多方位成像及优越的软组织分辨力，应用逐渐增多。

十三、甲状腺肿瘤

甲状腺肿瘤（thyroid tumor）可分为良性、恶性。

【临床与病理要点】

1. 发病年龄：好发年龄为 20~40 岁，多为女性。
2. 病理改变：良性主要为腺瘤。恶性主要是乳头状癌。
3. 临床表现：声音嘶哑、呼吸困难，恶性者可发生淋巴结转移。

【影像学表现】

1. X 线表现

平片价值有限，可显示软组织肿块内钙化，不过钙化无特征性，对区分良恶性意义不大。肿块较大时可引起气管受压、变窄及移位情况。

2. CT 表现

腺瘤表现为圆形或类圆形低密度影，边界清楚，增强后不强化或轻度强化（图 12-2-25）；甲状腺癌表现为不规则形低密度影，边界不清，密度不均匀，其内可见散在钙化或坏死区，增强后不均匀明显强化，可见颈部肿大淋巴结影（图 12-2-26、图 12-2-27）。

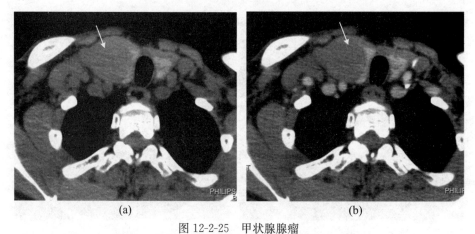

图 12-2-25 甲状腺腺瘤
(a) CT 平扫;(b) CT 增强:甲状腺右叶类圆形低密度肿块(↑),密度均匀,边界清楚,增强无明显强化

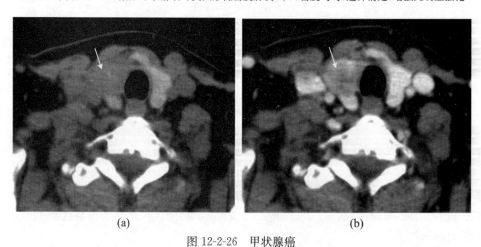

图 12-2-26 甲状腺癌
(a) CT 平扫;(b) CT 增强:甲状腺右叶不规则形低密度肿块(↑),边界不清,突出轮廓线外,向周围侵犯,增强后不均匀明显强化

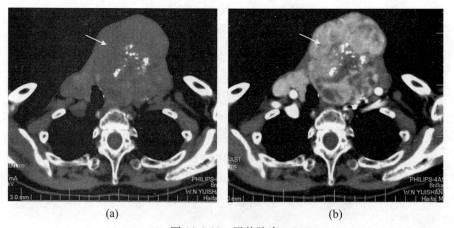

图 12-2-27 甲状腺癌
(a) CT 平扫;(b) CT 增强:甲状腺左叶体积明显增大,并见一巨大肿块灶(↑),边缘欠清,密度不均,内见多发散在斑点状、环形钙化及低密度液化坏死区,向前中延伸至甲状腺峡部,肿块增强后明显不均匀强化,中心低密度区无强化

3. MRI 表现

腺瘤表现为结节状短、等或长 T_1、长 T_2 异常信号,边界清楚。若瘤内有出血或胶样变,则 T_1WI 上信号强度增高;钙化在 T_2WI 上呈低信号;若瘤内有液化,则呈长 T_1、长 T_2 信号。

甲状腺癌表现为等、稍长 T_1、长 T_2 异常信号,边界不清,可向邻近结构侵犯。部分肿瘤内有囊性成分,呈长 T_1、长 T_2 信号。

【诊断与鉴别诊断】

主要是对肿块良恶性的鉴别,如所属淋巴结肿大、喉返神经麻痹或喉软骨破坏,则恶性可能性较大。

【比较影像学】

CT 检查为颈部及其病变的常规检查方法。MRI 由于多方位成像及优越的软组织分辨力,在颈部的应用逐渐增多。

(翟 建)

附录一 影像专业名词及综合征

一、胸部

肺门截断征:肺动脉高压时,表现为肺动脉段突出,肺门肺动脉大分支扩张而外周分支变细,与肺动脉大分支间有一突然分界,又叫残根征。常见于肺心病、先心病致肺血增多等。

马赛克征:肺动脉栓塞时,由于栓塞区域血液灌注量减少,与正常或过度灌注的区域形成密度差,影像检查时相应肺野呈黑白镶嵌的征象,故名马赛克征。

肺门舞蹈征:肺充血时,肺动脉内血流增多,透视下可见肺动脉段与两侧肺门血管搏动增强,称为肺门舞蹈征。主要见于左向右分流的先心病。

空气支气管征:肺部实变时,较大的支气管与周围实变的肺组织常形成对比,在实变区中可见含气的支气管分支影,称为空气支气管征,也称支气管气像。

空气半月征:肺部空洞形成时,空气可进入空洞,有些偏心性空洞与壁之间形成半月形空气影,称为空气半月征,常见于肺曲菌感染和癌性空洞。

轨道征:肺部病变时,在支气管走行部位可以见到线状阴影,线状阴影之间约有 3 mm 的细长透光带,称为轨道征。线状阴影代表增厚的管壁,其间的透光带代表支气管腔。常见于支气管扩张。

印戒征:扩张的支气管在 CT 扫描时如果走行与检查平面垂直则表现为厚壁的圆形透亮影,此时扩张的支气管与伴行的肺动脉表现为印戒状,称为印戒征。常见于支气管扩张征等。

碎石路征:磨玻璃影像是 SARS(严重急性呼吸综合征)病的基本影像,磨玻璃密度影像内如果出现较为广泛的小叶间隔和小叶内间隔增厚形成的细线影和网状影像则形成所谓的碎石路征。

手套征:支气管阻塞时,由于梗阻的远端黏液贮留,扩张的支气管可表现为分支柱状密度增高阴影,称之为手套征,常见于肺癌等。

横"S"征:在胸部正位片上,当右肺门肿块合并右上叶肺不张时,由于右上不张肺叶体积缩小,上叶向上移位,不张上叶的下缘与肺门肿块的下缘呈横置的 S 状。

"尾"征:周围性肺癌很容易侵犯胸膜,由于肿瘤的牵拉形成胸膜凹陷,表现为肿瘤与胸膜之间的线形或三角形影像,线状影在肿块和胸膜之间,一条或多条,也称"兔耳征"。

血管造影征:弥漫性肺叶或肺段实变在 CT 增强扫描时,在肺叶或肺段实变病变中出现血管强化的影像,称为血管造影征,常见于弥漫性肺癌等。

晕轮征:结节状病灶周围有时会出现略高密度影像环绕结节,使病变边缘模糊,周围密度介于结节(肿块)与正常肺组织间,为周围出血所致,形似晕轮,常见于肺转移瘤、肺曲菌病等。

肺下垂征：支气管断裂时，气体进入胸膜腔，被压缩的肺组织由于失去支气管的支持而下垂到胸腔的底部，称为肺下垂征，此征为支气管完全断裂的重要征象。

袖口征：较大的支气管在后前位胸片上轴位投影为环形阴影，肺水肿时，支气管壁和周围结缔组织内有液体存在，影像显示为支气管的环形阴影壁的厚度增加，边缘模糊，这种表现称为"袖口征"。

蝶翼征：肺泡性肺水肿时，肺泡实变影多数为中央型分布，特征为在两肺野中内带对称分布的大片状阴影，边界较清，外带、肺尖及肺底病变较轻或正常，形似蝶翼，故名。

"白肺"征：肺部广泛实变时，两肺密度普遍明显增高，仅在肺尖部和肋膈角处有少量透亮影，称为白肺。

维斯特马克征：又称Westmark征，当肺叶或肺段动脉栓塞时，相应区域内肺血管纹理减少或消失，透亮度增高，此种表现称为维斯特马克征。

"地图样"征：肺实变或磨玻璃样密度改变时，如果病变范围与正常肺组织分界清楚，类似地图，故称地图样变，常见于肺泡蛋白沉积症。

膈连续征：纵隔气肿时，纵隔内气体如果向下扩散位于心脏与膈之间，可使横膈的中央部显示，左右两侧膈通过纵隔部分呈连续状，称膈连续征，是纵隔气肿的重要征象。

酒窝征：乳腺恶性肿瘤时，由于肿瘤经浅筋膜浅层及皮下脂肪层而直接侵犯皮肤，或由于血运增加，静脉淤血及淋巴回流障碍等原因造成皮肤局限性增厚并可向肿瘤方向回缩，即酒窝征，也可为手术后瘢痕。

漏斗征：乳头后方的癌瘤与乳头间的组织有浸润时，可导致乳头回缩，内陷，即漏斗征，也可见于先天性乳头发育不良。

导管征：乳腺钼靶摄影时，有时可见乳头下一支或数支乳导管阴影增密、增粗、边缘粗糙，指向病灶方向，称导管征，常见于乳腺癌。

彗星尾征：通常在乳腺病灶的后或上方，形成一向外逐渐变细的狭长三角形致密影，系乳腺实质被病灶侵犯及/或牵拉后造成，常见于乳腺癌。

胸膜凹陷征：肿瘤与胸膜之间的线形或三角形影，在胸膜陷入的部位结节可形成明显的凹陷。

Kerley B线：为不超过2 cm的短线影，通常位于两下肺野外带，与胸膜相连并与其垂直，是小叶间隔因水肿而增厚的表现。

Eisenmenger综合征：各种先天性心脏病导致的右心室压力过负荷，出现双向或向左分流。

晕圈征(halo sign)：表现为肿块周围一薄的环状透亮带，有时仅显示一部分，为肿块推压周围脂肪组织形成。常见于乳腺的良性病变，如囊肿性病变或纤维腺瘤。

树芽征(tree-in-bud)：在肺小叶中心有小结节及短线影，与支气管血管束分支相连，如树芽状，为树芽征，见于细支气管多种炎性病变及支气管播散型肺结核。

原发综合征(primary complex)：肺部原发灶、局部淋巴管炎和肿大的肺门淋巴结连接在一起，形成哑铃状。

黏液支气管征：阻塞性肺不张增强扫描可见肺不张内的肿块轮廓，且可显示肺不张内有条状或结节状低密度影，为支气管内潴留有黏液，因不强化而呈低密度，即黏液支气管征。

分叶征：可有浅分叶、中分叶和深分叶。可以弧弦距与弦长之比来衡量。弧弦距/弦长比值≥4/10为深分叶,≤2/10为浅分叶,=3/10为中分叶。深分叶多见于恶性肿瘤。

毛刺征:为结节边缘的小刺状突起,呈细线状,可密集呈毛刷状;恶性肿瘤的毛刺多细短僵直。

锯齿征:结节边缘的小棘状或小三角形突起,呈锯齿状,多见于恶性肿瘤。

空泡征:为小泡状空气样低密度影,大小不一,小者直径1.0 mm,大者数毫米,但不超过5 mm(>5 mm者称空洞或空腔),其边缘光滑,多见于细支气管肺泡癌与细支气管囊肿。

血管集束征:肺部单发病灶可影响其附近血管的正常走行和形态。其CT表现有:① 肺内血管自病灶内穿过;② 肺内血管受病灶牵拉向病灶移位;③ 肺内血管在病灶边缘截断;④ 肺内血管受病灶压迫移位,其中①②③项为血管集束征阳性。恶性病变阳性率较高。

结节胸膜侧阴影征:位于结节胸膜侧的小片状或楔形密度增高影,边缘模糊或清晰,为细支气管阻塞表现,多见于小肺癌。

垂柳征:病变肺叶收缩,常见患侧肺门上提,肺纹理紊乱,呈垂柳状改变。

"指状征":当支气管黏液栓充填扩张的支气管腔时,表现为棒状或结节状高密度影,呈"指状征"改变。

二、腹部

鸟嘴征:指食道下段自上而下逐渐狭窄呈漏斗状或鸟嘴状,狭窄段长短不一,边缘光滑,质地柔软,称鸟嘴征,常见于贲门失弛缓症。

环形征:食管肿瘤行钡剂造影时,钡剂大部通过,食管上下方收缩,肿瘤处食管似被撑开,肿瘤周围钡剂环绕涂布,其上下缘呈弓状或环形,称之为环形征。

三环征:膈疝时,胃经过横膈进入胸腔内,典型的征象为三环征的出现,上环为食管与膈壶腹上部的交接,中环为食管-胃结合部,下环为脱出的胃经过横膈所产生的狭窄区。

项圈征:胃溃疡时,溃疡与胃的胃壁的连接部,侧位像在溃疡的口部,常见一个数毫米宽的均匀透亮带,称项圈征,为溃疡口部炎性水肿和收缩的侧面投影。

狭颈征:消化道溃疡病时,钡剂造影时溃疡龛影的口部明显狭小,使龛影犹如具有一个狭长的颈,称狭颈征,常见于胃溃疡。

指压征:溃疡性胃癌时,随着癌肿的生长,环堤增宽,溃疡加深,环堤的内缘呈结节状,溃疡的形态变得不规则,外缘多清晰锐利,和胃壁分界清楚,形成所谓的"指压征"或"裂隙征"。

反"3"字征:十二指肠圈包绕胰腺头部,若胰腺头增大,则产生占位效应,使十二指肠圈增大,因乳头部比较固定,乳头上下段受压外移,呈反写的"3"字,故名,常见于胰头癌、慢性胰腺炎或囊肿等。

双泡征:十二指肠闭锁或梗阻时,在立位腹部平片上,胃和十二指肠球部充气扩张,各形成一个明显的大气泡,其他肠腔内无明显气体,称双泡征。

跳跃征:溃疡性肠结核或其他肠道炎性疾病时,由于炎症和溃疡的刺激,病变肠管激惹现象明显,透视下钡剂排空加快,无钡剂或少量钡剂残留呈线状,而病变肠管的近端和远端肠管充盈良好,如同跳跃一段肠管,称跳跃征。

"一"字征:增殖型肠结核时,如果结肠系膜受累而发生纤维收缩,盲肠和末端回肠牵拉上移,使回盲部肠管排成一直线,称为一字征。

线样征：由于肠壁纤维化，狭窄肠管形态固定、僵硬；严重狭窄时肠腔显示为僵直的细线状影，长度从1厘米到数厘米不等，称为线样征，常见于克罗恩病。

梳样征：血管弓受肠系膜内沉积的脂肪推挤，与肠壁间距增大，造成直小动脉被拉长，间距增宽，增强扫描时可见直小动脉沿肠壁呈梳样排列，称为梳样征，常见于克罗恩病活动期。

双肩征：幽门肥厚时，胃大小弯侧被肥厚的幽门肌压迫形成弧形压迹，形似双肩，称为双肩征。

钻石征：当肥厚性幽门狭窄时，有的病例远近端肌索显著肥厚，幽门管中断便因黏膜突出产生龛影样表现，称为钻石征。

马蹄征：胃破裂时，由于大量的气体进入腹腔，使膈面抬高，右侧衬托肝脏边缘，左侧可显示胃与结肠的壁影及脾脏影，横膈与肝脾之间的距离明显增大，肝脾向中线移位，形似马蹄，故名。

橄榄球征：胃破裂时，仰卧位腹部平片显示腹部中央椭圆形透亮影，为大量气体聚集在前腹壁下所致，称橄榄球征。

双壁征：大量气腹时，肠腔内外的气体可以将肠内外侧壁显示出来，称双壁征。

倒"V"字征：大量气腹时显示气体衬托下的前腹壁的脐侧韧带，显示出下腹部对称的向外下方走行的条带状影，呈倒V字形，故名。

箭头征：阑尾炎可引起局部盲肠壁增厚，使充有对比剂的肠腔在阑尾开口与盲肠结合部形成箭头征。

结肠截断征：急性胰腺炎时，表现为横结肠无气体，而肝及脾曲可有多量气体，或横结肠中段右侧肠腔扩张积气，而左侧呈现突然无气状态，称结肠截断征。

根球征：腹腔脓肿时，腹部平片上肠间脓肿多成孤立的团块状致密影像，有时可有索条状和楔状的致密影像向周围伸展，临近肠曲常呈反射性肠淤滞征象，有时充气的肠曲好似以手握住脓肿表面，称为根球征。

边缘征：输尿管结石在MRU（磁共振水成像尿路造影）中的特点为低或无信号的病灶，系结石自身低运动性的质子密度及短T_2弛豫值造成，输尿管周围积液，在梗阻区与梗阻区水平以上输尿管周围有高信号的模糊影，称为边缘征。为水肿的输尿管壁。

狗耳征：腹腔积液时，在仰卧位前后位片上，液体聚集在盆腔可见膀胱两侧对称性密度增高影，称狗耳征。

横膈征：肝脏后部有裸区，在CT和MRI图像上，腹腔积液被裸区阻断，不能到达脊柱旁，而胸水可以到达脊柱旁，称为横膈征。

簇状征：又叫花瓣征。脓肿增强扫描时，一般表现为多房和蜂窝状的低密度区，边缘及分隔有明显强化，为细小的脓腔相互融合成蜂窝状改变，常见于大肠杆菌感染的早期阶段。

水上浮莲征：包虫病时，包虫囊的内囊破裂萎缩并漂浮于囊内的液面之上，使气液面变得凸凹不平，呈不规则的阴影形似水上浮莲，故称水上浮莲征。

肝"牛眼征"：在肝脏转移瘤时，表现为多发的球形病灶，CT增强扫描时，肿瘤的实质部分在动脉期呈环形强化，坏死区不强化，称牛眼征。

软藤征：又叫枯树枝征，当胆管梗阻时，梗阻以上的胆管及肝内胆管均扩张，胆管树扩张后形似软藤样，故名。

双管征：十二指肠乳头部病变或其他原因引起十二指肠乳头部发生梗阻时，可引起胆总管和胰管同时扩张,即双管征。

双层肠壁征:在胃肠钡剂造影中,当肠腔内有大量黏液积存时,因黏膜面涂上的薄层钡剂与沉积在肠腔中的钡柱相分离而出现此双层肠壁征象,常见于过敏性结肠炎等疾病。

苹果核征:在溃疡型结肠、直肠癌行钡剂造影时,当溃疡沿肠壁浸润超过肠管周径的大部时,其两端由环堤形成的边界,中间的肠管由于溃疡浸润形成狭窄,形似苹果核,故名。

蛙腹征:大量腹腔积液时,仰卧位观察可见结肠向内侧移位,小肠呈漂浮状态,胁腹部外凸呈蛙腹状,故称蛙腹征。

假肿瘤征:肠梗阻时,由于两端闭锁嵌顿的肠袢内充满液体,在相邻充气肠曲对比之下呈现软组织团块阴影,形成假肿瘤征,常见于完全性绞窄性肠梗阻。

咖啡豆征:近段肠管内的大量气体和液体进入闭袢肠曲,致使闭袢肠曲不断扩大显示为椭圆形,边缘光滑,中央有一条分隔带的透亮影,形如咖啡豆,故称咖啡豆征,常见于不全性绞窄性肠梗阻。

结肠截断征:表现为横结肠内无气体而肝曲和脾曲可有多量气体,或横结肠中段右侧肠腔扩张积气,而左侧呈现突然无气体状态,多见于急性胰腺炎。

肝内血管"袖口征":增强 CT 上显示肝血管分支周围的低密度环状影,称为肝内血管袖口征,为血管周围淋巴组织水肿,肝内淋巴管扩张所致,常见于病毒性肝炎。

激惹征:胃肠钡剂造影时,钡剂到达病变部位时不易停留,一经充盈立即排空,迅速通过,称为激惹征,常见于十二指肠球部溃疡等。

半月综合征:较大胃溃疡在钡剂造影时,龛影形态不规则,多呈半月形,外缘平直,内缘不整齐而有多个尖角,龛影位于胃轮廓之内,周围绕以宽窄不等的透明带,即环堤,轮廓不规则而锐利,其中常见到结节状和指压状充盈缺损,以上表现被称为半月综合征,常见于胃癌。

环征:脓肿在行增强 CT 扫描时,脓肿壁呈环形强化,脓腔和周围水肿带无强化,低密度的脓腔和环形强化脓肿壁以及周围低密度水肿带构成环征,常见于肝脓肿。

树上挂果征:肝多发性海绵状血管瘤在肝动脉造影时,早期动脉相肿瘤边缘出现斑点、棉花团状显影,称树上挂果征。

卵石征:克罗恩病在行钡剂造影时,由于纵横交错的裂隙状溃疡围绕水肿的黏膜,黏膜表面有结节状隆起,弥漫分布于病变肠段,钡剂通过时形成多个大小不等的充盈缺损,肠壁凸凹不平,似铺路石样,故称铺路石征,又叫卵石征。是克罗恩病的特征表现。

中心点征:肝脏多发性囊肿时,有时大的囊肿包绕伴行的门静脉小分支,CT 增强扫描时可见囊内的小圆点影,称为中心点征,常见于肝内胆管囊状扩张等。

抱球征:当肿瘤呈膨胀性生长时,压迫周围血管弧形移位,供应肿瘤的血管在进入肿瘤时变的僵直,粗细不均和不规则甚至中断,血管造影时在肿瘤边缘形成围绕肿瘤的环形影像,称抱球征,又叫手握球征,常见于肝脏肿瘤病变。

早出晚归征:肝海绵状血管瘤动态增强时,动脉期肿瘤边缘开始出现斑状、结节状明显对比增强灶,接近同层大血管密度,进入门脉期,增强灶相互融合,同时向肿瘤中央扩展,数分钟后,整个肿瘤均匀增强,增强程度逐渐下降,可高于或等于周围正常肝实质的增强密度,整个对比增强过程表现为"早出晚归"的特征。

飘带征:包虫病时,包虫囊的内囊完全分离脱落于囊液中,呈"飘带征"。

龛影(niche):是由于胃肠道壁产生溃烂,达到一定深度,造影时被钡剂填充,当 X 线呈切线位投影时,形成一突出于腔外的钡斑影像,常见于胃溃疡。

憩室(diverticulum):是由于钡剂经过胃肠道管壁薄弱区向外膨出形成的囊袋状影像,或由于管腔外邻近组织病变的粘连、牵拉造成管壁全层向外突出的囊袋状影像,其内及附近的黏膜皱襞形态正常。

充盈缺损(filling defect):是指充钡胃肠道轮廓的局部向腔内突入而未被钡剂充盈的影像。

笔杆征:肠系膜上动脉压迫综合征的特征性表现,相当于肠系膜动脉走形一致的局限光滑整齐的纵行压迹,状如笔杆,黏膜皱襞可变平。

靶征:肠套叠时,当套叠部与扫描层面相垂直时,形成典型的靶征,内含肠系膜脂肪影,位于内筒与中筒间,呈偏心性新月状,有时可见对比剂影或气体影位于中筒与外筒间,如此可衬托出三层呈同心圆排列的肠壁。

黑肝:肝脏铁沉积,肝细胞内的三价贮存铁具有顺磁性效应。肝的磁共振检查显示T_1WI、T_2WI信号明显降低,形成全肝低信号的"黑肝"。

"灯泡"征:T_1WI肿瘤表现为圆形或边缘分叶的类圆形的均匀低信号肿块;T_2WI肿瘤表现为均匀的高信号,随着回波时间延长,信号强度增高,在肝实质低信号背景的衬托下,肿瘤表现为边缘锐利的明显高信号灶,称之为"灯泡"征。

快显快出征:肝细胞癌CT多期对比增强扫描,在动脉期,主要为门静脉供血的肝实质还未出现明显强化,而主要由肝动脉供血的肝癌,则出现明显的斑片状、结节状早期强化;在门静脉期,门静脉和肝实质明显强化,而肿瘤没有门静脉供血则强化程度迅速下降;在平衡期,肝实质继续保持较高程度强化,肿瘤强化程度则继续下降而呈现相对低密度表现。全部增强过程表现"快显快出"现象。

半月征:胆总管结石时上部胆管扩张,结石部位的层面,扩张的胆管突然消失,于充满低密度胆汁的扩张胆管中央或后部可见高密度的结石,形成所谓的靶环征或半月征。

长液面征:在立位腹部平片上,扩大小肠内可见几个长的液平面,其上气柱低而扁。

空、回肠换位征:正常情况空肠位于左上腹,回肠位于右下腹,当小肠扭转时,扭转度数为180°的基数倍,如540°、900°等,回肠移位于左上腹,空肠移位于右下腹。

三明治征:肿块和(或)肿大的淋巴结相融合,包绕血管,强化明显的血管在肿块中穿行。

"积气征":胃周围粘连可使胃窦部固定,向上拉高呈帐篷状,立位照片胃窦部可以积留气体称为胃窦部"积气征",此征多与溃疡或既往手术有关。

蛇头征:输尿管囊肿行静脉尿路造影时,显示与囊肿相连的输尿管和肾盂多数有扩张积水,输尿管迂曲扩张,充满造影剂的扩张的输尿管及与其相连的囊肿整体上如一条蛇,其头部即突入膀胱内的囊肿,故称为"蛇头征"。

"圣诞树"征:神经源性膀胱表现为膀胱体积缩小,肌肉小梁增生,肥厚,膀胱颈部明显狭窄,膀胱壁由于不随意强烈收缩变得毛糙不整,外形呈"圣诞树"样或"松塔样"改变,又称"松塔"征。

鼠咬征:肾乳头溃疡形成,坏死物沿输尿管排出后,肾乳头形成不规则缺损,似鼠咬后改变,常见于肾结核病等。

"倒梨"征:当腹膜外积液或积血时,可压迫膀胱的腹膜外部分,使得膀胱受压、移位、抬高,膀胱腔变窄,膀胱造影时呈"倒梨"征,又称"倒泪滴"征,常见于膀胱损伤合并膀胱周围血肿。

Dunbar 征：慢性尿路梗阻若引起肾髓质锥体萎缩，扩张的集合管位于肾皮质和扩张的集合系统之间，造影时由于集合管内有较高浓度的对比剂，表现为致密线样影。

主动脉淹没征：当主动脉或下腔静脉后方淋巴结肿大时，可将腹主动脉或下腔静脉向前推移，致其显示不清，呈主动脉淹没征。

环形征：尿路感染并发肾乳头坏死时，IVP 可见肾乳头区特征性环形征。

洋葱皮征：恶性小动脉性肾硬化，高度增生的基质及细胞呈同心圆排列，使血管切面呈洋葱皮样外观。

马蹄肾：指两肾下极或上极且绝大多数为下极在脊柱大血管前方相互融合，致融合肾状似马蹄，融合的部分为肾实质或结缔组织。

肾自截：肾结核晚期，肾脏完全钙化，肾功能丧失，称为肾自截。

"菊花样"征：肾髓质干酪空洞，常与集合系统相通，造影时可见对比剂进入，可出现多发假性空洞样征象，即所谓"菊花样"征象。

小膀胱征：膀胱结核晚期，膀胱肌层广泛受累，膀胱壁大量纤维化，使膀胱严重挛缩，重者容量仅几毫升，呈所谓典型的结核性"小膀胱"征象。

"薄壁"征：肾动脉造影显示肾囊肿周围的血管受压移位，囊壁本身无血管分布，形成透明带，称为"薄壁"征。

"厚壁"征：肾实质性肿瘤行肾动脉造影时，病变血管分布异常，壁厚超过 5 cm 的征象。

囊内脂液分层征：畸胎瘤超声探查时，上层为反光强密集光点回声，下层常为清亮液，亦可见液内漂浮少量光点，两层之间为液脂平面。

肾盂负影征：静脉尿路造影实质显影延迟，肾实质影内可见扩张无对比剂充盈的肾盏、肾盂，形成充盈缺损所形成的征象。

皂泡征：慢性肾积水者，血管树变稀少，肾段动脉受肾盏积水的压迫出现弧线状移位，肾皮质变薄，环绕积水扩张的肾盏，血管造影时呈现的影像学征象。

三、骨骼肌肉系统

Codman 三角：又称骨膜三角。骨膜反应后会形成骨膜新生骨，已形成的骨膜新生骨又可以被破坏，破坏区边缘残留的骨膜新生骨与其下方残留的骨膜形成骨膜三角。常见于恶性骨肿瘤。

蝴蝶椎：椎体中央部缺如时，两半椎体大小形态相似，尖端相对，形似蝴蝶，故称蝴蝶椎，常见于先天性裂椎。

"横板"征：骶尾部脊索瘤时，肿瘤破坏骶尾部骨质，由于骶椎的终板因含钙化的软骨，肿瘤组织对其破坏较慢，因而可较骨质多存留一段时间，并可包含在肿瘤内且随肿瘤的生长而移位，此征象称为"横板"征。

Schmorl 结节：又叫许氏结节，椎间盘退变时，当髓核向椎体脱出时，可于椎体上缘或下缘显示一圆形或半圆形凹陷区，其边缘有硬化线，可见于相邻两个椎体的上下面，并可累及几个椎体。

骨"气鼓"：部分骨干结核在初期改变为骨质疏松，继而在骨内形成囊性破坏，骨皮质变薄,骨干膨胀,又称骨囊样结核,多见于短骨结核。

三明治征:指椎体的上下椎板明显硬化、增宽,而椎体中央相对密度减低,使其呈三明治样表现,又称夹心椎,常见于石骨征。

竹节椎:炎症引起椎体纤维环及前纵韧带深层的骨化,形成平行脊柱的韧带骨赘,使脊柱呈竹节样外观,常见于强直性脊柱炎。

真空征:椎间盘髓核退变,主要表现为脱水、碎裂,有时可出现气体,影像上表现为气体低密度,即椎间盘真空征,常见于脊椎退行性变。

双终板征:由于椎体前移,造成上下椎体的相邻终板在同一层面上前后错位显示,呈现双终板征,常见于脊椎滑脱。

枪刺征(银叉):Colles 骨折时,出现典型姿势,侧面看呈银叉畸形,正面呈枪刺畸形。

葱皮征:恶性骨肿瘤,尤文氏瘤时,骨膜掀起为阶段性,可形成同心圆或板层状排列的骨沉积,X 线变现为葱皮征。

日光射线:若恶性骨肿瘤迅速生长,超出骨皮质范围,同时血管随之长入,肿瘤骨与反应骨沿反射状血管排列沉积,表现为日光射线。

肥皂泡征:骨巨细胞瘤,典型 X 线呈骨端偏心位、融骨性、囊性破坏,而无骨膜反应,病灶膨胀生长,骨皮质变薄,呈肥皂泡征。

溶冰征:恶性淋巴瘤发生于骨骼时,X 线呈广泛不规则溶骨。

双线征:骨髓梗死有时在 T_2WI 上,尚可以在高信号环外周看见与之平行分布低信号,谓之"双线征",病理上为富血供肉芽组织周边伴有骨质硬化,具有特征性。

"猎狗"征:在腰椎斜位片上,正常腰椎附件的投影形似猎狗样,横突投影似"狗嘴",椎弓根轴位投影似"狗眼",上关节突投影似"狗耳朵",下关节突投影似"狗前腿",峡部似"狗颈",椎弓投影为"狗的体部";当峡部出现椎弓裂时,"狗颈"部可见一纵行的带状透亮间隙。

新月征:股骨头缺血坏死时进展期,在 X 线片上可以观察到关节面下方,与关节面平行的弧形低密度带,即为新月征,是诊断股骨头缺血坏死的重要征象,也预示股骨头将塌陷,以蛙位投照易于显示。

地图征:骨梗死在 MRI T_2WI 上病灶外缘呈高信号,蜿蜒如地图上某区域的边界,向内可有或没有不完整的低信号边,再向内可以是不均匀高信号,也可以是低信号。颇似地图,具有特征性。

"椒盐"征:骨髓瘤 T_1WI 上呈低信号,在脂肪高信号的衬托下,呈特征性的椒盐状改变;T_2WI 上病灶呈高信号,脂肪抑制 T_2WI 或 STIR 序列上,由于骨髓脂肪信号被抑制,病灶的高信号较 T_2WI 更明显。

游离体:多由软骨退行性变,碎片脱落而来,并可发生钙化及骨化,常见于晚期退行性骨关节病。

"钮扣"征:海绵状血管瘤常有钙化,约 50% 为静脉石,X 线平片和 CT 平扫上呈特征性"钮扣样"高密度影,在 MRI 各序列上均呈低信号。

"双枢征":氟骨症硬化型,X 线表现以硬化为主,除躯干骨硬化外,四肢、颅骨亦有硬化、增生。长骨外骨膜增生,骨膜下骨质吸收,形成"双枢征"。

"栅栏"征:骨血管瘤或淋巴管瘤病变时,椎体的骨小梁可呈粗大垂直的条纹状,当椎体有压缩时,可使脊柱及神经根受到压迫。

"牙齿浮动征"：骨嗜酸性肉芽肿发生在下颌骨时，可在牙齿的周围形成囊状密度减低区，即所谓"牙齿浮动征"。

骨片陷落征：骨囊肿常出现病理性骨折，表现为骨皮质断裂，碎骨片因重力关系可沉入囊腔内，即所谓骨片陷落征。

骨性狮面征：骨纤维异常增殖症如侵犯颅面骨表现为头颅或颜面不对称及突眼等面部畸形，呈所谓"骨性狮面"征象。

"鸥翼征"：股骨头后脱位伴髋臼后缘骨折时，在骨盆侧位片上可使该部呈双弧变形，颇似海鸥的双翅，故称为"鸥翼征"。

四、中枢神经及头颈部

缝间骨：又称 Wormian 骨，系颅缝间之骨，儿童多见，好发于后囟和人字缝之间，数目不定，系解剖变异，无病理意义。

狭颅症：或称窄颅畸形，是因先天性颅缝提早骨化，过早封合而致，病因不明，有家族性，且可伴有并指畸形，胆管闭锁及先天性心脏病等。

先天性颅面骨发育不良：狭颅症并有面骨发育不良，又称 Crouzon 病，少见。除颅缝提早闭合而致不同的头部畸形外，还有面骨发育不良，两眼分离，眼球突出，外展，视力进行性下降，鼻梁凹陷，硬腭高位，上颌小，下颌突出，上唇短，舌大而突出，常有颅内高压表现。

牛眼征：又称靶征，在猪囊尾蚴病中，当囊虫壁和部分内容物钙化时，则呈圆形或椭圆形的环形钙化，直径为 7～12 mm，中央可见 1～2 mm 的囊尾蚴头节钙化，外形似牛眼，故名牛眼征。

脑膜尾征：起源于脑膜肿瘤或肿瘤侵犯脑膜时，在行 MRI 增强扫描时，肿瘤出现明显强化，其中大部分肿瘤临近脑膜发生鼠尾状强化，又称硬膜尾征，常见于脑膜瘤。

血管丛征：垂体腺瘤在行动态增强 CT 扫描时，垂体腺瘤使垂体内毛细血管床受压、移位，称血管丛征，又叫 Tuft 征。

束腰征：垂体肿瘤向鞍上生长时，由于鞍隔束缚肿瘤，在 CT 或 MRI 冠状位扫描时呈葫芦状，称束腰征，鞍上池可受压变形、闭塞，常见于垂体大腺瘤。

蝙蝠翼征：指两侧侧脑室明显分离，侧脑室后角扩张，形似蝙蝠翼，可伴有第三脑室扩大上移，插入两侧侧脑室体部之间，常见于胼胝体发育不全。

动脉致密征：大脑中动脉或颈内动脉等较大动脉某一段，由于栓塞或血栓形成而密度增高。

直角脱髓鞘征：多发性硬化的病灶在横断面上呈圆形或椭圆形，冠、矢状面呈条状，可垂直于侧脑室，这种征象称为直角脱髓鞘征。

悬浮征：脉络丛乳头状瘤可产生过多的脑脊液引起交通性脑积水，肿瘤悬浮在脑脊液中表现为悬浮征。

水母头征：脑内静脉畸形增强扫描可见额叶或小脑许多细小髓静脉放射状汇入一条或几条引流静脉，最后汇入静脉窦，呈"水母头征"。

带征：闭塞的静脉窦和/或脑静脉呈条带状高密度，称为"带征"。

胡椒盐征：在进行 MRI 增强扫描时，肿瘤实质内常可以见到点状和蜿蜒迂曲的血管流空影,由于血管流空现象所致的无信号区与增强后的肿瘤混杂在一起,称之为胡椒盐征。此征象对诊断颈静脉球瘤,副神经节瘤以及鼻咽纤维血管瘤等具有重要意义。

空虚征:指在眼眶内肿瘤部侵犯眶尖脂肪时,在 CT 扫描时可见眶内肿瘤影像,但由于眶尖脂肪存在,表现为低密度,称空虚征,常见于眼眶内海绵状血管瘤。

盘状椎:大量的骨嗜酸性粒细胞浸润,常导致椎体压缩性骨折,椎体多明显变扁,前后高度几乎均等,多无膨胀,边缘规则整齐呈盘状,称为"盘状椎"或"铜板椎"。

兔耳征:双侧等密度硬膜下血肿时,双侧侧脑室前角内聚,夹角变小,呈兔耳征。

靶征:部分颅内动脉瘤血栓位于血管腔的周边,增强扫描动脉瘤中心的瘤腔和外层囊壁均有强化,形成中心高密度和外围高密度环,中间隔以等密度带,称之靶征。

融冰征:颅内出血亚急性期,血肿周围密度逐渐降低,中央仍呈高密度,出现融冰征。

烟雾征:脑血管造影时颈内动脉虹吸段及大脑前、中动脉近侧段进行性狭窄或闭塞伴脑实质和脑膜广泛侧枝循环形成的特征血管性疾病,见于烟雾病。

哑铃征:肿瘤从硬膜囊向椎间孔反向生长,使相应椎间孔扩大,延及硬膜外时呈现典型哑铃状,常见于椎管内神经鞘瘤。

高脚杯征:颈动脉体瘤 CTA 三维重建图像上,可见颈总动脉分叉处上方的颈内、外动脉之间距离增加和形态呈杯状的特征性表现。

轨道征/袖管征:视神经鞘脑膜瘤围绕视神经生长,CT 呈等高密度,有时有钙化,MRI 呈等信号,增强后可见"双轨征"或"袖管征"。

Dandy-Walker 综合征:为先天性脑发育畸形,常见于婴儿及儿童,有家族史。它是由于小脑发育畸形和第四脑室中-侧孔闭锁,引起第四脑室囊性扩大和继发梗阻性脑积水。

鞍底双边征:由于肿瘤的压迫及侵蚀致蝶鞍增大鞍底变薄,可呈"双凹"变形。

空 δ 征:静脉窦或闹静脉闭塞时,增强扫描闭塞静脉窦周围出现强化,而管腔因血栓充填而无强化,影像表现类似于希腊字母 δ,称空 δ 征,具有特征性。

"手中握球"征:腮腺混合瘤如在腺体深部可显示充盈缺损,或导管包围其四周呈现的影像学征象,如发现导管壁不光滑或中断、缺损提示有恶变。

"晕圈征":胎儿头皮组织水肿,颅板与皮下脂肪分离产生之征象,常见于胎儿成红细胞增多症。

附录二 常用影像术语及缩写英中文对照

X-ray	**X(射)线,伦琴(射)线**
abdominal plain film	腹部平片
air-barium double-contrast enema	气钡双对比灌肠造影
antegrade urography	顺行尿路造影
arthrography	关节造影
axial view of the skull base	颅底轴位观
axial view	轴位观
barium enema	钡剂灌肠
barium meal examination	钡餐检查
beside radiography	床边摄影
bronchography	支气管造影
caldwell position	柯氏位
coarse	粗糙
contrast examination	造影检查
cystography	膀胱造影
density resolution	密度分辨力
diagnostic imaging	影像诊断学
diagnostic radiology	放射诊断学
double-contrast technique	双对比技术
endoscopic retrograde peroperative cholangiography	术中胆道造影
ERCP(cholangiopancreatography)	内镜逆行胰胆管造影
esophagography	食道X线摄影
excretory urography	排泄性尿路造影
FFD(focus film distance)	焦-片距
fistulography	瘘管造影
fluoroscopy	透视
fluororadiography	间接摄影
galactography	乳腺导管造影

gastrointestinal barium meal series	胃肠钡餐造影
hemi-recumbent position	半卧位
high kilovoltage radiography	高千伏摄影
hypotonic duodenography	低张十二指肠造影
intravenous cholangiography	静脉胆道造影
IVP(Intravenous pyelogram)	静脉肾盂造影
IVU(Intravenous urography)	静脉尿路造影
KUB(plain film of kidney, ureter, and bladder)	尿路平片
kyphotic view	前弓位观
lateral chest radiography	侧位胸片
lateral recumbent position	侧卧位
lateral view	侧位观
lordotic view	前突位观
lying position, recumbent position	卧位
lymphangiography	淋巴管造影
magnification radiography	放大摄影
molybdenum target radiography	钼靶 X 线摄影
myelography	脊髓造影
oblique view	斜位观
oral cholecystography	口服胆囊造影
percutaneous nephrostomy	经皮肾造瘘术
plain film	平片
plain film of the skull	头颅平片
plain film of the spine	脊柱平片
postero-anterior projection	后前位投照
postero-anterior view(P-A view)	后前位观
prone position	俯卧位
pyography	脓腔造影
Radiography	X 线摄影
Radiology	放射学
QA(quality assurance)	质量保证
QC(quality control)	质量控制
QM(quality management)	质量管理
retrograde pyelography	逆行肾盂造影
retrograde urethrography	逆行尿道造影

single-contrast technique	单对比技术
small bowel enema	小肠灌肠造影
spatial resolution	空间分辨力
spot film	点片
standing position, erect position	立位
supine position, dorsal position	仰卧位
supine position with horizontal projection	仰卧位水平投照
tangential view	切线位观
Towne position	汤氏位
T-tube cholangiography	T 管造影
urethrography	尿道造影
vasoseminal vesiculography	输精管精囊造影
waters position	华氏位

CT(computed tomography) 计算体层摄影

algorithm of reconstruction	重建算法
analog/digital converter(A/D)	模数转换器
angiography-assisted CT	血管造影 CT
artifact	伪影
attenuation	衰减
attenuation coefficient	衰减系数
axial(transverse) scan	轴位(横断面)扫描
beam hardening artifact	射线硬化伪影
3-D bone reconstruction	CT 骨三维成像
canthomeatal line	听眦线
cine scan	电影扫描
cisternography CT with gas	气体 CT 脑池造影
contrast enhancement	对比增强
contrast resolution	密度分辨力
coronal reconstruction	冠状重建
coronal scan	冠状面扫描
CPR(curved planar reconstruction)	曲面重建
CTA(CT angiography)	CT 血管造影
CT cisternography	CT 脑池造影
CT urography	CT 尿路造影

CT fluoroscopy	CT 透视
CT Myelography	脊髓造影 CT 扫描
CT of head	头部 CT
CT of the abdomen	腹部 CT
CT of the chest	胸部 CT
CT value	CT 值
CTVE(CT virtual endoscopy)	CT 仿真内窥镜成像术
delay scan	延迟扫描
densitometry	密度测量
dynamic scanning	动态扫描
EBCT(electron beam CT)	电子束 CT
energy subtraction	能量减影
enhancement scan	增强扫描
flat panel detector	平板探测器
field of view	视野
flow scan	流动扫描
high-resolution	高分辨力
Hounsfield unit(Hu)	亨氏单位
HRCT(high resolution CT)	高分辨力 CT
intravenous bolus injection technique	静脉团注法
intravenous rapid infusion	静脉快速滴注法
matrix	矩阵
motion artifact	移动伪影
MPVR(multi-planar volume reconstructions)	多层面容积重建
MSCT(multi-slice CT scanner)	多层 CT 扫描
multi-mode scan	多层扫描
multi-planar reconstruction(MPR)	多层重建
multi-slice helical CT	多排螺旋 CT
noise	噪声
OM line(orbitomeatal line)	眶听线
overlap scan	重叠扫描
partial volume effect	部分容积效应
PET(positron emission tomography)	正电子发射体层成像
pitch	螺距
pixel	像素

plain scan	平扫
QCT(quantitative CT)	定量 CT
rapid scan	快速扫描
resolution	分辨力
reconstruction	重建
region of interest	感兴趣区
reid base line	里德基线
sagittal reconstruction	矢状重建
sagittal scan	矢状面扫描
scanning method	扫描方式
scan parameter	扫描参数
scout view	定位扫描像
single-mode scan	单层扫描
slice interval	层距
slice thinkness	层厚
spatial resolution	空间分辨力
spiral CT(helical CT)	螺旋 CT
SSD(surface shaded display)	表面遮盖法重建技术
temporal subtraction	时间减影
thin slice scan	薄层扫描
three dimensional reconstruction	三维重建
UFCT(ultrafast CT)	超速 CT
VE(virtual endoscopy)	仿真内镜
virtual reality	虚拟现实
volume rendering	容积再现技术
voxel	体素
window level	窗位
window setting	窗宽设置
window width	窗宽
work station	工作站

MRI（magnetic resonance imaging） 磁共振成像

BOLD(blood oxygenation level dependent)	血氧水平依赖磁共振成像技术
chemical shift	化学移位
dephase	失相位

DTI(diffusion lensor tractography)	弥散张量纤维束成像
DWI(diffusion weighted image)	弥散加权像
electrocardiographic gating	心电门控
EPI(echo planar imaging)	回波平面成像
fat saturation	脂肪饱和
fat suppression	脂肪抑制
FID(free induction decay signal)	自由衰减信号
FISP(fast imaging with steady state precession)	稳定进动快速成像
FLAIR(fluid attenuated inversion recovery)	液体衰减反转恢复
FLASH(fast low angle shot)	快速小角度激发
flip angle	翻转角度
flow void phenomenon	流空现象
FMRI(functional MRI)	功能性 MR 成像
frequency encoding	频率编码
FSE(fast spin echo)	快速自旋回波
GRE(gradient echo sequence)	梯度回波序列
gyromagneticv ratio	磁旋比
hydrography	水成像技术
imaging parameter	成像参数
imaging technique	成像技术
imaging time	成像时间
in phase	同相位
interventional MRI	介入 MRI
IR(inversion recovery)	反转恢复
longitudinal relaxation time(T_1 relaxation time)	纵向弛豫时间(T_1 弛豫时间)
Magnetic resonance hydrography	磁共振水成像
MRA(magnetic resonance angiography)	磁共振血管造影
MRCP(MR cholangiopancreatography)	磁共振胆胰管造影
MRI of head	头颅 MRI
MRI of the chest	胸部 MRI
MRI of the abdomen	腹部 MRI
MRI of spine	脊柱 MRI
MRI of spinal cord	脊髓 MRI
MRCP(MR cholangiopancreatography)	磁共振胰胆管成像
MRM(MR myelography)	磁共振脊髓造影

MRS(magnetic resonance spectroscopy)	磁共振波谱分析
MRU(MR urography)	磁共振尿路造影
MR signal	磁共振信号
MTC(magnetization transfer contrast)	磁化传递对比
MTF(modulation transfer function)	调制传递函数
partial flip	部分翻转
partial saturation recovery	部分饱和
PC(phase contrast)	相位对比
PdWI(proton density weighted image)	质子密度加权成像
phase effect	相位效应
phase encoding	相位编码
PI(perfusion imaging)	灌注成像
precession	进动
pulse	脉冲
pulse sequence	脉冲序列
PWI(perfusion weighted imaging)	血流灌注成像
real time MRI	实时 MRI
resonant frequency	共振频率
respiratory compensation	呼吸补偿
saturation effect	饱和效应
scan time	扫描时间
sequence	程序,序列
SE (spin echo)	自旋回波
SI(spectroscopic imaging)	波谱成像
SNR,S/N(Signal-to-noise ratio)	信噪比
spectrum	频谱,波谱
spin	自旋
SR(partial saturation recovery)	部分饱和
SSFP(steadystate free precession)	稳态自由进动成像
STIR(short TI inversion recovery)	短 TI 反转恢复
surface coil	表面线圈
TE(echo time)	回波时间
Temporal resolution	时间分辨力
TI(time of interval)	间隔时间
T_1WI(T_1-weighted imaging)	T_1加权成像

T$_2$WI (T$_2$-weighted imaging)	T$_2$加权成像
time-of-flight effect	时间流逝效应
TOF(time of flight)	时间飞跃
transverse relaxation time	横向弛豫时间
T$_2$ relaxation time	T$_2$弛豫时间
TR(time of repetition)	重复时间

DR(digital radiography)	**数字 X 线成像**
abdominal aortography	腹主动脉造影
A/D(analog to digit)	模/数转换
adrenal arteriography	肾上腺动脉造影
adrenal venography	肾上腺静脉造影
angiography	血管造影
arterial phase	动脉期
bronchial arteriography	支气管动脉造影
CAD(computer aided diagnosis)	计算机辅助诊断
CCD(charge coupled device)	电荷耦合器件
capillary phase	毛细血管期
carotid angiography	颈动脉造影
celiac and superior mesenteric arteriography	腹腔和肠系膜上动脉造影
cerebral angiography	脑血管造影
continuous imaging	连续成像
coronary arteriography	冠状动脉造影
CR(computed radiography)	计算机 X 线成像
DDR(direct digital radiography)	直接数字化 X 线成像
DICOM(digital imaging and communication in medicine)	医学数字影像传输
digital angiography	数字血管造影
direct carotid puncture angiography	经颈动脉穿刺血管造影
DQE(detective quantum efficiency)	量子检出效率
DSA(digital subtraction angiography)	数字减影血管造影
femoral arteriography	股动脉造影
gastroduodenal arteriography	胃十二指肠动脉造影
HIS(hospital information system)	医院信息系统
IADSA(intraarterialDSA)	经动脉数字减影血管造影
IVDSA(intravenous DSA)	经静脉数字减影血管造影

PACS (picture archiving and communicting system)	图像存档和传输系统
peripheral arteriography	周围动脉血管造影
post-processing	后处理
renal arteriography	肾动脉造影
RIS (radiology information system)	放射学信息系统
selective angiography	选择性动血管造影
serialography	连续摄影
spleen arteriography	脾动脉造影
superselective angiography	超选择性动血管造影
telemedicine	远程医学
teleradiology	远程放射学
transaxillary artery catheterization angiography	经腋动脉插管血管造影
transbrachial artery catheterization angiography	经肱动脉插管血管造影
transfemoral artery catheterization angiography	经股动脉插管血管造影
transhepatic portal venography	经肝门静脉造影
transhepatic splenoportography	经肝脾门静脉造影
venous phase	静脉期
vertebral arteriography	椎动脉造影

IVR (interventional radiography)	**介入性放射学**
arterial puncture needle	套管针
aspiration-biopsy needle	抽吸活组织检查针
automatic biopsy gun	自动活检枪
basket catheter	网蓝导管
biopsy needle	活组织检查针
balloon catheter	气囊导管
balloon dilatation catheter	气囊扩张导管
catheter	导管
coaxial balloon catheter	共轴气囊导管
CT guided needle biopsy	CT 导向活组织检查
CT guided fine needle aspiration biopsy	CT 导向细针抽吸活组织检查
CT guided fine needle aspiration biopsy of the chest tumor	CT 导向胸部肿瘤细针抽吸活组织检查
CT guided fine needle aspiration biopsy of abdominal tumor	CT 导向腹部肿瘤细针抽吸活组织检查
CT guided fineneedle aspiration biopsy of the bone lesion	CT 导向骨病灶抽吸活组织检查
CT guided stereotaxis	CT 导向立体定位

cut-biopsy needle	切割活组织检查针
ES(endoluminal stent)	腔内支架
fluoroscopy guided needle aspiration	透视导向针吸
fluoroscopy guided needle biopsy	透视导向穿刺活组织检查
gelfoam	明胶海绵
guide wire	导引钢丝
hepatic artery embolization	肝动脉栓塞术
hepatic artery infusion	肝动脉灌注
infusion therapy	灌注治疗
intra-arterial embolization	动脉内栓塞
intra-artery infusion	动脉内灌注
intrahepatic artery chemotherapy	肝动脉内化疗
J-shaped angiographic guide wire	"J"型血管造影导丝
J-shaped guide wire	"J"型导引钢丝
needle axis	针轴
obturator, stylet	针芯
percutaneous catheter embolization	经皮穿刺导管栓塞术
percutaneous catheter introducer sets	经皮穿刺导管插入鞘
percutaneous vascular recanalization	经皮血管再通术
percutaneous aspiration	经皮穿刺抽吸术
percutaneous aspiration and catheter drainage of the abdominal abscess	经皮穿刺腹部脓肿抽吸和导管引流术
percutaneous aspiration and catheter drainage of the lung abscess	经皮穿刺肺脓肿抽吸和导管引流术
percutaneous basket calculus extraction	经皮网篮取石术
percutaneous cannula drainage	经皮穿刺导管引流术
percutaneous cyst aspiration	经皮穿刺囊肿抽吸术
percutaneous drainage	经皮穿刺引流术
percutaneous embolization for cerebral arteriovenous malformation	经皮穿刺脑动静脉畸形栓塞术
percutaneous extraction of the calculus	经皮取石术
percutaneous extraction of the kidney stone	经皮穿刺肾结石取石术
percutaneous fine needle aspiration	经皮穿刺细针抽吸术
percutaneous gastrostomy	经皮穿刺胃造瘘术
percutaneous needle biopsy	经皮穿刺针吸活组织检查术
percutaneous nephrostomy	经皮穿刺肾造瘘术
percutaneous nephropyelostomy	经皮穿刺肾盂造瘘术

percutaneous removal of residual biliary stone	经皮穿胆道残余结石取出
percutaneous replacement of a biliary T-tube	经皮经肝胆道 T 管再置术
percutaneous retroperitoneal lymph node needle biopsy	经皮穿刺后腹膜淋巴结穿刺活组织检查
percutaneous sclerotherapy	经皮穿刺硬化治疗法
percutaneous tpuncture	经皮穿刺
percutaneous transhepatic biliary decompression	经皮经肝胆道减压
percutaneous transhepatic biliary drainage	经皮经肝胆道引流术
percutaneous transhepatic combined internal and external biliary drainage	经皮经肝胆道内、外联合引流术
percutaneous transjugular liver biopsy	经皮经颈静脉肝活组织检查
percutaneous translumbar nephrostomy	经皮经腰肾造瘘术
percutaneous translumbar pyelostomy	经皮经腰肾盂造瘘术
percutaneous transperitoneal needle biopsy	经皮经腹膜穿刺活组织检查
percutaneous transthoracic needle aspiration biopsy	经皮胸穿刺活组织检查
PLD(Percutaneous lumbar diskectomy)	经皮穿刺腰椎间盘切割术
PTA(percutaneous transluminal angioplasty)	经皮穿刺腔内血管成形术
PTC(percutaneous transhepatic cholangiography)	经皮肝穿刺胆道造影
PTCD(percutaneous transhepatic cholangic drainage)	经皮肝穿刺胆道引流
PTCA(percutaneous transluminal coronary angioplasty)	经皮穿刺腔内冠状动脉成形术
PTRA(percutaneous transluminal renal angioplasty)	经皮穿刺腔内肾动脉成形术
renal artery embolization	肾动脉栓塞术
sonography guided needle biopsy	超声导向穿刺活组织检查
stent	支架
stone basket	取石篮
straight guide wire	直头导引钢丝
transcatheter embolization	经导管栓塞
transcatheter hemostasis	经导管止血术
transcatheter hepatic artery embolization	经导管肝动脉栓塞术
transbrachial liver biopsy	经肱静脉肝活组织检查
transcatheter renal artery embolization	经导管肾动脉栓塞术
transcatheter splenic artery embolization	经导管脾动脉栓塞术
transcatheter steel coil occlusion	经导管钢丝圈栓塞术
transcatheter therapy	经导管治疗
TIPS [Transjugular intrahepatic portosystemic (portacaval) shunt]	经颈静脉肝门体(门腔)分流术
vasoconstriction therapy	血管收缩治疗

vasodilator infusion	血管舒张药物滴注

Contrast medium — 对比剂

barium sulfate	硫酸钡
gadodiamide	钆多胺
gastrografin	胃影葡胺
iodipamide (adipiodonum)	胆影酸
iopanoic acid	碘番酸
iodized Oil(Lipiodol；Lodipin)	碘化油
iocarmate(dimer-X，bisconray)	碘卡明
iodipamide meglumine(biligrafin, cholografin)	胆影葡胺
iopamidol(Iopamiro；niopam)	碘必乐
iohexol	碘海醇
iopromide(ultravist)	碘普罗胺(优维显)
iotralan(Isovist)	碘曲伦(伊索显)
iron oxide particles	氧化铁微粒
metrizamide(amipaque)	甲泛影葡胺(阿米培克)
omnipaque	胆盐酸(欧乃派克)
Sodium amidotrizoate(hypaque, urografin, renografin, angiografin)	泛影酸钠
sodium iotalamate(conray, contrix)	碘拉酸钠(异泛影钠)
Gd-DTPA(Magnevist)	钆-二乙三胺五醋酸(马根维显)
urografin	泛影葡胺

X-ray sign term — X线征象术语

achinococcosis	贲门失弛缓症
affected side	病侧
air bronchogram	空气支气管征
ankylosis	关节强直
asymmetry	不对称
atelectasis	肺不张
atrial impression of the esophagus	心房食管压迹
avascular necrosis	缺血坏死
balloning sign	气球征
barrel chest	桶状胸

bilateral	双侧
bone spur formation	骨棘形成
bony ankylosis	骨性强直
border, margin, rim	边缘
bulla, bleb	肺大泡
butterly-shaped	蝴蝶形
calcification	钙化
calcified	钙化的
calfication of choroid plexus	脉络膜丛钙化
capsule	包膜
cardiac enlargement	心脏扩大
cavity	空腔、空洞
central	中心性
chalky bone	粉笔样骨
circular enhancement	环状增强
clear	清晰
closed fracture	闭合性骨折
coarse	粗糙
cobble-stone sign	卵石征
Codman triangle	骨膜三角（又称"科德曼三角"）
collar sign	项圈征
collateral ciculation	侧支循环
colon-cut-off sign	结肠截断征
comminuted fracture	粉碎性骨折
compensatory emphysema	代偿性肺气肿
complete fracture	完全性骨折
compoud fracture	复合骨折
compression fracture	压缩性骨折
compressive atelectasis	压迫性肺不张
concentration	浓缩
confluence	融合
consolidation	实变
contraction	收缩
contralateral	对侧
contrast transit time(in vessles)	造影剂通过时间（血管内）

crowding, converging	纠集
curvilinear	弧线形
cystic	囊性
decrease	减少
decreased signal intensity	信号强度减弱
decurtate shortened	缩短的
decurtation	缩短
defect	缺损
deformity	变形
delayed filling	充盈延迟
dense	致密
destruction	破坏
deviation, shift, displacement	下降
diastasis, splitting of the suture	颅缝分离
diffuse	弥散
dilatation	扩张
dilated artery	扩张动脉
dislocation	关节脱位
distal side	对称
distention	膨胀
distribution	分布
double floor sign	双底征
draining vein	引流静脉
dumb-bell	哑铃状
early filling of the vein	静脉早现
eccentric	偏心性
edema of the brain	脑水肿
eggshell calcification	蛋壳样钙化
elevation	抬高
elevation of anterior clinoid process	前床突抬高
elevation of the sylvian trianglew	侧裂三角抬高
emphysema	肺气肿
empty	空的
encapsulated effusion	包裹性积液
enhancement	增强

enlargement	扩大
enlargement of the sellar turcica	蝶鞍扩大
erosion of anterior clinoid process	前床突受侵蚀
erosion of posterior clinoid process	后床突受侵蚀
evcuation, emptying	排空
extent	范围
exudation	渗出
falx sign	大脑镰征
feeding artery	供血动脉
fibrosis	纤维化
fibrotic	纤维化的
fibrotic ankylosis	纤维性强直
filling defect	充盈缺损
flat chest	扁平胸
flattened	变平
flow empty phnomena	流空现象
fracture chip	骨折片
frontopolar sign	额极征
general enlargement of the heart	全心扩大
greenstick fracture, willow fracture	青枝性骨折
gyriform enhancement	脑回样增强
hazy	模糊
hemosiderosis	含铁黄素沉着症
heterogeneous density(mixed density)	混合密度
heterogeneous intensity	混合信号
homogeneous density	均匀密度
homogeneous enhancement	均匀增强
hydrothorax, pleural effusion	胸腔积液
hyperdense(high-density)	高密度
hyperintensity(high-intensity)	高信号
hyperperistalsis	蠕动亢进
hyperplasia	增殖性
hyperplastic	增殖性的
hypodense(low-density)	低密度
hypointensity(low-intensity)	低信号

impacted fracture	嵌入骨折
incomplete fracture	不完全性骨折
increase	增多
increased intracranial pressure	颅内压增高
increased signal intensity	信号强度增加
infiltration	浸润
infracapsular backflow	肾包膜下逆流
intact side	健侧
Inverted "3" sign	反"3"字征
ipsilateral	同侧
irregular shape	不规则形
irritation	激惹
isodense	等密度
isointensity	等信号
joint effusion	关节积液
laminar periosteal reaction	葱皮样骨膜反应
left atrial enlargement	左心房扩大
left ventricular enlargement	左心室扩大
linear	线状
linear atelectasis	盘状肺不张
linitis plastica	皮革状胃
lobulated	分叶状
localized, regional	局部
location	部位
lucency	透亮
lucent	透亮的
lymph node enlargement	淋巴结肿大
mass	肿块
mass effect	占位效应
meniscus sign	半月征
mixed	混合性
mottling	斑点状
mulberry-like calfication	桑椹样钙化
multiple	多发
mural	壁的

mural nodule	壁结节
necrosis	坏死
necrotic	坏死的
niche	龛影(壁龛)
nidus	病灶
nodular	结节状(结节状的)
nodular enhancement	结节状增强
nodule	结节
nonhomogeneous density	不均匀密度
nonhomogeneous enhancement	不均匀增强
oblique fracture	斜形骨折
oblong	椭圆形
obstruction	梗阻
obstructive emphysema	阻塞性肺气肿
obstructive atelectasis	阻塞性肺不张
occlusion, obliteration, emphraxis	闭塞
opacity, opaque	不透光
open fracture	开放性骨折
ossification	骨化
osteoblsstic	成骨性
osteoclastic	破骨性
osteolysis	骨质溶解
osteolytic	溶骨性
osteomalacia	骨质软化
osteoporosis	骨质疏松
osteosclerosis	骨质硬化
outline, contour	轮廓
oval	卵圆形
patchy	片状
patchy enhancement	片状增强
pathological	病理性的
peristalsis	蠕动
physiologic calfication	生理性钙化
pillar	柱状
pineal calfication	松果体钙化

pleural indentation	胸膜凹陷
pneumoperitoneum	气腹
pneumothorax	气胸
pop-corn ball calcification	爆米花状钙化
post-contrast, post-enhancement	增强后
pre-contrast	增强前
proliferation, hyperplasis	增生
prolongation	延长
prominence, eminence	隆起
proximal side	近侧
pseudoarthrosis	假关节形成
pulmonary hypertention	肺动脉高压
pulmonary congestion	肺充血
pulmonary edema	肺水肿
pulmonary passive congestion, pulmonary venous stasis	肺淤血
punctual, punctate	点状
pyelolymphatic backflow	肾盂静脉逆流
pyelolymphticbackflow	肾盂肾窦逆流
pyelopyramidal backflow	肾盂肾小管逆流
radiation-induced fibrosis	放射线所致纤维化
renal backflow	肾逆流
residual bone graft	残留植骨片
resorption	吸收
reticular	网状的
right atrial enlargement	右心房扩大
right ventricular enlargement	右心室扩大
rigidity, stiffness	僵硬
rim enhancement	边缘增强
ring	环
round	圆形
round atelectasis	球状肺不张
scattered	散在
sclerosis	硬化
sclerotic	硬化性
senile emphysema	老年性肺气肿

shadow	阴影
shape	形态
sharp	锐利
shrink	缩小
simple fracture	单纯性骨折
single	单发
size	大小
slow, sluggish	缓慢
smooth	光滑
soap-bubble appearance	肥皂泡样表现
soft tissue mass	软组织肿块
soft, doughy	柔软
solid	实质性
solitary	孤立
spiculated	毛刺状、针状
spina ventosa	骨气鼓
spiral fracture	螺旋形骨折
staghorn	鹿角形
stellate	星状
stenosis, narrowing	狭窄
stripe	条索
subfalcial herniation	镰下疝（大脑镰疝）
sub-periosteal new bone formation	骨膜下新骨形成
sub-periosteal reaction	骨膜反应
subtentorial herniation	天幕下疝
sunburst	日光状
supratentorial herniation	幕上疝
swelling	肿胀
symmetry	对称的
target sign	靶征
teardrop	泪滴状
temporal herniation	颞叶疝
thickened	增厚、增粗
thinning	变细、变薄
thumb-print sign	指压迹

tonsillar herniation	小脑扁桃体疝
trabeculation	小梁形成
tram line sign, double linear sign	双轨征
transparent	透光
transverse fracture	横形骨折
tubular backflow	肾小管逆流
tumor stain	肿瘤染色
tumor vessel	肿瘤血管
ulcer	溃疡
vasospasm	血管痉挛
ventricular impression of the esophagus	心室食管压迹
volvulus	扭转
wall	壁
watery density	水样密度

附录三 影像诊断报告英中文对照

Imaging Diagnostic Report （一）

Patient Name _____ Sex _____ Age _____
In-Patient No. _____ Department _____ Ward No. _____
Bed No. _____
Imaging No (X-Ray /CT/ MRI/ DSA)：_____
Clinical Diagnosis：_____

Name of Examination：Plain chest radiography

Technique：Chest (P-A and left lateral projection)

Findings：

On en face view the transparency of the upper and middle fields of the left lung is decreased on en face view. There is a diameter 4 cm sized round opaque mass lesion with a well-defined margin and two notches. The medial side of the mass is connected with left upper lung hilum. Deviation of the trachea is toward homolateral. On the lateral film, half of the mass lesion overlaps on hilar shadow. The right lung field is clear. The shape and size of heart are normal. The shadows of the diaphragms and mediastinum are nothing remarkable.

Diagnosis：(1) left bronchopulmonary carcinoma.
(2) CT examination of the chest is suggested.

Doctor： Supervisor：
Date of Report

报告内容参考译文：

检查名称：胸部平片

检查方法：后前位投照及左侧位投照

表现：在正位胸片上可见左侧中、上肺野透亮度减低,与左肺门上方相连,可见一直径 4 cm 大小的圆形块影,其边缘有两个切迹。气管向同侧移位。侧位片上块影之半与肺门阴影重,右肺清晰。心脏的形态和大小是正常的,横膈和纵隔阴影未见异常。

诊断：(1) 左侧支气管肺癌。
(2) 建议胸部 CT 检查。

书写报告医师： 审核报告医师：
报告日期：

Imaging Diagnostic Report (二)

Patient Name _____ Sex _____ Age _____
In-Patient No. _____ Department _____ Ward No. _____
Bed No. _____
Imaging No (X-Ray /CT/ MRI/ DSA): _____
Clinical Diagnosis: _____

Name of Examination: Plain abdominal radiography

Technique: Supine and erect position A—P projection

Findings:
　　The abdomen is filled with many gas distended intestinal loops in supine A—P position. The transverse diameter of the distended intestine is 3—4 cm. Many curvilinear lines transverse through the intestinal lumen in the upper and left abdomen. These lines are arranged like the fish ribs. There are fewer transverse plicae loops in the lower part of abdomen. There are many long fluid level distended loops in erect position. There is no gas in the colon.

Diagnosis: Small intestinal complete obstruction.

Doctor: 　　　　　　　　　　　　　　　Supervisor:
　　　　　　　　　　　　　　　　　　　Date of Report

报告内容参考译文：

检查名称：腹部平片

检查方法：仰卧前后位投照及立位前后位投照

表现：在仰卧位片上可见充气、扩张的肠曲充满全腹。扩张肠曲的横径达3~4 cm。位于左上腹的肠曲可见很多横行贯通肠腔的弧线影，排列似鱼肋状。下腹部扩张肠曲内只有少许横行皱襞可见。立位片显示扩张肠曲内有许多长液平。结肠内未见气体显示。

诊断：小肠完全性肠梗阻。

书写报告医师：　　　　　　　　　　　审核报告医师：
　　　　　　　　　　　　　　　　　　报告日期：

Imaging Diagnostic Report（三）

Patient Name _____ Sex _____ Age _____
In-Patient No. _____ Department _____ Ward No. _____
Bed No. _____
Imaging No (X-Ray /CT/ MRI/ DSA)：_____
Clinical Diagnosis：_____

Name of Examination：GI barium meal examination

Technique：Routine

Findings：

    There are within normal range for peristalsis, the mucosal folds, the wall, the dynamics and the evacuation of the esophagus. The lesser curvature of stomach is remarkable for barium filled niche protruded the outline of the stomach wall. The largest diameter of the niche is 2.0 cm. The border of the niche is smooth and connected to the lesser curvature with a narrow neck. A collar sigh is seen around the neck. The other parts of the stomach is normal. The appearance of the duodenal cap and the duodenal loop are normal.

Diagnosis：Benign ulcer of gastric lesser curvature.

Doctor：   Supervisor：
                                     Date of Report

报告内容参考译文：

检查名称：胃肠钡餐造影检查

检查方法：常规方法

表现：食管之蠕动、黏膜纹、管壁、动力及排空皆在正常范围内。胃小弯显示有异常，即发现有一钡剂充盈之龛影突出于胃壁轮廓之外。龛影最大直径为2.0 cm，龛影边缘光滑，且与胃小弯以狭颈相连，颈周可见"项圈征"。胃的其他部分未见明显异常改变。十二指肠球和圈是正常的。

诊断：胃小弯良性溃疡。

书写报告医师：   审核报告医师：
                                 报告日期：

Imaging Diagnostic Report (四)

Patient Name _____ Sex _____ Age _____
In-Patient No. _____ Department _____ Ward No. _____
Bed No. _____
Imaging No (X-Ray /CT/ MRI/ DSA): _____
Clinical Diagnosis: _____

Name of Examination: Air-barium double contrast examination of the colon

Technique: 80%(w/v) barium preparation was introduced through a Folly tube under the fluoroscopic monitor until the whole colon was filled. The patient position is changed on the table of the X-ray machine. After the barium smearing evenly on the inner wall, serial spot films were taken.

Findings:

The sigmoid colon is remarkable for a small barium smeared ring shape shadow on the frontal view compatible with a polyp. Its diameter is 2 cm. Its surface is very smooth in all the views. This polyp is connected to the left posterior wall of the sigmoid with a narrow neck on the tangential view. Other parts of the large intestine are normal.

Diagnosis: Polyp of sigmoid colon.

Doctor: Supervisor:
                               Date of Report

报告内容参考译文:

检查名称:结肠气钡双对比造影

检查方法:将浓度80%(重量/体积)的钡剂用Folly导管经肛门灌入,在透视监视下,直至钡剂充盈整个结肠,让患者在X线机检查台上改变体位,当钡剂在肠壁上充分涂匀后,摄取各部位和各方位的点片。

X线表现:在乙状结肠正位点片上可见一钡剂涂布的环状阴影,表示为一枚息肉。此环状影的直径为2 cm,经各角度投照和观察,见其表面很光滑。切线位片上可见息肉以狭颈与乙状结肠左后壁相连。大肠的其余部分是正常的。

诊断:乙状结肠息肉。
书写报告医师: 审核报告医师:
                                 报告日期:

Imaging Diagnostic Report (五)

Patient Name _____ Sex _____ Age _____
In-Patient No. _____ Department _____ Ward No. _____
Bed No. _____
Imaging No (X-Ray /CT/ MRI/ DSA): _____
Clinical Diagnosis: _____

Name of Examination: Plain film of the cervical spine

Technique: En face, lateral projection, and both oblique projections.

Findings:

The alignment of cervical vertebra is normal. Paravertebral soft tissue is also normal. There is a narrowing of the intervertebral space between C_5 and C_6. Posterior and posterior lateral osteophytes are revealed slightly at the C_{5-6} level in both oblique views. These cause minimal narrowing of both C_{5-6} intervertebral foramina. There is no fracture or dislocation. There is no evidence of lytic or blastic lesion.

Diagnosis: (1) Degenerative changes of cervical spine.
(2) Suggestion MRI of cervical spine.

Doctor: Supervisor:
Date of Report

报告内容参考译文：

检查名称：颈椎平片

检查方法：正位、侧位及双斜位投照

表现：颈椎各椎体排列正常。椎旁软组织未见异常。颈$_{5-6}$椎间隙变窄。斜位片上，见颈$_{5-6}$椎体后缘及侧后缘有轻度骨刺形成，造成双侧椎间孔轻度狭窄。未见骨折及脱位征象。未见溶骨性及成骨性病灶。

诊断：(1) 颈椎退行性改变。
(2) 建议颈椎 MRI 检查。

书写报告医师： 审核报告医师：
报告日期：

Imaging Diagnostic Report（六）

Patient Name _____ Sex _____ Age _____
In-Patient No. _____ Department _____ Ward No. _____
Bed No. _____
Imaging No (X-Ray /CT/ MRI/ DSA)：_____
Clinical Diagnosis：_____

Name of Examination：Plain scan and enhance CT of the head

Technique：CT scan of the head was performed with a SIEMENS（Somatom plus 4）scanner，10 mm axial slices apart 10 mm were taken from the top of the vault to cranial base. After plain scan，100 ml 300 mg I/ml Iohexol were intravenous injected with a speed of 5 ml/s. 10 seconds after the injection post-contrast scan started with the same scan program as plain scan.

Findings：

There is a slightly hypodense 4 cm×5 cm×4 cm mass with poor-defined border in the left parietal lobes in axial pre-contrast images. A lower density area can be seen in the center of the mass. The left lateral ventricle was compressed by the mass and the mid-line structures were shifted 3mm to the right side. After intravenous administration of contrast medium，a 2 cm×3 cm×3 cm irregular shaped enhanced area with well-defined margin is demonstrated，and the center of this area is not enhanced. There is a hypodense zone with the edema around the mass.

Diagnosis：Malignant glioma in the left parietal lobes.

Doctor：   Supervisor：
                    Date of Report

报告内容参考译文：

检查名称：头颅平扫及增强 CT 扫描

检查方法：用 SIEMENS CT 机行头颅 CT 扫描。从颅顶至颅底作层厚 10 mm，间隔 10 mm 的横断面扫描。平扫后，以 5 ml/s 的速度静脉注射造影剂碘海醇（300 mg I/ml）100 ml，注入 10 s 后，用与平扫相同条件开始行增强后扫描。

表现：在横断面平扫图像上显示左侧顶叶有一 4 cm×5 cm×4 cm 稍低密度和边界不清的肿块，肿块中央的密度更低。左侧脑室受压。中线结构向右移位 3 mm。静脉注射造影剂后，见边界清楚、形态不规则的 2 cm×3 cm×3 cm 的强化区，其中央不增强。肿块周围由于水肿而呈现低密度带。

诊断：左侧顶叶恶性胶质瘤。

书写报告医师：   审核报告医师：
                    报告日期：

Imaging Diagnostic Report（七）

Patient Name _____ Sex _____ Age _____
In-Patient No. _____ Department _____ Ward No. _____
Bed No. _____
Imaging No (X-Ray /CT/ MRI/ DSA)：_____
Clinical Diagnosis：_____

Name of Examination：MRI of the liver

Technique：MRI of the liver was performed in body coil (GE Signa 1.0 T MR machine). 10 mm axial images were obtained with a TR of 600 ms and a TE of 15 ms for T_1 WI, as well as a TR of 2000 ms and TE of 120 ms for T_2 WI.

Findings：

The liver is remarkable for two dominant T_1 WI low signal intensity and T_2 WI high signal intensity round lesions with sharply defined margin compatible with hemangiomas. The smaller one is along the lateral surface of the liver and in the anterior segment of the right lobe and its diameter is 3 cm. The larger hemangioma is seen in the posterior segment of the right lobe of the liver. This hemangioma has a mean diameter of 6.5 cm. There are a few other punctuate white areas on T_2 WI within the liver which could represent minute hemangiomas of no clinical significance. The spleen is normal. The kidneys show no evidence of mass or hydronephrosis. There is no retroperitoneal adenopathy. The pancreas is normal.

Diagnosis：Multiple hemangiomas in the right lobe of the liver.

Doctor： Supervisor：
　　　　　　　　　　　　　　　　　　　　　　Date of Report

报告内容参考译文：

检查名称：肝脏 MRI

检查方法：采用 GE 1.0T 体部线圈作横断面肝脏 MRI，层厚 10 mm 的轴位扫描。T_1WI 的 TR 为 600 ms，TE 为 15 ms；T_2WI 的 TR 为 2000 ms，TE 为 120 ms。

表现：肝内显示两个类圆形病灶，其 T_1 加权图像呈低信号，T_2 加权图像呈高信号，边界清楚锐利，可符合肝血管瘤之表现。其中较小的一个病灶位于肝右叶前段外侧面，直径为 3 cm；另一个较大的病灶位于肝右叶后段背侧面，平均直径 6.5 cm。此外，在 T_2 加权图像上，肝内还显示数个点状高信号区，可能是无临床意义的微小血管瘤。脾脏是正常的。肾脏未见肿块或肾盂积水。腹膜后淋巴结无肿大。胰腺正常。

诊断：肝右叶多发性血管瘤。

书写报告医师： 审核报告医师：
　　　　　　　　　　　　　　　　　　　报告日期：

Imaging Diagnostic Report (八)

Patient Name _____ Sex _____ Age _____
In-Patient No. _____ Department _____ Ward No. _____
Bed No. _____
Imaging No (X-Ray /CT/ MRI/ DSA): _____
Clinical Diagnosis: _____

Name of Examination: Selective superior mesenteric angiography

Technique: Puncture is used in the right femoral artery under local anesthesia. A 5F catheter was selectively introduced into the superior mesenteric artery with Seldinger's technique. 20 ml of 300 mg I/ml Iopromide were injected at a speed of 4 ml per second. After injection a series of images were taken, 3 images per second for 6 seconds, then 2 image per second for another 10 seconds.

Findings:

On the angiograms of the arterial, capillary and venous phase, the superior mesenteric artery and its branches, the superior mesenteric vein and its tributaries are showed well. One of the terminal branches of ileocolic artery is enlarged and tortuous. The contrast medium extravasation what appears as a patch of contrast medium stain near the small enlarged and tortuous artery is revealed. Other arteries and veins on the angiograms are normal.

Diagnosis: Active bleeding of ileocolic vessels.

Doctor: Supervisor:
                           Date of Report

报告内容参考译文：

检查名称：肠系膜上动脉血管造影

检查方法：局部麻醉下，采用右股动脉穿刺，应用 Seldinger 技术，将 5F 导管选择性地插入肠系膜上动脉。以 4 ml/s 速度注入造影剂碘普罗胺(300 mg I/ml)20 ml。注射开始后连续摄影，以每秒 3 片的速度摄影 6 s，然后以每秒 2 片连续摄影 10 s。

造影表现：在动脉期，微血管期及静脉期造影片上，肠系膜上动脉及其分支，肠系膜上静脉及其属支显示良好。回结肠动脉末梢分支之一显示扩张、扭曲，其旁可见造影剂外渗，表现为片状造影剂染色。其他动、静脉是正常的。

诊断：回盲部血管活动性出血。

书写报告医师：   审核报告医师：
                              报告日期

参 考 文 献

[1] 白人驹,徐克.医学影像学[M].7版.北京:人民卫生出版社,2013.
[2] 白人驹,张雪林.医学影像诊断学[M].3版.北京:人民卫生出版社,2010.
[3] 张云亭,于兹喜.医学影像检查技术学[M].3版.北京:人民卫生出版社,2010.
[4] 郭启勇.介入放射学[M].3版.北京:人民卫生出版社,2012.
[5] 曹来宾.实用骨关节影像诊断学[M].济南:山东科学技术出版社,1998.
[6] 李果珍.临床CT诊断学[M].北京:中国科学技术出版社,1994.
[7] 周康荣,陈祖望.体部磁共振成像[M].上海:上海医科大学出版社,2000.
[8] 郭启勇.实用放射学[M].3版.北京:人民卫生出版社,2007.
[9] 刘佩芳.乳腺影像诊断手册[M].北京:人民卫生出版社,2009.
[10] 胡永升.现代乳腺影像诊断学[M].北京:科学出版社,2001
[11] 陈星荣,沈天真,段承祥,等.全身CT与MRI[M].上海:上海医科大学出版社,1994.
[12] 李联忠.脑与脊髓CT、MRI诊断学图谱[M].2版.北京:人民卫生出版社,2011.
[13] 尚克中,陈九如.胃肠道造影原理与诊断[M].上海:上海科学技术文献出版社,2001.
[14] 吴恩惠.头部CT诊断学[M].2版.北京:人民卫生出版社,1996.
[15] 丁建平,李石玲,刘斯润.骨与软组织肿瘤诊断学:部位体征、诊断与鉴别[M].北京:人民卫生出版社,2009.
[16] 李坤成.中华影像医学,心血管系统卷[M].北京:人民卫生出版社,2007.
[17] 孔祥泉,冯敢生,罗汉超.急症影像诊断学[M].北京:人民卫生出版社,2000.
[18] 蒋智铭.骨关节肿瘤和肿瘤样病变的病理诊断[M].上海:上海科技教育出版社,2008.
[19] 高元桂,蔡幼铨,蔡祖龙.磁共振成像诊断学[M].北京:人民军医出版社,1993.
[20] 罗汉超,孔祥泉.实用磁共振诊断学图谱[M].武汉:湖北科学技术出版社,1995.
[21] 葛均波,徐永健.内科学[M].8版.北京:人民卫生出版社,2013.
[22] 陈孝平,吴在德,吴肇汉.外科学[M].8版.北京:人民卫生出版社,2013.
[23] 谢辛,苟文丽.妇产科学[M].8版.北京:人民卫生出版社,2013.
[24] 李玉林.病理学[M].8版.北京:人民卫生出版社,2013.
[25] 王卫平.儿科学[M].8版.北京:人民卫生出版社,2013.
[26] 张平洋,陈方满.医学影像专业英语[M].合肥:安徽科学技术出版社,2003.